実践シミュレーション教育

医学教育における原理と応用

監修
志賀　隆 東京ベイ・浦安市川医療センター 救急科

編集
武田　聡 東京慈恵会医科大学 救急医学講座
万代 康弘 岡山大学大学院医歯薬学総合研究科　呼吸器・乳腺内分泌外科／ハワイ大学 シミュレーションセンター
池山 貴也 あいち小児保健医療総合センター 集中治療科

メディカル・サイエンス・インターナショナル

Practical Approach to Simulation-Based Education
First Edition
by Takashi Shiga, M.D., Satoshi Takeda, M.D., Yasuhiro Mandai, M.D., Takanari Ikeyama, M.D.

© 2014 by Medical Sciences International, Ltd., Tokyo
All rights reserved.
ISBN 978-4-89592-782-6

Printed and Bound in Japan

推薦のことば

寸暇を惜しんで医学書を読み，最新の医学知識を最大限に獲得しただけではよい医療者にはなれない。医療者なら誰しもわかっていることである。それでは，より多くの医学書を読む，より多くの症例を経験する以外に，効率的に効果的によい医療者を育成する方法はないのであろうか。シミュレーション教育はそのような問いに対する一つの方策として発達してきた。医学書の役割が医学知識の伝搬の媒体であるとするなら，シミュレーション教育の役割はグローバルレベルでの経験の共有の媒体となることである。

医療者教育の現場でシミュレーションが活用されるようになってきたのはここ十数年であるが，その間，専門医認定や医療者賠償責任保険の保険料算定に用いられるなど，急速にその存在と価値が認められるようになってきた。同時に，当初は手探りで，施設によって独自であったシミュレーション教育の方法も，研究に基づく最新知見や各施設での経験の蓄積が進み，どの施設にも共通のベースとなる知見や方法論が確立されてきた。本書はこのような背景のもとに時代に求められたタイミングで出版されたと言える。

シミュレーション教育領域の特徴は二つあると考えている。一つは，医師や看護師など医療における多職種がかかわっており，また，教育学や安全管理学など学際的であること，つまり，多様であるということである。もう一つは，この領域の発達が，世界の情報ネットワーク化という時代背景のもとで起こっていることもあり，この領域を支える人材がグローバルなネットワークを形成しているということである。本書の成り立ちもこれらの二つの特徴が表れている。多様な，そして，グローバルな人材が，ネットワークを形成し本書を編み出すに至った。

本書の特徴は，この領域の全体を俯瞰するための地図になると同時に，インターネットで提供される地図アプリがもつ機能さながら，どのトピックスへでもズームし詳細を知ることができるところである。また，優れたレイアウトとデザインにより，初心者も入りやすい内容であると同時に，どの章においても妥協することなく世界の知見から吟味した参考文献に裏打ちされた記述がなされており，専門領域の研究者をも満足させる内容となっている。

本書の第一印象は「力強さ」である。シミュレーション教育での経験や実践が豊富な各執筆者が伝えたい内容をその熱意とエネルギーで書き上げ，第1章から最終章まで監修者らの一本の哲学が通っている。本書は，前述のように多様でネットワーク化された人材豊富な世界においても特別な価値がある。日本語でいち早く触れることができる我々日本語圏の医療者は恵まれているといえよう。そして，本書が日本，いや世界のシミュレーション教育のマイルストーンとなることを心から祈念する。

帝京大学　医療情報システム研究センター

澤　智博

まえがき

我々医療従事者の願いは，目の前の患者の予後を改善することだと思います。科学的事実や正しい知識が多数の人たちにより行動に変換される際には，その効力は損なわれることはないでしょうか。勿論それだけが原因ではありませんが，当初予想されていたほどの効果は，多施設共同研究ではみられないことが多くないでしょうか。シミュレーションおよびシミュレーション教育を通じて学び，改善される手法は，上記問題を解決できる可能性に満ちています。より多くの医療従事者が，本書を片手に可能性に満ちたシミュレーションの世界，またその先のベッドサイドに飛び出して行くことを願っております。

あいち小児保健医療総合センター 集中治療科
池山　貴也

ピッツバーグ大学メディカルセンターシミュレーションセンター WISER に留学する機会をいただいた際，世界と日本の医学教育の違いを目の当たりにしました。世界ではシミュレーション教育が十分に活用され，医学部を卒業した時点で直ぐに臨床の現場で安全に十分な診療ができる医師が育成されており，さらにレジデントにも幅広い分野で継続的にシミュレーション教育が取り入れられていたのです。その経験を本書に注ぎました。本書が日本の医学教育におけるシミュレーション教育のさらなる普及の一助になることを願って止みません。

東京慈恵会医科大学 救急医学講座
武田　聡

シミュレーション教育って有効なの？　なんだかよくわからない，機械や人形を相手になんて…。
　本書を読んでいただければ，必ずこのようなイメージは払拭されるものと思います．読み終わったあとの皆さんは，野球選手が相手投手の配球を考えながら素振りをするように，シミュレータを最大限に利用し，プログラムは科学されたデザインのもと効率よく，そして何よりこの教育方法が臨床現場で実践に生かされるのだということをイメージしていただけるものと確信しております．

　今回，先進的なシミュレーション教育を行いながら，臨床現場でも精力的に活動されていらっしゃる執筆者の方々とこのような執筆の機会をいただき大変幸せでした．監修の志賀医師には多大な労力をいただき，編集者3名よりとくに感謝を申し上げたいと存じます．

岡山大学大学院医歯薬学総合研究科 呼吸器・乳腺分泌外科／
ハワイ大学 シミュレーションセンター
万代　康弘

　医療職の魅力の一つは，科学と実践の双方に携わることができる点にあります．そして，シミュレーション教育の利点は，まさに科学と実践の融合した現場に即した実践的な学習方法である点です．加えて，シミュレーション教育は内省を通じ人間形成・チームワーク形成に貢献します．本書の執筆者の方々は，日々，臨床・教育の現場で一人一人の学習者に向き合い，その成長のために科学的な根拠に基づき実践的な指導を提供しています．読者の方々には，「マネキン」や「擬似学習」という一部だけでなく，シミュレーションの『科学に基づいた深みある実践的な学び』を，本書から体得していただければ幸いです．
　私のキャリアにおいて，患者さんそして学習者を中心とした医療や教育の大切さを誠実にご教授いただいた Dr. Gordon と Dr. Sadosty をはじめとする Mayo Clinic と Massachusetts General Hospital/Harvard Medical School の皆さま，ご尽力いただいたすべての方々に深く感謝申し上げます．チームとして本書の編集に多大なるご貢献をいただいた池山医師・武田医師・万代医師に，編集協力をいただいた藤谷茂樹医師に，絶妙な編集手腕にて本書を仕上げて頂いたメディカル・サイエンス・インターナショナルの金子史絵氏に心より感謝申し上げます．

東京ベイ・浦安市川医療センター 救急科
志賀　隆

監修

志賀　　隆　東京ベイ・浦安市川医療センター　救急科

編集

武田　　聡　東京慈恵会医科大学　救急医学講座
万代　康弘　岡山大学大学院医歯薬学総合研究科　呼吸器・乳腺内分泌外科／ハワイ大学 シミュレーションセンター
池山　貴也　あいち小児保健医療総合センター　集中治療科

編集協力

藤谷　茂樹　東京ベイ・浦安市川医療センター／聖マリアンナ医科大学　救急医学講座

執筆（掲載順）

志賀　　隆　東京ベイ・浦安市川医療センター　救急科
武田　　聡　東京慈恵会医科大学　救急医学講座
中島　義之　東京ベイ・浦安市川医療センター　救急科
及川沙耶佳　東京慈恵会医科大学　救急医学講座
池山　貴也　あいち小児保健医療総合センター　集中治療科
万代　康弘　岡山大学大学院医歯薬学総合研究科　呼吸器・乳腺内分泌外科／ハワイ大学 シミュレーションセンター
髙橋　　仁　東京ベイ・浦安市川医療センター　救急科
五十嵐　寛　浜松医科大学医学部　臨床医学教育学講座
西崎　　彰　フィラデルフィア小児病院　麻酔科　集中治療科
椎間　優子　フィラデルフィア小児病院　シミュレーションセンター
阿部　幸恵　東京医科大学病院　シミュレーションセンター
入江聰五郎　入江病院　総合診療科
鹿瀬　陽一　東京慈恵会医科大学附属柏病院　麻酔部
木澤　晃代　筑波メディカルセンター病院　急性・重症患者看護専門看護師　救急看護認定看護師
藤原　紳祐　嬉野医療センター　救急科
藤谷　茂樹　東京ベイ・浦安市川医療センター／聖マリアンナ医科大学　救急医学講座
鈴木　　明　浜松医科大学医学部附属病院　医療安全管理室
徳嶺　譲芳　千葉メディカルセンター　麻酔科
倉島　　庸　北海道大学病院　消化器外科Ⅱ

乗井　達守	ニューメキシコ大学病院　救急部
古川　力丸	日本大学医学部　救急医学系救急集中治療医学分野
大森　正樹	国家公務員共済組合連合会　シミュレーション・ラボセンター／国家公務員共済組合連合会　虎の門病院 臨床工学部
青景　聡之	千葉大学医学部附属病院　救急科・集中治療部
竹田　晋浩	日本医科大学医学部付属病院　心臓血管集中治療科
舩越　拓	東京ベイ・浦安市川医療センター　救急科
遠藤　智之	東北大学大学院医学系研究科　総合地域医療研修センター
小山　泰明	筑波大学附属病院　救急・集中治療科
北田　博	市川市消防局
加藤　陽一	京都府立医科大学附属病院　救急医療科
児玉　貴光	聖マリアンナ医科大学　救急医学講座／The University of Texas Southwestern Medical Center
伊藤　雄二	西吾妻福祉病院　産婦人科
新井　隆成	NPO法人周生期医療支援機構（ALSO-Japan®）
黒澤　寛史	メルボルン小児病院　小児集中治療科
岸本　早苗	マサチューセッツ総合病院　産婦人科
清水　直樹	東京都立小児総合医療センター　集中治療科
別生伸太郎	東京薬科大学薬学部　薬学実務実習教育センター

CONTENTS

推薦のことば ………………… iii
まえがき ………………… v
執筆者一覧 ………………… vii

Part 1. シミュレーション教育の原理

1. シミュレーション教育の原理 ………………… 2
2. シミュレーション教育を提供する環境 ………………… 14
3. ケース・シナリオ作成 ………………… 26
4. デブリーフィング ………………… 36
5. デブリーフィングのデブリーフィング：メタデブリーフィング ………………… 50
6. シミュレーション教育における評価 ………………… 60
7. インストラクショナルデザインを活用したコースデザイン ………………… 68
8. チームトレーニング ………………… 80
9. 医療安全とシミュレーション教育 ………………… 86
10. シミュレーション教育に関する研究 ………………… 92
11. シミュレーションセンターの設計，開設，運営 ………………… 100
12. 指導者養成 ………………… 114

Part 2. シミュレーションコースの実際

13. 遠隔シミュレーション ………………… 128
14. e-learning ………………… 136
15. 院内トリアージ ………………… 146
16. RRS（Rapid Response System） ………………… 158
17. TeamSTEPPS® ………………… 168
18. 中心静脈穿刺の院内技術認定 ………………… 176
19. 外科教育とシミュレーション教育 ………………… 184
20. 鏡視下手術ベーシックスキルトレーニング ………………… 196
21. 気道管理 ………………… 202

22. 処置時の鎮静 …………… 214
23. 人工呼吸器 …………… 228
24. 血液浄化療法 …………… 240
25. ECMO（extracorporeal membrane oxygenation） …………… 256
26. ショック―RUSH（Rapid Ultrasound in SHock） …………… 264
27. 急性心不全症候群 …………… 272
28. 麻酔科 …………… 280
29. プレホスピタル …………… 288

コラム 1. プレホスピタルシミュレーション：実際の現場から …………… 297

30. 救急医療 …………… 302
31. 災害医療 …………… 314
32. ALSO®（Advanced Life Support in Obstetrics®） …………… 324
33. 小児 …………… 336

コラム 2. Breaking bad news：「伝える」から「ともに歩む」へ …………… 344

34. 看護 …………… 348
35. 薬剤師：卒前教育 …………… 354
36. 薬剤師：卒後教育 …………… 362

● **実例集**

　サンプルプログラム …………… 368

　シナリオ …………… 373

索引 …………… 379

注 意
本書に記載した情報に関しては，正確を期し，一般臨床で広く受け入れられている方法を記載するよう注意を払った。しかしながら，監修者・編者・著者ならびに出版社は，本書の情報を用いた結果生じたいかなる不都合に対しても責任を負うものではない。本書の内容の特定な状況への適用に関しての責任は，医師各自のうちにある。

　監修者・編者・著者ならびに出版社は，本書に記載した薬物の選択，用量については，出版時の最新の推奨，および臨床状況に基づいていることを確認するよう努力を払っている。しかし，医学は日進月歩で進んでおり，政府の規制は変わり，薬物療法や薬物反応に関する情報は常に変化している。読者は，薬物の使用にあたっては個々の薬物の添付文書を参照し，適応，用量，付加された注意・警告に関する変化を常に確認することを怠ってはならない。これは，推奨された薬物が新しいものであったり，汎用されるものではない場合に，特に重要である。

シミュレーション教育の原理

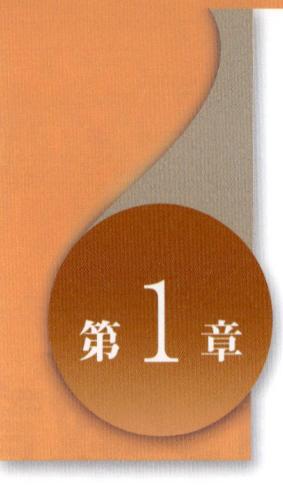

第1章 シミュレーション教育の原理

志賀　隆

> **学習目標**
> - シミュレーション教育の必要性を理解する
> - シミュレーション教育と知識中心の学習の違いを理解する
> - シミュレーション教育で可能となる「熟慮された訓練」や「効率的な学習」を理解する

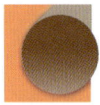 なぜシミュレーション教育が必要なのか

「シミュレーション教育っていうけど，なんでいいわけ？？」
この質問は非常に大事な質問である。お答えするにあたりハーバード大学医学部でのシミュレーション教育のエピソードをご紹介しよう。

65歳の男性。既往に高血圧。突然発症の悪化する腹痛にて救急搬送。非血性嘔吐4～5回。下痢なし。排尿時痛なし
血圧 100/60 mmHg，心拍数 120/min，SpO₂ 95% 室内気，呼吸数 32回/min
心音純，呼吸音清，腹部膨満あり，腹部全体の圧痛を認める，四肢腫脹なし
腹部X線にて腸管の著明な拡張を認める。

学生は腸管軸捻転の診断に素早くたどり着き，輸液，鎮痛，外科コンサルトなどの初期対応を迅速に始める。

患者：痛い，痛い！ 先生ここは病院でしょう。痛みをどうにかしてくれませんか？
学生A：わかりました。対応しましょう

002　Part 1　シミュレーション教育の原理

> 看護師役のインストラクターから学生の1人にモルヒネ10 mgが入った注射器が手渡され，学生によって全量が投与される。
> *患者：先生，痛みは大分よくなりました。ありがとうございます！*
>
> 数分後SpO_2が50％まで低下し，アラームが鳴る。
> *学生A：みんな，呼吸停止になっている！ 心肺停止を避けるためにもABCの安定化が必要だ！*
> *学生B：私は気道確保を行います。Ambuバッグはどこにありますか？*
> *学生C：私は追加の輸液をとってきます！*
> *学生D：私は人手を集めてきます*
>
> 実に見事なチームワークにて人工呼吸が行われ，その後，気管挿管が成功する。呼吸停止とともに血圧は80/40 mmHgまで低下していたが，適切な輸液にて100/60 mmHgまで改善がみられた。

　モルヒネを投与したあとの呼吸停止。その後のAdvanced Cardiovascular Life Support (ACLS)は非常に順調に進む。いかがだろうか？　この一見非常にすばらしい蘇生で，さすが世界屈指の医学部の学生という印象を抱いたであろうか。

　ただし，ここで指摘したいことがある。それは，このシナリオを100名程度のハーバード大学医学部の学生に提供したところ，モルヒネの拮抗薬であるナロキソンを使うことができた学生は10％であったという事実である。もちろんナロキソンで拮抗をしても，その後，再度の呼吸抑制が起こる可能性もあるが，ここでは薬理学にて必須学習事項である麻薬性鎮痛薬と拮抗薬であるナロキソンの知識に注目したい。

　当然，世界屈指のハーバード大学医学部の学生であるから，平時に，同内容のテストを紙ベースで試したのであれば，ほぼ間違いなくナロキソンを選択することが予想される。

●●● Millerの三角形

ここでわかるのは「落ち着いた環境での学習で得られた知識中心の能力とシミュレーションにて対応できる能力にはギャップがある」ということである。実は，このギャップについての指摘は1990年にMiller[1]によってなされている。これは，今から20年以上前の論文であるが，当時の医学教育の分野に与えた衝撃は大きく，今なお多く引用されている。

　Millerはこの論文のなかで医学教育における学習者の評価のあるべき姿を提案している。その当時(現在もよくあるが)は再現性があるということ，客観的に数値で判断できるという点から，知識レベルをもって学生の評価の基準とすることが大半であった。しかし，彼は医学教育の目標は優れた臨床家を育てることであるため，「信頼性(reliability)がある知識レベルをもって評価することが，臨床の能力を評価するにあたり妥当であるか(測りたいものを測っているか)(validity)？」という疑問を提示した。そして，以下の評価方法のフレームワークを提案している。

　フレームワークは4つのカテゴリーから三角形を作るように構成されている(図1)。

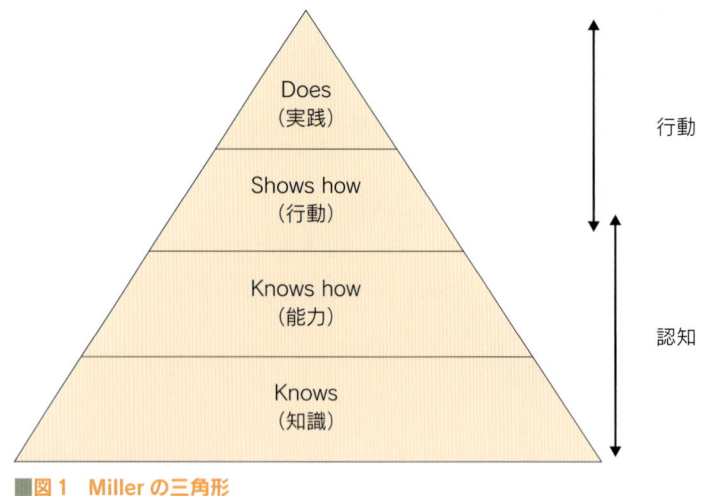

■図1　Millerの三角形

・Knows　　（Knowledge）　知識：知っている
・Knows how　（Competence）　能力：どのようにするかを知って練習している
・Shows how　（Performance）　行動：基礎的な能力を実際に示す
・Does　　（Action）　実践：実際に独立して診療できる

　この4つのカテゴリーの最上部に位置するのが，実際に独立して行動できる(Does)というレベルである。前述のハーバード大学の90％の学生でみられた「知識と行動のギャップ」は，まさにこのMillerの考え方を裏づけているといえる。医学教育者としては，「知識と行動のギャップがあるのは仕方がない」としてはならず，「どのようにして知識と行動のギャップを埋めることができるのか？」を自らに問う必要がある。

　ここで活用すべきなのは，やはり「知識と行動のギャップ」を明らかにしたシミュレーションである。シミュレーションでは，Millerの三角形の基礎的な能力を示す(Shows how)の部分までをトレーニングすることが限界にはなるが，知識(Knowledge)のレベルをはるかに超えた実践的な内容に踏み込むことが可能になる[2, 3]。

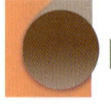 ## 臨床における知識と行動のギャップを埋めるための教育とは

「落ち着いた環境での知識中心の学習とシミュレーションで示された能力のギャップの背景に何があるのか？」

　さて，直前の質問で，なぜシミュレーションが実践的な教育として有効であるかについて学んできた。ここでは，そこで大きく取り上げた「知識と行動のギャップ」についてさらに掘り下げていく。

　知識獲得のための学習は多くの場合，比較的落ち着いた環境にて感情的に落ち着いた状況で行われる。薬理学として麻薬性鎮痛薬とナロキソンの関係を学んだ環境は，講義もしくは問題解決型学習(Problem Based Learning：PBL)などの小グループによるディスカッション形式

であったであろう。それに対して，シミュレーション学習の環境は，患者役のマネキンの声や外観，そして生理的特徴（まばたき，呼吸の動きなど），モニターの音，そして複数のチームメンバーの存在など，実臨床にかなり近い環境が再現される。そのため，実臨床と同様に参加者に心理的なプレッシャーがかかり，感情は高まる[4, 5]。つまり，学習者が能力を発揮する環境の差，そしてその環境から生み出されるプレッシャーに対応するための感情的な反応，プレッシャーのなかで発揮しなければならない技術や認知能力が「知識と行動のギャップ」に大きく関与している，と考えられる[6]。

シミュレーション同様に，ストレスの高まる災害時のリスクコミュニケーションでは，素早く，正しく，信頼できる情報をシンプルに伝達することが求められる。混乱のなかで相手に情報を伝えるために，さまざまな工夫がなされている。同様に臨床現場でも，ダイナミックでチャレンジングな環境であればあるほど，素早く，正しく信頼できる情報に基づきシンプルに判断し，行動することが求められる。ただ，初学者であるほど，「患者に害を与えてはならない」というおそれもあり，プレッシャーのかかった環境で判断することを避けてしまう傾向がある[6]。また，「封建的な医療現場の文化」が人手を呼ぶことをためらわせることも指摘されている[6]。

このように「知識と行動のギャップ」を埋めるには，以下をシミュレーション教育にて実際に行う必要がある。

1. 知識中心から現場に即した学習の場を提供する
2. プレッシャーのなかで知識・技術を発揮する場を用意する
3. 患者の安全への配慮から避けられる傾向にある「判断」を実際にさせる
4. 封建的な医療現場の文化のなかでのコミュニケーション方法を模索させる

このように現場に即した教育を提供し，プレッシャーのかかったなかで判断し，行動することを繰り返していくことで「行動と知識のギャップ」を埋めていくことが可能になるのである。

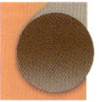 ベッドサイドでの学習とシミュレーションの違い

「現場に即した教育がよいのなら，ベッドサイドでの学習にすべてを置き換えればいいのでは？」

"See one, do one, teach one（1回見て，1回やったら，次は教えることができる）"という言葉は，よく臨床医学教育の場で耳にする。これは，かつての米国の卒後臨床医学教育のあり方を体現したわかりやすい言葉である。聞こえはよいが，そのまま鵜呑みにしていいものであろうか？

音楽の世界など，さまざまな分野でプロフェッショナルになるには最低1万時間の練習が必要といわれている。医療でもやはり同様であり，安定したパフォーマンスを提供できるようになるためには，実践的な環境にて何度も練習することが必要である。そのため，簡単に実践できそうで響きのよい"See one, do one, teach one"では，経験や実践が不十分なためにやはり十分な質を保つことはできないと考えられる。しかしながら，楽器をもって練習が可能な音楽と医療には決定的な違いがある。それは，「患者に対して医療を提供するなかで学ぶ」とい

う点である．当然，安全に配慮した環境での学習が必要になってくる．シミュレーション教育は「患者の安全と学習機会の確保」という反駁する問題を，根本的に解決する有効なツールである．

●●●模擬患者とシミュレーター

日本のベッドサイドでの学習では，気管挿管，中心静脈確保，腰椎穿刺などの基本手技を見ることはできても，実際に経験する機会はかなり限られる．しかし，あらかじめシミュレーション教育で標準化された教育内容に基づいて学んでいれば，臨床現場での見学の際にもその手技の動作の背景や勘所をより深く学ぶことができる．そうすれば，最終的に手技を行う場面になっても，「知識だけのレベル」ではなく「実践直前のレベル」にて学んでいるので一つ一つの動作の安定性もあり，トラブルが起こったとしても対応できる．

また，問診や身体所見のための診察などのシミュレーションでは，模擬患者に協力してもらうことで効果のある学習が可能である．より，実践的な状況設定や環境設定を行い，事前の打ち合わせなどを綿密にすることで，あたかも実際の患者の診察をしている状況にて学ぶことができる．

ただし，模擬患者には限界がある．その1つは，実際に問診や身体所見を極めて忠実に演じてもらうことが可能であるのは確かなのだが，侵襲的な手技の実践などが難しいという点である．また，現実に即した問診や診察に対応できる模擬患者を養成するためには多くの時間・経費が必要である．そして，プロフェッショナルな模擬患者に毎回学習セッションに参加してもらうには，別途経費が必要となる．また，当然ではあるが，指導者が学習目標まで学習者を導くために必要な疾患の所見，そして意識障害，低血圧，低酸素，頻脈，頻呼吸など重症患者にみられるバイタルサインや意識状態の異常を再現できないことにも留意が必要である．

高忠実度シミュレーターはどうであろうか？　高額ではあるが，いったん指導者がその特徴を理解し操作をすることが可能になれば，さまざまな病態を作り出すことも可能になる[7]．限界はあるものの，シミュレーターを使うことによってバイタルサインのみならず，心拍数，瞳孔，心音や呼吸音などを設定することで，重症患者の状態をより忠実に表現することができる．

このようにシミュレーション教育では，ベッドサイドでは必ずしも経験しながら学習することのできない分野や項目を，より実践的なレベルで，軽症から重症まで幅広い種類の症例を通して学習者に提供することが可能である．

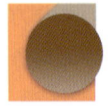

シミュレーション教育の歴史

「シミュレーション教育はどのように注目されるようになったのでしょうか？」

さて，ここまではシミュレーション教育が必要な背景やその利点について述べた．さらに学びを深めるためにはシミュレーション教育発展の歴史を学ぶことは欠かせない．以下で学んでいきたい．

諸説あるが，最も古いシミュレーション教育の歴史の1つは，米国のメイヨークリニックのLundyの試みである．

1920年代，麻酔科医であるLundyは，外科の研修医に局所麻酔，各種神経ブロックをcadaver laboratory（献体を対象に手技を実践できる教育の場）にて指導をした。そして事前に手術室外にて指導を受けた研修医のほうが手術室におけるパフォーマンスが優れていることを観察した。その後，Lundyは模擬手術室を作り，研修医が実際に手術を行う前にトレーニングを受けることを可能にしたのである[8]。

●●●世界初のシミュレーターの誕生

現在は常識となっている人工呼吸や胸骨圧迫による心肺蘇生を考案したのは，同じく麻酔科医のSafarである。Safarはマウストゥマウス法による人工呼吸を考案した人物でもある。

　Safarは，次に麻酔科医のLindと玩具メーカーのLaerdal社とともに1950年代に現在では常識となっている心肺蘇生のためのシミュレーターである"Resusci Anne"を開発した（写真1，2）。その後，内部にコイルを入れる改良をされた"Resusci Anne"は，今でも閉胸式胸骨圧迫のトレーニングに用いられている[9]。また，多くのシミュレーター開発のプラットフォームとなっている。

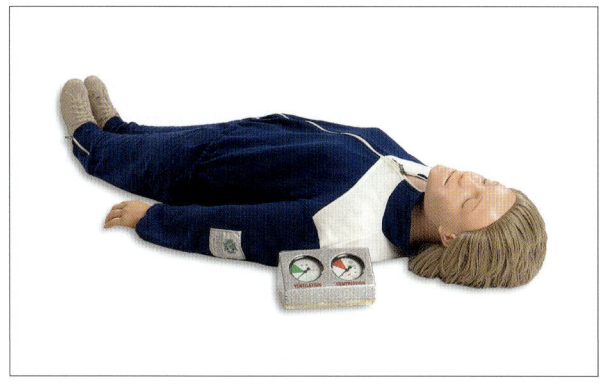

■写真1　初代 Resusci Anne
（レールダル メディカルジャパン社より提供）

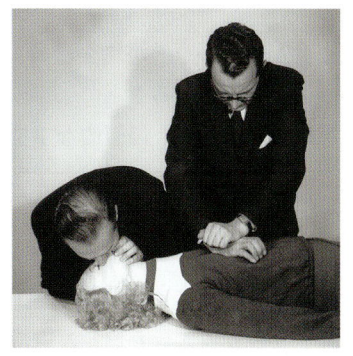

■写真2　シミュレーターでの心肺蘇生のトレーニング
（レールダル メディカルジャパン社より提供）

　1960年代には現在の高忠実度シミュレーターと同等の機能である，「胸郭が呼吸に合わせて動き，まばたきがあり，瞳孔が散大・収縮し，顎が開閉する」コンピュータ制御の"Sim One"という世界初のマネキンが医師のDensonとエンジニアであるAbrahamsonによって開発された[10]。"Sim One"は，気道管理のシミュレーションや麻酔関連の具体的な臨床事例に基づいた研修に使用された。残念なことに，当時からすると非常に先端的なこのシミュレーターは，その運用に巨大なコンピュータを必要としたこともあるせいか，複製されることなく1台のみであった。

●●●医療安全を目的としたシミュレーション教育の発展

その後，さらにシミュレーション教育が進んでいった背景には，医療安全の要素があったことが知られている。実は，1950〜1970年は麻酔に関連する事故死が1万人あたり3〜4人と現在に比べるとはるかに高い水準で推移していた。これを改善すべく1985年にPiearceやCooperらによってAnesthesia Patient Safety Foundation（APSF）が設立されたのである。この

団体は他の診療科に先駆けて，患者の安全のための教育/研修・研究・分析を行っていた。そのなかで特に注目されていったのが，軍・航空業界の安全対策であった。医療の安全にとってコミュニケーションが重要であることは，当時から注目され始めていたが，どのようにしてコミュニケーションの改善を進めていくかという点に関して，医療界の対策だけでなく，他業種の手法を応用することも検討されるようになっていた。

・Crew (or Crisis or Cockpit) Resource Management

そのようななかで，1990年代から Crew (or Crisis or Cockpit) Resource Management (CRM)（航空業界における人的資源の管理）をもとに，医療における CRM の研修が，スタンフォード大学の Gaba やハーバード大学の Cooper らによって始められた。CRM の発展の背景には，1970年代の航空業界では現在の水準と比べるとかなりの事故が起きていたことがある。そして，その対策をすべく進められた事故やニアミスの分析の結果，コックピット内でのコミュニケーションの改善・エラーの防止が求められるようになっていったのである。

　これと時を同じくして，1991年に Leape らによる Harvard Medical Practice study の結果が発表された。3万件のカルテの分析から，入院患者の実に 3.7% に医療事故が起きていることが知られることとなった[11]。その後，この流れは Institute of Medicine(IOM)の "To Err is Human(人は誰でも間違える)" につながり，患者安全を推進する決定的な流れとなったのである。

　患者安全への意識が急速に高まるなか，シミュレーション教育は，前述の CRM やチームトレーニングを教えることでより安全な医療チームを作り出すこと，ACLS など緊急蘇生の教育を標準化すること，侵襲的な手技の教育を標準化することなどによって，そのニーズに応えることとなった。ハーバード大学医学部と関連医療機関に医療過誤保険を供給している保険会社である CRICO は画期的なプロジェクトを開始した。それは，麻酔科医が上述のようなコミュニケーションやチームワークを改善するためのシミュレーションプログラムを受ける場合には，医療過誤保険の掛け金を減らすというものであった。数年後の分析の結果，シミュレーションプログラムに参加した麻酔科医の訴訟は，そうでない麻酔科医に比較して少ないということも明らかとなった[12]。

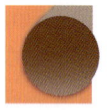 効率的な学習とシミュレーション教育

「シミュレーション教育を既存の教育法と比べたときの長所は何でしょうか？」

前述したようにシミュレーション教育と既存の教育法との違いは，「より実践的な内容を学ぶことができる」「患者の安全を保ちつつ学ぶことができる」「重症患者の病態など生理学的異常を再現することができる」などが挙げられる。ここではそれに加えて，もう1つの視点を紹介したい。それは accelerated learning(効率的な学習)という発想である[3]。

●●●日本における医学教育の一側面―臨床医の育成に必要な期間と到達度

筆者は，医学部や看護学部や各種専門の高等教育機関の教官に講演をすることがある。そこで，現在自分が指導している学生の卒業時を想定してもらい「自分の教えた学生もしくは研修

医が学校やプログラムを卒業した際に，自身の家族を安心して任せられるレベルに達しているか（または，いたか）？」という質問を投げかけるようにしている。するとその答えの多くが「自信をもって100%のYes」は出せないのである。確かに，学生や研修医の卒業時に一人前になっていることは難しいということは筆者も理解している。しかしながら，医学生や薬学生であれば6年，看護師であれば3〜4年，など多くの医療系の学生たちは年単位の時間を費やして，それぞれのプロフェッショナルとなっていく。そして，彼らの学びは卒前や初期研修だけでなく生涯にわたって続いていく。

・**医療の発展に伴い研修期間は長くなるのか**

今，医療は日進月歩であり，医師を例に考えると一人前のプロフェッショナルになるためには，大変な時間がかかることがわかる。例として，最近注目されている経カテーテル大動脈弁植え込み術（TAVI）という手技を遂行する能力の獲得という視点から考えてみたい。TAVIとは，かつては侵襲度の高い開胸手術であった大動脈弁置換術を，熟練した循環器内科医によって経カテーテルにて低侵襲に実施する画期的な治療法である。ただ，夢のようなこの手技を安全に実施する循環器内科医を育成するには，今の日本では下記のような過程が必要と想定される。

医学部入学	18歳
医学部卒業	24歳（6年間）
初期臨床研修開始	24歳
初期臨床研修修了	26歳（2年間）
循環器内科後期研修開始	26歳
循環器内科後期研修修了	30歳（4年間）
循環器専門施設にて研修開始	30歳
循環器専門施設にて研修修了	32歳（2年間）

　これらを合計すると実に14年間の経過となる。実際にはこれよりも長い時間が必要になる可能性も大いにある。今後，医学が発展していくことに疑いはない。それに伴って専門の細分化はさらに進むことであろう。ただ，いくら専門の細分化が起こったとしても，1人の医師が身につけるべき手技，知識は増加の一途をたどることは容易に想像可能である。

　さて，筆者がシミュレーション教育に関する講義をする際に，参加する教官たちに尋ねるもう1つの質問がある。それは「今後の医学の発展を考えると，研修は長くなっていくものでしょうか？ それとも短くなるものでしょうか？」という問いである。この問い対しての返答のほとんどが「長くなる」であり，その比率は90%程度である。しかし，日進月歩の医学知識・技術に対して，それに従いただ単に研修期間を長くしていくという対応のみでよいのであろうか？ 研修を終えれば忘れてしまうのかもしれないが，研修期間はかなりのストレスであり，受けている本人にもつらいものである。さらに，研修期間が長くなれば一人前の臨床家として活躍できる期間が短くなってしまう。つまり，患者にとっても一人前の臨床家が減ってしまうこととなり，喜ばしいことではない。この問題に挑むのがシミュレーションによる"accelerated learning"である。

●●●ハーバード大学における accelerated learning の実践

Cooper らは，1993 年に Center for Medical Simulation を設立し，ハーバード大学の教育病院のスタッフへのシミュレーション教育の提供が始まった。その後，Pawlowski, Gordon らによって臨床実習前の学生にシミュレーション教育が提供されるようになった[13]。

ハーバード大学では，"accelerated learning" を体現すべく，医学部入学後のなんと第1週目にバイタルサインの測り方と簡単な解釈の仕方，そして胸部の聴診について学ぶ。午前中にバイタルサインについて学んだ学生は，午後に早速「患者」を診る。この場合の患者とは，内科・救急医学・外科・麻酔科の臨床指導医に操られた高機能マネキンであるが，「喘息・気胸・前壁梗塞・下壁梗塞」の4つの症例を指導者が助け舟を出しながら経験させていくのである。診察が終わると全員が着席し，問診・診察・鑑別診断・解剖・生理・病理などを，現役の臨床医と小グループに分かれ議論しながら学んでいく。こうして医師のキャリアの最初から，「学習者中心の学習法で，グループで，実臨床に即した形で，患者との出会いを通じての学習」をしていくのである。オリエンテーション後も，学生は呼吸器学や消化器学，薬理学などでも模擬患者をシミュレーションにて診療したうえで，関連項目を勉強するカリキュラムとなっている。

日本の医学教育カリキュラムでは，医学生が実践参加する実習は困難であり，また，研修医も十分な手技経験を卒後教育で積むことが難しいという問題がある。医師にとって非常に重要な能力は「臨床での決断」「医療行為の実施」「コミュニケーション能力」などであろう。シミュレーション教育は患者の安全を保ちながらこれらの問題を解決し，日本の卒前・卒後教育を変える鍵になり得るものである。

現在は，前述のように患者の安全と実践的な学習は，ややもすると反駁している。その掛橋になるのがシミュレーション教育である。「消化管出血で来院した患者が心筋梗塞を起こしたときには，カテーテル治療後に出血を助長する可能性のある抗血小板薬はどのように投与するのか？」などの難易度の高い「判断」。「肥満があり首の短い患者の気道確保はどうすればいいのか？」などの「医療行為」。「被虐待児の保護者に児童相談所へ連絡をする旨をどのように伝えるか？」といった複雑な「コミュニケーション」。これらは，シミュレーションにて教育可能であり，医学部入学時から「失敗の許される環境(risk free environment)」にて挑戦的な内容をどんどん学ぶことによって，accelerated learning が可能になる，と考えられる[14, 15]。

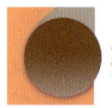 熟慮された訓練の重要性

「知識の獲得の方法を学ぶには PBL にて十分なのではないでしょうか？」

前述の1万時間のルールは広く知られているところだが，必ずしも万能ではない。なぜか？どのような練習方法をとったとしても，1万時間練習すれば質の高いバイオリンの演奏ができるようになるのではなく，適切な練習法をすればこそプロフェッショナルになれるという点がその主たる答えである。医学教育においても例外ではなく，適切な成長のための「熟慮された訓練(deliberate practice)」の重要性が注目されているのはまさにこの点との関連からなのである[16]。ただ単に，必要手技を何例，卒後研修を何年という量依存性の考え方だけでなく，知識・技術・態度について学習者が一定のレベルに到達しているかを評価し，一定のレベルに達

していることをもって修了とすることが「熟慮された訓練」となる[2]。

●●●反射的と自省的

では，次に熟考された学習を可能にするには何が必要かという課題が残る。ここで1つの例を紹介したい。

> 夜の病棟に内科研修医が外科病棟から呼ばれる。
>
> 看護師：A先生，3階南病棟の佐藤さんが発熱しています。一度診察いただけませんか？
> 研修医A：佐藤さんですね。わかりました。抗菌薬を使います。メロペネム1gをお願いします
>
> 看護師：B先生，3階南病棟の佐藤さんが発熱しています。一度診察いただけませんか？
> 研修医B：佐藤さんですか，私の担当ではないので診察にいきます
> 看護師：先生，以前に夜間発熱があった際にはA先生が対応してくれて，すぐに抗菌薬という指示だったのですが，抗菌薬はどうしましょうか？
> 研修医B：確かに抗菌薬を使う必要があるかもしれません。ただ，その前に簡単に病歴と身体所見をとらせてもらい，熱源を考えさせてください

　この2人の研修医は極端に異なっている。そして場合によっては，看護師は対応の依頼に当たり，すぐに具体的方針を出すことのできた研修医Aを好むこともあるかもしれない。しかし，長期的にみて2人の成長した像はどうなるであろうか？ 研修医Aは典型的な反射的（reflexive）な臨床家，研修医Bは自省的・熟考型の（reflective）な臨床家といえる[17]。ここで先ほどの熟慮された訓練へとつながっていく。熟考したうえで一定のレベル到達していくためには，自省的な臨床家（reflective practitioner）である必要がある。前述したように，医学の急速な発展によって医療者が卒前・卒後に学ぶべき知識・技術量はどんどん増えているし，内容もダイナミックに変化している。このように流動的な状況に対応していく現代の医療者に求められるのは，能動的な学習である。自身で氾濫する情報を集め，取捨選択し，判断する能力。複雑化し進歩する手技に対応する能力。多様化する文化・社会背景そして個人の嗜好に対して適切にコミュニケーションをしていく能力。これらを，講義による知識中心の学習で教えるには限界がある。「臨床医学の問題解決を，物理的・科学的・生物学的・社会学的・倫理的・法学的・経済学的な側面から実践的に行う」とされているPBLも必ずしも適当ではない。

●●●実践と振り返りを中心とした学習法

　1984年，Kolbは当時主流と考えられていた知識伝達型の学習とは一線を画する，経験を中心とした学習サイクルをモデル化した（図2）。次頁にサイクルの図を示す。学習サイクルについて順を追って説明すると，まず「具体的経験」がある。次に「経験を振り返る（反省的観察）」。そして「重要な点を抽出し概念化（抽象的概念化）」する。さらに，抽出された改善に則り「新たな試み（能動的実験）」を行い，次なる具体的経験へとつなげていくのである。賢明な読者は，このサイクルとシミュレーション教育の重なりに気づくのではないだろうか？ シ

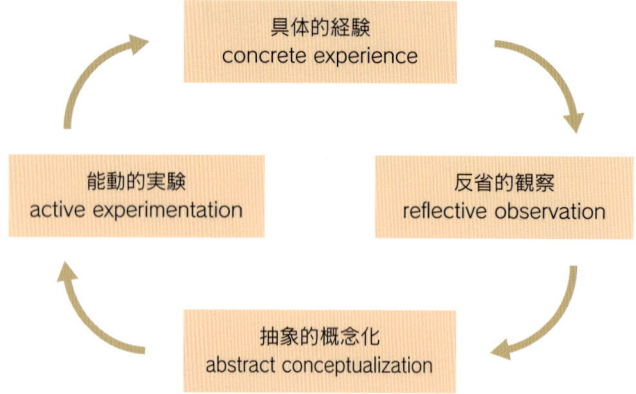

■図2　Kolbの学習サイクル

ミュレーションで，実践的なケースの経験から始まり，デブリーフィングにて学習者のレベルや好奇心そして必要事項に合わせてファシリテーターが司会をしながら学習者とファシリテーターのなかで明らかになった学習者特有の学びの課題について，テーラーメイドの解決法をともに考え，次なる試みへとつなげるのである。これはまさに Kolb の経験的学習のサイクルを1周することにほかならない。

●●●

シミュレーション教育では，Miller のモデルにおいて，強調されているように，より実践的な場で臨床現場のプレッシャーや，現実に即した学習環境が得られる。失敗の許される環境で学ぶことで，低学年のうちからより高度な内容を学ぶことによって，臨床での判断力，手技の力，コミュニケーション力が効率的に身につくのである。また，必ず自らを振り返る場面が与えられるため，熟慮された訓練へとつながっていくのである。

> まとめ
> ・シミュレーション教育は現場に即した学習の場を提供する。
> ・プレッシャーのなかでの知識・技術を発揮する場を用意する。
> ・患者の安全への配慮から避けられる傾向にある「判断」を実際にさせる。
> ・封建的な医療現場の文化のなかでのコミュニケーション方法を模索する。
> ・医学の発展とともに長くなる傾向にある「研修」をシミュレーション教育により効率化する。

文 献

1. Miller GE. The Assessment of Clinical Skills/competence/performance. Acad Med 1990; 65(9 Suppl): S63-7. PMID: 2400509
2. Wayne DB, Didwania A, Feinglass J, et al. Simulation-based education improves quality of care during cardiac arrest team responses at an academic teaching hospital: a case-control study. Chest 2008; 133: 56-61. PMID: 17573509
3. Gordon JA, Brown DF, Armstrong EG. Can a simulated critical care encounter accelerate basic science learning among preclinical medical students? A pilot study. Simul Healthc 2006; Spec no.: 13-7. PMID: 19088567
4. Bong CL, Lightdale JR, Fredette ME, et al. Effects of simulation versus traditional tutorial-based training on physiologic stress levels among clinicians: A pilot study. Simul Healthc 2010; 5: 272-8. PMID: 21330809
5. Posner J, Russell JA, Peterson BS. The circumplex model of affect: an integrative approach to affective neuroscience, cognitive development, and psychopathology. Dev Psychopathol 2005; 17: 715-34. PMID: 16262989
6. Tallentire VR, Smith SE, Skinner J, et al. Understanding the behaviour of newly qualified doctors in acute care contexts. Med Educ 2011; 45: 995-1005. PMID: 21916939
7. Holzman RS, Cooper JB, Gaba DM, et al. Anesthesia crisis resource management: real-life simulation training in operating room crises. J Clin Anesth 1995; 7: 675-87. PMID: 8747567
8. Ellis TA 2nd, Bacon DR. The anatomy laboratory: a concept ahead of its time. Mayo Clin Proc 2003; 78: 250-1. PMID: 12583537
9. Safar P, Brown TC, Holtey WJ, et al. Ventilation and circulation with closed-chest cardiac massage in man. JAMA 1961; 176: 574-6. PMID: 13745343
10. Denson JS, Abrahamson S. A computer-controlled patient simulator. JAMA 1969; 208: 504-8. PMID: 5818529
11. Leape LL, Brennan TA, Laird N, et al. The nature of adverse events in hospitalized patients. Results of the Harvard Medical Practice Study II. N Engl J Med 1991; 324: 377-84. PMID: 1824793
12. Hanscom R. Medical simulation from an insurer's perspective. Acad Emerg Med 2008; 15: 984-7. PMID: 18945230
13. Gordon JA, Pawlowski J. Education on-demand: the development of a simulator-based medical education service. Acad Med 2002; 77: 751-2. PMID: 12114174
14. Gordon JA, Hayden EM, Ahmed RA, et al. Early bedside care during preclinical medical education: can technology-enhanced patient simulation advance the flexnerian ideal? Acad Med 2010; 85: 370-7. PMID: 20107370
15. Gordon JA, Wilkerson WM, Shaffer DW, et al. "Practicing" medicine without risk: students' and educators' responses to high-fidelity patient simulation. Acad Med 2001; 76: 469-72. PMID: 11346525
16. Issenberg SB, McGaghie WC, Gordon DL, et al. Effectiveness of a cardiology review course for internal medicine residents using simulation technology and deliberate practice. Teach Learn Med 2002; 14: 223-8. PMID: 12395483
17. Gordon JA, Oriol NE, Cooper JB. Bringing good teaching cases "to life": a simulator-based medical education service. Acad Med 2004; 79: 23-7. PMID: 14690993

第2章 シミュレーション教育を提供する環境

武田　聡

> **学習目標**
> - シミュレーション教育における環境整備の意義について理解する
> - シミュレーション教育における学習目標と忠実性の関連について理解する
> - デブリーフィングに適した環境について理解する

シミュレーション教育に限らず指導を行うためには，学習者に学習意欲をもたせる必要がある。米国の教育心理学者Gagnéは「学習」は学習者の内部に起こる現象であり，それに伴う「指導」は学習を支援する外的条件である，とした。具体的には「Gagnéの9教授法」として，A）導入，B）情報提示，C）学習活動，D）まとめ，という流れを提唱している。

　A）導入では，学習者のモチベーションを喚起させるため，①学習者の注意を喚起する，②学習者に目標を知らせる，③前提条件を思い出させる，が挙げられている。

　B）情報提示は，新しい知識を学ぶため，④新しい事項を提示する，⑤学習の指針を与える，が挙げられている。

　C）学習活動では，学んだことを実際に行いフィードバックを受けるため，⑥練習の機会を作る，⑦フィードバックを受ける，が挙げられている。

　さらに，最後のD）まとめでは，学習してよかったと思えるようにするために，⑧学習成果を評価したり，⑨学習内容の保持と転移を高める，ことが挙げられている。

「シミュレーション教育で，学習者に学習意欲をもたせるためには？」
●●●学習意欲を高める要因
Gagnéに師事したKellerは，学習者が学習意欲を高める要因として，①注意(Attention)，②関連性(Relevance)，③自信(Confidence)，④満足感(Satisfaction)，⑤意思(Volition)を，ARCS-Vとして提唱している。

　①注意では「面白そう」と学習者に思わせ，②関連性では「やりがいがありそう」と学習内容や目的が学習者のニーズに合致していることを提示して，③自信では「やればできそう」と学習課題を達成できると実感させ，④満足感では「やってよかった」と学習課題に満足いく結

果を経験させ，さらに⑤意思では「やり続けたい」と自ら思わせる，という内容である。

　例えば，心肺蘇生法を指導するのであれば「先日同僚のAさんが仕事から帰るときに，心肺停止の人に遭遇して助けたんだよ」などの話題を提供して注意を促し「病棟でも心肺停止が起こるかもしれないから，心肺蘇生法ができないとね!?」と関連性を提示して，シミュレーション体験を通して「できそう！」という自信をもたせて「何かあったときには，スタッフとして重要な役割を担える」というような満足感をもたせ，さらに「いつでも急変に対応できるように定期的に心肺蘇生法をトレーニングしておこう！」という意思をもたせる，ということになる。

　このようにシミュレーション教育で，学習者に学習意欲をもたせることは重要であり，さまざまな理論や方法を駆使して，学習が有効に働く環境を心掛けるべきである。

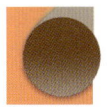 ## 学習に適した安全な環境

「シミュレーション教育にはどのような環境が必要なの？」

シミュレーション教育を行う環境について常に考慮しなくてはならないのは「安全な環境（safety environment）」である。この「安全な環境」には，患者（模擬患者）に対して「安全な環境」と，学習者に対して「安全な環境」という2つの側面がある。

●●●患者（模擬患者）に対して「安全な環境」

1章でも述べたとおり，患者（模擬患者）に対して「安全な環境」というのは，もちろん不可欠である。シミュレーション教育の最大のメリットの1つは，危険や痛みを伴うような「侵襲的な手技」の訓練を行うことができること，また，何度も失敗しても許されること（患者の安全がおびやかされないこと），そしてその失敗から学びを得ることができること，である。患者を侵襲的な手技や精神的なストレスで危険に曝すことがないように，これらの訓練は「タスクトレーナー」や「シミュレーター」などを使用して行うべきであり，患者に対しての「安全な環境」を必ず確保すべきである。

　現在の医学部教育においても，臨床実習に出る前の4年次終了時には客観的臨床能力試験（objective structured clinical examination：OSCE）が全国で開催されている。これも患者に対して「安全な環境」を提供するための1つの方策として，患者に接する前に標準的な臨床手技がしっかり習得できていることを確認しているのである。

・模擬患者の安全の確保

模擬患者を使用してシミュレーション教育を行うときも，模擬患者を危険に曝すことはできない。問診やコミュニケーションスキルには模擬患者を使用しても，手技には「タスクトレーナー」や「高忠実度シミュレーター」などを使用して，模擬患者に対しても「安全な環境」を提供すべきである。また，模擬患者の場合，過去に経験した実際の臨床事例とシミュレーション教育の事例が心理的に重複して精神的なストレスになることもあり，これらへの配慮が必要になることもある。

●●●●学習者に対しても「安全な環境」

ピッツバーグ大学メディカルセンターのシミュレーションセンターであるWISER(Peter M. Winter Institute for Simulation Education and Research)では，コースの最初にすべての学習者(コース参加者)に対して「ここで起こったことは(間違ったことをしても)いっさい各自の所属部署には連絡しない」ことを通達し，また「参加しているほかの学習者についても，ここで起こった(間違えた)ことは外部では公言しない」ということを確約させている。

また，指導者は失敗やミスを否定的に指摘せず，あくまでもその失敗やミスを学びにつなげるような指摘をするように心掛けるべきである。学習者に「この場では失敗やミスをしてもよいのだ」「今の自分をさらけ出してもよいのだ」という意識をもたせることが大切である。

学習者が失敗やミスから学ぶことは臨床現場でもよく経験することであるが，患者に危険が及ぶ可能性も否定できない。シミュレーション教育による体験学習のなかで，失敗やミスからその内容についてより理解を深めてもらい，実際の臨床現場では患者に「安全な環境」を提供したいものである。

「本物のようにリアルでないとシミュレーション教育はできないの？」

航空機のパイロットが使用する航空機のシミュレーターは本物の飛行機のコックピットそっくりに作られており，周囲の風景もコンピュータグラフィクスでリアルに再現され，操縦操作もほぼ本物の飛行機と同様に作られているそうである(写真1)。実際に見ても，わくわくするほどリアルにできている。

■写真1　航空機シミュレーター
ボーイング社ホームページより
〈http://www.boeing.com/Featuers/2010/08/bca_787_flight_sim_08_26_10.html〉

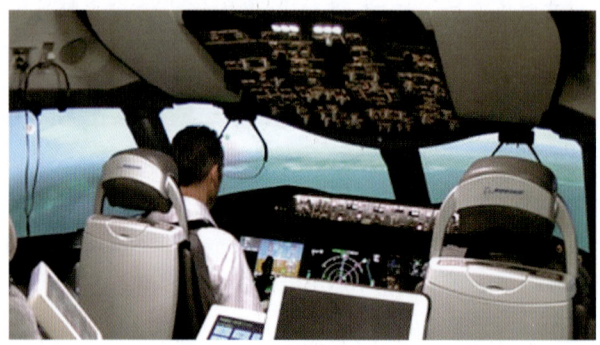

しかし，我々医療者が扱うのは飛行機のような機械ではなく，生身の人間である。シミュレーターを人間とそっくりにすべてを作ることなど，現在の進んだテクノロジーをフル活用しても到底不可能であり，また，もし可能だとしても高額な費用が必要となるだろう。

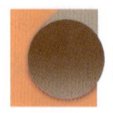 忠実性(fidelity)

では，シミュレーション教育を有効に行うためには，どの程度のリアリティーが必要なのであ

ろうか？ ここでキーワードになってくるのは「忠実性(らしさ，fidelity)」である。

忠実性には，身体的，技術的，環境的，精神的の4つの要素が含まれている。どの程度の忠実性が必要かは，目的(何を教えるか)と対象(学習者のレベル)によって変わってくる。

・**身体的な忠実性**

身体的な忠実性とは，身体のパーツをより現実的に再現しているか，である。頭部，顔，頸部，胸部，腹部，四肢といった身体の部分部分を忠実に再現されているか，また，口腔内や気管，食道などの部分が再現されているかなどを意味する。

また，疾患に対するシミュレーションでは，顔面紅潮発赤や浮腫，下腿浮腫，気道狭窄，外傷，熱傷などを再現しているか，さらに出産シミュレーションでは，妊婦の産道や胎児なども必要に応じて再現する。さらに皮膚などの感触も身体的な忠実性に含まれるが，シミュレーター(マネキン)では再現が難しい忠実性でもある。最近では唇を青色に見せてチアノーゼを再現するシミュレーターなども販売されている。

しかしながら，シミュレーション教育において，人体のあらゆる部分を忠実に再現する必要はない。例えば，胸骨圧迫のトレーニングであれば，胸部だけの再現で十分かもしれない。人工呼吸や気管挿管のトレーニングであれば，頭部顔面から頸部のシミュレーターが必要であり，内部も咽喉頭から気管支までを忠実に再現する必要があるが，胸部は不要もしくは気道管理シミュレーター(写真2)のように肺が直接見えるほうが指導には有効かもしれない。また，心肺蘇生の基礎指導だけであれば上半身のみのシミュレーター(写真3)で十分かもしれないが，全身の評価も含めたトレーニングであれば，全身のシミュレーター(写真4)が必要かもしれない。点滴や採血のトレーニングであれば腕のタスクトレーナー(写真5)があれば頭頸部や下肢は不要かもしれない。

また，皮膚所見も，化粧やムラージュを使用してよりリアルに皮疹を再現するのも忠実性を上げる1つの方法ではあるが，必ずしも本物そっくりにリアルである必要はない。例えば，アナフィラキシーショックのときに，マネキンに赤い点状のシールを貼る(写真6)だけでも，学習者は何か皮疹が出ていると認識するには十分であり，学習者に「皮疹」という認識スイッチを入れる働きができれば，十分に役割を果たす。

以上のように，身体的な忠実性は，必ずしも，完璧にリアルである必要はない。指導の目的が何なのかによって，要求される忠実性もおのずと変わってくる。

■写真2　気道管理シミュレーター

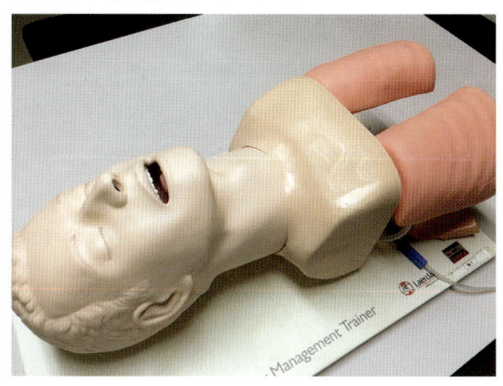

■写真3　半身CPRマネキン

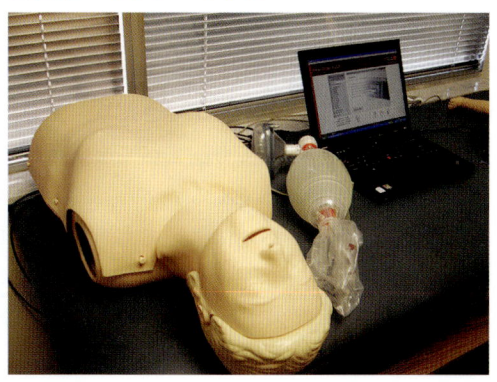

第2章　シミュレーション教育を提供する環境

■写真4　高忠実度シミュレーター（SimMan® 3G）　　■写真5　採血静脈路確保シミュレーター

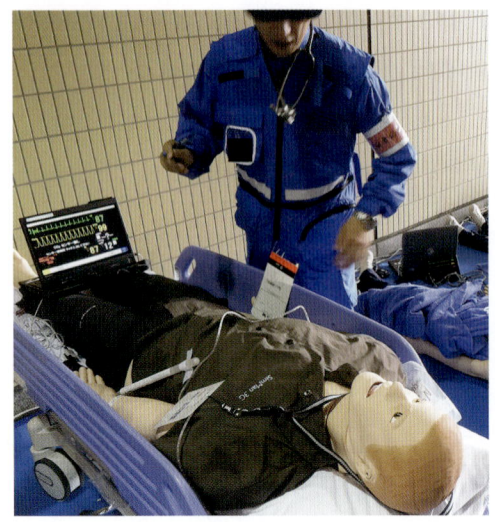
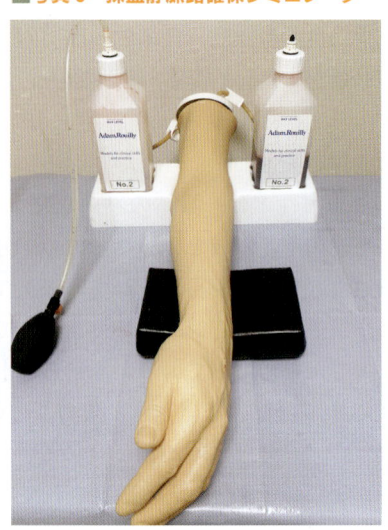

■写真6　模擬（疑似）皮疹

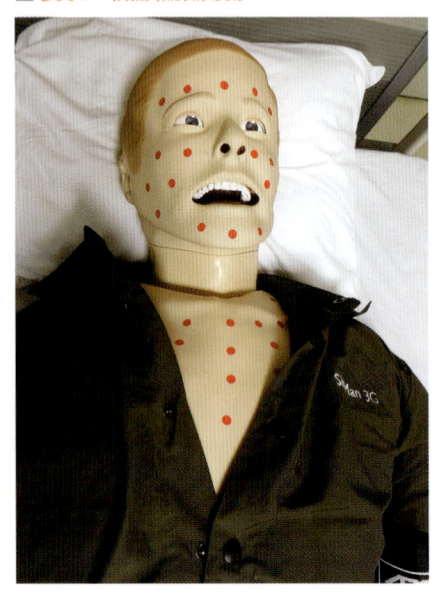

・技術的な忠実性

　技術的な忠実性とは，マネキンにモニターを装着すると心電図波形が表示されたり，実際に除細動器を使用して電気ショックをかけることができたり，血圧が実際に測定できたり，静脈留置針を血管内に入れることができたり，気管挿管して人工換気ができたり，などが含まれる。技術的な忠実性においても，すべてを網羅する必要はなく，学習の目的が何かによって，要求される忠実性も変わってくる。

　また，学習者のレベルによっても，要求される忠実性は変わってくる。例えば，医学生に初めての気管挿管をトレーニングするのであれば，肺がむき出しになり手足もない気道管理シミュレーター（写真2）でも十分であるが，麻酔科医や救急医が緊急気道事例に対して，全身観察や鎮静薬による全身管理下に緊急気管挿管をトレーニングするのであれば，さまざまな技術

的な忠実性を再現しておく必要がある．

・環境的な忠実性

トレーニングを行う場所は，重要である．手術室で行われる手技をよりリアルにトレーニングするためには，会議室ではなく手術室のようなシミュレーションルーム(写真7)で行ったほうが効果的かもしれない．また，さらに忠実性を高めるのであれば，実際の(本物の)手術室にシミュレーターを持ち込んで行うのも1つの方法であり，さまざまな環境的な忠実性の設定が可能である．

■写真7　手術室シミュレーションルーム

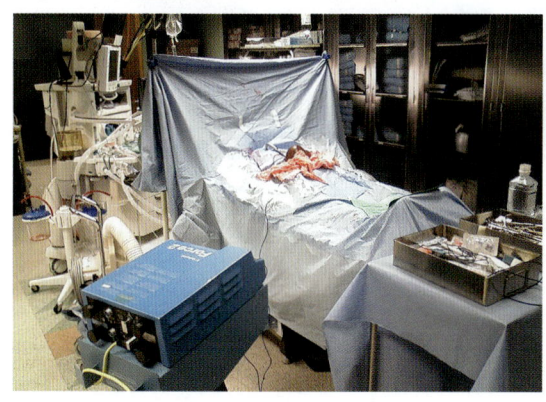
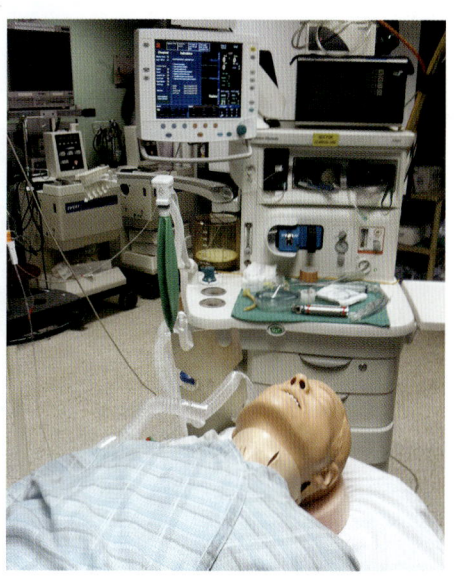

　当然のことながら学習の目的が何かによって，要求される環境的な忠実性も異なる．例えば，医学生に初めての気管挿管をトレーニングするのであれば，会議室で前述の気道管理シミュレーターを使用するだけでも十分かもしれないが，麻酔科専門医のトレーニングや手術室でのチームトレーニングであれば，会議室では現実とのギャップが大きすぎて学習者もリアルに感じず，トレーニングに満足できないだろう．よりリアルな手術室の環境下でトレーニングを行ったほうが有効である．また，ドクターヘリでの蘇生手順などをトレーニングする場合，会議室では実際のヘリコプター内のような狭さを再現できず，実際とはかけ離れたトレーニングになってしまう可能性もある．やはり，このような場合は，ヘリコプター内と同じような環境を再現するか，実際のヘリコプター内で狭さを認識しながらトレーニングを行ったほうが，さまざまな問題点や限界点を自ら再認識できる機会を与えることができ，有効なトレーニングを提供できるかもしれない．

　また，環境的な忠実性では，周辺器材(小物)，周囲の音や周囲の匂い，さらには画像や演出による視聴覚的な要素も有効かもしれない．さまざまなアラーム音が鳴る病棟や，病院に近づいてくる救急車のサイレン音なども再現できるし，アンモニア臭やアルコール臭を使用して，尿失禁やアルコール中毒の学習者への非言語的な設定提示も可能である．壁に手術室や災害現場の写真を貼ったり投影機で映したりして，学習者にそのリアルな現場にいるような感覚を起

第2章　シミュレーション教育を提供する環境

こさせることもできる。
　また，人工呼吸器や除細動器，救急カートなどの周辺機材はもちろん，酸素マスクやカニューレ，酸素ボンベや点滴，輸液ポンプやレスピレーター（写真8，9）などの小物も，環境的な忠実性を上げるのに一役買う。

■写真8　模擬輸液ポンプ

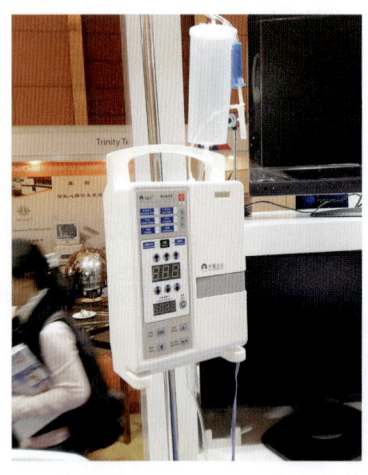

■写真9　模擬レスピレーター

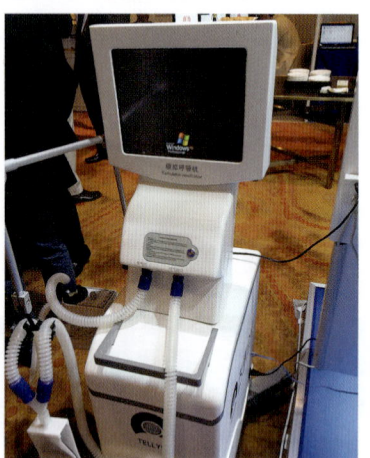

　しかし，初心者に対するトレーニングの場合，周辺器材などはシンプルであったほうがよい場合も多い。例えば，低酸素血症の患者に，どのような酸素投与器具を使用するか選択させるトレーニングでは，鼻カニューレ，リザーバーなし酸素マスク，リザーバー付き酸素マスクなどのさまざまな酸素投与器具が，この学習目標を達成させるために必要となる。一方，ただ単に学習者に酸素投与を行わせるだけのトレーニングであれば，さまざまな酸素投与器具があることは逆に学習者が混乱する原因にもなり，当初のトレーニングの目的から離れてしまう可能性もある。

・**精神的な忠実性**

実際の臨床現場は，シミュレーションの現場と異なり，混沌としていることも多い。臨床現場では，急変時に現実を受け入れられない家族への対応や死亡宣告などの対応を迫られることもある。シミュレーションで，取り乱した家族役が突然登場したり，威圧的な上司役が明らかに間違えた指示を出したりして，ストレスを与えた場で対応させるシミュレーショントレーニングは，よりリアルなものになるかもしれない。「これは練習で，シミュレーションだから臨床現場とは違う」と思ってシミュレーションコースに参加するのと「これは現実と思えるくらいリアルだ」と思って参加するのでは，トレーニングの効果にも差が出る可能性がある。
　ただし，初心者に精神的なストレスを加えて混沌とした状況を提供すると，本来の学習の目的とはかけ離れた方向に進むこともよく経験する。したがって，学習者のレベルに応じた適度な精神的な忠実性を心掛けるべきである。
　シミュレーション教育のメリットの1つは，時間をコントロールできることである。初心者へのトレーニングでは，精神的な忠実性（ストレス）は低くして，確実に目的をこなせることを目指す。一方，上級者へのトレーニングでは，精神的な忠実性を高くして，決まった時間内に

決められたことができないと状態がどんどん悪化していく設定にすることもできる。このように，精神的なストレスを使い分けることも大切である。

繰り返しになるが，どの程度の忠実性が必要かは「目的(何を教えるか)」と「対象(学習者のレベル)」によって変わってくる。指導者がシミュレーションの忠実性を考えるときには，常にこの「何を教えたいのか」と「誰に教えたいのか」を自問自答して，リアルすぎず，リアルでなさすぎず，適切な忠実性を設定する必要がある。

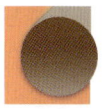 シミュレーターと模擬患者

「高額なシミュレーターがないとシミュレーション教育はできないの？」

高忠実度シミュレーター(写真4)と呼ばれる高額なシミュレーターはさまざまなメーカーから発売されており，1体1,000万円以上するものもある。しかしこのような高額なシミュレーターがなくても，シミュレーション教育は行える。

これも「目的(何を教えるか)」と「対象(学習者のレベル)」を考えて機材を選択するべきである。例えば，医学生に点滴や採血の方法を学ばせるのに，高額なシミュレーターは不要である。静脈穿刺シミュレーター(写真5)があればベストではあるが，駆血帯のようなゴムバンド1つがあれば，穿刺やその後の留置針の進め方など，十分に学習できる。

逆に，上級者が中心静脈を超音波ガイド下で穿刺するトレーニングでは，ゴムバンドではトレーニングにはならず，超音波で血管が描出されるようなシミュレーターが必要になるだろうし，混沌とした蘇生の現場でほかのメンバーともに全身状態を確認しながら末梢静脈路を確保するトレーニングであれば，全身マネキンが必要だろう。

また，高額なシミュレーターではなく，模擬患者(写真10)を使用するのも1つの方法である。忠実性の項で述べたとおり，高額なシミュレーターは非常によくできているが，触れば冷たい人形であり，生身の人間とはまったく異なる。麻痺などの神経所見をとろうとしても，身体の動きや反応は生身の人間とは異なる。その意味で，模擬患者の忠実性は人間そのものであり，高額なシミュレーターがなくても模擬患者が演じることにより，非常に有効なトレーニン

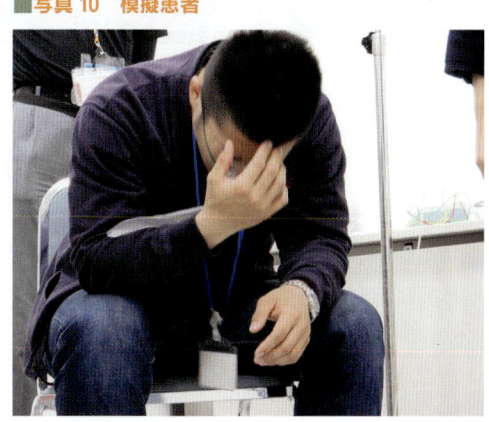

■写真10　模擬患者

グが可能となる。

　例えば，Glasgow Coma Scale を学習するトレーニングであれば，痛み刺激への反応ができ，呼び掛けへの反応もさまざまに対応できることからも，シミュレーターを使用するより模擬患者のほうがより効果的である。必ずしも高額なシミュレーターがないとシミュレーション教育ができないわけではないし，この事例のようにシミュレーターよりも模擬患者のほうが有効な場合も多い。

・ハイブリッドシミュレーション

逆に，模擬患者で再現できないことは，異常所見を再現することや，侵襲的な手技を行うことである。このような場合に有効なのが，ハイブリッドシミュレーションである。模擬患者の上腕に縫合シミュレーターを装着して，その上から穴開き覆布をかける。学習者は，まるで本当に救急部に来院した外傷患者に対応するように準備をしておき，患者と「麻酔しますよ」「痛みはいかがですか？」「これからチクッとするかもしれませんよ！」などと，コミュニケーションをとりながら，縫合処置を行っていくこともできる。また，主訴や既往歴，さらに現病歴の問診は，模擬患者に対して行い，その後に異常心音や異常呼吸音を心音シミュレーターや呼吸音シミュレーターで診察させる，というハイブリッドシミュレーションもあり得る。

　また，最近では，SimPad（写真11）という製品や，SimMon（写真12）という iPhone/iPad アプリが発売されており，模擬患者が演じている隣でこのアプリのモニター画面でさまざまな異常な心電図所見やバイタルサインを提示するだけでも，リアルさは格段に向上して，高額なシミュレーターに負けないかもしれない。

■写真11　SimPad

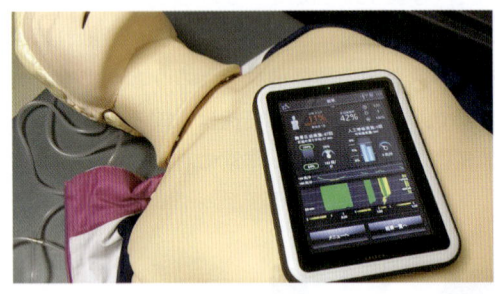

■写真12　SimMon

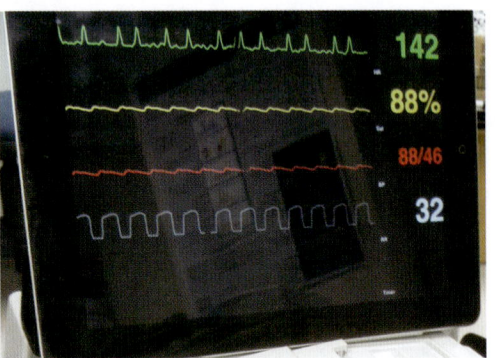

　ただし，手術室で全身麻酔の最初から最後までをさまざまな緊急状況（バイタルサインなどの変化を含む）を含めながらトレーニングする場合や，救急部での高度な対応を含みながらコミュニケーションをトレーニングする場合といった，より高度なシミュレーション教育を行うには，さまざまなバイタルサインや状況を再現できる高額な高忠実度シミュレーターを使用したほうがよい場合もある。必要に応じてどのようなシミュレーターを使用すべきかを決めるべきである。

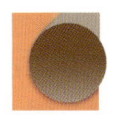

シミュレーション教育に必要な設備

「シミュレーションセンターがないとシミュレーション教育はできないの？」

シミュレーションセンターがあれば，シミュレーション教育は，そこで行われることが多い。しかし，多くの施設では，シミュレーションセンターなどないのではないだろうか？ センターがないからといって，必ずしもシミュレーション教育ができないわけではない。

医学生や研修医を対象とした挿管や心肺蘇生などの基本的な手技のトレーニングであれば，それほどリアルな環境は必要なく，会議室のような場所でも十分にシミュレーション教育を行うことができる。また，手術室や救急室に空いているスペースがあれば，手術室や救急室の現場にシミュレーターを持ち込めば(in situ simulation)，環境的な忠実性がより高いトレーニングが可能になる。

もちろんシミュレーションセンター(ルーム)(写真7)があり，その部屋が手術室や救急室にそっくりな作りであったり，壁やカーテンに手術室や救急部の写真などが貼ってあり，学習者がまるで手術室や救急部にいるような感覚になり，さらに指導者が離れた場所からシミュレーターを操作可能なミラールーム(写真13)があるような立派なシミュレーションセンターがあれば，そこでのトレーニングが望ましいかもしれない。

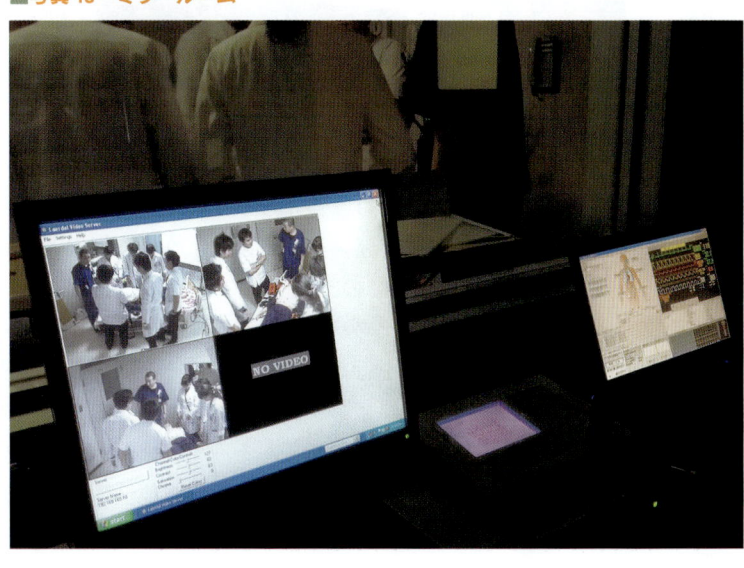

■写真13　ミラールーム

シミュレーション教育は「シミュレーターがないからできない」とか「シミュレーションセンターがないからできない」ということはなく，指導者のやる気と工夫で，さまざまな機材を使用して，さまざまな場所で指導が可能なはずである。

「デブリーフィングはどこで行うの？」

シナリオセッションが終わったあとのデブリーフィングは，どこで行うのがよいのだろうか？ これも先述の「安全な環境」が非常に重要となる。シミュレーション教育のよくデザインされ

たシナリオセッションで，学習者がのめり込めればのめり込めたほど，セッション直後の学習者はいろいろなことを考え感情的にも高ぶった状況にある。「何が起こったのか？」「自分自身がどのように行動したのか？」「知識と行動のギャップは何だったのか？」などを，落ち着いて振り返りができない可能性も高い。このような場合には「シナリオセッションは終わった」という区切りをつけ，学習者自身がシナリオセッションで体験した事例を冷静に事後分析できる「安全な環境」が必要である。

　このような場合，シミュレーションルームの隣などに設置されたデブリーフィングルーム（写真14）が有効である。デブリーフィングルームでは一度リラックスするためにも，椅子に座り，シナリオセッションで起こったことを客観的に振り返ることが大切である。もし，自分自身で何が起こり，どのように行動したのかを認識できない場合には「知識と行動のギャップ」を自ら気づかせるツールとして，セッションを記録したビデオを観ながらデブリーフィングを行う「ビデオデブリーフィング」なども有効かもしれない。

■写真14　デブリーフィングルーム

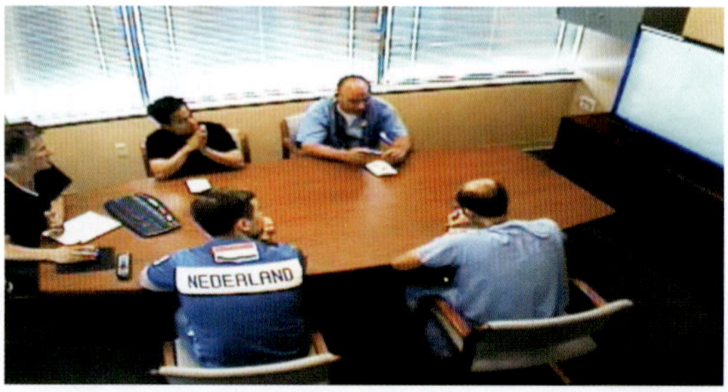

　ただ，デブリーフィングルームなどがないことも多く，このような場合にはシナリオセッションが行われたその場でデブリーフィングを行うことになるかもしれない。この場合でも，少しでも落ち着いた雰囲気のなかでデブリーフィングが行えるように，指導者は学習者に椅子を準備して座ってもらうなど，「安全な環境」でのデブリーフィングを心掛けるべきである。

　また，必ずしもデブリーフィングルームでデブリーフィングを行うことが，よいとも限らない。例えば，シナリオセッション中に除細動を行う場面があり，その除細動の手技があまりにも安全性が欠けていた場合などは，デブリーフィングルームではなくシミュレーターの横でそのままデブリーフィングを行うことも1つの方法である。そうすれば，デブリーフィングのなかで，実際に安全な除細動手技を確認してから行わせ，安全性の重要性や手技の改善点を実技として再指導するのも可能である。このように，デブリーフィングルームではなく実際のシミュレーターの横でデブリーフィングを行ったほうが，より有効なデブリーフィングができる場合もある。

> **まとめ**
> - シミュレーション教育は，患者に対しても，学習者に対しても「安全な環境」が提供できる。
> - シミュレーションにおけるリアルさ（忠実性）には，身体的，技術的，環境的，精神的の4つの要素がある。
> - 忠実性をどこまで高くすべきかは，学習の目的と学習者のレベルによって異なる。
> - 高忠実度シミュレーターは，確かにリアルな学習環境を提供できるが，必ずしも必要でなく，目的・学習者のレベルによって適切な教材，資材は異なる。
> - デブリーフィングを行う際は，シナリオセッションが「終わった」と区切りをつけるために別室に移動して行うのが望ましいが，手技そのものを振り返る場合など，その場で行うのが適切な場合もある。

参考図書

1. Gagné RM, Wager WW, Golas KC, et al. 著．鈴木克明，岩崎　信監訳．インストラクショナルデザインの原理．京都：北大路書房，2007．
2. Keller JM. Motivational Design for Learning and Performance: The ARCS model approach. New York: Springer, 2010.
3. Peter M. Winter Institute for Simulation Education and Research (WISER)〈http://www.wiser.pitt.edu〉Accessed, May 1, 2014.
4. Issenberg SB, McGaghie WC, Petrusa ER, et al. Features and uses of high-fidelity medical simulations that lead to effective learning: a BEME systematic review. Med Teach 2005; 27: 10-28. PMID: 16147767
5. Motola I, Devine LA, Chung HS, et al. Simulation in healthcare education: a best evidence practical guide. AMEE Guide No. 82. Med Teach 2013; 35: e1511-30. PMID: 23941678

第3章 ケース・シナリオ作成

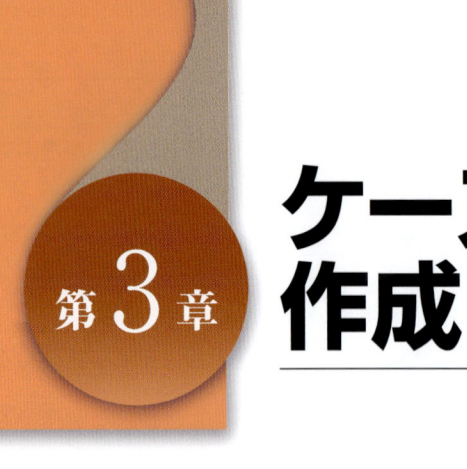

中島 義之，志賀 隆

学習目標
- シナリオ作成≠プログラミングであることを理解する
- シミュレーション教育における忠実性について理解する
- シナリオ作成のポイントを知る

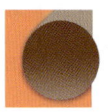

標準的プログラミングのメリット・デメリットについて

「シナリオ作成ってプログラミングのことでしょ？ プログラミングができないとシナリオなんて作れないよね？」

シミュレーションを用いた教育を近寄りがたいものにしている理由の1つは，プログラミングかもしれない。プログラミングとは，狭い意味ではシナリオの設定・資料と時間経過などをシミュレーターに入力し，シナリオの実施に役立てること，と考えられる。また，広い意味では，シナリオ作成と連動した学習目標も含めたセッション全体の設計図とも考えられる。ただし，シミュレーション教育で重要なことはただ1つ，シミュレーションは学習者の教育のために行うものである，ということであろう。シミュレーションは教育方法の1つにすぎず，プログラミングの要否もシナリオデザインやシナリオ使用頻度によって大きく変わる。実際に，ピッツバーグ大学やハワイ大学ではプログラミングが盛んに行われている。一方，マサチューセッツ総合病院，メイヨークリニックではそこまで行われていないのが現状である。また，現時点でプログラミングの有無による学習効果の違いについて，明らかなエビデンスはないとされている。

プログラミングの利点としては，コース内容が標準化されることによってインストラクターによる指導内容のばらつきを抑えることができる点，標準化した内容と記録は研究を行う際にも役立つ点，シナリオの進行(シミュレーターの操作)にインストラクターが手を取られない点，繰り返し使用するシナリオにおいて，準備が効率的になる点だろう。

逆に欠点としては，プログラミングが不慣れなインストラクターには負担になる点，学習者

に合わせた内容変更が難しい点，学習者がプログラミングされた内容と合わない行動をした際の対処法の検討が事前に必要となる点，また，プログラミングで自動認識されない項目は結局入力作業が必要となり，必ずしもハンズフリーとならないこともある点である。

1つの考え方として，プログラミングをするかしないかは，字を書くのに鉛筆を使うか，ボールペンを使うかという程度の違いととらえるといいかもしれない。どの文房具が適しているかは，人それぞれである。シミュレーション教育への敷居が高いならば，プログラミングをせずに試しにやってみるとよいであろう。

また，日本でプログラミングを学習する機会もある。例えば，レールダル・ジャパン社や本書でも紹介されている東京慈恵会医科大学の武田聡先生が開催されているSimManプログラミング研究会に参加されるのがよいと思われる。

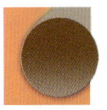

シミュレーション教育における忠実性

「高忠実度マネキンがないとシナリオも作れないよね？」

そもそも忠実性(fidelity)とは何なのだろうか。一般的にシミュレーションの分野で用いられる言葉で，シミュレーターによる現実の再現の度合い，と定義される[1, 2]。また，忠実性の低い高いの定義は，CantとCooperによって以下のように定義されており，下の項目ほど忠実性が高い，とされている(表1)[1, 3]。

■表1 シミュレーターの種類と定義

忠実性を高めるためのシミュレーション機器	シミュレーションでの内容
部分的なタスクトレーナー	単純なテクニックや手技を学習するためのレプリカやマネキン
画像中心のコンピュータシミュレーター	知識獲得や知識達成の確認をしたり，知識やクリティカルシンキングに関連したフィードバックをする
バーチャルリアリティー(VR)シミュレーター	コンピュータによる環境を見て，聞いて，触る環境を併用し，忠実性を高めて学習者を洗練させる
「触覚できる」システム	現実世界とバーチャルリアリティーを併用したシミュレーション
模擬患者	ケースとロールプレイングをリアルで一貫した形で学習するシミュレーション
大規模なシミュレーション	プログラムで学習者の行動に対してリアルな身体所見の反応をするコンピュータ化した全身のマネキンのシミュレーション

●●●忠実性と学習効果の関連

1950年代から，Millerによって機器の忠実性とシナリオの世界に没入することとの関連性が提唱されてきた[4]。航空領域ではあるが，Alessiによると忠実性のレベルは，学習者の習熟度によって変えるべきとされている[5]。

図1は，忠実性と学習効果を学習者別にみたものである。忠実性が高いほど，得られる情報が多いため，ベテランの学習者はそこから多くの情報を得て学習することができる。しかし逆に，初学者ではベテランの学習者ほどすぐに状況を認識して対処できないため，忠実性が高いこと，情報が多すぎることが，逆に学習効果を下げることさえある。このことから，指導者はシミュレーションを行うときには，常に学習者のレベルを意識してセッティングする必要があ

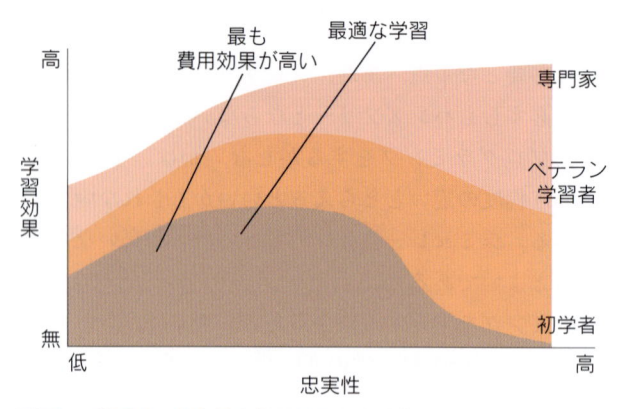

■図1　学習者の忠実性と学習効果の関連（仮説）
（Alessi SM. Fidelity in the design of instructional simulations. J Computer-based instruction 1988; 15: 40-7 より）

るとわかる。

　また，すべての状況でエビデンスがあるわけではないが，高忠実性と低忠実性を比較した文献も散見される。例えば，Normanら[6]は，聴診，外科処置，心肺蘇生のような複合的なマネジメントの3つの分野で，高忠実度と低忠実度のシミュレーターでの効果を比較したところ大きな差はなかった，としている。また，新生児の心肺蘇生でも，1か月後の学習効果を比較したが，大きな違いはなかった[7]としている。

　マネキンの忠実性に限定して考えると，なおのことはっきりとした学習効果の違いを記載した文献は，現時点ではほとんど認められない。一見すると高忠実度マネキンがあると，とても素晴らしいシミュレーションができるように感じられる。しかし，シミュレーションで重要なことは学習者にシナリオに入り込ませることであり，高忠実度マネキンはその手助けをするにすぎないのである。低忠実度マネキンでも，極端なものでは普段の医療現場で，紙ベースのシナリオだけでも学習効果がある[8]とする報告もある（「忠実性」の詳細は2章参照）。

●●●学習者中心の学習と忠実性

　また，誰が中心となって，どのようなシミュレーションを行うかということも，忠実性を高める1つの目安となる。図2は，誰が中心となっているか（学習者中心か指導者中心か），どのようなシミュレーションを行うか（技術やプロトコルの訓練か症例形式か）で，分類した図である。忠実性の高いシミュレーションを行うためには，図2の右上を目指さなければならない。学習者中心の症例形式は，学習者の集中力を高め，自分たちが何をしているのかを吸収し，学習効果を高めるのに役立つのである[9, 10]。

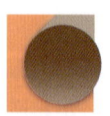

シナリオ作成のポイント

「実症例をもとにシナリオを作るのは難しくって…。どうすればいいの？」

　では，実際のシナリオ作成を行っていこう。シナリオとは，学習者が持ち帰る学習目標達成を目的としたストーリー展開と定義される[9]。そしてシナリオは，複合的な意思決定や問題解決

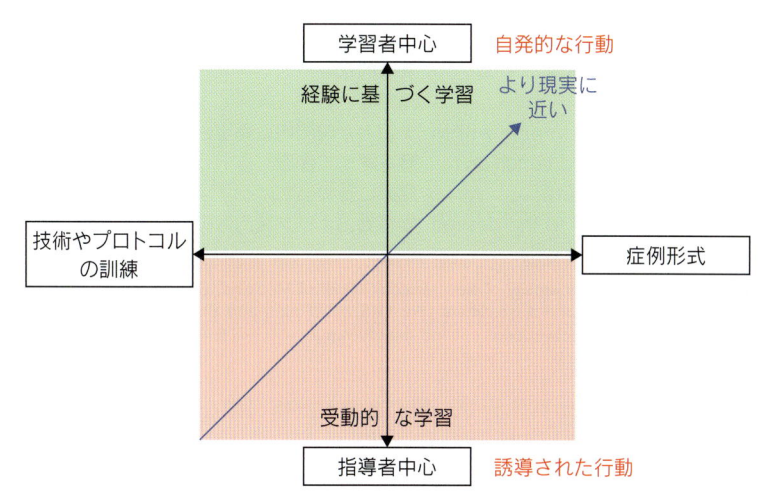

■図2 シミュレーションの中心人物とシミュレーションの種類の関連

(Guillaume A. Developing high-fidelity health care simulation scenarios: A guide for educators and professionals. Simulation & Gaming 2011; 42: 9-26. copyright©2011 by SAGE Publications Riprinted by Permission of SAGE Publications)

型思考，ほかの複合的な認知的技術を含んだ学習目標が，現実世界の再現に組み込まれることで成り立つ[9, 10]。

●●●①学習者は誰か？

学習者は誰なのか，まず設定を考えてみよう。看護師なのか，研修医なのか，もしくは複数人を交えたチームトレーニングなのだろうか。シミュレーション教育を受けた経験があるのか？学習者が学びたいことにマッチしているのか？ 学習者は意欲があるのか？という点に留意する必要がある。学習者の背景によって学習内容のレベルを決めなければいけないし，シミュレーションの経験や意欲によって，最初に行うブリーフィング内容も変わってくる。

> 例　学習者は初期研修医2年目，シミュレーション経験なしとする。
> ※実際のシナリオで行うブリーフィングで，シナリオ開始前にシミュレーターに触れてもらう。
> 　また，シミュレーターでできる診察，できない診察について説明しよう，と考える。

●●●②学習目標を立てる

重要なことは，何を教えるか？を明確にすることである。すべてのシナリオは学習者のための，いくつかの特徴的な学習目標を念頭において，作られなければならない[11, 12]。知識を教えたいのか？ スキルを教えたいのか？などを大きく分けて考えてみよう。そのためには，タキソノミー教育目標の分類体系に沿って，大きく3つに分けることがよいとされている。それは認知的領域（知識），情意的領域（態度や感情の状態などのコミュニケーション能力など），精神運動領域（スキル）の3つである[13]。まず，どの領域のシミュレーションを行いたいのかを決定してみよう。その後，学習目標を設定してみよう。

　学習目標はSMARTの語呂（表2）で作成するとよい[14]。

第3章　ケース・シナリオ作成

表2 SMART

S	Specific	具体的な
M	Measurable	測定できる
A	Attainable for target audience within scheduled time and specified conditions	学習者が時間内に指定された条件下で目標を達成できる
R	Relevant and results-oriented	結果に基づいている
T	Targeted to the learner and to the desired level of learning	学習者および学習内容のレベルに沿っている

Teacher & Educational Development, University of New Mexico School of Medicine, 2005 Effective Use of Performance Objectives for Learning and Assessment (For Use with Fink's and Bloom's Taxonomies) 〈http://ccoe.rbhs.rutgers.edu/forms/EffectiveUseofLearningObjectives.pdf〉より許可を得て転載

　特に重要なのは，学習目標が具体的で，教育者側が評価可能なものでなければならない。例えば，「喘息の治療を学ぶ」とするのではなく「ステロイドを静脈注射で投与できる」など，できるかぎり具体的にする必要がある。また，学習内容は各科研修のカリキュラムに沿っており，学習させたい事項に基づいている必要もある。そのうえで，学習者のレベルに合った学習目標で，かつ与えられた時間内で達成できる目標にする必要がある。通常は1つのシナリオで，学習目標は2，3項目とする。学習目標はシミュレーションシナリオを作るうえで最も重要であり，入念に時間をかけて作らなければならない。

　また，学習目標はシナリオ進行中に必ず忘れないようにしなければならない。これは，シナリオに関与している演者にもいえることである[9, 14]。学習者は，シナリオを体験したあとに学習目標を告げられることで，どのような学習を行っていたのか把握することもできる。

> **例**　喘息の診断ができる，酸素投与ができる，β刺激薬を投与できる，ステロイドを静脈注射できる，という認知的領域を学習目標とする。

③チェックリストを作成する＆ケース，フローを作成する

・チェックリスト

　チェックリストは，その学習者が学習目標を達成できているかどうかを確認する重要な項目の1つである。また，学習目標に沿ったチェックリストを作成しなければならない。しかし，学習目標に沿っていなくても必ず実施すべき項目があれば，それを加えておく必要がある。例えば，「喘息患者にステロイドを静脈注射できる」という学習目標を達成していても，患者の酸素濃度が低いのに酸素投与していない場合には，デブリーフィングで伝える必要があるだろう。したがって，学習者がシナリオを遂行するうえで，外してはいけない項目は，漏れなくチェックリストに加える必要がある。また，チェックリストは行動に限定して作成しなければならない。

　以上を念頭においたうえで，学習目標ごとにチェックリストを大まかに作成してみよう。その後，バラバラに作ったチェックリストを分類してカテゴリー別に分けてみよう。そして，再度チェックリストを確認し，再評価し，修正していく（表3）[15]。チェックリストを作成したら，それに基づいたシナリオを作成する。

■表3　学習目標に対応したチェックリストの例

学習目標	チェックリスト
喘息の診断ができる	・喘息の既往の確認できる ・聴診で喘鳴聴取できる
酸素投与ができる	・バイタルサインを測定できる ・酸素モニターで低酸素血症に気がつける ・酸素投与できる
β刺激薬吸入の指示を出せる	・吸入の指示（1～3回）を出せる
プレドニン静脈注射ができる	・プレドニン125 mgを30分かけて静脈注射できる

・ケース（症例）・フロー（経過）を考える

シナリオは，現実に即したものがよいとされる。例えば，どのような状況なのか？入院中？夜勤？状況や場所によって，できる処置やコンサルトできる専門科も変わる。シナリオ作成時には，使用するシミュレーターに合った所見や体の大きさ，年齢を設定しよう。その後，治療によって（もしくは治療が開始されないことによって），どのように患者の状態が変化するのか設定する。また，その際にどのようになれば，シナリオ終了とするのか決める。例えば，時間が10分経過したら終了，学習目標としている治療をすれば終了，などである。

上記の流れで作成したシナリオを以下に示す。

40歳の男性。主訴：呼吸苦，現病歴：来院当日の夜間就寝中からの呼吸苦があり，独歩にて日中に救急室受診する。
既往歴：喘息（学習者に聞かれないかぎり既往歴についてはしゃべらない）
バイタルサイン：血圧120/60 mmHg，心拍数80/min，呼吸数28回/min，SpO$_2$ 89%（room air），体温36.5℃，意識レベル清明。身体所見は，胸部聴診にて両側に喘鳴（wheeze）を聴取する。

フロー：ベネトリン吸入もしくは酸素投与すれば，呼吸数が24回/min，SpO$_2$ 92%まで改善する。
シナリオの終了：プレドニンを投与できる，もしくはシナリオが10分経過すれば終了とする。

●●●④ブリーフィング，デブリーフィングプランを立てる

プランを立てるとは，ブリーフィング，およびデブリーフィングの内容をある程度決めておく，ということである。

・ブリーフィング

まずはシナリオ開始前のブリーフィングで何を説明するのかである。行うシミュレーションについて，安全な環境であること，他人を尊重すること，シミュレーション中の出来事を口外しないこと，シミュレーションの場で学ぶことを約束する，現場に即さないこともあるが，そこにとらわれない，楽しんで学ぶことが必要であることを説明し，学習者のレベルによっては学習目標をあらかじめ説明しておく。学習意欲を高めるために，なぜシミュレーションを行うのかを説明するのもよいかもしれない。初めてシミュレーションをする学習者には，シミュレー

ターの使い方，実際にシミュレーターを触ってみて，できることとできないことを体験させてからシナリオに入るとよいだろう。また，シナリオの状況についての説明をあらかじめ行う必要がある。例えば「ここには平日日中の急性期病院です。検査や他科のコンサルテーションは適宜可能です」と伝える。

・デブリーフィング

デブリーフィングは，特に学習目標に沿った内容にするように心掛ける（デブリーフィングの詳細は4章参照）。そして，まず誰がデブリーフィングを行うのか，その際どのようなテクニックを用いてデブリーフィングを行うのか，例えば，GAS法かGREAT法，プラス/デルタ（＋Δ）法[16]など，どれを使用するかを決める。

また，デブリーフィングを行ううえで，何を使って行動を客観視させるのかも重要なポイントである。ビデオを使って振り返りをする，また，第三者が，シナリオを通じてすべての学習者の行動をホワイトボードに記録しておく，学習者に自身の行動を思い出して書き出してもらうなどである。そして，デブリーフィングを行ううえで，シナリオ作成時に参考とした文献や資料があればそれも提示するのがよいだろう。学習者も指導者が根拠をもってデブリーフィングをしていることを知れば，また，学習意欲が高まるとされる。

> 例　ブリーフィングでは，状況は日勤帯の救急室で，必要な上級医や科には自由にコンサルトできることを伝える。また，必要な物品や処置は声を掛けてくれれば準備することを伝える。
> 　デブリーフィングのポイントは，学習目標をそのまま使うこととし，GAS法とホワイトボードを使うこととする。

●●●⑤シミュレーション環境や物品について

シナリオセッションを行う場所はどこか，デブリーフィングを行う場所はどこかを決める。また，実際に使用するシミュレーターやスタッフ，必要物品，必要な検査データは何なのかを，あらかじめ決めておく。ここは忠実性を高めるために，重要なところで一緒にシナリオに入るスタッフはどのようなことまでできるのか，また，シミュレーターに使用する衣装や血液なども場合によっては考慮する。

> 例　会議室でSimMan®を用いてシミュレーションを行う。デブリーフィングは同じ部屋で引き続き行うが，その際は椅子に座ってもらい，ホワイトボードを用いて行う。
> 　看護師役をNさんにしてもらい，学習者とNさんの2名が現場にいる設定。看護師役の設定は新人看護師で，学習者に指示されなければ何もしない。
> 　必要物品は，酸素マスク，体温計，点滴，点滴台，ステロイドのアンプル，吸入器，救急カート，ベッド，心拍および酸素モニターと血圧計はSimMan®のものを用いる。
> 　必要なデータは，正常心電図，肺が過膨張したX線，正常採血結果および動脈血液ガス結果とする。

●●●⑥シナリオをテストする

これでひとまず，シナリオが完成した．次は実際にシナリオを動かし，テストするとよい．できれば，想定している学習者と同じレベルの人にシナリオを体験してもらうと，より改善点が見えてくるだろう．あらかじめテストするのは手間がかかるが，学習者の学習効果を高めるためには欠かせない．シナリオを学習者に体験してもらう前に，別の人を使って最低2回はテストしておくことがよい[17]とされている．時に，学習者は教育者の想像を超える行動をしてくることがある．あらかじめテストをして，どういった行動をするか傾向をとらえておくのがよいだろう．

また，それ以外にも機械的な問題がないか，必要な物品は足りているか，時間は足りているかなどテストをすると，自身のシナリオを客観視でき，新たな発見を得られる．

> 例　シナリオをテストしたところ，学習者に喘息での挿管歴やアレルギー歴を確認された．また，実際のシナリオ進行中に患者のベッドをギャッジアップしてくれとの指示を受けた．そのため，シナリオに挿管歴とアレルギー歴がないことを追加し，ギャッジアップのできるベッドを準備することとした．
>
> 　その後，別の人で2回目のテストを行ったところ，シナリオはスムーズに進行した．しかし，進行がスムーズすぎることから，初期研修医を学習者に設定してシナリオを作成しているが，学習目標が簡単である可能性が浮上した．そのため，ステロイド投与に際して，コハク酸アレルギーがないかを確認できる，という二次学習目標を新たに設定した．

●●●⑦シミュレーションコース終了後にシナリオの改善をする

シミュレーションコースが終わったあとに，シナリオを振り返ることを心掛ける．シナリオを実際にやってみて，どのような改善点があるのか考えてみよう．テストの際には思いもしなかった改善点が見つかるかもしれない．学習内容はカリキュラムに沿っていたか，チェックリストは適切であったか，デブリーフィングは適切に行えたか，など前述した①～⑤を再度シミュレーション教育後に振り返ってみよう．次回同じシナリオを用いる，もしくは別のシナリオを作成するときの自身の学びとなるだろう．

以上が，シナリオ作成である．今回の例をまとめたシナリオ見本を本書の最後（373ページ）に示すので，参考にしてほしい．

「体験していない症例のシナリオを作るなんて，無理だよ」

実際に体験した症例をベースにシナリオを作成するほうが作りやすいのは確かである．しかし，体験したことがない症例のシナリオが作れないわけではない．ただし，これは認知に関する症例のシナリオについてである．中心静脈カテーテル挿入，導尿などスキルに関してのシミュレーション教育を行う場合には，指導者が経験していなければ教育することは難しく，やはり多くの経験をしている指導者が必要となる．

体験していないがシナリオを作成しなければいけない際には，可能なかぎり体験したことのある人の協力を仰いだり，類似のシミュレーションシナリオがあれば，それを参考にすると

よいだろう。そのほかには，準備をしっかりとしたり，テストを行うなどして対策し，場合によってはまれなケースでインストラクターも経験していないが，重要と考えることを，事前に学習者に伝えることも必要かもしれない。

体験したことがあるなしのいずれにせよ，指導する側は適切な学習目標を設定せねばならない。また，学習者の質問に答えられるようにするためにも，文献や教科書を通して事前によく勉強しておく必要がある。

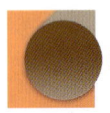

学習者に行動変容をもたらすために

「標準的に教えるのが重要だから，いつも同じ教え方をすればいいんじゃないの？」

いつも同じ教え方をするのは，非常にリスクを伴う。例えば，同じシナリオを用いても，学習者の行動やその行動の順序は人それぞれである。また，実は同じ行動をしていても，何を考えて行動しているのかは人によって異なる。行動していればその行動をなぜしたのか，していなければしていないのはなぜか，という行動の裏に隠れている思考過程（フレーム）に指導者は思いを巡らさなければいけない。その思考過程を紐解き，指摘もしくは気づかせなければ，学習者の行動変容には至らないからである。学習目標を達成していなければ学習目標とのギャップを指摘し，学習目標を達成していても必ずその行動をとった思考過程を探るようにしよう。

また，学習目標は学習者のレベルによって異なる。学習目標以前の診療にあたって適切なレベルに達していない学習者の場合には，指導内容を変更して教育をしなければならない。

● ● ●

本章では，シミュレーションのケース・シナリオ作成を中心に触れてきた。シナリオ作成は，一見難しそうに感じるが，実際に作ってみると，そこまで難しいものではない。是非これを機会に始めてみてはいかがだろうか。

> **まとめ**
> ・シナリオはシミュレーター中心ではなく学習者中心である。
> ・シナリオ作成は学習目標が最も重要で，それは具体的で，評価可能なものである必要がある。
> ・指導するときには行動の裏に潜む学習者の思考過程（フレーム）に注目する。

文 献

1. Lewis R, Strachan A, Smith MM. Is high fidelity simulation the most effective method for the development of non-technical skills in nursing? A review of the current evidence. Open Nurs J 2012; 6: 82-9. PMID: 22893783
2. Beaubien JM, Baker DP. The use of simulation for training teamwork skills in health care: how low can you go? Qual Saf Health Care 2004; 13 (Suppl 1): i51-6. PMID: 15465956
3. Cant RP, Cooper SJ. Simulation-based learning in nurse education: systematic review. J Adv Nurs 2010; 66: 3-15. PMID: 20423432
4. Miller RB. Psychological considerations in the design of training equipment. Report no. WADC-TR-54-563, AD71202. Wright Patterson Air Force Base. Dayton: Wright Air Development Center, 1953.
5. Alessi SM. Fidelity in the design of instructional simulations. J Computer-based Instruction 1988; 15: 40-7.
6. Norman G, Dore K, Grierson L. The minimal relationship between simulation fidelity and transfer of learning. Med Educ 2012; 46: 636-47. PMID: 22616789
7. Finan E, Bismilla Z, Whyte HE, et al. High-fidelity simulator technology may not be superior to traditional low-fidelity equipment for neonatal resuscitation training. J Perinatol 2012; 32: 287-92. PMID: 22031045
8. Jensen S, Nøhr C, Rasmussen SL. Fidelity in clinical simulation: how low can you go? Stud Health Technol Inform 2013; 194: 147-53. PMID: 23941947
9. Guillaume A. Developing high-fidelity health care simulation scenarios: A guide for educators and professionals. Simulation & Gaming 2011; 42: 9-26.
10. Garris R, Ahlers R, Driskell JE. Games, motivation, and learning: a research and practice model. Simul Gaming 2002; 33: 441-67.
11. Nadolski RJ, Hummel HGK, van den Brink HJ, et al. EMERGO: A methodology and toolkit for developing serious games in higher education. Simul Gaming 2008; 39: 338-52.
12. Fanning RM, Gaba DM. The role of debriefing in simulation-based learning. Simul Healthc 2007; 2: 115-25. PMID: 19088616
13. Bloom BS. Taxonomy of educational objectives : the classification of educational goals; handbook 1. New York: D. McKay, 1956.
14. Teacher & Educational Development, University of New Mexico School of Medicine, 2005 Effective Use of Performance Objectives for Learning and Assessment (For Use with Fink's and Bloom's Taxonomies) 〈http://ccoe.rbhs.rutgers.edu/forms/EffectiveUseofLearningObjectives.pdf〉
15. Seropian MA. General concepts in full scale simulation: getting started. Anesth Analg 2003; 97: 1695-705. PMID: 14633545
16. Stufflebeam DL. Guidelines for developing evaluation checklists: The checklists development checklist (CDC). 〈http://www.wmich.edu/evalctr/archive_checklists/guidelines_cdc.pdf〉
17. Phrampus P, O'Donnell J. Debriefing in simulation education-using a structured and supported model 〈http://www.wiser.pitt.edu/sites/wiser/ns08/day1_PP_JOD_DebriefingInSimEdu.pdf〉
18. Riley RH. A manual of Simulation in Healthcare. Oxford: Oxford University Press, 2008.

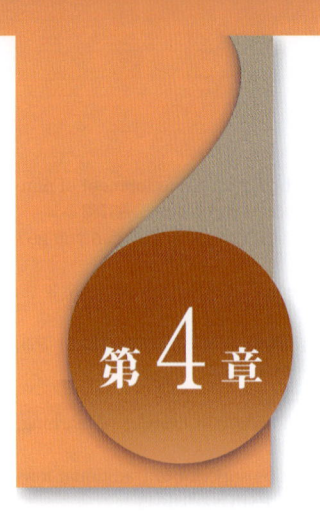

第4章 デブリーフィング

及川 沙耶佳

学習目標
- デブリーフィングについて理解する
- 系統的なデブリーフィングの重要性を理解する
- GAS法やプラス/デルタ（＋Δ）法を理解する

　デブリーフィング(debriefing)という言葉は，もともとは軍隊で兵士が任務終了後に統括者へ遂行内容を報告し，それについて質問などを受ける作業のことを指しているが[1]，シミュレーション教育(simulation-based education：SBE)では，学習者にフィードバックをする手段の1つであり，行動や思考を振り返り，それを学びとして増進させるプロセスという意味で使われている[2]。シミュレーション教育の流れのなかで最も重要な部分であり[3]，ここでの内容が学習者の学びに直接的な影響を及ぼす。

　Gabaは，デブリーフィングを「体験学習における促進的，誘導的内省(facilitated or guided reflection in the cycle of experimental learning)」と定義しており[4]，ハワイ大学のBergは，自身の講演のなかでデブリーフィングを「シミュレーション終了後に学習者が自己評価したり誤りを修正したりする内省を促すこと(Guided reflection for learners to self-evaluate and self-correct after simulation is complete)」と定義している。具体的には導入，体験のあとで学習者の環境をいったんストレスから解放し，彼らに自身のパフォーマンスを振り返ってもらい，さまざまなギャップ(gap between)の理解，今後の行動変容という段階まで導いていく作業になる。

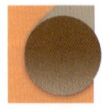

成人学習の概念

「デブリーフィングってそんなに重要なの？」

　なぜデブリーフィングが重要なのか？　そこで必要となるのが「成人学習(adult learning)」の概念の理解である。つまり，シミュレーション教育で日頃対象としている学習者は，すでに人

生経験や知識があり，その専門分化された知識故に固定化した思考や理解のパターンがあり，そのなかから無意識のうちに行動を選択している「成人」なのである。また，成人学習の特徴として，学習意欲はより具体的な目標や使命から駆り立てられている学習者中心型の学びであり，実際に起こった問題や課題からその解決策や理論を発見していく，という流れである帰納的学習に充実感を見いだすことが多いという特徴がある。

以上をふまえるとデブリーフィングという作業は，学習者が自分の行動を客観的に振り返り，自己と他者，自己評価(self-assessment)と実際の自分のでき(actual performance)，自分の理解と一般的見解などの間に橋を架ける作業を支援することである。さらに言えば，自分のなかに無意識のうちにできてしまっている枠組みを客観的に理解し，なおかつ必要なポイントについて重点的に学びを深めることができるという，成人学習に非常に適した手法である。

　また，シミュレーション教育は体験学習(experimental learning)の1つと考えられている[4]が，Kolbは体験学習理論として，学習は実際の経験により増強されると説いており，学習サイクルの4ステージとして具体的経験(concrete experience)，反省的観察(reflective observation)，抽象的概念化(abstract conceptualization)，能動的実験(active experimentation)を掲げている(詳細は1章参照)。このステージを繰り返すことで，体験学習の効果が上がるのである[5]。

　また，Gibbsは，行動の計画(planning for action)，実際の計画遂行(carrying out action)，行動の振り返り(reflection on action)，理論に立ち返り実際の出来事と照らし合わせる(relating what happens back to theory)という4つのフェーズを掲げている[6]。

　いずれも自身の行動を内省すること，振り返ることの重要性を指摘しており，デブリーフィングを行う指導者(デブリーファー)は学習者にthinking outside the box，つまり従来の学習方式ではできなかった外側から自分の行動を振り返るという作業をさせる重要な役割を担っている。

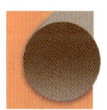

デブリーファーに求められるスキル

「デブリーフィングをうまく行うには，どうすればいいの？」

では，質の高いデブリーフィングのためにデブリーファーにはどのようなスキルが必要か。大きく3つに分けると，積極的傾聴(active listening)，厳密な調査(probing)，振り返りの促進(stimulating reflection)になる[7]。

　積極的傾聴とは，一般的には自分の偏見を取り除き，心を無にして相手の立場，相手の気持ちになって話を聞くことと定義されている。厳密な調査とは，学習者からできるかぎりの情報を口に出してもらい収集することや，シナリオセッション中に何が起きたかをログファイル(いつ何が起きてどんな行動をしたかという経過記録)やビデオ，時にほかの観察者などから情報収集することを示している。振り返りの促進とは，学習者にその行動の奥にある認知に気づいてもらうように導くことである。

　人間の対人行動の奥には3つの領域(思考，感情，行動)があると考えられており，この3つの要素を分化してとらえられるようになり，3つの関連をパターンとして認識することができ，

学習者自らの体験を語ることができるようになることは自己理解に必要不可欠と考えられている[8]。

また，学習者が積極的に学びに参加できるように安全な学習環境を作り出すことも重要である。

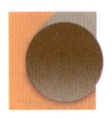

デブリーフィングの質問の方法

それでは，シナリオセッション中に学習者が経験したさまざまな認知を読み解き，学びを増進するためにはデブリーファーは，どのような質問をすればいいのだろうか。これはデブリーフィングの習熟者になると必要なタイミングで手掛かりを与えるような質問(cue question)ができるようになるといわれているが[2]，そのような質問を系統的にテンポよく行うことを習得するのはなかなか難しい。

●●●系統的なデブリーフィング

そこで，以下に系統的なデブリーフィングを紹介したい。デブリーフィング初心者でも，比較的短時間でスキルを習得できる有用なツールになることを期待する。なお，大前提として質のよいデブリーフィングを行うために事前に考えておくべきこととして5つ挙げる(表1)。

■表1　質のよいデブリーフィングを行うために事前に考えておくこと

①到達目標	学習者は何ができるようになるのか
②シナリオの目的	このシナリオは教育目的なのか，試験目的なのか
③学習者について	学習者らの臨床経験，シミュレーション教育の経験，何を学びたいのか
④学習環境について	どのようなツールがあるのか(例：ビデオ，チェックリストなど)
⑤プログラムについて	どの程度の規模なのか，ほかにも指導者はいるのか

・学習目標に沿って行う

シナリオには学習内容や到達目標がある。本章では詳細は割愛するが，そのシナリオで指導者が最も何を伝えたいのか，学習者に何をできるようになってほしいのかという目標を1つのシナリオにつき数点作成することが推奨されている。この目標は多すぎても効果的な学習効果は望めない。デブリーフィングには限界があり，一度ですべてを振り返ることはできない[2]。ある程度ポイントを絞り，そのチェックリストなどを手元に用意しながらデブリーフィングを進めると，指導者・学習者ともに有益な振り返りになる(学習目標設定の詳細は3章参照)。

・目的を意識する

シナリオの目的には，大きく分けて教育目的(形成的)のシナリオと試験目的(総括的)のシナリオがある。教育目的であれば「学ぶ」ことが最大の目的であるので，学習者は何を考え，どう行動したのか，というプロセスを一緒に導き出し，それに対してどのように対処すればいいのかという点まで引き出す作業に比較的時間を費やす必要がある。一方，試験を目的としたシナリオの場合，そもそもデブリーフィングにあまり時間を取れない場合もあり，簡潔かつすみや

かに学習者が到達できなかったポイントのみに焦点を当てたデブリーフィングが必要になる。

・学習者の背景を考慮する

学習者にはどのような経験があり（例：学習内容についてすでに講義を受けている，臨床経験がすでに数年あるなど），シミュレーション教育はどの程度受けたことがあるのか，また，今回の参加の目的，動機は何か，などを知ることは指導者としてデブリーフィングをしていく際に非常に大切である。学習者に合わせたデブリーフィングの工夫とは，学習者の経験値やシミュレーション教育の経験の程度によっては指導者がやや介入したデブリーフィングをする必要がある，ということだが，これについては後述する。

・ツールを活用する

学習環境として，内容によってはビデオやスライドを活用したデブリーフィングが非常に有効である。指導者は事前にどのようなデブリーフィングツールが使用可能なのか，デブリーフィングの質を高めるためにどのような資料（チェックリストやガイドラインなどのハンドアウト）を用意するのがいいのか，などを考えておく必要がある。例えば，ある症候におけるアルゴリズムを学ぶようなコースでは，そのアルゴリズムの表を貼り出したり，もしくはシナリオセッション終了後に配布すると効果的であるし，実際に指導者がシナリオセッション中の評価に使用したチェックリストなどを渡すことも効果的である。このように，ビデオやチェックリストを使用することで，学習者は視覚的にも自己のパフォーマンスを客観的に理解することができ，より多角的に自己を認識し，thinking outside the box（自分の行動を外から見ること）やlooking the whole picture（全体像を摑むこと）がスムーズに運ぶことが期待される。

・プログラムの構造を意識する

プログラムについては，指導者としてこのコースがどれほどの学習者を対象としており，自分のほかにどんな指導者がいるのかを認識しておくことで，どのような姿勢でデブリーフィングに臨むべきなのか，つまり標準化したデブリーフィングにすべきなのか，自分の個性を出したデブリーフィングをしていいのかを適格に判断することができる。

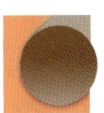

系統立てられたデブリーフィングの重要性

「そもそも系統立てられたデブリーフィングって何？」

デブリーフィングのスキルを高めるために開発されたのが構造的・支持的デブリーフィング（structured and supported debriefing：SSD）である。これはAmerican Heart Association（AHA）とPeter M. Winter Institute for Simulation Education and Research（WISER）が共同で開発をしたものである。

　structuredとは，具体的には目的，行動，そして時間経過の3本柱であり，supportedというのはinterpersonal support，つまり人間関係がサポートされている（安全な環境がある）という点とデブリーフィング内容がプロトコルやガイドラインにサポートされているという点を意味している[2]。これをふまえた実際的な方法の1つとして，GAS法がある。これは簡便で，

かつどんな内容にも比較的応用可能であるという条件を満たしており，AHAのシミュレーションコースでも実際に使用されている。

> **そのほかのデブリーフィングの方法**
> ほかにも系統的なデブリーフィングの方法としてOwenらが，提唱しているGREAT法〔ガイドライン(Guidelines)，提案(Recommendations)，何が起こったか(Events)，分析(Analysis)，臨床現場への知識の応用(Transfer knowledge to clinical practice)〕[9]や，その改法としてのGREAT法〔何が起こったか(Gather information)，なぜその行動をしたか(Reflect)，その行動は正しかったか(Evaluate)，もっとよい行動はあったか(Assess)，次回はどう変えるか(Transition)〕であったり，ロンドンのImperial Collegeから報告されているSHARP法〔目標を立てる(Set learning objectives)，自分たちの行動はどうだったか振り返る(How did it go)，問題に取り組む(Address concerns)，教育目標を振り返る(Review learning points)，次に向けて計画する(Plan ahead)〕という方法などがある[10]。
>
> いずれも学習者の内省を促し，次へつなげるという流れは共通しており，このような系統的な方法がデブリーフィングを効果的にすることができると報告されている[11]。

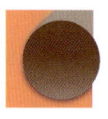

GAS法とは

では，GAS法について説明しよう。これはgather(情報収集)，analyze(分析)，summarize(まとめ)の頭文字をとっているが，学習者に何をしたか，いつ行ったか，どのように行ったか，なぜしたのか，そして次はどのようにしたら改善できるか，ということを考えてもらうことにより内省を促し，シナリオ中の因果関係を指導者とともに解き明かしていくことができる内容になっている(表2)[12]。

「単刀直入に質問しすぎではないかと悩んでいます」

●●● GASのG

GAS法はgather(情報収集)から始めるのが一般的だが，その場合の典型的な質問としては「どうでしたか？」「何が起こりましたか？」などがあり，シナリオ進行中に何が起きて，どんな行動をしたかを学習者に話してもらう。学習者自身の言葉で情報収集することが最大の目標であり，次のanalyze，summarizeの段階への重要なヒントが詰まったステップなので，単刀直入に聞いて構わない。

・学習者の気持ちをデブリーフィングへと向ける

筆者の経験上「どうでしたか？」という質問を投げかけると，思考・感情・行動という認知の3つの要素のうち，いずれか1つを述べる学習者もいるし，3つを総じて述べる学習者もいる。シミュレーション教育や体験学習の経験が多い学習者のほうが後者である印象があるが，たいていは，この段階ではまだシナリオを終えたという達成感，安堵感のため，考えが集成さ

■表2　GAS法

段階	目標	行動	時間
gather 情報収集	学習者がシミュレーション中に「何を考え，なぜその行動をしたのか？」を積極的に聞き出していく	●「何が起きて，何をしたか？」について語るよう促す ●補足情報も求めつつ，チーム一人一人から「偏りなく」引き出していく	全体の25%
analyze 分析	学習の行動について，「じっくりと振り返り，それを分析」するよう学習を促す	●シミュレーションをできるだけ正確に振り返るよう促す ●「適切だったこと」「適切ではなかったこと」を自由に発言させる ●「気づき」へと誘導する ●気づきを通じて，「方向転換」に誘導していく	全体の50%
summarize まとめ	「このシミュレーションで，何を学んだか？」について確認することを促す	●指導者は「指導の要点」を網羅していることを確認する ●「まとめのコメント」をする	全体の25%

Phrampus P, O'Donnell J. Debriefing in Simulation Education-Using a Structured and Supported Model. 〈http://www.wiser.pitt.edu/sites/wiser/ns08/day1_PP_JOD_DebriefingInSimEdu.pdf〉より作成

れていないことが多い．そのため，最初に指導者は開かれた質問(open-ended question)から始めて，一通りすべての学習者に質問をしたあとに「では，最初から何が起こったか振り返ってみましょう」などという質問で学習者たちの頭のなかをともに整理してみたり「今回の到達目標は○○でしたね」というように，目標の再確認をするなどして，学習者の気持ちを「実際の体験」から「振り返りと学び」という段階へ向けさせる必要がある．

・認識のずれを意識させる

また，同時進行で積極的傾聴(active listening)や厳密な調査(probing)というスキルを駆使し，学習者との認識の相違を理解する作業を始める必要がある．

　具体例を挙げると，認識の相違「ずれ（ギャップ）」には，①学習者と指導者の認識のずれ(例：学習者が不整脈を指導者の意図したものとは違う波形だと認識していた)，②学習者間の認識のずれ(例：学習者のチーム内で異なる種類の不整脈と考えていた人がいた)，③学習者自身のなかでの認識のずれ(例：不整脈になって1分くらいで除細動を行ったと思っていたが，実際は5分かかっていた)などがある．これらの「ずれ」は次のanalyzeやsummarizeの重要なポイントになってくるので，学習目標に関係している内容や，とても大きくずれていた点などはシナリオ進行中に忘れないようにメモをとることも必要である．

一般的にgatherは，デブリーフィング全体の25%くらいの時間をかけるのがよいとされている．

「いろいろ聞くことはできたけど，ずれに気づかせるにはどうすればいいの？」
●●● GASのA

次に，analyze(分析)である．ここでは，学習者に自己の判断や行動についての分析・内省を促す．つまり「この時どう思いましたか？」だとか「私は○○に気づきましたが，それについ

て話してもらえますか？」や「どうしてこうなったのでしょうか？」などといった質問から思考回路をより明確にし，分析するプロセスになる。

・論点を誘導する

ここでも，認識のずれを確認することが引き続き重要となるが，gather と異なり，学習者の行動に影響を及ぼしたり，結果に影響した出来事などを指導者側から提示したり「○○が起こったとき，あなたはどうしていましたか？」と質問をするなど，指導者は少し論点を「誘導」していく必要がある。そして，学習者の考えを彼らの口からできるだけ話してもらい，自ら「ずれ」に気づいてもらうこと(self-discovery)が理想的だ。

つまり，指導者は集めた情報から，なぜずれが生じたかを理解し，そのずれに学習者が気づくことができるような質問をする必要がある。ここで重要なのは，答えるのは指導者ではなくて，学習者であるべきという点である。指導者は学習者に手掛かりを与える質問(cue question)を，タイミングよく投げかけるスキルが求められる。

analyze は GAS 法では最もディスカッションが必要な部分であり，全体の 50% くらいを費やすことが望ましいとされている。

「いろいろ伝えたくなり，長くなってしまうのですがどうしたらいいでしょうか？」
●●● GAS の S

summarize(まとめ)では，それまでのデブリーフィングの内容をふまえ，学習者に今回のシナリオでよくできた点やできなかった点，次はこう変えたいなどの意見をまとめてもらう作業になる。どうしても伝えたいことが，学習者の口から出てこなければ，時には指導者がそれを伝えることも必要である。しかし，できるだけ学習者中心の進行を意識する必要がある。基本的には，学習者の発言時間のほうが指導者の発言時間を上回ることが望まれる。

そして，学習者が複数の場合は，学習者全員に発言を促す必要がある。それは成人学習では"参加すること"が学びの効果を増進する重要な要因であるからである[13]。

・デブリーフィングの限界

また，先ほども述べたが，デブリーフィングには不可能なことがある。それは一度にすべてを振り返ることである。実際にシナリオセッションでは，学習者の手技が間違っていたり，治療の順序が違っていたりなど，思わぬことが起こる。この場合，指導者は間違いをすべて指摘したい，指摘しなくてはならない，という思いに駆られるだろう。確かに内容によっては，すべて指摘する必要がある場合もある(例：OSCE などの合否判定にかかわる実技試験前のシミュレーション練習など)。しかし，学びの効果としては，的を絞ったデブリーフィング，つまり学習目標や到達内容をいかに焦点化し，学習者にインパクトを与えるか，ということが重要である。多種多様な内容を一度にすべて振り返っても，指導者の満足度は上がるかもしれないが，教育として効果的とはいえない。また，系統的なデブリーフィングという意味でも，そのセッションの目的は何であったのかを常に心掛ける必要がある。シミュレーション教育そのものが，目的や到達目標の設定から始まるが，デブリーフィングのなかでも，常にその目的に立ち戻ることが必要になる(図1)[12]。

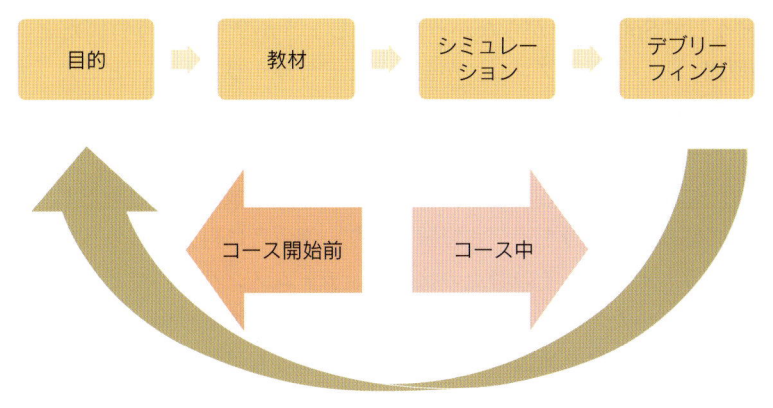

■図1 「Objectives Drive the Process—目的ありきの流れ」について
Phrampus P, et al. Debriefing in Simulation Education —Using a Structured and Supported Model.〈http://www.wiser.pitt.edu/sites/wiser/ns08/day1_PP_JOD_DebriefingInSimEdu.pdf〉より許可を得て転載

・プラス / デルタ（＋Δ）法

例えば，教育目標と関係のない点で議論が進んでしまい，そこでデブリーフィングが終了してしまうと，学習者がセッションの全体像をとらえられず，学習効果が上がらない。そこで全体像を学習者に理解してもらうために有用な方法がある。それが，プラス / デルタ（＋Δ）法（plus-delta technique）である[4]。

プラス / デルタ法では，学習者に自分の行動でよくできた点を 2 つほど述べてもらい，引き続いて次に同じシミュレーションのセッションを行う時に改善できると思う点を 2 つほど述べてもらう。これはよくできた点（プラス）と改善できる点（デルタ）を結びつけることで，より学習者にセッションの教育目標を焦点化することができる，と考えられている。また，プラス / デルタ法で振り返り，再度シナリオを繰り返すことで，学びの効果が上がることも知られている[14]。

しかし，どうしても学習目標以外の点で伝えたいことが出てきた場合はどうしたらいいのか，という質問も受けることがある。一般的には触れなくてよいと思う。ただし，どうしても伝えたい場合は，チェックリストや評価表に「ほかに気づいた点」として記載して学習者に渡す，デブリーフィングが終わった後に個別に伝える，などの方法がある。

この summarize の部分は，全体の 25％ くらいを費やすのが理想的である。

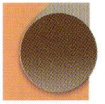

思考過程を明らかにする質問をする

「学習者がなぜあんな失敗をしたのか理由がどうしてもわからないときは，どうすればいいの？」

やや質問技法の話になってしまうが，例えば，緊張性気胸のシナリオで，穿刺が行われずショックになったとしよう。学習者がなぜ穿刺しなかったのかを知りたい場合に，最初から「胸の音はどうでしたか？ 左右差はありませんでしたか？ なぜ気づかなかったのでしょうか？」というような質問は，どちらかというと「気胸を見つけられなかった原因しか探れな

い。一方，「どうしてSpO_2が上がらなかったのでしょうか？」という質問だと「学習者が考えた低酸素の原因」という思考プロセスが全体像として浮かび上がり，どこで「ずれ」が生じたのかを知る手掛かりになる。

ほかにチームトレーニングなどでは，ビデオやシミュレーターのログなどを利用し，学習者間での認識を互いに確認することも有効である。例えば，緊張性気胸の例だと，学習者が低酸素の原因を誤って認識した部分をビデオで振り返り，学習者に自分たちのパフォーマンスを外から観察してもらう。そして，その時点の状況が，チームメンバー内でどう認識されていたのか，情報共有はできていたのか，などを学習者間で話し合ってもらい，チームダイナミクスという視点から「ずれ」が生じた原因に気づいてもらうことも可能となる。

・**フィードバックを妨げる要因**

ドラッカーは，著書「マネジメント」[15]で「同じ事実を違ったように見ていることを互いに知ること自体が，コミュニケーションである」と書いている。学習者と指導者，もしくは学習者間での経験の違い，受けてきた教育，文化的背景，価値観など，さまざまな相違から同じものを見ても異なるように受け止めることはあり，いくら質問技法を磨いても解決できない部分は，少なからずあるだろう。

そこで，参考までにBing-Youらが明らかにした，医学教育現場において，フィードバックがうまくいかない3つの原因[16]を紹介する。

①自己を振り返る能力の欠如(poor ability for self reflection)
②発達したメタ認知能力の欠如(lack of adequately developed metacognitive capacity)
③フィードバックに対する感情的反応の強すぎる影響(overpowering influence of affective reactions to feedback)

①の「自己を振り返る能力の欠如」とは，そもそも自身の行動や思考を内省することができないことである。

②の「メタ認知能力の欠如」とは自己の知覚，情動，記憶，思考などの認知活動を客観的にとらえ，評価したうえで，制御することができないことを意味している。つまり，学習者も，指導者も，より客観的に自分の認知活動をとらえることができなければ，すなわち，互いのギャップ「ずれ」に気づくことができず，よいフィードバックができない，ということだ。

最後は，③「感情的反応の強すぎる影響」である。これは，デブリーフィングにおいて，指導者が学習者に向けて，誰が間違っていたか，どこが間違っていたかを洗い出し，一方的に伝えることをしてしまうと，学習者の心理状況としては，自分の不成功体験に対するネガティブな感情ばかりが残ってしまい，学びの効果が減少してしまう。これを防ぐためには，指導者はシナリオ中に起こった間違いやその責任は誰にあるかというように"人"に注目するのではなく，なぜそういった間違いが起こったのかという，"イベント"に注目することによってより広い視点で学習者たちを分析する必要がある。さらに，この学びを彼らが，次にどのように生かせるかという点を，常に意識する必要がある。

・シナリオ中の失敗

シナリオ中における学習者の失敗は，教育としての失敗と同義ではない。教育として成功したか否かは，そのシナリオで学習者が到達目標を理解することができたか否かにある。Bandura[17]は，学習とパフォーマンスには自己効力感(self-efficacy)が必要不可欠であると述べている。つまり，自分は何ができたのか，ということを認識させることが，学習効果を高める重要な要素である。また，Gibb[18]は，より効果的なデブリーフィングや学習経験のプロセスには，指導者は支援的環境(supportive climate)を付与する必要があると述べている。

シミュレーション教育の指導者に必要なアプローチ法として挙げられるのがコーチング(coaching)である。つまり，学習者が目的を達成するために，方向設定をする，ガイドする，応援するというイメージである。

また，シミュレーション教育の要素としてシナリオセッションの前のオリエンテーション(ブリーフィング)がある。そこで学習者に学習の主旨を伝える際に，シナリオセッションの目的や，シナリオ中で間違ってもいいこと，手技で失敗してもいいこと，最後に振り返りがあることなどを説明することが，デブリーフィングを安全に行うためにも非常に重要となる。

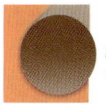

安全で効果的なデブリーフィングのために

先ほどのSSDの説明で，interpersonal supportという言葉を紹介した。これはつまり，学習者が誤った発言をした際に「私は違うと思いますよ」という，専門家的意見(specialty opinion)あるいは個人的意見(personal opinion)では，一方向的になってしまい，学習者に心理的影響を強く与えてしまう。そういう場合は「ガイドラインではこう書いてありますよね」や「アルゴリズムでは，そのような場合こうします」といった一般論にもっていき，多方向的議論にしたほうが，より安全で高い学習効果がある。

デブリーフィングのピットフォール

・何も伝えないことの危険性

また，より安全で効果的なデブリーフィングにするために，Ruthはより広い視点(more global perspective)をもつことが必要と述べている。個々の学習者よりもグループ全体，人よりもイベントという観点からデブリーフィングをすることで，より効果的になるとしている。しかし，ここで留意すべきなのは，全体の流ればかりに注目して，個人に対する振り返りを避けすぎた結果，学習者に無関心や孤立感という感情を与えないようにする点である[2]。

一方で，あまりにも学習者中心のデブリーフィングを心掛けすぎたり，学習者に安全な環境を意識しすぎて指導者は何も言わない，意見を述べないデブリーフィングに終始すると，学習者によっては誤った認識をすることもあるので，注意が必要である。

医療界よりも早くから，このシミュレーション教育が行われていた航空業界において，学習者のレベルに合わせたデブリーフィングの方法を説いた論文がある。Rogersは，学習者の経験値が高く，シミュレーション教育の経験も豊富で自己を客観的にとらえることができる場合は，指導者が最小限の介入であっても，デブリーフィングは成功すると述べている。しかしながら，学習者が中等度レベルであれば，重要なポイントについて言い換えたり，違う言葉で繰

り返したり，もしくは直接答えは与えずとも，何度か聞き方を変えて質問することが必要であるとしている。そして，学習者が自己を客観的にとらえる能力が低かったり，臨床経験が浅くシミュレーション教育の経験もほとんどないといった状況の場合は，答えを指導者が直接述べることや，学習者が正しい答えを述べたときに強く同意したり，正しい考えを強調したりして，より積極的に介入することも必要であると説いている[19]。

以上，学習者がなぜその行動をしたのかわからない場合の対処法について説明したが，逆の場合も注意が必要である。つまり，学習者がシナリオ中でとった行動の理由がわかると「指導者が思っている」場合である。この場合も，学習者の言葉で振り返りをしてもらうことが重要である。

・**正しい行動が誤った思考回路の結果である危険性**
ほかにも学習者が1つもミスをせず，指導者があらかじめ意図した結果に行きついた場合も注意が必要である。このような場合も，指導者は学習者の思考プロセス，認知を確認しなければならない。なぜならば，間違った思考回路からとった行動でも，結果として正しい行動をとる場合もあり，何といっても内省を促すということがデブリーフィングの重要な要素だからである。

学習者が正しい行動ができたからといってデブリーフィングをスキップするのは，最も危険でやってはならない。

デブリーフィングはシミュレーション教育の肝であり，かつ教育効果に直接影響する点であり，最近はデブリーフィングに関する研究が次々と報告されている。一般的に，シナリオセッションの直後に行うのが効果的とされているが，場所の観点からベッドサイドで行うのか，別の部屋で行うのか，遠隔地で行うのか(写真1)，そして，デブリーファーの観点から，指導者が主導で行うのか，それとも指導者を介さず学習者主導で行うのか，また，ツールの観点から，どのようなチェックリストやスケールを使用するとより効果的なのかなど，研究テーマとしてさまざまなデブリーフィングの形態が試行錯誤されている。

■写真1　遠隔地デブリーフィングの様子
左：琉球大学側モニター画面，右：ハワイ大学側の様子(ハワイ大学リサーチフェロー　大内元先生のご厚意による)

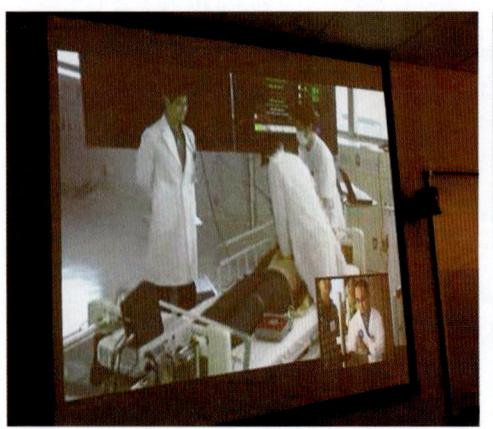

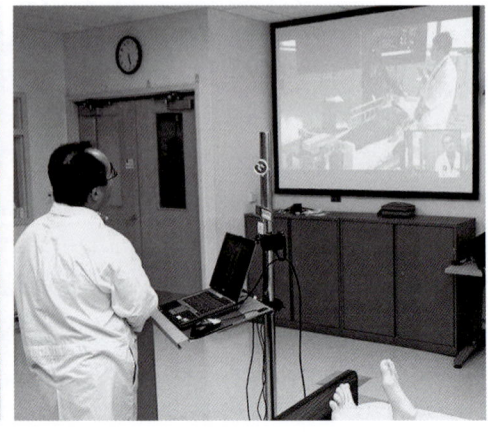

Part 1　シミュレーション教育の原理

デブリーフィングはとても奥が深く，繰り返し行えば行うほど磨かれていく。筆者は一種の芸術のようにも感じている。本章は，具体的な方法についてのみ説明したが，読者が自分らしいデブリーフィングを行い，より多くの学習者が楽しく学べることを願っている。

　最後に，筆者が師事したハワイ大学のBergが，デブリーファーとして必要な心構えとして挙げた5つを紹介してこの章を閉じる。

① Be an active listener（積極的な聞き役となれ）
② Be flexible（柔軟であれ）
③ Do not focus on yourself（自分自身に集中するなかれ）
④ Use different techniques（さまざまなテクニックを駆使せよ）
⑤ Be quiet（静かであれ）

まとめ

- シミュレーション教育におけるデブリーフィングは，学習者の行動や思考を振り返り，それを学びとして増進させるというプロセスのため，シミュレーション教育において最も重要な過程である。
- 医療者を対象とした教育では，学習者がすでに経験や知識があり，それに則った固定化した思考を有する成人であるため，「成人学習」の概念の理解が重要である。
- 質の高いデブリーフィングのためには，積極的傾聴（active listening），厳密な調査（probing），振り返りの促進（stimulating reflection）の3つのスキルが必要である。
- 系統立ったデブリーフィングのために，GAS法などの標準的な手法が有用である。
- 学習者の学びを促進するために，成功体験を印象づけることが重要であり，言動には配慮すべきだが，指導者が意見を述べないと，学習者によっては誤った認識をすることもあるので，注意が必要である。

文　献

1. Pearson M, Smith D. Debriefing in experience-based learning. Simulation/Games for Learning 1986; 16: 155-72.
2. Levine AI, DeMaria Jr S, Schwartz AD, et al. eds. The Comprehensive Textbook of Healthcare Simulation. Berlin: Springer, 2013.
3. Issenberg SB, McGaghie WC, Petrusa ER, et al. Features and uses of high-fidelity medical simulations that lead to effective learning: a BEME systematic review. Med Teach 2005; 27: 10-28. PMID: 16147767
4. Fanning RM, Gaba DM. The role of debriefing in simulation-based learning. Simul Healthc 2007; 2: 115-25. PMID: 19088616
5. Kolb DA. Experiential Learning: Experience as the Source of Learning and Development. Upper Saddle River: Prentice Hall, 1984.
6. Gibbs G. Learning by Doing: A guide to Teaching and Learning methods. Oxford: Further Educational Unit, Oxford Polytechnic, 1988.
7. Handout of Improving Simulation Instructional Methods: Gordon Center for Research in Medical Education (GCRME), University of Miami Miller School of Medicine and The Peter M. Winter Institute for Simulation, Education and Research (WISER), University of Pittsburgh Medical Center.
8. 津村俊充．プロセス・エデュケーション　学びを支援するファシリテーションの理論と実際．東京：金子書房，2012．
9. Owen H, Follows V. GREAT simulation debriefing. Med Educ 2006; 40: 488-9. PMID: 16635164

10. Imperial College London. The London Handbook for Debriefing. 〈http://www1.imperial.ac.uk/resources/EE125DD5-63D9-48AB-8A77-F2951610CD83/lw2222ic_debrief_book_a5.pdf〉
11. Ahmed M, Sevdails N, Paige J, et al. Identifying best practice guidelines for debriefing in surgery: a tri-continental study. Am J Surg 2012; 203: 523-9. PMID: 22450027
12. Phrampus P, O'Donnell J. Debriefing in Simulation Education-Using a Structured and Supported Model. 〈http://www.wiser.pitt.edu/sites/wiser/ns08/day1_PP_JOD_DebriefingInSimEdu.pdf〉
13. Seaman DF, Fellenz RA. Effective strategies for teaching adults. Columbus: Merrill, 1989.
14. Abe Y, Kawahara C, Yamashina A, et al. Repeated scenario simulation to improve competency in critical care: a new approach for nursing education. Am J Crit Care 2013; 22: 33-40. PMID: 23283086
15. ドラッカー PF．上田惇生訳．マネジメント―基本と原則．東京：ダイヤモンド社，2001．
16. Bing-You RG, Trowbridge RL. Why medical educators may be failing at feedback. JAMA 2009; 302: 1330-1. PMID: 19773569
17. Bandura A. Self-efficacy mechanism in human agency. Am Psychol 1982; 37: 122-47.
18. Gibb J. Defensive communication. J Communication 1961; 11: 141-8.
19. Rodgers CR. Freedom to learn. Columbus: Merrill, 1969.

第5章 デブリーフィングのデブリーフィング：メタデブリーフィング

池山 貴也

学習目標

- メタデブリーフィング（デブリーフィングのデブリーフィング）の意義を理解する
- メタデブリーフィングを系統的に行う重要性を理解する
- デブリーファー養成の一環としてのメタデブリーフィングの事例を理解する

「デブリーフィングなんて，俺流で十分でしょ？」
　十分かどうかは，そのデブリーフィングが本来の目的であり，4章でも紹介された『臨床現場でのパフォーマンスを改善するために学習者の内省（reflection）を促す』ことが果たせているかどうかにかかっている。結果的に『俺流』で目的が果たせていれば問題ないかもしれない。しかし，違う学習者と，違うシナリオで，もっというと同じ学習者での違う精神状態でも，そのデブリーフィングが有効か，ということも考えなければならない。究極的には，デブリーフィングにより，学習者の行動が変化し，患者の予後やQOLが改善されたかを調査しないと，そのデブリーフィングが本当に『よかった』かは，わからない（図1）。現時点では長い期間，影響を与えるほかの因子を除外して，それを調べることはできていない。
　そのような遠くにあり，評価困難な結果でものをいうよりも，まずはデブリーフィングの過程をより客観的に評価し，何か改善点がないか，どうやったら改善できるか，あるいはどうやったらうまくいった今回のデブリーフィングを次回もできるかについて検討することが現実的であろう。
　このような点を考慮すると，デブリーフィングには必要不可欠な要素があるはずである。デブリーフィングの過程を評価するために，デブリーフィングに必要な構成要素を同定して開発されたスコアの1つがDASH©（Debriefing Assessment for Simulation in Healthcare©）である[1]。

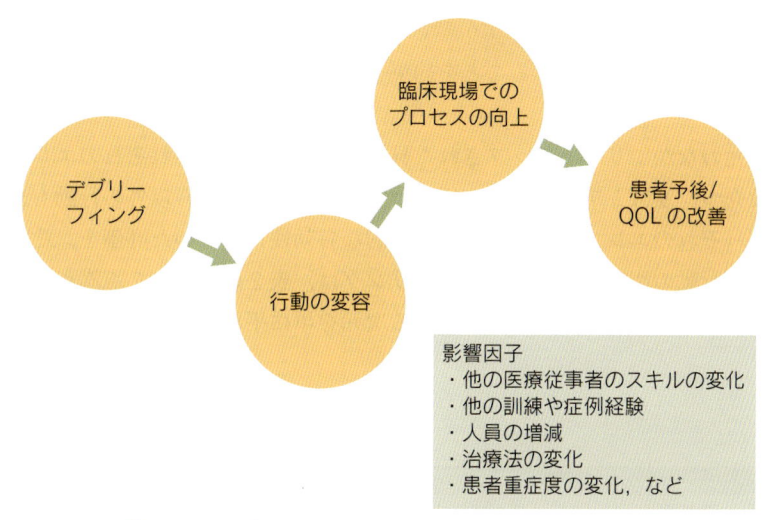

■図1　デブリーフィング（シミュレーション）とそのアウトカム，影響因子

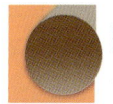

DASH©
(Debriefing Assessment for Simulation in Healthcare©)

　DASH©は，膨大な文献レビューや最良のデブリーフィングに関する専門家らの意見に基づいて開発された。さまざまな職種やコース，学習者の人数，幅広い学習目標や物理的・時間的な制約があっても評価できるようにデザインされている。DASH©は，ハーバード大学のシミュレーションセンターのホームページから入手可能であり，ハンドブックと，評価者用，指導者用，学習者用の評価フォームが公開されている。指導者用と学習者用フォームに関しては，通常版と簡易版が利用可能である。

　使用法の詳細はDASH©ハンドブック，その日本語訳[2]（http://www.harvardmedsim.org/dash-jp.php）に譲るが，DASH©は行動に基づいた評価スケールである。つまり，デブリーフィングを効果的にする行動や質の悪いデブリーフィングの特徴に基づいて作られた評価スケールである。DASH©の一つ一つの構成要素（エレメント）は，到達度を反映するための数個の"次元（dimension）"からなっている。DASH©の6つのエレメントを表1に挙げる。

■表1　DASH©の6つのエレメント
・学習者が積極的に参加する学習環境を創出する
・学習者が積極的に参加する環境を維持する
・デブリーフィングの有効な枠組みを確立する
・学習者を惹きつける有効な議論を促す
・学習者のパフォーマンスのギャップを的確に指摘して，その原因を調査する
・学習者が将来に高いパフォーマンスを得るあるいは維持するのを助ける

　例えば，エレメント1『学習者が積極的に参加する学習環境を創出する』の次元には以下の3つがある。

・シミュレーションコースの目的，環境，役割，そして学習者に期待される点を明確にする

第5章　デブリーフィングのデブリーフィング：メタデブリーフィング

- 学習者と「シミュレーションを行ううえでの約束事"fiction contract"」を確立する
- 学習者を尊重し，立場を理解することを約束する

それぞれの次元のなかにリストアップされた具体的な行動例は，それぞれのエレメントを評価するために役立つ。リストアップされた行動は例にすぎず，これら以外の行動も当然，評価対象となる。それぞれのエレメントにおける全体的な有効性に基づいた評価を，それぞれの次元やそれに属した行動の観察から行う。スコアリングは，表2のように7点満点のスケールで行う。各エレメントのスコアリングは，構成する次元を単に平均するわけではなく，包括的に行う。

■表2 評価スケール

評価		説明
7	非常に有効である	Extremely Effective/Outstanding
6	常に有効である	Consistently Effective/Very Good
5	ほとんどの場合有効である	Mostly effective/Good
4	時に有効である	Somewhat effective/Average
3	ほとんどの場合有効でない	Mostly Ineffective/Poor
2	常に有効でない	Consistently Ineffective/Very Poor
1	非常に有効でない，有害である	Extremely Ineffective/Detrimental

そのほかのデブリーフィング評価ツール

シミュレーションや医療現場での使用を目的としたOSAD(Objective Structured Assessment of Debriefing)[3]や，航空業界でのデブリーフィング評価のためのDAB(Debriefing Assessment Battery)[4]が報告されている。

OSADはLondon Debriefing Handbookとしてオンライン上で入手可能である[5]。

DABもFacilitating LOFT Debriefingの一部としてオンライン上で入手可能である[6]。DABが特徴的なのは，デブリーファーのみを評価するのではなく，学習者がどのようにデブリーフィングに貢献したかも評価対象としていることである。

また，OSAD開発者らが，外科医の手術室でのパフォーマンスに対するデブリーフィングツールを開発し，その有効性をOSADで測定し報告している[7]。ツールは質問項目の頭文字をとり，SHARP(表3)と名づけられており，ツール導入前と導入後を比較すると，指導医から研修医に対するデブリーフィングの質が有意に改善した。

●●●デブリーフィング評価ツールの有効性

現在のところ，デブリーフィング評価ツールの有効性を示す論文はない。評価ツールの妥当性(validity)は，専門家による外観妥当性しか今のところもたない。

デブリーフィング評価ツールの有効性を直接示すものではないが，デブリーフィングに関する多施設共同シミュレーション研究からの興味深い結果を挙げる。この研究では，詳細な台本があり，経験の浅いデブリーファーを，その台本に基づいてデブリーフィングを行う群と，まったく台本がなくただそのシナリオの学習目標をカバーするように指示された群に無作為に割り付け，そのデブリーフィングを受けた学習者の知識，チームワークスキル〔Crew (or

■表3　SHARP：外科手技のデブリーフィングツール

症例の前に
Set learning objectives　　学習目標を設定する この症例で何を学びたいですか？
症例のあとに
How did it go?　　パフォーマンスを振り返る 何がうまくいきましたか？ どうしてだと思います？
Address concerns　　気になった点を挙げる 何があまりうまくいきませんでした？ どうしてだと思います？
Review learning points　　学習目標を見直す この症例でどの学習目標を満たせましたか？ テクニカルスキルであなたは何を学びましたか？ チームワークスキルであなたは何を学びましたか？
Plan ahead　　将来どうするかを計画する 今後の自分の臨床能力をよくするために，何ができますか？

Crisis or Cokpit）Resource Management：CRM〕，臨床技能を評価した。結果，台本に基づいたデブリーフィングを受けた学習者のほうが臨床技能では有意でなかったが，知識やチームワークスキルが台本を用いない群より有意に改善した[8]。これは，DASH® のエレメントの1つである『3．デブリーフィングの有効な枠組みを確立する』が，学習効果に影響を与える証拠だと考えられる。

●●●すべて標準化がよいか

デブリーフィング手法の標準化は最低限の質を担保するために行うのである。極端な話，ある国で非常によいデブリーフィングが別の国では受け入れられない可能性がある[9]。当然，文化によって，どのようにデブリーフィングを行うかを変えなければならない。さらには，自分の所属とは異なる施設や部門であれば，その背後にある文化を考慮しなければならない。また，Harden と Corby らにより提唱された医療における指導者（medical teacher）の役割は，①情報提供者（information provider），②ロールモデル（role model），③ファシリテーター（facilitator），④評価者（assessor），⑤計画者（planner），⑥教材開発者（resource developer），と考えられる。しかし，一人の人物が，学習者により必要に応じてファシリテーターではなく情報提供者としての役割を果たすことが Dieckmann らにより示されている[10]。自分のスタイルをもつことは重要であるが，常にデブリーファーが同じ役割を果たすとは限らず，『俺流』，あるいは自分自身の標準化された方法に多少は変化をつける必要があるのだろう。

「忙しくって，デブリーフィングの評価のための時間なんてとれないよ」

デブリーフィングが終わり，学習者が去ったあとファシリテーターの脳裏に浮かぶものは何であろうか？

『今日のシミュレーション教育で学習者たちは何かを得たのであろうか』

　片付けをしながら，あるいは，本来の業務に移動する途中で，一瞬はこの質問に似た問いが頭をよぎることがあろう。その瞬間が自分のデブリーフィングを振り返るチャンスではなかろ

うか。

　デブリーフィングの評価といっても，研究目的に使用されるトレーニングを必要とするものから，自省に使うものまでさまざまである。振り返り方もさまざまであろうが，できるだけ系統立てて行うほうが，重大なポイントの見落としが少ないであろう。DASH©インストラクター用スコアシート簡易版を本章末（58ページ）に示す。こちらは，3分以内で評価ができるようデザインされており，何かの合間でも，自己評価することが可能と思われる。

　具体的には，自分でそれぞれの項目を読みながら，自省を行い，よくできたこと，あまりうまくできなかったこと，次に何を改善できるか，あるいは今日のうまくいったデブリーフィングを次回もするためにはどうしたらよいかを考える。

　もちろん研究目的や，あるいは後述のように同僚を評価しフィードバックを与えるなどの際には，より時間をかける必要がある。同僚にフィードバックを与えるのであれば，ただ伝えるのではなく，通常のデブリーフィングのように相手の気持ちを慮り，相手のフレームを引き出し，どのように改善し得るかを自ら探し出せるように導く必要がある。

「パフォーマンスギャップを指摘できないデブリーファーをどう指導すればいいの？」

　まずは，なぜパフォーマンスギャップを指摘できないのか原因を知る必要がある。可能性としては，①パフォーマンスギャップに気づいていない，②パフォーマンスギャップに気づいているが指摘できない，の2つである。前者は慣れや知識，シミュレーション中の人手などで解決できる可能性があるが，後者は，さらになぜ『気づいているが指摘できないのか』，その背後の『フレーム』を探る必要がある。

　その相手との普段の人間関係も考慮する必要があるが，一言「どうしてパフォーマンスギャップを指摘できないの？」あるいは，「全然パフォーマンスギャップを指摘できてないじゃないの」では，多くの場合において，相手にメンタルブロックを作らせるだけの結果となり，不十分かつ準備不足であることは明白であろう。

　やり方の1つとして，デブリーフィングに一緒に参加してデブリーフィング直後にそのデブリーファーとDASH©の項目を見直して，そのデブリーフィングのデブリーフィングをすることである。あるいは，デブリーフィングをビデオ撮影してそれを見ながら該当するデブリーファーあるいは複数で，メタデブリーフィング（デブリーフィングのデブリーフィング）する方法もある。普段から行っていないのであれば，こういった方法をとる場合は，該当するデブリーファーが気を悪くしないように（メンタルブロックを作らないよう），ほかのデブリーファーに対しても同様のことを始めるという方法をとるのも1つである（DASH© エレメント1に関与）。

　その際には，通常のデブリーフィングと同様に表4にあるような，advocacy and inquiry（自己主張と質問）や場合によってはconfrontation（自分の意見を敢えて学習者にぶつけて学習者の考えを惹起する方法）などのテクニックを使用することも必要である。表4の表現は，自分やその状況により馴染むように変えることが望ましい。

　何らかの方法で系統的にメタデブリーフィングをすることが望ましい。その際に前述のDASH©インストラクター用スコアシートを使用してみてはどうであろうか。

　また，DASH©には学習者用があり，デブリーフィング後にフィードバックの1つとして，学習者に記入してもらい各デブリーファーが目を通すこととしてもよいかもしれない。もちろ

■表4　デブリーフィングテクニックの一例

advocacy（自分の意見・見解を伝える）
- 私は…，ということを観察しました
- 私は…，ということを(に)気にして/心配して/困惑しています
- 私は…，ということに気づきました
- X，ということの私の理解は…です
- 私はあなたが…(する)のを見ませんでした
- 私は…，ということを考えています
- そのことは私には…かのように思えます
- …という気がしてきました
- …に関して私が考えていることをあなたに知ってもらって，それからあなたの考えを知りたいです

inquiry（相手の意見・見解を知る）
- 何が起きたのだろうと思いますか
- あなたがそれに関してどんなふうに考えているか教えてもらえますか
- その時あなたは何を考えていましたか
- その出来事はどんなふうにうまくいったと思いますか
- 何が今あなたの脳裏をかすめていますか
- あなたにとってうまくいかなかったこの状況/問題は何が原因ですか
- 臨床現場であなたはこの新しい知識をどんなふうに使いますか

probing question（『フレーム』を探る質問）
- どうしてですか
- (…に関して)もっと教えてもらえますか
- 具体的な例を挙げてもらえますか
- …でどんなことを伝えようとしていますか
- その結論にあなたが至った理由を教えてもらえますか

confronting strategy（自分の意見を敢えて学習者にぶつけて学習者の考えを惹起する方法）
- 「私は敢えて困難かもしれない論点を挙げて，皆さんの反応を見たいと思っています。でも，誰かを集中攻撃したいのではなく，チームとしてうまく機能できるようにしたいのです。私が観察したのは…で，これは…と思います。ほかの方はどのように思いますか」
- 同時に複数人が話そうとすれば，順番を示す。「Aさんの意見から聞きましょう，その次にBさん，Cさんでよろしいでしょうか」
- 「この論点に関してほかの見方がありますか」

ん，このやり方を有効なものとするためには，メタデブリーフィングを通して何を達成するべきか理解している必要がある。

筆者であれば，具体的には下記のように進める。

1. 準備段階として，デブリーフィングについて見直したいこと（ビデオ撮影などの）をデブリーファーチームあるいは該当デブリーファーに事前に相談する（一方的に伝えない）
2. 読んだことがなければDASH© ハンドブックに一度目を通すことをすすめる
3. 学習者やデブリーファーに許可を得て，ブリーフィングからシミュレーションに同席する。その際にデブリーファーにデブリーフィング後，メタデブリーフィングの時間がとれるか確認する
4. 場合によっては，別の部屋で個別に，あらかじめ全体でメタデブリーフィングをすることが通知されていれば，学習者がいなくなったシミュレーションルームでメタデブリーフィングを始める
5. 始める際には，目的がデブリーフィングの改善やデブリーファーの継続学習の一環であることを伝え，表情や態度（腕組み，座り方）に気をつける

第5章　デブリーフィングのデブリーフィング：メタデブリーフィング

6. DASH© を使うことに同意が得られていれば，DASH© インストラクター用スコアシートに沿って，メタデブリーフィングを開始する
7. 必要があれば，その後のフォローアップを行う（メールや直接話す，参考資料を渡すなど）

●●●

本章では，デブリーフィングのデブリーフィング（メタデブリーフィング）を DASH© を通じて行うことを提示した。その意義は，最低限の質を保証する意味でのデブリーフィングの標準化にあり，また，デブリーフィングやインストラクションの質の評価が可能となることで，新たな研究の一助となる可能性がある。DASH© スコアシートには3種類あり，また，それぞれ簡易版と通常版があり，用途にあわせて利用していただきたい。本章で紹介したデブリーフィング（インストラクション）評価スコアは，いずれも北米・欧州で用いられているものであり，筆者はその使用経験から日本の文化でも使用可能と考えている。紹介したツールもハンドブックを読むことで，系統的なインストラクションやデブリーフィングを学ぶ機会となると感じている。しかし，これらの客観的な妥当性は我が国ではまだ評価されていない。我が国でのこの分野の研究や，必要があれば日本の文化に即したデブリーフィングツール / スコア開発が待たれる。

> **まとめ**
> - メタデブリーフィングは，自身の行っているデブリーフィングの手法に妥当性と信頼性があるかを，客観的に評価するために行う。
> - デブリーフィングの過程を評価するために，必要な構成要素を同定して開発されたスコアの1つに DASH© がある。
> - デブリーフィング手法の標準化は最低限の質を担保するために行われるが，その質を評価するツールには今のところ外観的妥当性のみをもつ。
> - 学習者の背景やシミュレーションコースの目的によって，最適なデブリーフィングは異なってくるので，1つの手法に固執せず，場合によっては変更することも必要である。

文 献

1. Center for Medical Simulation. Debriefing Assessment for Simulation in Healthcare. 〈http://www.harvardmed-sim.org/debriefing-assesment-simulation-healthcare.php〉Accessed Apr. 15, 2014.
2. 池山貴也，椎間優子，志賀 隆ほか．The Debriefing Assessment for Simulation in Healthcare（DASH©）ハンドブック日本語版に関して．医学教育 in printing.
3. Arora S, Ahmed M, Paige J, et al. Objective structured assessment of debriefing: bringing science to the art of debriefing in surgery. Ann Surg 2012; 256: 982–8. PMID: 22895396
4. Appendix. In: Dismukes RK, Smith GM, ed. Facilitation and Debriefing in Aviation Training and Operations. 1st ed. Surrey: Ashgate, 2000: 106–9.
5. Center for Patient Safety and Service Quality. 〈http://www1.imperial.ac.uk/medicine/about/institutes/patient-safetyservicequality/cpssq_publications/resources_tools/osad/〉Accessed Apr. 20, 2014.
6. Dismukes RK. Running head: Facilitating Loft Debriefings. 〈http://humansystems.arc.nasa.gov/flightcognition/Publications/IJAP.pdf〉Accessed Apr. 15, 2014.
7. Ahmed M, Arora S, Russ S, et al. Operation debrief: a SHARP improvement in performance feedback in the operating room. Ann Surg 2013; 258: 958–63. PMID: 23478533

8. Cheng A, Hunt EA, Donoghue A, et al. Examining pediatric resuscitation education using simulation and scripted debriefing: a multicenter randomized trial. JAMA Pediatr 2013; 167: 528-36. PMID: 23608924
9. Chung HS, Dieckmann P, Issenberg SB. It is time to consider cultural differences in debriefing. Simul Healthc 2013; 8: 166-70. PMID: 23702587
10. Dieckmann P, Friis SM, Lippert A, et al. The art and science of debriefing in simulation: ideal and practice. Med Teach 2009; 31: e287-94. PMID: 19811136

Debriefing Assessment for Simulation in Healthcare(DASH©)Instructor Version©

DASH© インストラクター用スコアシート

使い方：シミュレーションの導入とデブリーフィングのあなたのパフォーマンスを自己評価して下さい。6つのエレメントそれぞれに点数をつけるのに次の評価スケールを使って下さい。それぞれのエレメントに対して行動の要素があり、その該当するエレメントのポジティブなパフォーマンスを示してあります。

エレメントを規定する行動をガイドにそのエレメント全体の有効性を評価するよう努力して下さい。もしもリストにある行動が当てはまらない場合は（例えば、学習者がだれも困惑したりしていないのに、困惑した学習者をどのように対処したかを評価する）、その行動は無視して評価には取り入れないで下さい。それぞれのエレメントでも上手くいった事と、上手くいかなかった事があるかも知れません。あなたがエレメントをいかに上手に行ったかの全体的な印象がエレメントの評価となります。エレメント1ではシミュレーションの始まりの導入を評価します。エレメント2から6ではデブリーフィングを評価します。

評価スケール

評価	1	2	3	4	5	6	7
説明	非常に有効でない、有害である	常に有効でない	殆どの場合有効でない	時に有効である	殆どの場合有効である	常に有効である	非常に有効である

もしもあなたが導入に関わっていなければ、このエレメントは飛ばして下さい。

エレメント1　　　　　　　　　　　　　　　　　　　　　　　　　　エレメント1の評価
私は学習者が積極的に参加する学習環境を創出した　　　　　　　　　_____

- 私は自己紹介をし、シミュレーション環境やシミュレーション中に何を期待されているかを説明し、学習目標を紹介して、秘密が守られることなど守秘性について明確にした
- 私はシミュレーションの長所と短所を説明し、学習者がシミュレーションの臨床経験から最大に学べるように説明した
- 私はトイレの場所や食べ物が食べれるか、スケジュールなど必要なコース運用上の情報を説明した
- 私は学習者が次のシミュレーションやデブリーフィングに関する質問や考えを共有しやすいようにし、その過程では彼らが恥ずかしい思いをしたり、侮辱される恐れがないことを再度確認した

エレメント2　　　　　　　　　　　　　　　　　　　　　　　　　　エレメント2の評価
私は学習者が積極的に参加する環境を維持した　　　　　　　　　　　_____

- 私はデブリーフィングの目的を明らかにし、学習者に期待される事柄、デブリーフィング中の（インストラクターとしての）私の役割を明確にした
- 私はシミュレーションの現実性に対する心配事を認め、症例が模擬であっても学習者が学べるよう手助けした
- 私は学習者に対して尊敬を示した
- 私は焦点は学びであり、学習者がミス犯して気分を害するようにする事でない事を確認した
- 私は学習者が自分の考えや感情を辱められたり、からかわれたりしないように共有できるようにした。

エレメント3　　　　　　　　　　　　　　　　　　　　　　　　エレメント3の評価
私はデブリーフィングの有効な枠組みを確立した　　　　　　　　　_____

- 私はあちこちに焦点が移るのではなく論理的に議論が進むよう議論を導いた
- デブリーフィングの最初の段階で、私は学習者が症例に対して自ら感じた事を表現するよう促し、彼らの意見を真剣に聞いた
- デブリーフィングの中盤で、症例を振り返る際に私は学習者が行動や思考過程を分析するのに手助けをした
- デブリーフィングの終わりに、観察した事を学習者と一緒にまとめ、学習者自らの今後の向上になるよう体験した症例を関連づけるよう私が手助けするような要約する段階があった

エレメント4　私は学習者が自らのパフォーマンスを振り返る　　エレメント4の評価
ような深い議論を促した　　　　　　　　　　　　　　　　　　　_____

- 私は抽象的や一般化されたコメントだけでなく、具体的な例を使って、学習者が自らのパフォーマンスについて考えられるようにした
- 私の意見は明確で、何を考えているか学習者が推測しなければいけないようにしなかった
- 私は傾聴し、学習者全員が議論に参加できるようにしたり、言い換えをしたり、視線や頷きなどの身振りで学習者が自分の意見が聞かれていると感じるようにした
- 私は分析や学びをより効果的にするようにビデオや記録を用いた
- もし誰かがデブリーフィング中に動揺したら、学習者が対応できるように手助けし、私は相手に敬意を持って接し建設的であった

エレメント5　私は学習者が何が上手く行って、何が上手くいな　エレメント5の評価
かったか、そしてその理由を同定した　　　　　　　　　　　　　_____

- 事実に関する正確な描写や正直に自らの視点に基づいて、学習者やチームのパフォーマンスに対する具体的なフィードバックを私は与えた
- 私はカギとなる瞬間の学習者の思考や意図を追求するのを助けた

エレメント6　私は学習者がどうやって高いパフォーマンスレベ　エレメント6の評価
ルに到達し、維持するか理解する手助けした　　　　　　　　　　_____

- 弱点を改善したり、素晴らしいパフォーマンスを繰り返す方法を学習者が学ぶのを私は手助けした
- 私は該当する知識があり、その知識を学習者が将来に上手くできる 方法が理解できるよう手助けするのに用いた
- 私は最も重要な話題が確実にカバーされるようにした

Copyright, Center for Medical Simulation, www.harvardmedsim.org. Permission is granted for you to use the Debriefing Assessment for Simulation in Healthcare (DASH) instrument in your simulation program. As a condition of granting permission to use the DASH, we request that you provide CMS copies of articles, abstracts or reports you publish using the DASH so that we may keep others up to date on how the DASH is being used. Please send citation and a copy of the article to DASH@harvardmedsim.org.

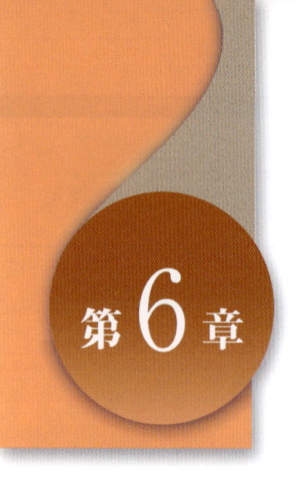

第6章 シミュレーション教育における評価

及川 沙耶佳

> **学習目標**
> - 総括的評価と形成的評価を理解する
> - 評価方法の選び方を理解する—妥当性，信頼性をふまえて—
> - 評価項目の作り方を理解する

医学教育のみならず，あらゆる教育において，評価は非常に重要である。医療者としての能力（competency）を測ることは，学習者の到達度を認識するという目的のみならず，適切に行われれば学習者のモチベーションを上げることができることはよく知られている[1]。シミュレーション教育（simulation-based education：SBE）では，そのシナリオセッションの目的が教育なのか，試験なのかによって必要な評価の方法が変わり，シナリオの学習目標によっても変わってくる。

本章では，医学教育のなかでもシミュレーション教育における評価ついて焦点を絞り，その際に用いられる評価方法をいくつか紹介する。

「総括的評価と形成的評価はどう違うの？」
●●●総括的評価と形成的評価

これは評価について考える際に，理解しておきたい概念である。総括的評価とは，一般的にある一定の学習期間の最後に行われる評価で，学習者がほかの学習者や一般的な基準と比べて，どのくらい学習目標を達成できたかを評価するものである。どちらかというと量的評価であり，合否判定や実習期間の最終評価として行われることが多い。このため，学習者はこの評価について，強いストレスを感じることが多い。おそらく読者も学生時代に受けたであろう期末試験や卒業試験などがこの総括的評価にあたる。

一方，形成的評価とは，学習や実習期間に行われる建設的な評価である。そこで評価されるものは質的であると考えられている。最大の目標は「学び」であり，目標とする到達点に対して，学習者にどのような学びがさらに必要なのかを導き，励まし，振り返りを促し，価値を形成させていくというプロセスになる。

形成的評価では，学習者が自身に内在する学習意欲を見いだし，さらなる高みへと目標設定することを可能とする[2]。総括的評価では，学習意欲を駆り立てるフィードバックにはならない[3]との報告もあるが，一方で，学習者は試験で評価される項目について学習を深める傾向があるともいわれている。その場合，総括的評価はフィードバックなしでも，学習意欲に影響を与えることがあるとも考えられている[1]。重要なことは両者の違いを正しく理解し，場面ごとに目的に沿った効果的な方法を選択していくことである(表1)[4, 5]。

■表1　総括的評価と形成的評価の比較

総括的評価 （学習に対する評価）	形成的評価 （学習のための評価）
・学びに対する判定をし，数値化する ・学習者が自身の到達度を知り，全体のなかで他者と比較してどのくらいの位置にいるのか知る ・学びの結果の量的評価 ・high stakes（試験の合否など重要な分かれ目）に関係することが多い	・さらなる学びを明確化し，意識化させる ・学習者が自身の足りないところや状況認識のパターンを知り，目標や現実とのギャップを見いだす ・学びの過程の質的評価 ・lower stakes（日常的に行われるフィードバックなど）に関係することが多い ・学習意欲の向上を目指しプログラムの質の改善も担うことがある

Rudolph JW, et al. Debriefing as formative assessment: closing performance gaps in medical education. Acad Emerg Med 2008; 15: 1010-6 および Boet S, et al. Looking in the mirror: self-debriefing versus instructor debriefing for simulated crises. Crit Care Med 2011; 39: 1377-81 より作成

　また，形成的評価は，時として学習者だけではなく，指導者やもしくは学習プログラムに対して行われることもある[6〜8]。つまり，形成的評価には，学習者側からのプログラムに対するフィードバックや，指導者自身での指導内容に対する振り返りなど，プログラムの質の改善を目的とした介入も含まれる(図1)。シミュレーション教育で行われているデブリーフィングは，学習者が自身の行動を振り返り，内省し，次のステップを見いだすという作業を指導者が促すことを意味しており，そもそも，形成的評価と重複する部分が多くある[4]。
　また，問題点や失敗から学ぶことが多い体験学習では，失敗が即，評価につながる総括的評価より，その失敗からいかに学ぶかを建設的に評価する形成的評価のほうが理想的である。「教育」を目的としたシミュレーション教育の場合形成的評価は，特に必要不可欠である。

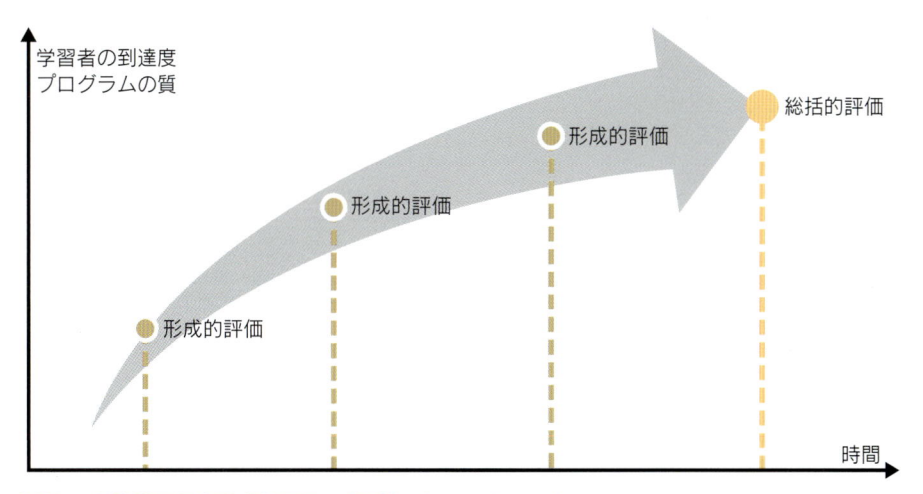

■図1　総括的評価と形成的評価の時間軸におけるイメージ

●●●●評価における4つの観点

ここで説明の便宜上，学習者を評価する際の4つの観点について触れる。その4つとは，①評価の目的(goals of assessment)，②何を評価するのか(what to assess)，③どうやって評価するのか(how to assess)，④注意事項(cautions)である[1]。

①は，具体的には，評価の目的が総括的なのか，形成的なのかとも言い換えられる。②は，評価項目である。具体的には，シンプルな手技から，知識，臨床推論，問題解決能力，コミュニケーション能力，プロフェッショナリズムに至るまで，さまざまな大項目があり，それぞれの大項目の下に詳細な小項目が必要になる。③では，筆記試験，口頭試問，チェックリスト，スケールなど使用する様式から，誰が評価するのか，いつ評価するのか，繰り返し行うのか，などの細かい評価方法を決定する。最後に④は，その評価が学習者にどんな影響を及ぼすのか，学習者のレベルに評価項目は妥当か，などを考えるという点になる。

シミュレーション教育における評価でも，この4つの観点は重要である。評価内容が同じでも，評価の目的が変われば，上記の4つの観点の内容はどのように変わるのか，以下に例を挙げて説明する(図2)。

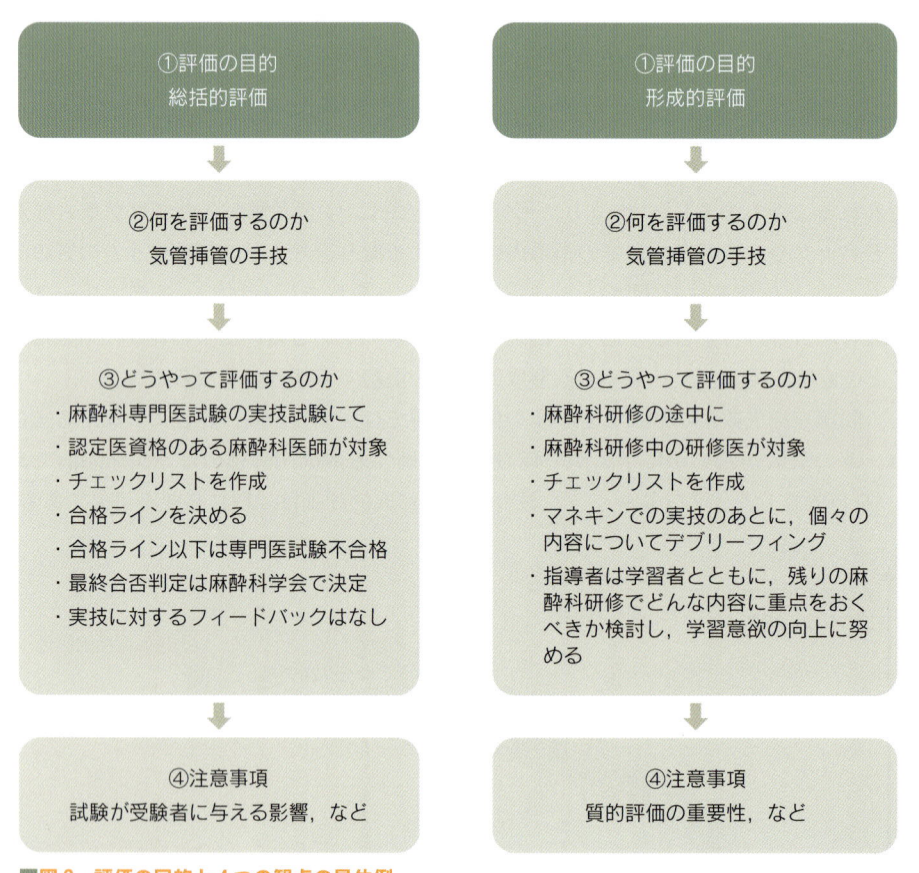

①評価の目的 総括的評価
↓
②何を評価するのか 気管挿管の手技
↓
③どうやって評価するのか
・麻酔科専門医試験の実技試験にて
・認定医資格のある麻酔科医師が対象
・チェックリストを作成
・合格ラインを決める
・合格ライン以下は専門医試験不合格
・最終合否判定は麻酔科学会で決定
・実技に対するフィードバックはなし
↓
④注意事項 試験が受験者に与える影響，など

①評価の目的 形成的評価
↓
②何を評価するのか 気管挿管の手技
↓
③どうやって評価するのか
・麻酔科研修の途中に
・麻酔科研修中の研修医が対象
・チェックリストを作成
・マネキンでの実技のあとに，個々の内容についてデブリーフィング
・指導者は学習者とともに，残りの麻酔科研修でどんな内容に重点をおくべきか検討し，学習意欲の向上に努める
↓
④注意事項 質的評価の重要性，など

■**図2　評価の目的と4つの観点の具体例**

これはあくまでも一例であるが，総括的評価とは学習に対する評価(assessment of learning)であり，形成的評価とは学習のための評価(assessment for learning)である[4,5]。この視点から考えると，評価の方法が上記のように変わる，ということが理解しやすいだろう。

●●●●形成的評価と総括的評価は同じシナリオで使い分けが可能

ここで強調したいもう1つの点は，同じ評価内容，同じシナリオでも，評価の目的によって使い分けることができる点である。つまり，評価の目的に合わせて，その都度シナリオを組み直す必要はない。シミュレーション教育において，シナリオを作成するという段階は，慣れるまでは労力や時間が必要である。しかし，完成度の高いシナリオを一度作ってしまえば，それに対するチェックリストを作り直したり，評価者を変えたりすることで，シナリオはそのままに総括的評価目的でも，形成的評価目的でも使うことが可能となる。

「評価方法はどのように選ぶといいの？」
・妥当性と信頼性

ここで妥当性(validity)と信頼性(reliability)について説明する。妥当性とは，その評価法が意図した内容を的確に評価できているか，ということであり，信頼性とは，評価結果に一貫性があるかどうかである。つまり，同じ状況でほかの評価者が評価しても同等の結果となるか，同一の評価者が繰り返し評価しても同等の結果になるか，ということである。シミュレーション教育に限らず，医学教育全般において，合否にかかわる試験などにおける評価では，特にこの2つをより高める努力が必要である。また，この2つは密接にかかわっており，妥当性が高い評価法であったかを吟味するには，その評価法が高い信頼性をもっていなければならない。

シミュレーション教育における評価法には大きく分けてチェックリスト，Global Rating Scale(GRS)などの尺度評価，マルチプルチョイスなどの試験がある。学習目標を設定したら，妥当性や信頼性を高めるために評価法を吟味し，ベータテストなどで一度実際に評価してみて再考するというプロセスが必要である。以下に具体例を示す。

例1) 気管挿管の手技を評価したい　　　→筆記試験より実技評価がよいか(妥当性)
　　　　　　　　　　　　　　　　　　　→GRSよりチェックリストがよいか(信頼性)

例2) 医療面接での人間性を評価したい　→マネキンより模擬患者がよいか(妥当性)
　　　　　　　　　　　　　　　　　　　→複数の評価者に，尺度評価とフリーコメントをもらうのがよいか(信頼性)

「評価項目はどう作るの？」
●●●●目標を達成したかを指標する

シミュレーション教育では，シナリオデザインの段階から，ブリーフィング，ファシリテーションそしてデブリーフィングに至るまで，常に指導目標や学習目標が何か，ということが重要である。そのため，その目標を学習者が習得できたかが，そのシナリオがシミュレーション教育として成功したかという指標になる。評価においても，やはり目標が重要である。目標を達成したかどうかを正確に判断できる評価法でなければ，シミュレーション教育として成功したかを判断することはできない。

先に述べたようにシミュレーション教育に適した評価項目は，多種多様である。例えば，タスクトレーナーを用いた点滴留置などのシンプルな手技から，模擬患者を相手にした医療面接におけるコミュニケーション能力，診察能力，または，高忠実度マネキンを使った急変時の

チームレーニングにおけるリーダーシップや相互支援，状況モニター，コミュニケーションスキル[9]といった能力から，さらには災害や停電，火災などの日頃経験することが少ない状況を想定したシミュレーションでの対応能力などがある。いかなる場合も学習目標に沿った評価項目をいくつか挙げ，あとは学習者のレベルや評価の目的に合わせて絞り込むのが妥当である。

●●●評価法を選択する

評価項目を決定したあと，次に考えなければいけないのは，それを正しく評価するためには，どのような評価法を使えばいいのかということである。例えば，チェックリストがいいのか，それとも GRS などの尺度評価がいいのか，もしくはフリーコメントなども交えて学習者自身に振り返ってもらう自己評価(self-assessment)がいいのか，などである。high stakes(試験の合否など重要な分かれ目に関係する状況)であればあるほど，この工程は慎重に再考を重ねる必要がある[4]。

「どうすれば，評価者が変わっても一定の評価をすることができるの？」

チェックリストの項目について少々追加する。以下に2つのチェックリストがある(図3)。

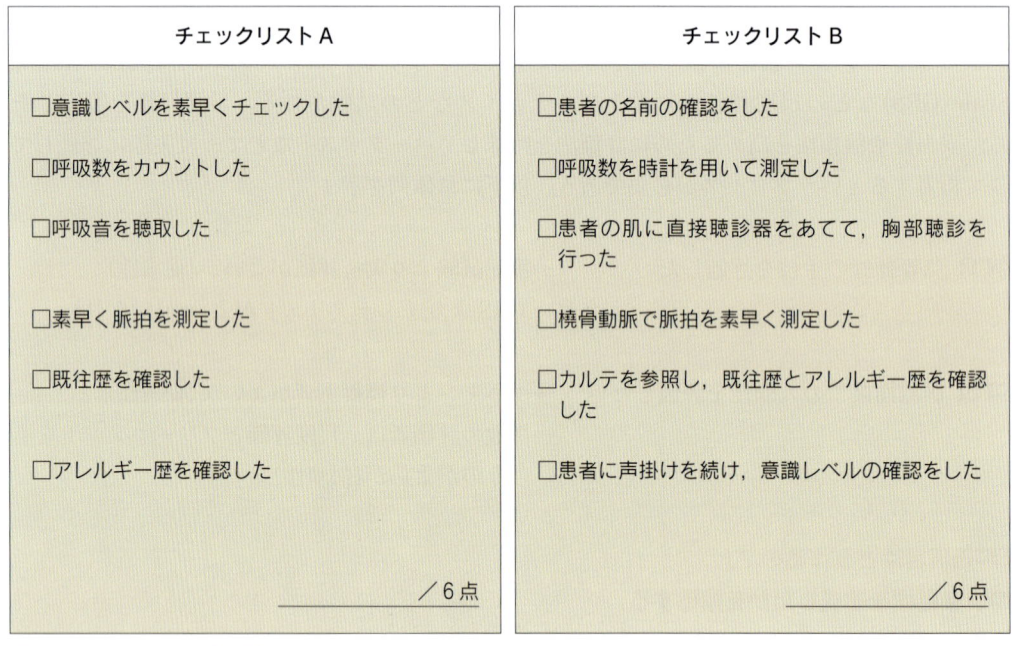

チェックリスト A	チェックリスト B
□意識レベルを素早くチェックした	□患者の名前の確認をした
□呼吸数をカウントした	□呼吸数を時計を用いて測定した
□呼吸音を聴取した	□患者の肌に直接聴診器をあてて，胸部聴診を行った
□素早く脈拍を測定した	□橈骨動脈で脈拍を素早く測定した
□既往歴を確認した	□カルテを参照し，既往歴とアレルギー歴を確認した
□アレルギー歴を確認した	□患者に声掛けを続け，意識レベルの確認をした
／6点	／6点

■図3　チェックリストの例

　両者とも一見すると普通のチェックリストに見えるが，同じ学習者のパフォーマンスを見て，2つのチェックリストで同時に採点をすると点数にかなりのばらつきが生じる。チェックリスト A はどちらかというと大雑把な項目内容となっており，評価者の主観が入りやすく，評価者間で点数もばらつきやすいという傾向がある。一方，チェックリスト B では，細かい内容が記載された項目となっており，評価者の主観が入りにくい。つまり，どのような経験値やバックグラウンドのある評価者がつけても，比較的点数がばらつきにくいという特徴があ

り，信頼性が高い，ということになる。ただし，チェックリストBの欠点としては，項目の内容が細かいため，シナリオセッション中に見逃すとチェックすることができない危険がある。high stakesの評価の際には，チェックリストBのような評価者間でのばらつきが少ない（＝信頼性が高い）チェックリストが望ましいが，どの程度まで評価項目を細かくするか，項目はどのくらいの数がいいのかなどの点はベータテストなどで一度試用してみないと，なかなかわからないものである。

　また，シミュレーション教育において，チェックリストのほかによく用いられるものにGRSなどの尺度評価がある（図4）。左図のGRSは，評価者が学習者のパフォーマンスにどの程度満足したかを点数化するものである。

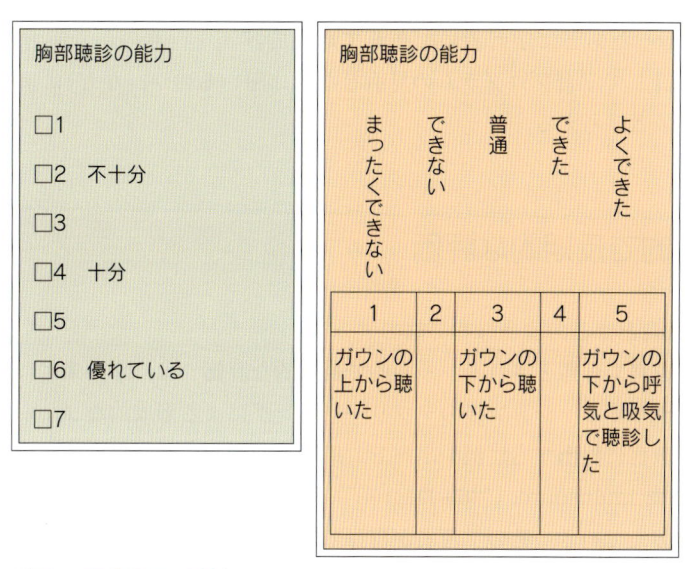

■図4　尺度評価の例（左：GRS，右：Anchored Likert Scale）

この評価法の注意点としては，以下のようなものが挙げられる。
・心理学的に中心付近に点数をつけることが多い
・評価者の経験や専門によっては同じ学習者を評価したときにつける点数が異なる
・総括的評価としての点数化はしやすいかもしれないが，学習者がどの部分ができて，どの部分ができなかったのかがわかりにくいために効果的なフィードバックとならず，形成的評価としては使いづらい

　このようなGRSは，アンケート調査の満足度評価など比較的lower stakesのときであるとか，チェックリストの項目だけでは評価しづらい項目（例えば，人間性やプロフェッショナリズムなど）を評価する際に有効と思われる。

・Anchored Likert Scale
　また，評価者によるばらつきを軽減するための工夫として，Anchored Likert Scaleがある。つまり，それぞれの尺度にだいたいの目安をつけ加える手法である。図4右のように胸部聴診の手技を評価した場合に，学習者が患者のガウンの下から直接聴診器を当てて吸気時と呼気時

で聴診をすれば5点，ガウンの上から聴診をした場合は1点，そのほか，つまりガウンの下から聴診はしたが吸気時と呼気時で聴診をしなかった場合は2〜4点の間で点数をつけるといった手法である．これにより，評価の経験があまりない評価者や，日頃胸部の聴診をする機会の少ない評価者でも，比較的正確で標準的な評価を行うことができ，評価法としての信頼性を高めることができる．

一見すると細かな項目のチェックリストを作成して使用することが最も望ましいかと思われがちだが，尺度評価とチェックリストの間では評価法としての有効性に有意差はなかったとの報告もあり[10]，学習者の能力を多角的に測るのに完璧な評価法はないともいわれている[11]．どのような評価法を選択するかは，その評価の目的や評価者間の経験のばらつき，またその評価表の使用目的（終わったあとに学習者に配布して形成的評価を行うのか，学習者には配らずにデータとして集計して学習プログラムの見直しなどに用いるのか，など）によって使い分けるのが正攻法だと筆者は考える．

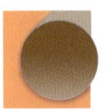

多面的で長期的な評価

「理想的な医学教育とはどのようなものなの？」
これからの医学教育で理想とされる「多面的で長期的な評価」は，学期末に行われる筆記試験や口頭試問，シナリオセッション後のデブリーフィングによる形成的なフィードバック，臨床実習期間に指導教官に提出する症例レポート，患者や同僚からの評価，そして自身で振り返る自己評価といった multisource("360-Degree")assessments など，あらゆる手法を用いて，長期的に評価を加えていき，その学習者が自身の成長段階を認識できるような評価である．現在，医学教育において浸透しつつある outcome-based learning にでは，具体的な目標を達成できたか評価することがこれまで以上に重要となる．そのパフォーマンス評価としてシミュレーション教育は多くの可能性を秘めていると筆者は感じる．

　また，学生のみならず指導者も医療者として成長していくうえで多角的に自分を見つめることができるようになるために，シミュレーション教育を用いた継続的な自己評価は大変有用である．日々の一つ一つの行動に対する振り返りを概念化された自己評価(conceptualized self-assessment)を用いて継続的に行うことが，安全な職場環境を保つために必要であると考えられている[12]．医療者は自己評価と他者からの評価が相関しない傾向があり，その度合いはほかの業種と比べて高いといわれている[13]．これまで医学教育において，自己評価を検討した文献[14]では，どちらかというと総括的評価として検討しているものが多くあったが，今後シミュレーション教育に期待される可能性の1つとして概念化された自己評価は自己の能力のみならず，学びの質も改善させる形成的評価となり得ることが示唆されている[5, 15]．

筆者がデブリーフィングや形成的評価に強く惹かれる一因として，これらの手法は日常で活用できる場面が多々あることが挙げられる．シミュレーション教育において，有用なのはもちろんだが，例えば，日々の臨床で起きた問題の簡単な振り返りや，研修医や学生に対する短時間のフィードバックなどでも非常に有用であり，すべての医療者に活用していただきたい．

> **まとめ**
> - 学習者の能力や到達度を測るために評価は重要であり,学習の目的に応じて最適な評価法は異なる。
> - 総括的評価とは学習に対する評価であり,形成的評価とは学習のための評価であるので,シミュレーション教育では,後者が主体となる。
> - スケールやチェックリストや自由コメント方式など,さまざまな評価法があるが,いつ誰が評価しても一定の評価になるという,信頼性と妥当性を担保することが重要である。
> - 医学教育においては,さまざまな形態・目的の学習とそれに適した評価を継続して行う「多面的で長期的な評価」が重要であるとされている。
> - 医療者として成長していくために,一つ一つの行動に対する振り返りを概念化された自己評価を用いて継続的に行うことが必要であると考えられている。

文 献

1. Epstein RM. Assessment in medical education. N Engl J Med 2007; 356: 387-96. PMID: 17251535
2. Ben-David MF. The role of assessment in expanding professional horizons. Med Teach 2000; 22: 472-7. PMID: 21271959
3. Schuwirth L, van der Vleuten C. Merging views on assessment. Med Educ 2004; 38: 1208-10. PMID: 15566527
4. Rudolph JW, Simon R, Raemer DB, et al. Debriefing as formative assessment: closing performance gaps in medical education. Acad Emerg Med 2008; 15: 1010-6. PMID: 18945231
5. Boet S, Bould MD, Bruppacher HR, et al. Looking in the mirror: self-debriefing versus instructor debriefing for simulated crises. Crit Care Med 2011; 39: 1377-81. PMID: 21317645
6. Smith PL, Ragan TJ. Instructional design. 2nd ed. New York: John Wiley & Sons, Inc., 1999.
7. Bloom BS. Some theoretical issues relating to education evaluation. In: Tyler RW ed. Educational Evaluation: New Role, New Means. Chicago: University of Chicago Press, 1969: 26-50.
8. Scriven M. The methodology of evaluation. In: Tyler RW, Gagne RM, Scriven M eds. Perspectives of Curriculum Evaluation. Chicago: Rand McNally, 1967: 39-83.
9. U.S. Department of Health and Human Services. TeamSTEPPS®: National Implementation. 〈http://teamstepps.ahrq.gov/〉 Accessed May 20, 2014.
10. Kim J, Neilipovitz D, Cardinal P, et al. A comparison of global rating scale and checklist scores in the validation of an evaluation tool to assess performance in the resuscitation of critically ill patients during simulated emergencies(abbreviated as "CRM simulator study IB"). Simul Healthc 2009; 4: 6-16. PMID: 19212245
11. Levine AI, De Maria S, Schwartz AD. The Comprehensive Textbook of Healthcare Simulation. New York: Springer, 2013.
12. Schön D. The Reflective Practitioner. New York: Basic Books, 1983.
13. Davis DA, Mazmanian PE, Fordis M, et al. Accuracy of physician self-assessment compared with observed measures of competence: a systematic review. JAMA 2006; 296: 1094-102. PMID: 16954489
14. Colliver JA, Verhulst SJ, Barrows HS. Self-assessment in medical practice: a further concern about the conventional research paradigm. Teach Learn Med 2005; 17: 200-1. PMID: 16042513
15. Oikawa S, Berg B, Turban J, et al. Night on call: self debriefing vs instructor debriefing. Hawaii J Med Public Health(in press 2014).

第7章 インストラクショナルデザインを活用したコースデザイン

万代 康弘

学習目標

- シミュレーション教育のコースデザインの重要性について知る
- コースデザインに有用なインストラクショナルデザインの概念を理解する
- シミュレーションコースの作成の流れと留意すべきポイントを知る

「シミュレーションをやれば，何でも解決できるでしょ？」
このように考える人はいるだろうか？「いやいや，何でも解決はできないと思っているけど，最近はシミュレーション教育がよいという流れになっているからね」とか「多くの講義形式の学習はシミュレーションに置き換えられる，といわれているし…」などと考えるだろうか。シミュレーションといっても，シミュレーターを使ったトレーニングから画像を使って状況を想定し対応策を話し合うような机上シミュレーション，手術前の術式決定から考え得る状況を想定することまで幅広い。本章では，シミュレーション教育とは「想定したシナリオを使った教育」としているので，それをふまえて読み進めていただきたい。

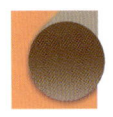

シミュレーション教育は何のために行うのか？

シミュレーション教育にも，やはり得手，不得手がある。例えば，知識を詰め込むことは得意とはいえない。あまり多くない知識を強いインパクトとともに記憶することはできるかもしれないが，多くの知識を習得することにおいては，やはり講義に頼るところが大きい。問題解決手段の学習などの場合も実例を通して学ぶことはあるが，グループディスカッションや現場のチームによるガイドライン作成などのほうが有効になることもある。

どのようなスタイルの学習を選ぶべきかは，何を解決するためにシミュレーション教育を行うかという「デザイン」にかかってくる。例えば「院内で突然の心肺停止に遭遇した場合に対応がまちまちである」という問題を解決するためにはどのような戦略をとればよいのだろうか。全職員対象に講義すべきか，シミュレーショントレーニングをどの程度の頻度で行うべき

か，事前学習はどのように行うのか，実際の臨床現場で突然試すべきか，などの検討すべき事項が挙げられる。

「コース作りに基本はあるの？」

では，どのようにシミュレーション教育をデザインすればよいであろうか？それは，施設や教育現場の状況やそれらをデザインするデザイナー，また，学習者の状況に応じて何が適切かは異なり，これがベストだという方法は1つではない。ただ，学習カリキュラムを開発するさまざまな原理を応用するにしても，シミュレーション教育のデザインのプロセスについては基本があり，それらには共通するものがあるといわれている。

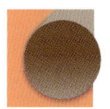

インストラクショナルデザイン

一貫した方法で，教育や研修のカリキュラム，コース，プログラムを開発するシステムとしてインストラクショナルデザイン（ID）（図1）[1]という手段がある。教育学の分野で優れた成書[1〜3]も多く，それらを参照してIDについて紹介する。

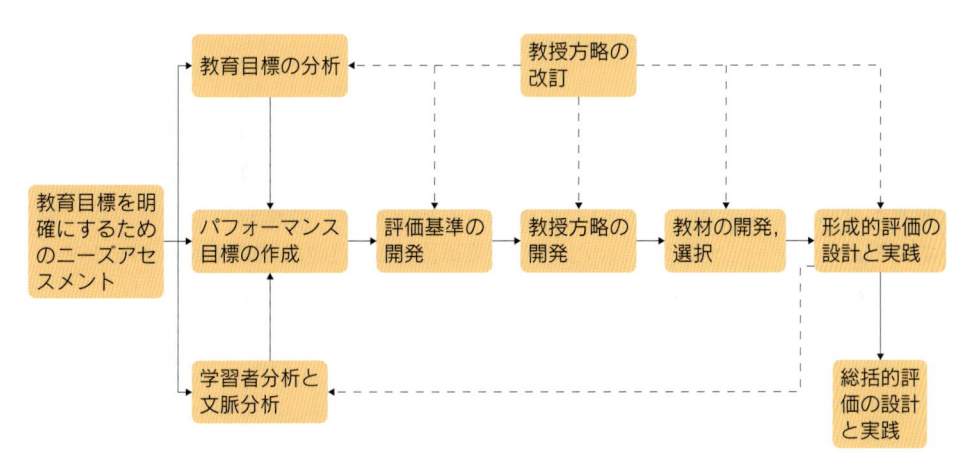

■図1　IDのプロセス
（Dick W, et al. The Systemic Design of Instruction. 6th ed. Boston: Pearson/Allyn & Bacon, 2005, 1-12 より）

●●● ADDIE モデルとは

1970年代から，多様なIDモデルが提案されている。それらすべてがADDIEモデルの中心となる要素〔分析（analyze），設計（design），開発（develop），実施（implement），評価（evaluate）〕を含んでいる。ADDIEプロセスは教育プログラムなどをはじめとする製品開発に，最も効果的な方法の1つとされている（図2）[2]。

ADDIEモデルには，ほかにIDで反映されなければならない以下の特徴が示されており[2]，これらをふまえることが重要である。

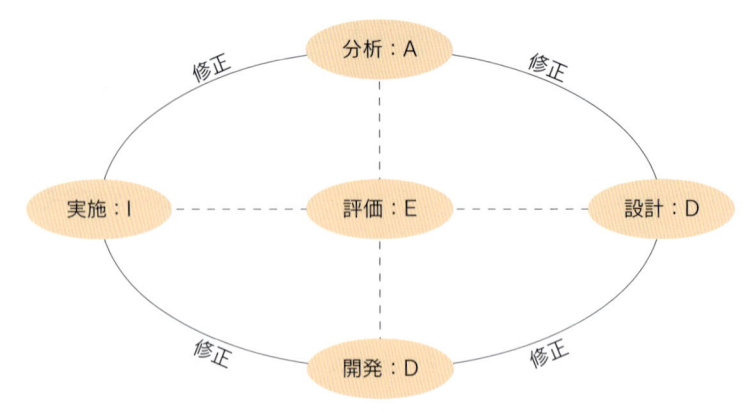

■図2　ADDIE の中核的要素
(Reiser RV, et al. ed. Trends and Issues in Instructional Design and Technology. 3rd ed. Boston: Pearson Education, 2012 より)

- ID は，学習者中心である。
- ID は，目的志向である。
- ID は，有意義なパフォーマンスに焦点化する。
- ID では，信頼性があり妥当な方法で成果の計測が可能であると仮定する。
- ID は，実証的，反復的，そして自己修正的である。
- ID は，通常，チームでの取り組みである。

●●● ID の概念に則ったシミュレーション教育のデザイン

Kemp らは「ID は，学習者の能力を確かなものにしていくために，教授過程を効果的に計画・開発・評価そして運用するための系統的な方法である」[3]と定義している。この概念をもってシミュレーションプログラムのような授業単位程度のものから半日，数日を要するようなコース作り，年単位のカリキュラム作りにも応用できる。

　Kemp らは，図3 のようなより幅広い活動をカバーする ID モデルを提案している。楕円形

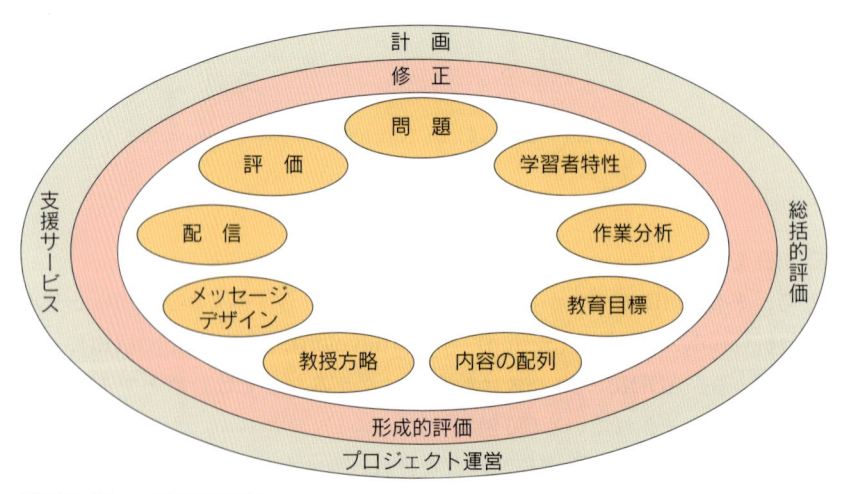

■図3　Kemp の ID モデル
(Morrison GR, et al. Desig Effective instruction. 5th ed. Hoboken: Jonh Wiley & Sons, 2006 より)

の内側には以下に示す9つのID活動が示されている[3]。

1. 教授活動における問題を明らかにし，その問題を解決するための目標を決める。
2. 教授計画の段階において，考慮すべき学習者の特性を詳細に調べる。
3. 作業分析を行い，科目の内容を特定し，目的と目標に関連した構成要素を同定する。
4. 学習者に対して教育目標(instructional objective)を明確に提示する。
5. 各単元内の学習内容を理論的な学習に適するように配列する。
6. 学習者が目標を達成できるように，教授方略(instructional strategy)を設計する。
7. 教授メッセージ(instructional message)をデザインする。
8. 配信方法をデザインする。
9. 目標を達成したかどうかを審査するための評価手段を開発する。

●●●実際の応用例

IDでは個々の構成要素がシステムとして機能しているかに焦点を絞っている。そのため，このようなシステムとして考える場合には，インストラクショナル・システム・デザイン(instructional system design：ISD)と呼ばれる[1, 3]（図4）。ISDのアプローチでプログラムをデザインすると，複数の目的をもったコースデザインの際にも，医学部の学生カリキュラム作成にも使えることは，筆者も経験している。

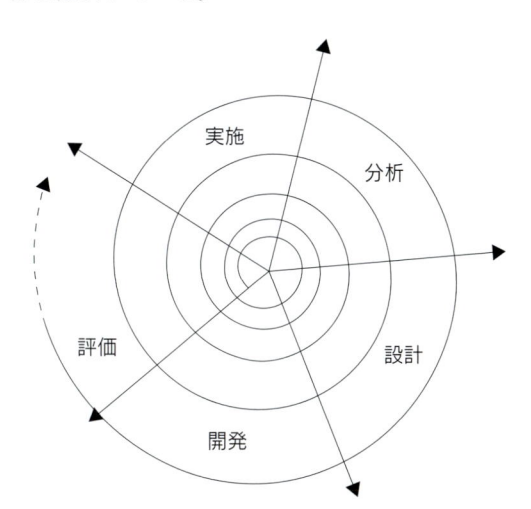

■図4　螺旋モデルとして表現されたISD
(Southwest Research Institute proposal no. 07-37413, 2013 より許可を得て転載)

例えば，筆者の施設での最近の取り組みとして，各診療科での臨床における目標を策定し，臨床実習を行う前の段階で身につけるべきスキルのトレーニングをしている。そのなかで，有効であればシミュレーターを用いるが，それだけでなく学習目標に応じて模擬患者でのシミュレーションや，デモンストレーションを収めたビデオをe-learningとして開発し事前学習に取り入れたりと，さまざまな試みを行っている。図3にある内容の配列を考えてデザインすれば，シームレスで一貫性をもった教育カリキュラムを作成できる。

「プログラムをデザインするには，何をまず考えればいいの？」
ここからは，実際に ID を使ったプログラム作りを考えていこう．範囲を狭めた ISD を使う場合も，まずは ADDIE モデルのようなシンプルな骨格作りが重要になってくる．

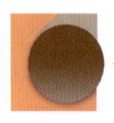

分析（analyze）

●●●目標設定

まず，プログラムデザインで最も重要なことは，目標を設定することである．入口と出口と表現するならば，出口を設定することである．この目標は，達成可能で測定可能なものでなければならない．課題が多い場合は，大目標を1つ設定して，その解決のための具体的な数項目の目標を設定してもよい．

例えば，①患者診察と②診断，という2つの目標がある場合，患者診察では，より具体的に，病歴をとる，聴診するなど「できた」「できない」を測定できる項目として設定する．診断も「鑑別診断を挙げることができる」「その根拠が説明できる」などを目標として設定する．

●●●学習者ニーズ

達成可能な目標を設定するためには，学習者のレベルや意欲などを把握する必要がある．対象者が医学生か研修医か，看護師や薬剤師かなどによって目標設定も変わる．また，成人学習の理論でも，学習者の日常の生活，業務など自らの必要性に関連づけられた事項に関心があるといわれている．そのような学習者のニーズ分析を行うこともコースデザインの第一歩となる．

ここで，注目すべきことは学習者の意欲についてである．この意欲の増進につながる動機づけする技法を組み込むことは，学習を効果的に行うために重要である．

この考え方の主要な原理は以下のようにまとめられている[2]．

1. 学習への意欲は，学習者の好奇心が現在の知識のなかのギャップを知覚して刺激されたとき，増進される．
2. 学習への意欲は，学ぶべき知識が学習者のゴールに有意義に関連があると気づいたとき，増進される．
3. 学習への意欲は，学習者が学習目標をマスターすることに成功できると思うときに，増進される．
4. 学習への意欲は，学習者が学習課題に満足な結果を予想し経験するとき，増進される．
5. 学習への意欲は，学習者が彼らの意図を保護するために意思（自己調整）の方略を使うとき，増進され，かつ，維持される．
6. インストラクショナルデザイナーと指導者は，デザインの系統的なプロセスを適用することで，意欲と意思に肯定的であり，予想どおりの影響を及ぼすことができる．

めったに起こらない心肺蘇生のトレーニングを病棟で行おうとする場合，この原理を考えずに学習者に対して動機づけする手法を用いなければ，どれほど必要であっても，コースデザインがよくても，有効なトレーニングにはならないだろう．

設計(design)

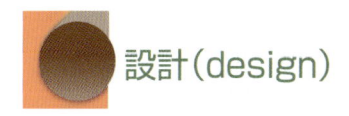

「講義とシミュレーションの順序に意味があるの？」

次にプログラムに含むべき講義やシミュレーションといった構成要素を考える。要素だけでなく，それぞれをどのような順序で行うかも，シミュレーションコースをより効果的な学びにするためにインストラクショナルデザイナーが考えなければならない重要な事項になる。

学習者の意欲を増進する目的で，シミュレーションの前に講義を行うことは意味があるだろうし，知識の整理としてプログラムの最後に講義を行うことも，意味があると考えられる。講義とシミュレーションの順序だけでなく，どのような講義をどの程度，どの順序で行うか，ということも重要である。

また，講義とシミュレーションとの関連性がはっきり学習者に伝わらなければ，学習の効率は下がる。講義においても，知識をどのように実践に生かすのかというイメージをもたせること，そしてシミュレーションでは，トレーニングした内容が今までの講義のどの部分が実践できたのかというイメージをもたせること，それぞれが可能となるように設計することが重要となってくる。

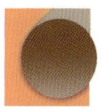

開発(develop)

●●●教授方略・教材の開発

設定した目標を学習者が達成するためにどのような方略で，どのように教えるかを考える。例えば，教材として高忠実度ヒト型シミュレーターさえあればよいのだろうか。それを置いておいて，「さあやってごらん！」というだけで，自ら進んで練習してくれる学習者はどれだけいるであろうか。できのよい学習者であれば，教科書やビデオ教材を片手に実践するかもしれない。しかし，イメージのわかない，モチベーションの高まっていない学習者では難しいであろう。そのような場合は，事前に学習内容や方法を解説した資料を配布したり，e-learningを課しておくと，少し助けになるだろう。これも，事前学習という教材の開発である。

首尾よくシミュレーターで練習できたとしても，それだけでは，学習としては不十分である。練習を繰り返すうちに，簡単な手技などでも自分の方法でよかったのか，悪かったのか迷う学習者もいるであろう。ここでも重要なことは，学習者に対して明確な目標を提示することである。事前に到達目標を知らせておくとよい。これが達成されれば，さらに学習の意欲が増進されることは，前述のとおりである。ここで大切なことは，この目標は学習者が達成可能と思える必要があることである。目標設定の際に，「とかくこれは身につけておいてほしい！！」と指導者の意見を強く反映した目標を設定してしまうことがある。これでは「なぜこんなことをやらないといけないのか？」「こんなことが役に立つのか？」と学習者が不安を抱いたり，不信に思ったりすることにもつながりかねない。このような状況では効率的な学習になるとはいえない。常に，学習者中心に考えなければ学習意欲もわかないのである。

また，タスクトレーニングなら，よい例を提示することで，それと同じ手技はできるようになる。標準化されている手技であれば，それを示せばよい。つまり，タスクトレーニングにお

いては，よい例を示すことで学習になるといえる。

「振り返り・デブリーフィングは必要なの？」

通常，シミュレーション教育で扱われるような課題を中心とした学習は実践が中心となる。すなわち，学習者は問題解決のための練習をすることになる。ここでの練習は，実践とフィードバックがなければ学習者が問題を解決できるようになることは期待できず，効果的に指導することはできない。デブリーフィングについての解説は他章に譲るが(4章を参照)，その必要性を裏づける理論的背景として2章でも紹介したGagnéの「学びの支援9教授法」を紹介する（表1）。

実際にシナリオでトレーニングを行うことは⑥の練習の機会を作ることに当たり，⑦⑧⑨はまさにデブリーフィングを行う意味としての理論的基盤を表している。

表1　Gagnéの9教授法：学びを支援するための外側からの働きかけ

①学習者の注意を喚起する	学習者を注目させ，期待する特徴に注意を引きつけるための刺激の変化
②学習者に目標を知らせる	教育の目標として，学習者が期待することをイメージさせるための提示や例示
③前提条件を思い出させる	学習者が知っている前提知識を思い出させる活動や質問
④新しい事項を提示する	学習しようとしている内容を提示するための情報や活動
⑤学習の指針を提示する	学習を促進するための方略やヒント
⑥練習の機会を作る	学習しようとしていることを練習または実行する機会
⑦フィードバックを与える	学習者のパフォーマンスを高めることを支援するような矯正的な性質をもつ情報
⑧学習の成果を評価する	学習したことを演示する機会
⑨保持と転移を高める	学習した内容から，日常現場での体験が改善されるように支援する活動

予習して，目標を意識して，手本をみながら練習すれば，なんとか簡単な手技は習得することができるようになるだろう。しかし，診察には，さまざまな手順がある。メディカルインタビュー，気道，呼吸，循環の評価などをやってはみたが，よかったのか悪かったのか，どこを改善すればよいのかは，経験が浅い学生であれば自身では判断がつかない。同級生で集まって，数人で練習するようになると優秀な学生が意見をまとめたり，修正したりするようになるかもしれないが，それでも意見がまとまらないこともあるだろう。やはり指導を仰ぎフィードバックの機会をもちたい，と考えるようになるだろう。このようにデブリーフィングは，学習目標を達成するために重要な教授方略の1つである。

●●●教材の選択

「患者診察のトレーニングに高忠実度シミュレーターがいるの？」

当然の意見であろう。診察の手順を学習目標とするのなら，疾患の病態を再現しなくてもよいので，友だち同士でも同級生同士でもシミュレーションは可能である。しかし，臨床実習前には，異常な状態も認識しておくべきであるが，すべてをトレーニングするのは困難な場合も多い。そのような場合は，いくつかのプログラムを作成し，それを組み合わせてカリキュラムと

して提案することになる。

　例えば，筆者の施設で取り組んでいる医学生教育カリキュラム作成の場合，臨床実習を始める前に模擬患者を相手に行う医療面接手技，問題解決型学習(problem based learning：PBL)，チーム基盤型学習(team-based-learning：TBL)，シミュレーターを使った不安定患者診察と臨床推論，模擬患者を用いたクリティカルな判断と臨床推論と，これらを組み合わせて進めている。ここで必要なのは，前述した「明確な目標設定」である。臨床実習の前に，医学生として必要なコンピテンシーが「明確な目標」になる。1コマの授業でもデザインは必要であるし，それらの集合体であるカリキュラムとしてもデザインは必要である。目標は，効率的な学習を支援する環境作りを行うことである。

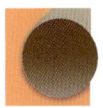

実施(implement)

「学習者の自主性が重要だから，シナリオトレーニングの間は口出ししないほうがいいの？」
「なるべくシナリオの途中には口出しをしないほうがいいよね」「いやいや，間違えたところはすぐに指摘するべきだよ」どちらも一理あるように思われる。では，どのように判断しながらシナリオを進行すればよいのであろうか。

●●●ギャップを見つける
基本的に，筆者が心掛けていることは，学習者に「なるほど」と学習のポイントとなるギャップを見つけてもらうこと，そしてそのギャップを自ら埋めてもらうように誘導することである。そのためには，なるべくチームアプローチにもっていくなど，直接指示することなく，解決する手段を考えるよう促している。

　これらを判断するうえで考慮するべき要素は主に次の2点がある。

①目標(学習成果)は何か
②学習者の状態把握

　①を考えるうえで参考となるツールが学習成果の分類である。
・言語情報：「それ」または「何か」を知ること
・知的技能：知識を応用すること
・認知的方略：思考や学習の効果的な方法を採用すること
・態度：個人の行動を選択するための感情や信念
・運動技能：正確で，スムーズで，時間どおりの動きを実行すること

●●●学習目標によって，指導をする適切なタイミングは異なる
学習目標が運動技能の要素が強いもの，例えば，中心静脈カテーテルを挿入する場合は，事後修正よりも，その都度修正をして練習を繰り返すほうが効率的であろう。
　また，知的技能と運動技能が学習目標に含まれる場合，例えば，心肺停止症例への対応を学習するために，まず，アルゴリズムを用いて心肺蘇生の流れを学習してからマネキンを用いて

の実技を行うこともある。この場合，アルゴリズムを使ってトレーニングをしている際に，患者状態の把握を誤ると，学習目的とかけ離れたことをトレーニングしてしまう可能性がある。その場の判断でシナリオをいったん止めてやり直すほうが効率的な場合もあるであろう。また，心肺蘇生の実技は，主に運動技能の学習であるため，その都度指摘をしたほうがすぐに身につく場合が多い。

　一方，不安定患者対応の場合など，学習目標が主に知的技能である場合は，多くの情報からどの情報を採用し，それに対してのアセスメントから対応を考えていくことを目標にしたトレーニングとなる。診断自体がトレーニングの目標なので，シナリオをある程度進めていくなかで何かに気がつくこともあるであろうし，シナリオが終了して冷静に振り返ったときに学習者が自ら気がつくこともあるであろう。この場合は，シナリオ中は口を挟まないほうが，学習の効率は上がるものと考える。

「どうすれば，ちょうどよいタイミングで介入できるようになるの？」

学習者の状態の観察も必要である。プログラムデザインの想定に反して，学習者が困ってしまったり，精神的に傷ついてしまいかねない場合には，シナリオの途中でも介入したほうがよいであろう。同じプログラム内容であっても知識のあるなしにかかわらず，学習者によっては混乱したり，どうしようもなくなってしまうことはある。その場合は，なるべく早くそれに気づき，「神の声」でヒントを与えたり，どうにもならなくなった場合には，シナリオを一時中断し，冷静な状況にする必要がある。

　シミュレーション教育は，講義形式と異なり，実践することで学ぶものである。言い換えれば，失敗から学ぶ学習である。「失敗しても大丈夫」という安全な環境を整備するように当然注意は払うべきである。それでも学習者は，失敗したくないし，講義に比べると精神的なストレスは大きくなる。ここで述べたことは，些細なことのように思われがちであるが，この判断を誤ると，学習者を傷つけてしまうことになるし，逆にあまり手取り足取りでは学習効果が得られなくなる。指導者は学習者に対する精神的なサポートや観察を怠らないようにしながら，適切な介入を行う必要がある。

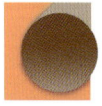

評価(evaluate)

ID を用いることで，評価は必ずプログラムに組み込まれる。測定・評価を行うことで，実施したプログラムのデータが蓄積され，目標設定が妥当であるか，学習者のニーズに合致していたかなどの分析が行えることになる。

　1967 年に Scriven によって形成的評価と総括的評価という用語が提唱された[1]。その定義を以下に示す[1]（詳細は 6 章を参照）。

> 形成的(formative)評価は，改善プロセスを支援する目的で設計・実行される評価である。通常は，改善を行うことができる人が委託され，または自ら実行し，彼らに結果が届けられる評価である。総括的(summative)評価は，形成的評価以外の評価である。目的に関していえば，（形成的評価は開発者自らが行うものであるのに対して）開発以外の理由

で評価結果を必要としているオブザーバーや意思決定者によって，あるいは彼らのために行われる評価である。

　つまり，形成的評価の目的はプログラム改善のための評価で，総括的評価はそれ以外の学習者を評価するものも含めての評価ということができるであろう。

「アンケートってデータになるの？」
データになるが，データとして活用するには，いくつかの基本を押さえる必要がある。アンケートは，研修についての学習者の率直な反応を得るために匿名で記入されるべきである。また，これは Kirkpatrick のレベル1(反応：reaction)(10章参照)に相当する。学習者の反応を調べるのに使われるが，プログラムに対する1回だけの全体的な反応(例えば，どの程度満足したか？)だけのデータ収集することにとどめないことが重要である。詳細なレベル1の情報は，プログラムの個々の構成要素についても収集されるべきである。例えば，講師，題材，情報提供のスタイル，スケジュール，設備，学習活動，研修中に学習者がどのように感じたかなどである。

Kirkpatrick の学習効果評価モデルについては，以下のようにまとめられている[1]。
レベル1：反応(reaction)：前述のとおり。
レベル2：学習(learning)：学習者がプログラムに参加してどの程度まで態度を変化させ，知識を増やし，スキルに習熟したか。
レベル3：行動(プログラムの転移)
〔behavior(transfer of training)〕：学習者がそのプログラムに参加した結果として，職務上の行動を変化させたかどうかを測る。
レベル4：結果(result)：プログラムが「最終的な成果」につながっているかどうかを調査する。ここでの成果とは，組織の業績に影響するすべての成果を含む。

これは，どの位置づけで評価を行っているかを考える手段になる。

　　　　　　　　　　　・・・

以上の ID の中心となる要素を組み合わせながら，プログラムやコースをデザインすると，データ収集も当然行われるし，学習者の評価も，プログラムとしての評価も行い，形成的評価も行うことができ，さらに，プログラムを改善する流れも自然にできる。
　また，このようにデザインされたプログラム，コースは標準化することも可能で，多施設で共有することもデータの比較検討も可能になると考えられる。

以上でコースデザインとシナリオの進め方を解説した。「ちょっと自分でコース作りをしてみようかな」と思ったときの参考の手段として活用いただきたい。シナリオの進め方も決まった方法があるわけではない。指導者も経験を重ね，訓練が必要である。その時の指針となり，少しでも指導者としてのストレスを少なくすることができれば大変嬉しい。

> **まとめ**
> - 有効な学習効果を得るためには，シミュレーションを含めた教育カリキュラム全体をデザインする必要があり，その際，インストラクショナルデザインの応用が有用である。
> - コースをデザインする流れとしては，学習者ニーズを把握し，学習目標を設定する。その後，目標を達成するために必要な教材，教授方略，評価法をインストラクショナルデザインの一連の流れに沿って選定していく。
> - 医学教育においては，学習者が成人であることを意識し，学習者自身の業務や興味に深く関連づけ，学習意欲が高まるよう配慮する。
> - 目標と学習者によって，どのような評価をどのタイミングで行うか，「神の声」が必要なタイミングも異なる。

文献

1. Gagné RM, Wager WW, Golas KC, et al. 著．鈴木克明，岩崎 信監訳．インストラクショナルデザインの原理．京都：北大路書房，2007．
2. Reiser RA, Dempsey JV 編．鈴木克明，合田美子監訳．インストラクショナルデザインとテクノロジ．京都：北大路書房，2013．
3. 鄭 仁星，久保田賢一，鈴木克明編著．最適モデルによるインストラクショナルデザイン：ブレンド型 e ラーニングの効果的な手法．東京：東京電機大学出版局，2008．

参考図書

1. Reigeluth CM. Instructional-Design Theories And Models—A New Paradigm of Instructional Theory. Hillsdale: Lawrence Erlbaum Associates, 1983.
2. Ambrose SA, Bridges MW, et al. How Learning Works: Seven Research-Based Principles for Smart Teaching. San Francisco: Jossey-Bass, 2010.
3. Merriam SB 編．立田慶裕，岩崎久美子，金藤ふゆ子ほか訳．成人学習理論の新しい動向．東京：福村出版，2010．
4. Walter D, Carey L, Carey JO 著．角 行之監訳．はじめてのインストラクショナルデザイン：米国流標準指導法 Dick&Carey モデル．東京：ピアソン・エデュケーション，2004．
5. 寺田佳子．学ぶ気・やる気を育てる技術：「仕組み」でチーム・組織を強くする．東京：日本能率協会マネジメントセンター，2012．
6. Yrjö E 著．松下佳代，三輪健二監訳．変革を生む研修のデザイン：仕事を教える人への活動理論．東京：鳳書房，2010．

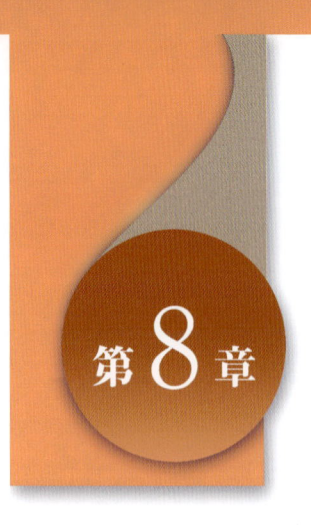

第8章 チームトレーニング

髙橋 仁，志賀 隆

> **学習目標**
> - 医療におけるチームトレーニングの重要性を理解する
> - 危機的状況におけるコミュニケーションの原則を理解する
> - チームトレーニングをシミュレーション教育で学習する際のピットフォールと解決策を知る

65歳の男性。既往に喘息あり。検診で胸部X線に異常影を指摘され，検査目的で入院した。胸部造影CTを行っている最中に，全身の紅斑と呼吸苦を訴えた。アナフィラキシーショックが疑われ，救急室に移動した。初期研修医A（以下，医師A）が対応することになった。
血圧 86/40 mmHg，心拍数 120/min，呼吸数 30回/min，SpO$_2$ 88% 室内気

医　師A：（アナフィラキシーショックだな，とにかくボスミン投与だな…）酸素をリザーバーマスクで投与して，点滴をしましょう，ボスミン1Aを静脈注射して！
看護師B：（あれ？ アナフィラキシーショックなら静脈注射じゃなくて0.3 mgを筋肉注射じゃなかったかな…）えーっと…
医　師A：いいから早く投与して！！
看護師B：はい！ 静脈投与しました！

直後，患者は動悸を訴え，モニターにはVf波形が…

医療におけるチームトレーニング

「なぜ，チームトレーニングが重要なの？」

"To Err is Human" ＝「人は誰でも間違える[1]」といわれ，「間違いを起こさない人間はいな

い」ということが認識されるようになった。そして，システム改善のみではすべての医療事故を防ぎ得ないこと，つまりシステムエラーだけではなく，コミュニケーションエラーなどのヒューマンエラーに関しても対策を講じる必要があることが認識されるようになった。また，JCAHO（Joint Commission of Accreditation of Healthcare Organization，現在のJC：Joint Commission）は，医療事故の約66％にコミュニケーションエラーが関係していると報告した。つまり，現在の医療安全や患者予後改善のためには，コミュニケーションも含めたチームトレーニングが不可欠なのである（"医療安全とシミュレーション"の詳細は，9章を参照）。

　冒頭の症例では，医師Aの間違いに看護師Bは気がついていたが，指摘することができず，医療事故が起きてしまった。医師Aと看護師Bの間に良好なコミュニケーションがあれば防げたかもしれない。

●●● CRMとは

CRMは，Crew（or Crisis or Cockpit）Resource Managementの略で，Lauber[2]により定義された，「安全な飛行機の運行を得るために，情報・資源・人材などの利用できるありとあらゆるものを使うこと」を意味している。"飛行機"とあるように航空業界に由来する言葉であり，当時頻発していた航空機事故の対策として，トレーニングに取り入れられた。以後，軍需産業などの航空業界以外でも"CRM"は使われるようになり，医療界では，1989年にGaba[3]が麻酔科学に適合させ，Anesthesia Crisis Resource Management（ACRM）と名づけた。現在は医学教育のなかで，チームトレーニングの意味として使用されている。

●●● TeamSTEPPS®とは

TeamSTEPPS®[4]とは，"Team Strategies and Tool to Enhance Performance and Patient Safety"の頭文字を取ったもので，米国国防総省とAHRQ（Agency for Healthcare Research and Quality）が共同開発したものである。その目的は，患者の安全や予後をより最適なものにするために医療チームのパフォーマンスを向上させること，としている。学習目標として，リーダーシップ，状況モニター，相互支援，コミュニケーションという4つのコンピテンシーを提示している。TeamSTEPPS®は日本国内でも医療安全の面から取り入れられ，その概念を講義形式で講演や勉強会などで学ぶことができる（"TeamSTEPPS®"の詳細は，17章を参照）。

本章では，CRM，TeamSTEPPS®などの用語を代表して"チームトレーニング"とする。

●●● チームトレーニングの有効性

チームトレーニングが有効であるというエビデンスに関しては，数年前までは明確なものがなかったが，研究者の分析により徐々に確立されている[5〜8]。Neilyら[8]の研究では，外科的処置の死亡率をチームトレーニングをしている病院としていない病院でレトロスペクティブに比較し，チームトレーニングにより死亡率が下がることを示している。

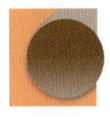

危機的状況におけるコンピテンシーの原則

「チームトレーニングのコンピテンシーって何？」

患者の生死や予後を決めるクリティカルな判断を，限られた情報や人数で瞬時に行わなければいけない状況は，まさに危機的状況である．具体的には，出産などがある産婦人科領域，手術に携わる外科や麻酔科領域，患者が急変する救急科や集中治療領域などである．このような状況で良好なチームパフォーマンスを保つことは，患者の安全および予後のために非常に重要で，そのために常日頃のチームトレーニングが必要であろう．

そのチームトレーニングを構成するコンピテンシーは，各チームトレーニングにより異なり，統一がされていないのが現実である．しかし，用語が異なるだけで，大筋は以下の要素であると筆者は考えている．

―コミュニケーション，リーダーシップ，状況把握，順応性―

それぞれに関して説明する．

●●●コミュニケーション(communication)

チームトレーニングの中核をなすものである．チームを有効なものにするため，メンバーそれぞれが明確な意見を積極的に発言し，また，一方で，他メンバーの発言を尊重して聞くことが重要であり，そのようなコミュニケーションは"アサーティブコミュニケーション"といわれている（assertive は直訳では"断言的な"や"独断的な"という意味だが，この場合は"双方向性"を意味している）．メンバーが発言しやすい雰囲気をチームで作ることが重要である．

ほかにコミュニケーションで重要なキーワードとして，"明確に"，"合目的に，もしくは適切な"，"的を射た，タイムリーな"などがある．発言のトーンやタイミングや，ジェスチャーなどの非言語的なコミュニケーションも重要である．

冒頭の症例でも，看護師は間違いではないかと思っていたが，それを明確に発言できなかった．また，医師 A も看護師 B が間違いを指摘できるような態度や雰囲気を作ることができれば，結果は変わっていたかもしれない．

●●●リーダーシップ(leadership)

チームを有効に機能させるためリーダーが必要である．リーダーに必要なことは，チームにゴールや目標を事前に提示し，いわゆるメンタルモデルの共有を行う．また，プロセス中に，メンバーがうまく働いているか，チームが機能しているか，など全体を把握し，適宜調節していく．また，人的，物的資源を把握し，最大限に活用しなければならない．調節し指示を出すことは重要であるが，一方で，メンバーが躊躇せず自由に発言できる雰囲気を作り，メンバーからの情報を有効に聴取することも重要である．チームのプロセスが終了後，メンバーにデブリーフィングを行い，今後のチームワークプロセスの向上をはかる．このような行動をリーダーシップといい，その行動はリーダーのみならずほかのメンバーにも当てはまる．

●●●状況把握(situational awareness)

リーダーだけではなく，チームのメンバーはそれぞれ個人やチーム全体の状況を観察・把握

し，必要であれば積極的に発言し，情報をチームで共有する(メンタルモデルの共有)必要がある。リーダーも含めたメンバー全員が積極的な発言ができるような環境を整えなければいけない。観察・把握すべきことは，患者の状態，個人・ほかのメンバーの状態，チーム全体の進行状況などがある。

●●●順応性(adaptability)
危機的状況では，物事が時々刻々と変化し，予想し得ない方向に向かい，チームとしてプランを変更しなければならないことは十分起こり得る。チームは，当初の計画にこだわるのではなく，新たな状況，資源の状態を見て，再計画を行う順応性が必要である。また，その再計画を各メンバーが個別に行うこと，また，チーム全体で行う必要がある。

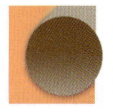

シミュレーション教育におけるチームトレーニングのピットフォールと解決策

「チームトレーニングをシミュレーション教育で行う場合，どうすればいいの？」
現在の日本では，チームトレーニングのシミュレーションコースはあまり行われていない。欧米では行われているが，各コースでコンピテンシーが微妙に異なるなど，どのようなシミュレーション教育がベストなのか，明確ではないのが現状である。

そのため，ここでは，米国のチームトレーニングの大家・Salas らの報告[5, 6]をもとに，チームトレーニングのシミュレーション教育のために気をつけるべき原則を紹介する。

●●●チームトレーニングの核となるコンピテンシーを定義する
まず，そのシミュレーション教育で学習すべきコンピテンシーを定めることが重要である。このコンピテンシーには，先に挙げたコミュニケーションやリーダーシップ，状況把握や順応性，などが当てはまる。

●●●タスクワークよりチームワークを強調してデザインする
タスク(患者の蘇生や出産など)が無事に遂行されることより，そのプロセスでコミュニケーションなどのチームワークがうまく行う術を学べるものを作らなければならない。シナリオやチェックリスト，デブリーフィングプランは，タスクよりチームワークに焦点を絞って作るべきである。また，当日のデブリーフィングもチームワークに関して行うべきである。

●●●講義やビデオディスカッションよりも実践のプラクティスを行う
チームトレーニングには，さまざまな方法がある。紙で用意されたシナリオや，ビデオに録画されたシナリオについて皆でディスカッションし，チームトレーニングをする方法もあるだろう。しかし，シミュレーションやロールプレイなどを行うことにより，学習者はより現実に近い認知・行動プロセスを体験することができ，より深く学ぶことができる。そのためには，シナリオは学習者の実臨床に即したもの，よりリアリティーのあるものが好ましい。

●●●チームトレーニングを考慮したシナリオを作成する

チームトレーニングに関するシミュレーションのシナリオは，コミュニケーションやリーダーシップなど，チームトレーニングのコンピテンシーに基づき作成する。シミュレーションでは，リアリティーが重要であるため，学習者に合わせる必要がある（看護師のためのチームトレーニングなら，病棟や外来での急変のシナリオを，また，外科チームのトレーニングなら手術中患者の急変のシナリオ）。

また，シナリオのなかに，コミュニケーション能力やリーダーシップが発揮されるかどうかを試すための，"Trigger"（しかけ）を入れるのも有効かもしれない。例えば，全員に事前情報を与える際に，1人だけ薬物のアレルギー歴を伝えない。シミュレーションで，その1人がアレルギー反応を引き起こす薬物を投与することを宣言したとき，ほかのメンバーが具体的に指摘できるかをみる。

●●●的を射た，タイムリーなデブリーフィングやフィードバックを

先に記載したように，デブリーフィングやフィードバックは，タスクがうまく遂行されたか（シミュレーターがうまく蘇生されたかなど）についてだけではなく，チームワークがうまく遂行されたか（コミュニケーションやリーダーシップがうまく行われたか，など）について言及されなければならない。

●●●チームトレーニングが個人の行動を変えたか，実臨床で効果があったかを評価する

シミュレーションを行うことにより，実臨床で学習者の行動や思考に変化が起きたか，実際に成果が出たかを評価することは，チームトレーニングのシミュレーションに限らず，あらゆるトレーニングに必要なことである。そして，その評価の結果を考慮し，シミュレーションコースをよりよいものへと作り変えなければならない。

チームトレーニングの評価では，参加前後での意識変容をアンケートで，また，実臨床で医療事故が減ったかなどを調査することがよいと思われる。

「実際にシミュレーションはどのように行うの？」

以上の原則に基づき，チームトレーニングのシミュレーションコース案を作成した。

まず，コンピテンシーとして，コミュニケーション，リーダーシップ，状況把握，順応性を挙げた。コンピテンシーに基づきシナリオやチェックリスト，デブリーフィングプランを事前に作成した。看護師が対象であったため，病棟急変からの心肺蘇生のシナリオを作成した。

時間割は，下記のようにした。チームトレーニングの概念や有効性を短時間で説明したあと，事前に撮影したビデオ症例に基づきチームトレーニングに関してディスカッションを行う。そして上記のコンピテンシーに基づき作成した心肺蘇生のシミュレーションを行う。

チェックリストやデブリーフィングプランに基づきファシリテートやデブリーフィングを行う。

● ● ●

チームトレーニングの必要性，コンピテンシー，チームトレーニング導入にあたっての原則を紹介した。医療安全の面から注目されているチームトレーニングであり，そのシミュレーション教育が望まれる。チームトレーニングのシミュレーションコースは非常に複雑であり，PDSA（Plan-Do-Study-Act）サイクル[9]で改善をはかり，運営していくことが重要である。

時間割の例

時間	内容
9：00～ 9：50	チームトレーニングについての講義
10：00～10：50	ビデオディスカッション
11：00～13：00	シミュレーション
13：00～	まとめ

> **まとめ**
> - 医療事故の原因となるヒューマンエラーを防ぐために，チームトレーニングは有用である．
> - チームトレーニングのコンピテンシーは，コミュニケーション，リーダーシップ，状況把握，順応性などがある．
> - チームトレーニングのシミュレーションで学習する場合は，コンピテンシーに基づき，タスクワークよりチームワークを強調してデザインする．

文 献

1. Joint Commission on Accreditation of Healthcare Organizations. Root causes for sentinel events, 2006. 〈http://www.jointcommission.org/SentinelEvents/Statistics/〉 Accessed Jun. 17, 2014.
2. Lauber JK. Cockpit resource management: background and overview. In: Orlady HW, Foushee HC, eds. Cockpit Resource Management Training: Proceedings of the NASA / MAC Workshop. NASA Conference Publication No. 2455. Moffett Field: NASA–Ames Research Center, 1987.
3. Gaba DM, Fish KJ, Howard SK. Crisis Management in Anesthesiology. New York: Churchill Living-stone, 1994: 5-45.
4. Agency for Healthcare and Research and Quality（AHRQ）. TeamSTEPPS®: National Implementation. 〈http://teamstepps.ahrq.gov/〉 Accessed Apr. 16, 2014.
5. Shapiro M, Gardner R, Salas E, et al. Defining team performance for simulation-based training: methodology, metrics, and opportunities for emergency medicine. Acad Emerg Med 2008; 15: 1088-97. PMID: 18828830
6. Salas E, DiazGranados D, Weaver S, et al. Does team training work? Principles for health care. Acad Emerg Med 2008; 15: 1002-9. PMID: 18828828
7. Salas E, DiazGranados D, Klein K, et al. Does team training improve team performance? A meta-analysis. Hum Factors 2008; 50: 903-33. PMID: 19292013
8. Neily J, Mills P, Young-Xu Y, et al. Association between implementation of a medical team training program and surgery mortality. JAMA 2010; 304: 1693-700. PMID: 20959579
9. Langley GJ, Nolan KM, Norman CL, et al. The Improvement Guide: A Practical Approach to Enhancing Organizational Performance. San Francisco: Jossey-Bass, 1996.

第9章 医療安全とシミュレーション教育

五十嵐 寛

学習目標

- 医療安全におけるシミュレーション教育の意義を説明できる
- 実際の事例に対応し，かつ医療安全にフォーカスを当てたシミュレーションプログラムを作成し，実践できる
- 受講者の mental safety を確保した教育ができる
- さまざまな既存のシミュレーションプログラムと医療安全との関連を説明できる
- KYT を職場で実践できる

さまざまな分野において，シミュレーション教育が取り入れられるようになって久しいが，医療界におけるシミュレーション教育の最大の利点は，医療安全の観点からであるといわれている[1]。また，同じプログラムであっても，医学的な知識・技術の習得を目的とするよりも，その先にある医療安全を念頭においてシミュレーション教育を行うことで，より実務的かつ包括的なプログラムとすることができる。

「シミュレーション教育は医療安全につながるの？」

事例 1.
リドカイン（抗不整脈薬）10 倍量投与による死亡事故
同様な事例は，以前国内で多発したために，そのリスク分析に伴う医療安全対策が施された結果，激減したという歴史をもつ。典型的な薬物誤投与の事例である。

1. 救急外来での指示（口頭指示）
   救急外来などで緊急処置を行う場合は，しばしば口頭指示が容認される。口頭指示を出した医師は，投与量（mg）ではなく「2 分の 1 アンプル」を投与するように指示した。
2. 同一薬で容量・濃度が異なる薬物の存在
   医師はワンショットで静脈注射するタイプの製剤（2% リドカイン 5 mL/1A）を指示したつも

りであった．しかし，看護師がトレーで見つけたリドカインは，希釈して精密微量注入する時に使う5倍濃度で2倍量の製剤（10% リドカイン 10 mL/1A）であった．
3. 看護師の経験
担当看護師は，経験豊富なベテランであった．しかし，その薬物にかぎり，実際に投与した経験がここ10年以上なく，薬効は理解していたが，投与量を覚えていなかった．また，複数の濃度の製剤が存在することを知らなかった．
4. 多忙からの注意力の低下
看護師は，自分に投与経験がない薬物を投与することに不安を感じ，医師に投与量を確認した．しかし，この時医師は，すでにほかの急患のためにコールされ，その確認がはっきり聞こえなかったのに，曖昧な返事をしてしまった．
5. 当事者たちの思い込み
医師はすでに次の急患のためにコールされ，退室しかかった状態で，看護師の声がよく聞こえなかったのだが，ベテランの看護師のいうことなので間違いはないと思い込み，曖昧な返事をしてしまった（この場合，看護師がベテランであったことが裏目に出てしまった）．看護師はそれを医師がしっかり確認したと信じ，結果的に医師が意図していた投与量（2% リドカイン 1/2A；50 mg）の10倍（10% リドカイン 1/2A；500 mg）を患者に投与してしまった．

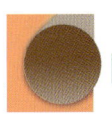

医療安全対策の意義

医療安全対策の基本の1つは，リスクマネジメント，すなわち，インシデントの収集と分析である[2]．そこから潜在的エラーを見つけ出し，エラーチェーン（誤りの連鎖）がつながらないようにする．潜在的エラーがシステム上の問題である場合には，システム自体の改善を試みる．

●●●エラーの種類

エラーの種類としては，ヒューマンエラー（人的過失）と，システムエラー（組織・制度・構造的欠陥）に分けられ，それぞれが密接にかかわって問題が起こる．システムエラーは，ヒューマンエラーを惹起するバックグラウンドとなる．

事例を分析して抽出されたシステムエラーに関しては，原則として，そのシステムを修正するべきである．

事例1では，システムエラーとして，①薬物のダブルチェックが徹底されていない，②成分が同じで容量が異なる2規格の製剤が同一トレイに存在する，などが挙げられる．そして，ヒューマンエラーとして，①多忙からの注意力の低下，②ベテランの看護師の言うことなので間違いはないとの思い込み，などが考えられるが，それらに対してはどのような対策が可能であろうか．

一般的には，ヒューマンエラーは非熟練者に多い．裏返せば熟練者はヒューマンエラーを犯し難い能力を獲得していることになる．しかし，ヒューマンエラーは，原因ではなく結果であるとも考えられている．

"To Err is Human"，この有名な言葉は，1999年12月に米国 Institute of Medicine（IOM）

が公表した"To Err is Human: building a safer health system"[3]からの言葉である。このレポートは我が国でも直ちに翻訳され[4]，医療安全に関する意識を高めた名著とされている。人間の行動パターンの本質を突く金言といえる。ただし，言うまでもなくこの言葉は，人間が間違いを犯すことを容認する，という意味ではない。

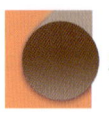

学習におけるシミュレーションの最大の利点

人が最高の学習を得られるのは，直接の経験からである。誰もが試行錯誤を繰り返し，さまざまな能力を獲得していく。経験に基づいた能力は長期間維持され，その上にさらに，経験を重ねることにより，高度な能力を獲得していく。裏を返せば，ある「現象」を学ぶ方法が経験以外である場合は，その定着は弱いことが考えられる。

　図1は，第1章で語られたMillerの三角形[5]のもととなったDaleの経験の円錐[6]である。これによると「聞いたこと」の1週間後の記憶は20%程度しか残らないのに対し，「体験したこと」の記憶は90%残っているとされる。

1週間後の記憶	学習の経験	学習目標
読んだことの10% 聞いたことの20%	読む 聞く	定義する，列挙する， 記述する，説明する
見たものの30%	画像を見る 動画を見る	実演する 応用する 体験する
見聞したことの50%	展示を見る 実演を見る	
話したり書いたことの70%	現場を見学する 議論をする	分析する 計画する 創造する 評価する
体験したことの90%	模擬体験する 実際に体験する	

■図1　Daleの経験の円錐

　シミュレーション教育の最大の利点は，実際には経験できないような現象であっても，疑似（模擬）体験できることにある。さらにそれを繰り返すことも可能である。また，複雑な要因で起こった「現象」の場合には，その現象をシミュレーションで再現することにより，解析にも役立つ。

「具体的な事例をシミュレーションプログラムに取り入れるコツはありますか？」
では，実際に事例1を効果的なシミュレーショントレーニングに取り入れるにはどのようにすればよいであろうか。
　このような複雑な事例の場合，まずは詳細に解析する必要がある。通常，重大インシデントやアクシデントに至った事例に関しては，各施設の「医療安全管理室」構成メンバー，すなわ

ち，リスクマネジメントに精通した者と関連する多職種のメンバーが，それぞれの立場からの解析を行う．深い洞察に基づいたインシデント解析をもとに事例のシミュレーションを行い，学習者に疑似体験させることの効果に関しては，説明の必要はないであろう．

●●●学習効果を高めるためにはインストラクショナルデザインに基づいたコース設計が必要

身近に起こった事例を取り入れることにより，学習者に強いインパクトを与えると同時に，学習モチベーションを高めることは確かである．しかし，目的をはっきりさせずに，ただ単に事例を再現するのでは，高い学習効果は望めない．事例1の場合でも，もし事例を忠実に再現しようとすると，シミュレーション自体があまりにも大がかりになってしまい，トレーニングに要する時間が膨大になってしまう．そこで，インストラクショナルデザイン(instructional design：ID)に基づいたコース設計が必要である(詳細は7章を参照)．すなわち，明確な目標設定と，目標に到達するために必要な方略・時間を明確にし，また，目標に到達したことを測定できる妥当な評価法を検証し，コース設計を行うことが肝要である[7]．

　特に，医学的な部分とそれ以外の部分を混在させず，目的とする医療安全の部分にフォーカスを当てたプログラム作成が肝要である．

●●●デブリーフィング

医療事故の事例解析に基づくシミュレーションでは「医学的な部分」と「それ以外の部分」を極力分け，医療安全にフォーカスを当てたプログラム作成が肝要である．デブリーフィングにおいても，目的が「医療安全」であることを学習者に意識させ，医学的な部分に偏らないように配慮することが必要である．

　医療安全に関連するシミュレーションを実践する場合に，最も留意すべきは学習者の「安全確保」であろう．この場合の「安全確保」は，学習者のメンタルな部分を指す(mental safety)．その観点からは，プラス／デルタ(＋Δ)法[8](4章参照)をベースにしたデブリーフィングが有効である．すなわち，＋(プラス)：学習者の行動でよかったことをベースに，Δ(デルタ)：さらなる改善策，を提示させる方法である．デブリーフィングを単なる反省会にしないことは，非常に重要である．

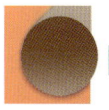

医療安全を学習できるシミュレーションコース

「医療安全に関するシミュレーションはほかのシミュレーションとどこが違うのでしょうか？」
各地でさまざまな種類の既存のシミュレーションコースが開催されている．American Heart AssociationのACLS(Advanced Cardiovascular Life Support)，日本救急医学会のICLS(Immediate Cardiac Life Support)，日本内科学会のJMECC(Japanese Medical Emergency Care Course™)，日本外傷診療研究機構のJATEC™(Japan Advanced Trauma Evaluation and Care)など，数多くのプログラムが存在する．これらに共通する目的は，患者の急変時対応などの「待ったなし」の状況に迅速な対応を可能とすることである．このような場合，実際の現場では個人のパフォーマンスだけではなく，チームとしてもパフォーマンスが求められる．そのためこれらのプログラムの多くは，ノンテクニカルスキルトレーニングを含む．ノン

テクニカルスキルとは，コミュニケーション，チームワーク，リーダーシップ，状況認識，意思決定などを包含する総称であり，専門的な知識や技術であるテクニカルスキルとともに，チーム医療における安全や質の確保に必要なものである。

ここでは特に「医療安全」にフォーカスを絞ったシミュレーションプログラムの具体例の1つであるKYT(危険予知トレーニング)を紹介する。また，17章のTeamSTEPPS®も医療安全とかかわりの深いシミュレーションプログラムとして参照されたい。

●●● KYT(Kiken Yochi Training：危険予知トレーニング)

工業界における安全対策トレーニングは，医療界よりも早くから始められており，国内では住友金属工業で1974年に始められたKYT(Kiken Yochi Training：危険予知トレーニング)が有名である。これは一種のシミュレーションプログラムであり，ある作業に対して起こり得る危険な事象を事前に予知し，対策を立てておくことにより事故を防ぐことを目的としている。KYTの基礎は4つのラウンドで構成されている。概要を以下に示す。

①職場や作業の状況を描いたイラストシートや写真を使い，
②また，現場で現物を見たり，作業をしたりしながら，
③職場や作業の状況のなかに潜む「危険要因」(事故の原因となるような人の不安定行動や不安全な環境状態，作業者，患者の危険行動)とそれが引き起こす「現象」(結果であること故の形)を，
④職場の小グループで話し合い，考え合い，わかり合って，
⑤危険のポイントや行動目標を決定し，指さし呼称や唱和で確認するなどして，
⑥行動する前に安全衛生(患者の安全)を先取りする

- 第1ラウンド：どんな危険があるのか(現状把握)
  イラストシート，写真，現場の状況のなかに潜む危険要因(見えるもの，まだ見えないもの)を発見し，その要因が引き起こす現象を想定する。危険ストーリーで表現する(その要因を放置することにより起こってしまう可能性のある危険なことをストーリー仕立てで表現すること)
- 第2ラウンド：ここが危険のポイントだ(本質追及)
  発見した危険要因(危険ストーリー)のうち，これが重要だと思われる危険を把握して，○印，さらに絞り込んで◎印をつける(重点指向)
- 第3ラウンド：対策を指示する(対策樹立)
  ◎印をつけた危険因子を解決するにはどうしたらよいか考え，具体的な対策を立てる
- 第4ラウンド：私たちはこうする(目標設定)
  対策のうち重点実施項目を絞り込んで※印をつけ，それを実践するための重点実施目標を指定し，指さし唱和して締めくくる

KYTは医療とは異なる業種において開発されたが，医療界におけるリスクマネジメントのなかに取り入れる形で普及してきた[9]．医療版では，第5ラウンド（実施）と第6ラウンド（評価）を追加する[10]．KYTは，医療界に導入するはるか以前より，工業界で創意工夫がなされており，近代日本における工業界の安全向上に大いに寄与したといわれる．医療界に導入するにあたっても，多少の工夫を加えることで，ほぼそのままの形で導入することが可能であった．事故に至る人の行動パターンをよくとらえた秀逸なトレーニングである．

● ● ●

医療安全教育にシミュレーションを取り入れることは高い学習効果を期待できる．ただし，実際の事故をもとにプログラムを作成する場合は，医学的な部分とそれ以外の部分を分け，医療安全にフォーカスを当てたプログラム作成が肝要である．実践にあたっては，学習者の目的意識をはっきりさせることと，学習者のmental safetyへの配慮が重要である．

まとめ
- 医学的な部分とそれ以外の部分を明確に分け，医療安全にフォーカスしたプログラム作成を心掛ける．
- 学習者のmental safetyへの配慮が重要．
- 医療安全関連のシミュレーションプログラムにおいては，テクニカルスキルよりもノンテクニカルスキルを重視したプログラム作成・評価が望ましい．

文献

1. 菊川 誠, 西城卓也. 医学教育における効果的な教授法と意義ある学習方法②. 医教育 2013；44：243-52.
2. 五十嵐 寛. リスクマネジメントとは. In：坂田三允, 松下正明, 櫻庭 繁編. 精神看護エクスペール1 リスクマネジメント第2版. 東京：中山書店, 2009：2-14.
3. Kohn LT, Corrigan JM, Donaldson MS, et al. To Err is Human: building a safer health system. Washington D.C.: National Academies Press, 2000.
4. 米国医療の質委員会/医学研究所, Kohn LT, Corrigan JM, Donaldson MS. 編. 医学ジャーナリスト協会訳. 人は誰でも間違える：より安全な医療システムを目指して. 東京：日本評論社, 2000.
5. Miller GE. The assessment of clinical skills/competence/performance. Acad Med 1990; 65(9 Suppl): S63-7. PMID: 2400509
6. Dale E. Audiovisual methods in teaching, 3rd ed. New York: The Dryden Press, 1969.
7. Gagné RM. The conditions of learning. 4th ed. New York: Holt, Rinehart and Winston. 1985.
8. Helminski L, Koberna S. Total quality in instruction: A systems approach. In: Roberts HV ed. Academic Initiatives in Total Quality for Higher Education. Milwaukee: ASQ, 1995: 309-62.
9. 杉山良子. ナースのための危険予知トレーニングテキスト. 大阪：メディカ出版, 2010：12-28.
10. 杉山良子. KYT. In：森本 剛編. 医療安全学. 東京：篠原出版新社, 2010：73-7.

第10章 シミュレーション教育に関する研究

西崎 彰，椎間 優子

学習目標

- シミュレーション教育における研究の必要性を理解する
- シミュレーションに関する研究のステップを理解する
- ほかの研究を評価する際に有用な SimPICO モデルや Kirkpatrick モデルを理解する

「なぜシミュレーション教育に関する研究が必要なの？」

この質問に適切に答えるためには，"シミュレーション教育に関する研究とは何か"をはっきりさせる必要がある。ここでは，1つ実際の例を挙げて考えていこう。

「小児科研修医の気道管理の技術を向上させることができないだろうか？」

とある地方中核病院の研修指導部長が頭をひねっている。これは，先日病棟で細気管支炎の乳児が挿管手技の遅れから心停止に陥りかけたことを考えて，思わず出てきた言葉だった。しかしよく考えたら，自分だってこの1年で一度だけ新生児ICUで挿管をしたにすぎない。そうだ，隣の看護学校に乳児のシミュレーターがあったので気道管理のトレーニングもできるはずだ。一度シミュレーションセンター担当の看護学校の教官に相談してみよう。

電話をかける前に，最近物忘れが多い指導部長は質問リストを作成することにした。そのリストは以下のようなものであった。

- 今回のようなニアミス事件は病院全体としては，実際どの程度の頻度で起こっているのだろうか？
- 小児科研修医の気道管理の技術に問題があったのだろうか？ 実際にトレーニングする必要があるのだろうか？
- トレーニングの学習目標はどう設定したらよいのだろう。麻酔科医とまではいかないが通常の挿管までは問題なくできるようになってほしいなあ。バッグ換気の技術もトレーニングに

含めるべきなのだろうか？
・シミュレーターを使ったトレーニングが最善なのだろうか？1日トレーニングとして手術室に送ったほうが有効なのではないか？
・トレーニングが有効であったかどうかは，どうやって判定するのだろう．トレーニングに行ったあと研修医に聞くだけでいいのだろうか？
・毎年の小児科研修オリエンテーショントレーニングに組み込んだほうが，より有効なのではないか？

　ここまでリストを作り，この指導部長ははっと気がついた．看護学校の教官にこんな質問をするのは，御門違いではないだろうか？

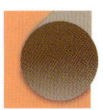

シミュレーション教育に関する研究の意義

研修指導部長が頭で考えていた問題は，実際にシミュレーション教育を現場に取り入れていくうえで重要なステップである．これは，カリキュラム作成の観点から，

1. 全体のシステムのなかでの問題認識
2. 焦点を絞ったニーズ（トレーニングの必要性）の評価
3. トレーニングのゴールと目標設定
4. トレーニング方法の選択
5. トレーニングの導入
6. トレーニングの有効性の評価

とまとめることができる[1]．ここで重要なのは，それぞれのシミュレーションカリキュラム作成ステップの段階で，疑問は自然に出てくるものであり，**この疑問そのものが，シミュレーション教育の研究対象になる**，ということである．実際，この研修指導部長の疑問に対してはっきりとした答えは，現在のところいずれも存在せず，それ故，どれも研究のテーマとしては，適切なものである．
　仮に筆者がこの研修指導部長であれば，以下のような研究テーマを提案する．

・病院全体の病棟の緊急事態（コード）の頻度とその性質（呼吸停止，心停止，神経学的緊急など）と，小児の占める割合
・小児の気道確保について前方視的なデータベースの作成，気道確保に伴う合併症の頻度，危険因子についてのコホート研究（特に，研修医の関与が危険因子として有意であるか）
・小児科指導医および麻酔科指導医によるデルファイ法を用いた小児科研修医の気道確保における学習目標の作成，そしてシミュレーションを用いた現在の到達度評価
・小児科研修医や初期研修医を対象とした，前方視的無作為化試験による気道確保の技術におけるシミュレーショントレーニングと手術室でのトレーニングの有効性の比較

・気道確保におけるシミュレーショントレーニングの有効性の評価，トレーニングの前後の研修医のスキルレベルの変化を手術室での手技で判定，あるいはシミュレーターを用いて判定
・気道管理のシミュレーショントレーニングと手術室でのトレーニングを3年間の小児科研修中に定期的に行ったグループと研修開始時に重点的に行ったグループの，臨床現場におけるパフォーマンスの評価

　次に重要な点は，これらのテーマの1つ，もしくはいくつかについての答えがわかれば，その後の小児科研修における気道確保シミュレーショントレーニングの必要性，また，より有効な方法についての指標となり得るのか，ということである。これが，シミュレーション教育についての研究が必要な理由である。より一般的な言葉でいえば，卒前，卒後研修の場において，時間，費用，資源には限りがあるため，**より投資利益率(Return On Investment：ROI)の高いトレーニングの方法を探すことが，シミュレーション教育の研究が必要な理由である**。研究の内容，結果によっては，教育的投資の必要がない，または，シミュレーションによるトレーニングよりも有効なトレーニングがある，という結論が出てもおかしくない。

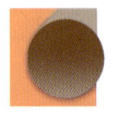

シミュレーション教育に関する研究の評価について

「シミュレーション教育に関する論文はどのように評価すればいいの？」

シミュレーション教育に関する研究はしばしば研究の対象が医療従事者だけでなく，患者やコストにも広がるため，研究のデザインや論文の評価が複雑になることが多い。また，さまざまな研究デザインが用いられるため，より結果の解釈が複雑になる。さらに，研究デザインによって特定のバイアス(正しい結果からのシステムによる偏り)が入りやすい。これらを念頭におきながら自分の研究をデザインしたり，研究論文を読む必要がある。
　しかし，**以下の3点に注意して研究をデザインしたり，論文を読めば，より容易にシミュレーション教育についての研究が理解できる**。

●●●ポイント1：SimPICOモデルに当てはめて考える

研究デザインをSimPICOモデルに当てはめて考える[2]。SimPICOというのは，Population(研究介入の対象)，Intervention(介入)，Comparative group(対照群)，Outcome measures(アウトカム測定)の頭文字をとったもので，どの研究デザインもこのモデルに当てはめることができる。例えば，小児科研修医に対するシミュレーションを用いた気道管理技術のトレーニングの有効性を，トレーニング前後でタスクトレーナー(この場合，挿管トレーニング用の人形)における挿管成功率と挿管にかかる時間で評価する研究論文を読んだとしよう。この研究は以下のように整理することができる(表1)。

■表1　SimPICOモデルを用いた研究の評価の実際①

Population	小児科研修医
Intervention	シミュレーションによる気道管理技術のトレーニング
Comparative group	トレーニング前の小児科研修医(前後比較試験)
Outcome measures	タスクトレーナーにおける挿管成功率と挿管に要する時間

Comparative group が，実はトレーニングを受ける前の小児科研修医自身である，という点が一見わかりにくいが，SimPICO で整理することにより明確になる。

　次に，実際の研究を例に挙げる。2008 年に Chest 誌に発表された Wayne ら[3]の研究，"Simulation-Based Education Improves Quality of Care During Cardiac Arrest Team Responses at an Academic Teaching Hospital" を例にとって考えてみよう。この研究では 2 年目の内科レジデント（米国の研修医なので敢えてレジデントと呼ぶ）に対し，ACLS（Advanced Cardiovascular Life Support）のシミュレーショントレーニングを行った。対照群として 3 年目の内科レジデント（シミュレーショントレーニングを受けていない）と比較した。Wayne らは次に，病棟での心肺蘇生の記録を後方視的に検索し，それぞれの蘇生がどれくらい ACLS のガイドラインに沿っていたかを測定した。そして，その心肺蘇生のリーダーが 2 年目の内科レジデントであったのか，3 年目であったのかを比較した。この研究デザインなら，研修医の少ない日本の研修病院でも十分実施可能であると思われる。この研究は，SimPICO を用いて以下のように整理される（表 2）。

■表2　SimPICO モデルを用いた研究の評価の実際②

Population	内科レジデント（2 年目，3 年目）
Intervention	シミュレーションによる ACLS のトレーニング（2 年目レジデントのみ）
Comparative group	通常の ACLS トレーニング（3 年目レジデントのみ）
Outcome measures	実際の心肺蘇生における ACLS ガイドラインに沿った治療の割合

　この研究は，後方視的デザインを用いており，非常に効率がよい。しかし同時に，2 年目と 3 年目で，もともとの技術差が存在する可能性があるなど，研究デザインにいくつか弱点がある。これについては，ポイント 3 で詳述する。

●●●ポイント 2：translational research の視点と Kirkpatrick モデルから考える

translational research とは，NIH（National Institutes for Health）で用いられている言葉で，ベンチリサーチ（による治療法の開発）からベッドサイド（臨床適応）という研究の一連の流れを指している。この概念をシミュレーション教育に当てはめて考えたのがシカゴの McGaghie ら[4, 5]で，特にアウトカム測定に焦点を絞っており，以下の表に要約される（表 3）。

■表3　translational research の観点からの研究の評価

医学教育学的介入	T1 レベル	T2 レベル	T3 レベル
改善した測定項目	知識，技術，態度，プロフェッショナリズム	患者のケア	患者のアウトカム
介入のターゲット	個人，医療チーム	個人，医療チーム	個人，公衆衛生
アウトカム測定環境	シミュレーションラボ	ベッドサイド，クリニック	クリニック，コミュニティー

「Kirkpatrick モデルって何？」

一方，医学教育の伝統的な学習効果評価のカテゴリーとしては，Kirkpatrick モデルがあり，このモデルは近年発表されたシミュレーション教育のメタ解析[6, 7]の論文でも用いられている。これは，reaction（学習者の自己評価），learning（シミュレーションによる客観的な技術測定），behavior（ベッドサイドにおけるケアのレベル），organization（患者レベル，そして病

院全体での予後評価)の4段階で学習効果を評価するものである(表4)。後者ほど，学習評価のエビデンスレベルが高い。言い換えると，学習者が「より自信をもった」というデータよりも，実際に「シミュレーション教育で学習者のスコアが上昇した」ほうが，一般的にはより学習効果があったという根拠になり得る，ということである。

　ただし，これにも落とし穴がある。例えば，シミュレーターでの実技が難しすぎたり，簡単すぎた場合には，実際のスコアが学習効果を反映せず，自己評価のほうがより信頼のおけるデータとなるかもしれない。また，まれで予後不良な疾患(院内心停止)などは，研究のアウトカムを患者レベル(蘇生成功率の変化)としてしまうと，たとえトレーニングが有効でベッドサイドのケアレベル(behavior)が上がったとしても患者予後に変化が反映されないかもしれない。

■表4　Kirkpatrickモデルを用いた研究の評価

Kirkpatrick レベル	具体例
reaction	シミュレーションブートキャンプ(集中トレーニング)により小児ICUフェローの蘇生における自信がトレーニングの前と後とでは有意に改善[8]
learning	小児科レジデント2名のチームに対する新生児蘇生のシミュレーショントレーニングにおいて，パフォーマンスが最初のシナリオよりも3回目のシナリオで改善[9]
behavior	シミュレーショントレーニングを受けた内科研修医はよりACLSガイドラインに沿った蘇生をリード[3]
organization(result)	ベッドサイドシミュレーションによる中心静脈ラインケアのトレーニングによって，中心静脈ラインケアに伴う菌血症が減少[8]

　すべてのシミュレーション研究が，behaviorやorganizationレベルの学習効果を評価できるわけではない。また，シミュレーション教育研究でうまくデザインされているものは，1つの研究で同時に複数レベルのエビデンスを評価している。重要なことは，自分たちが行おうとしているシミュレーション教育研究や，読んでいる論文がどのKirkpatrickモデルのレベルの評価をしているか，ということを認識することである。

「論文の批判的吟味はよく聞きますが，具体的にはどういうステップで行うの？」
●●●ポイント3　批判的吟味(critical appraisal)を行う

　この批判的吟味という言葉は，evidence-based medicine(EBM)に由来する。
　EBMとは，臨床疫学の観点から今あるエビデンスを評価して，よりよい患者の治療法を選ぶ，という臨床行為を示す[10]。このエビデンスを評価する批判的吟味というプロセスはシミュレーション教育の研究をデザインしたり，論文を読む段階で非常に有用である。この過程をふむことにより，現在デザインしているシミュレーション教育，またこれまでに発表されているシミュレーション教育の研究の長所，短所を明らかにすることができる。この過程では，次の3つの質問が用いられる。

・Were the results valid ?(結果の信頼性，妥当性の評価)
・What were the results ?(結果の統計学的，臨床的重要性)
・Are the results applicable to my learners ?(結果が自分のかかわる学習者に応用できるか)

これを先ほど述べたWayneら[3]の研究で実践してみよう。

・信頼性，妥当性

2年目内科レジデントと3年目内科レジデントでもともとの技術差が存在する可能性があることは先にも述べた。3年目レジデントのほうが蘇生技術が優れていると考えがちだが，実際に臨床現場でのレジデント1人当たりの蘇生を行う回数は少ないので，この推測は当てはまらないかもしれない。しかしシミュレーショントレーニングをランダムに割り付けなかったことで，もともとこの2群に差が存在したかもしれないという可能性を否定できない。また，心肺蘇生記録のレビューをした研究者が，シミュレーショントレーニングを受けた2年目レジデントによってリードされた蘇生をより好意的に評価したとしたらどうであろう。これは診断バイアス(ascertainment bias)といわれるもので，介入(この場合はシミュレーショントレーニング)の有無が，結果を測定する人物に隠されていない場合に存在する。シミュレーション教育は教育的介入なので，結果を測定する人物と，シミュレーション教育を行う人物を分ける必要がある。これを可能にするために，ビデオ録画を用いて，後日，別の教育者が評価を行うこともできるが，音声や画像の質の影響が結果測定に影響する可能性を考慮する必要がある。この診断バイアスの可能性について，Wayneらは対策を講じており，約半数のランダムに抽出した蘇生記録を，まったく別の研究者にレビューさせてアウトカム測定に再現性があることを実証している。

・統計学的，臨床的重要性

次に結果の統計学重要性はどうだろう？

Wayneらの研究では，6つのよくある緊急事態(心静止，心室細動など)において，ACLSに基づいた蘇生が行われているかを，①胸骨圧迫などのBLS(Basic Life Support)が行われているかどうか，②はじめに投与された薬物の種類と投与量が正しいか，③引き続き投与された薬物の種類と投与量が正しいか，④除細動やペーシングが正しく行われているか，という点について評価している。シミュレーションでトレーニングを受けた2年目レジデントが平均68％のスコアを得られたのに対し，3年目レジデントは44％のスコアしか得られなかった。イベントの性質を多変量解析でコントロールしたあとでも，2年目レジデントによる心肺蘇生のほうが75％以上のスコアを得る可能性が有意に高い(オッズ比7.1，95％信頼区間1.8～28.6)という結果が示され，統計学的には有意差がみられた。

次に，臨床的重要性についてはどうであろうか？

この75％のスコアという到達度は，実際の臨床に基づいたものではなく，また，Wayneらのデータでも実際の蘇生成功率はシミュレーショントレーニング群45％に比べて対照群46％と差がなかった。また，重要なことは，生存退院した患者はわずか6％で，蘇生手技と蘇生後管理に改善の余地が多いことを示している。よって，臨床的重要性については議論の余地が残る，ということになるだろう。

・結果が応用できるか

研究結果がどのように自分のかかわる学習者に応用できるかという最後の質問は，比較的答えやすいであろう。もし自分が内科研修担当で，この研究が非常に有効であると解釈するのであ

れば，シミュレーションに基づく成人心肺蘇生のトレーニングを導入するだろう。もし自分が看護学校の教官で，看護学生に必要な技術は初期蘇生における循環，呼吸の評価と胸骨圧迫とバッグマスク換気の技術と考えるならば，この研究結果が参考になることは少なく，別のシミュレーション教育研究を検索するだろう。

次に，もう1つのシミュレーション教育の研究を批判的吟味してみよう。

> 小児科卒前研修中の医学部学生のグループに対して，1時間の小児蘇生におけるシミュレーショントレーニングを行う。1回目のシナリオ，デブリーフィング，2回目のシナリオという順で行い，1回目と2回目のシナリオにおけるチームワークの有効性をチームワーク評価スケールを用いて行う。SimPICOで整理すると，Population：医学部学生，Intervention：デブリーフィング，Comparative group：同じ医学部学生の1回目のシナリオにおけるパフォーマンス，Outcome measures：チームワーク評価スケールに基づく評価，となる。

この研究に，批判的吟味の3つの質問を当てはめてみる。

・信頼性，妥当性

評価者がシミュレーション教育を行うことになると，1回目のシナリオにおけるパフォーマンスよりも2回目のパフォーマンスを高く評価してしまうかもしれない（診断バイアス）。また，Comparative groupが同じグループのため，学習の効果がシナリオによるものであったのか，デブリーフィングによるものであったのかの区別ができない。後者に対する解決策として，Comparative groupとして，1回目と2回目のシナリオをデブリーフィングなしで続ける群をデザインすれば，2回目のシナリオにおけるパフォーマンスを比較することで，シナリオによる学習効果と，デブリーフィングによる学習効果を区別して評価することが可能である。

・統計学的，臨床的重要性

統計学的な差を比較するためには，サンプルサイズを計算して，研究をデザインする必要がある。これは，シミュレーション研究をデザインする際も重要なステップである。

臨床的重要性についての考察は，すでに別のシミュレーション教育の研究で信頼性が示されたチームワーク評価スケールを用いることも可能である。例えば，その評価スケールにおいて，スコアと実際のパフォーマンスの相関についての評価を行ったり，その評価スケールに新たなパフォーマンス測定（例えば，心停止から胸骨圧迫を開始するまでの時間，胸骨圧迫のスピードなど）を加えて，関連性を評価することなどが可能であろう。

・結果が応用できるか

研究結果がどのように自分のかかわる学習者に応用できるか，という質問はこの場合簡単だろう。例えば，自分がこの小児科卒前研修の担当であれば，このシミュレーションによる教育的介入がすでに始まっているので，あとはどのようにチームワーク評価スケールを用いて測定するか，ということだけである。

卒前，卒後研修の場において，時間，費用，資源には限りがあり，よりROIの高いトレーニングの方法を探すのが，シミュレーション教育の研究が必要な理由である。

シミュレーション教育に関する研究のデザインと論文の評価については①SimPICOモデルに当てはめて考える，②translational researchの視点とKirkpatrickモデルから考える，③批判的吟味を行う，の3つを実践することで，よりよい評価が可能である。その結果としてよりよい卒前，卒後研修のシミュレーショントレーニングを組み入れた教育が可能となるであろう。

> **まとめ**
> ・シミュレーション教育に関する研究は，投資利益率の高いトレーニング方法を探すために必要である。
> ・研究のデザインと論文の評価については，SimPICOモデル，translational researchの視点とKirkpatrickモデル，批判的吟味など，いくつかの手法で行うことができる。
> ・批判的吟味は，研究結果の信頼性，妥当性の評価，結果の統計学的，臨床的重要性，研究結果が自分のかかわる学習者に応用できるかどうかの3つの視点から行う。

文献

1. Hughes MT. Curriculum Development for Medical Education. Baltimore: Johns Hopkins University Press, 2009.
2. Raemer D, Anderson M, Cheng A, et al. Research regarding debriefing as part of the learning process. Simul Healthc 2011; 6: S52–7. PMID: 21817862
3. Wayne DB, Didwania A, Feinglass J, et al. Simulation-based education improves quality of care during cardiac arrest team responses at an academic teaching hospital: a case-control study. Chest 2008; 133: 56–61. PMID: 17573509
4. McGaghie WC. Medical education research as translational science. Sci Transl Med 2010; 2: 19cm8. PMID: 20371485
5. McGaghie WC, Draycott T, Dunn WF, et al. Evaluating the impact of simulation on translational patient outcomes. Simul Healthc 2011; 6(7 suppl): S42–7. PMID: 21705966
6. Kirkpatrick D. Revisiting Kirkpatrick's four-level model. Train Dev 1996; 50: 54–9.
7. Cook DA, Hatala R, Brydges R, et al. Technology-enhanced simulation for health professions education: a systematic review and meta-analysis. JAMA 2011; 306: 978–88. PMID: 21900138
8. Nishisaki A, Hales R, Biagas K, et al. A multi-institutional high-fidelity simulation "boot camp" orientation and training program for first year pediatric critical care fellows. Pediatr Crit Care Med 2009; 10: 157–62. PMID: 19188876
9. Sawyer T, Sierocka-Castaneda A, Chan D, et al. Deliberate practice using simulation improves neonatal resuscitation performance. Simul Healthc 2011; 6: 327–36. PMID: 21937960
10. Sackett DL. Evidence-based medicine. Semin Perinatol 1997; 21: 3–5. PMID: 9190027

第11章 シミュレーションセンターの設計，開設，運営

阿部 幸恵

> **学習目標**
> - シミュレーションセンター設立までの一連の流れ(基本方針の決定，予算立案，効果的な視察，図面での注意点，シミュレーターや教材の購入など)を理解する
> - シミュレーションセンター開設後の利用率の向上の要点や工夫を理解する
> - 利用規約の基本的な要件を理解する

シミュレーションセンターという建物を建設するのであれば，資金・土地・建築の専門家が揃えば可能である。また，その建物の中にシミュレーターや医療機器などのシミュレーション教育に必要と考えられる教材などを揃えることも可能であろう。

しかし，そのセンターが教育的意味をなすか否かは別の話である。箱モノを作ることが使命なのか，それともその建物に教育的な意味を求めるかで，何をすればよいかは決まる。シミュレーションセンターを作るということは，生半可なことではない。どのような教育をしたいのか，設立に携わるすべての関係者が，コンセンサスを一致させて歩むことが重要である。まず，開設とその後の運営の核となるチームを結成し，「誰にどのような教育を行いたいのか」そこを明確にすることが最初の一歩である。

本章では，「おきなわクリニカルシミュレーションセンター」を例に挙げ解説する。

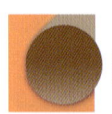

開設チームの結成と予算計画

「国の補助金が1億円ついたので，2年でシミュレーションセンターを作れといわれました。まず，何をすればいいの？」

●●●基本方針の決定

近年我が国では，医療崩壊や医師をはじめとする医療者の人材不足が問題になっている。沖縄県でも，この問題は徐々に顕在化し，大きな課題となっていた。そのようななか，国は各都道

府県単位で医療再生の支援を行うべく平成 21 年に医療再生基金を設立することを決定した。沖縄県では，県，県医師会，琉球大学の議論を経て，この基金の一部でおきなわクリニカルシミュレーションセンター(愛称：ちゅら Sim，以下ちゅら Sim センター)を設立する方針を打ち立てた。この方針に至った理由の主なものは，以下のようなことである。

①シミュレーション教育とは，臨床を再現したシミュレーションでの体験を振り返ることを通して専門的な知識や技術を身につけていくものであり，実践力を身につけるには有効であるとされていたこと。

②科学技術の進歩により高機能な模型(シミュレーター)が製造されるようになり，医療安全の観点からも，テクニカルおよびノンテクニカルスキルの向上のためのシミュレーション教育に，全世界でその利用や応用が進んできていること。

以上 2 点から，全県あげてこの先進的なシミュレーション教育を導入・実施することは，医療者の質の向上，ひいては，その「人材育成」が地域医療再生の要となると考えた。

当初は，研修医や臨床医を対象としてセンターの設立とシミュレーション教育の導入が考えられていたが，設立に向けての話し合いが進むにつれて，センターの利用者は，全医療者が対象となった。このような議論(経緯)を経てちゅら Sim センターは，県内の全医療者を対象にシミュレーション教育を実践できる場とすることを明確な方針として，歩みを開始した。この方針は，現在も揺らぐことはない。

このような方針を打ち立てるには，センター開設が決定してからできるだけ早い時期に，運営部会を立ち上げて，各部会の年間の開催時期，ロードマップを明確にしておくことが重要である。ちゅら Sim センターでは，開設前に以下のような部会を設け，定期的にセンター開設とその後の運営などについて検討を繰り返した。

①構想委員会：構想をふまえた各部門調整，総括，最終決定委員会
②推進委員会：各部会からの議決内容の検討・承認を行い，構想委員会に提出
③予算・運営部会：安定した運営のための計画案作成
④シミュレーター部会：購入するシミュレーターの選定
⑤教育部会：各領域教育ワーキング部会開催
⑥建築部会：建築全面，設備などの検証

●●●予算計画

2 年間で 1 億円をどのように使うかという計画は，センター開設の準備当初にしっかりと決定しておく必要がある。ちゅら Sim センターでは，開設準備に際して表 1 に示すような予算項目を打ち立てて執行している。注意したいのが，シミュレーターは購入する際の費用のみでなく，メンテナンスを含めたランニングコストを，スキルスラボやセンターでの予算に組み込む必要があるという点である。ちゅら Sim センターでは，すべてのシミュレーターの定価の 5% をメンテナンス費用として設定し，以下のような計算式で 1 日の使用料を計算している。

> {定価＋〔ランニングコスト(定価の5％)×耐用年数(2年)〕}÷〔耐用年数(2年)×365日〕
> ＝1日(24時間)の使用料
> 例)300万円でシミュレーターを1体購入した場合
> 　　〔3,000,000＋(150,000×2)〕÷(2×365)＝4,521円／日

■表1　予算項目

区分	内訳	全体予算の割合
工事・設計費	建築工事 電気工事 設備工事 エレベーター工事	61.90%
人件費	事務員 看護師 講師謝金 委員謝金	2.60%
旅費	国内旅費 外国旅費 招聘旅費	1.40%
事業推進費	事務用消耗品費 教育用消耗品費 会議費 雑役務費 借料・損料 通信運搬費 会場借上費 光熱水料費 清掃費 プログラム開発費	6.80%
備品費	トレーニング設備 シミュレーション設備 ネットワーク設備 運営用設備	27.30%

　さらに，シミュレーターの消耗する部分(例えば，採血用のシミュレーターでは，針を挿入するパッドの部分)は，トレーニングを企画する部署や施設が持参する。また，トレーニングに使用するすべての医療材料(注射器・針・ガーゼ・チューブ類など)も持参してもらい，医療廃棄物については，持ち帰ることを原則としている。医療材料の購入や廃棄物の処理にかかる費用を利用者負担とすることで，ランニングコストを抑える工夫をしている。もちろん，トレーニングに使用する物品を準備していない場合は，センターの医療材料の使用が可能である。この場合は，後日，使用した物品と同等のものを補充してもらう。

●●●視察から学ぶ

　次に行うこととして，国内外のクリニカルシミュレーションセンターやスキルスラボをもつ施設を視察することである。その視察が充実したものになるか否かも，これまでに挙げた「どのようなセンターにするのか」という方針次第である。視察先の施設は，それぞれに特徴を有し

ている．どれも素晴らしいと感じるに違いない．重要なのは，それをどのように自らのセンターの建設や運営に生かしていくのかをつかみながら視察を続けることである．事前に，明確な目的や質問を視察チームで話し合っておくとよい．一般的に以下の点は確認しておくと役に立つ．

①建物の構造・備品：部屋の種類(広さや目的，マジックミラーの有無)，部屋備品(ウォールケアユニットの数，無影灯，備えつけの棚，病室であればカーテンレールの有無，一般的な手洗い場，機器洗浄のための洗い場，滅菌手洗い，ウェットラボを備えている場合には，排水口の大きさなど)，倉庫(面積と空調の有無)，トイレ(同時に何人利用可能か，多目的トイレの有無)，音響・録画システム，空調システム，電源(コンセントの位置や耐用電力など)，インターネット環境
②人材：スタッフの人数，役割，雇用形態，指導者の人数など
③利用率と実際のトレーニング内容：1年間の利用率，各部屋の稼働率，具体的なトレーニングやコースの実施状況(指導者・内容・開催頻度・受講者の職種や人数)
④シミュレーター・医療機器・消耗品：それぞれの種類，数，予算，使用頻度，購入の方法，主な管理方法(人とシステムなど)，シミュレーターや機器のメンテナンスの方法と予算(故障などの履歴があれば閲覧させてもらう)
⑤館内の清掃・ゴミ(一般と医療廃棄物)の処理
⑥規約・利用方法・ホームページなど広報について

　ちゅらSimセンターの建築・運営に先立っての視察は，国内では株式会社テルモが運営するテルモプラネックス，国外では，米国・カナダの以下の施設を視察した．
・Peter M. Winter Institute for Simulation, Education and Research (WISER)
・University of Miami Center for Research in Medical Education
・SimTiki Simulation Center - Telehealth Research Institute
・Center for Medical Simulation/Gilbert Program in Medical Simulation Center
・STRATUS Center for Medical Simulation
・The Arnold and Blema Steinberg Medical Simulation Center
　シミュレーションに関する米国の主要な学会であるSociety for Simulation Healthcare (SSH)のホームページから，"SIM CENTER DIRECTORY"(http://www.ssih.org/Home/sim-center-directory)にアクセスすると世界の主要なセンターがエリア別に閲覧できるようになっている．国内の主なセンターを表2に挙げる．

●●●具体的な図面作成

図面作成は，主に専門家との打ち合わせを重ねる形で行われるが，専門家任せにしないことが重要なポイントである．図面の段階から視察で得た情報を提示し，反映できる可能性について貪欲に交渉していく．また，図面では気がつかなかった点が必ずあるので，建築中にも何回も現場に足を運び，修正や変更を加えることが大切である．

■表2　国内の主なシミュレーションセンター

施設名	URL
おきなわクリニカルシミュレーションセンター	http://okinawa-clinical-sim.org/
名古屋大学大学院医学系研究科附属クリニカルシミュレーションセンター	http://www.med.nagoya-u.ac.jp/edu/nucsc/about/
島根大学医学部附属病院クリニカルスキルアップセンター	http://www.med.shimane-u.ac.jp/hospital/CLskill-up/
鳥取大学医学部ベーシックシミュレーションセンター	http://www.med.tottori-u.ac.jp/basic-simulation/1672
地域医療人育成センターおかやま（MUSCAT CUBE）	http://muscatcube.jp/about.php
秋田大学医学部附属病院シミュレーション教育センター	http://career.hos.akita-u.ac.jp/sim/
国家公務員共済組合連合会シミュレーション・ラボセンター	http://www.toranomon.gr.jp/ks_lab/
大阪市立大学医学部スキルシミュレーションセンター	http://www.med.osaka-cu.ac.jp/ssc/
千葉大学大学院医学研究院附属クリニカル・スキルズ・センター	http://www.chibauniv-ccsc.jp/other/facility.html
東京医科歯科大学歯学教育システム研究センター・クリニカルスキルズ・ラボラトリー	http://www.tmd.ac.jp/mdc_2/skillsaisatsu/index.html
藤田保健衛生大学生涯教育センター（14階スキルスラボラトリー）	http://www.fujita-hu.ac.jp/SKILLS-LABO/
地域医療振興協会シミュレーションセンター	http://www.jadecom.or.jp/sim/

・シミュレーションセンター設計のポイント

ちゅらSimセンターは，総面積2,250 m^2，3階建てである。1階（図1）は，主に救急・手術室・集中治療室向けのトレーニングルームを備えている。酸素や吸引などのついたウォールケアユニットが7か所とりつけてあり，7床設営しての集中治療室のトレーニングが可能である（写真1）。ウォールケアユニットをどの程度備えるのかは，実際にどのようなトレーニングを行いたいかで決まるだろう。また，ちゅらSimセンターは，手術室も再現可能であるが，どこまでの設備を整えるかは，各センターに求めることで異なってくる。トレーニングルームはマジックミラー越しにトレーニングを観察したり，シミュレーターの操作ができるようになっているが，これも各施設で熟考したい点である。

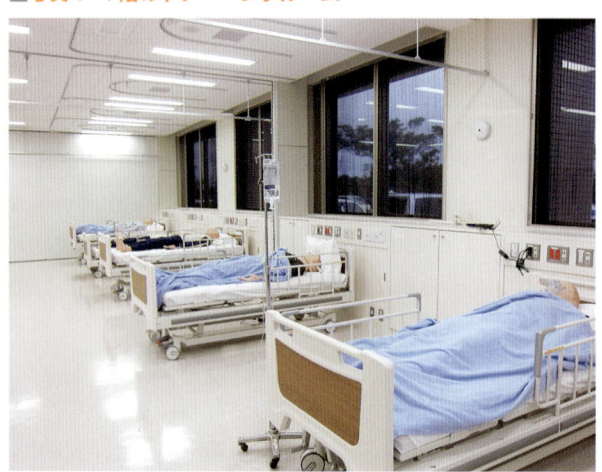

■写真1　1階のトレーニングルーム

ウェットラボ用の部屋。外部から入れるドアをつけて感染に配慮。オゾン脱臭機・緊急排気用スイッチを設備。排水口や手洗い場・汚物処理の流し設備（実際に床を水で流す場合には，排水口をできるだけ大きくする）

106と107は可動壁で3分割できる

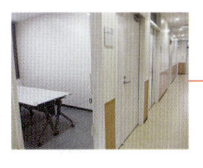

103から105は振り返りの部屋。103と104は可動壁で2分割できる

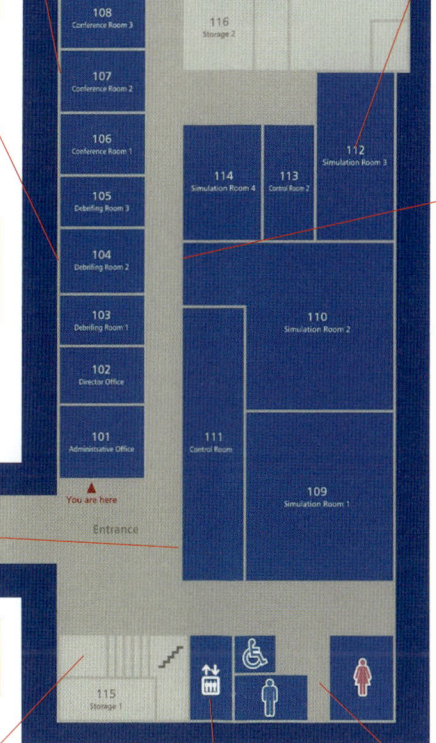

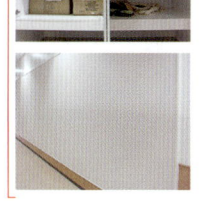

廊下にも収納スペースを備え，掲示版も配置

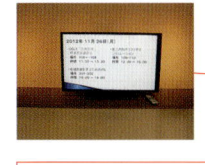

本日の利用状況が一目でわかる電光掲示板設置

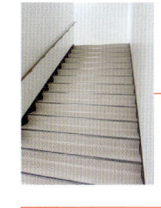

階段を幅広くし，手すりをつけて，移送のシミュレーションも可能にした

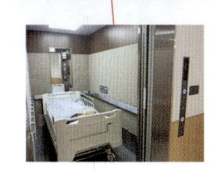

エレベーターは病院と同様なものにして，ベッド移動ができる

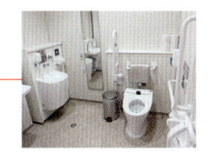

多目的トイレを備えて，トレーニングに活用

■図1　1階のマップ

第11章　シミュレーションセンターの設計，開設，運営　　105

2階(図2)は中央のコントロールルームの左右にそれぞれ，7部屋と8部屋の計15のトレーニングルームを備えている。そのうち14部屋は，可動壁で仕切られており，2部屋をつなげて1つの大部屋としての使用も可能である。1部屋は，6～8名程度の受講者を収容できる。残りの1部屋は2部屋分の広さで可動壁は備えず，4床部屋となっている。

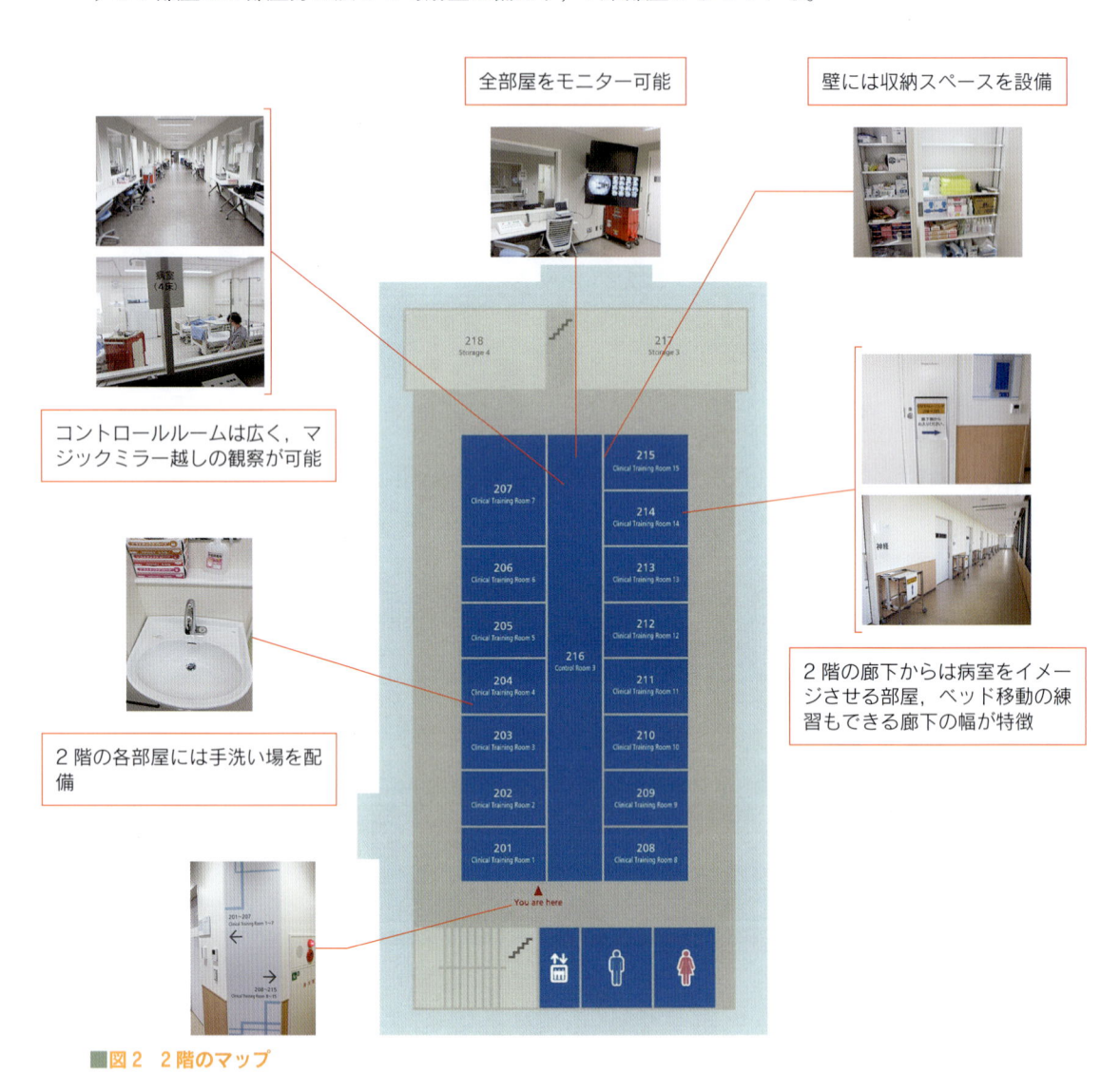

全部屋をモニター可能

壁には収納スペースを設備

コントロールルームは広く，マジックミラー越しの観察が可能

2階の各部屋には手洗い場を配備

2階の廊下からは病室をイメージさせる部屋，ベッド移動の練習もできる廊下の幅が特徴

■図2　2階のマップ

Part 1　シミュレーション教育の原理

我が国の医科系のスキルスラボやシミュレーションセンターは，客観的臨床能力試験(objective structured clinical examination：OSCE)に使用できる部屋をまず備えたいと考えて作られたところも多い。しかし，実際の臨床スキルを向上させるのであれば，試験の前に訓練が必要である。そのため，外来・病棟・在宅を再現する部屋を設けたほうが日常の訓練が可能である(写真2～5)。ちゅらSimセンターでは，15部屋のトレーニングルームはコントロールルームからマジックミラー越しに観察できるようにした。これは，Immediate Cardiac Life Support(ICLS)コースなどの実施時に指導者らがブースを観察できるように，また，OSCEでの使用も考慮した。トレーニングルームを設ける場合の留意点は，出入口をコントロールルームおよび外廊下の2か所に設けること，ドアを閉めた場合でも，内部の音声がコントロールルームで明瞭に聴取できること，コントロールルームから内部へ音声が流れること，すべての部屋がモニターで観察できること，全室でなくても数室はベッドの真上，頭側からと足側の壁から受講者の動きが録画できること，ベッドやストレッチャーの出入りが容易にできること，である。そのほかに，すべての部屋にウォールケアユニット，ナースコール，手洗い場を備えている。

■写真2　外来設営

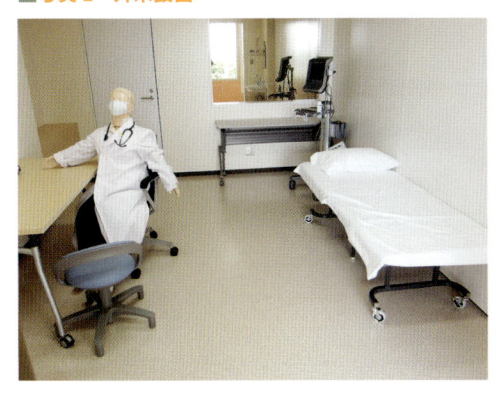

■写真3　個室設営

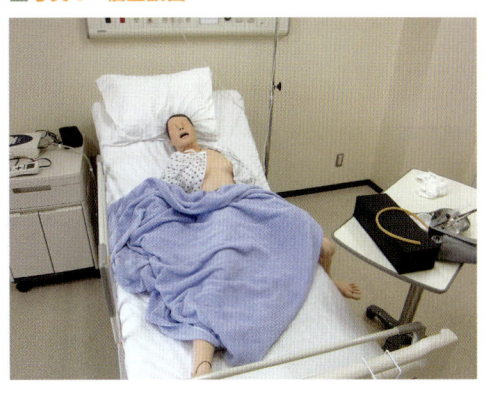

■写真4　2床室設営

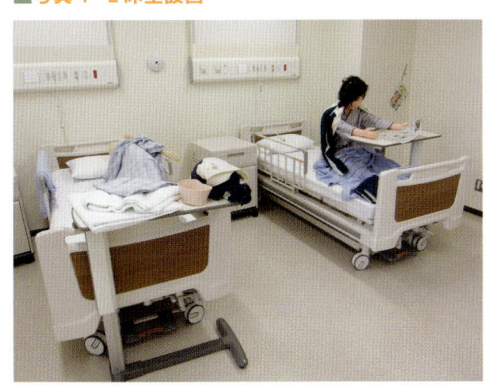

■写真5　在宅設営

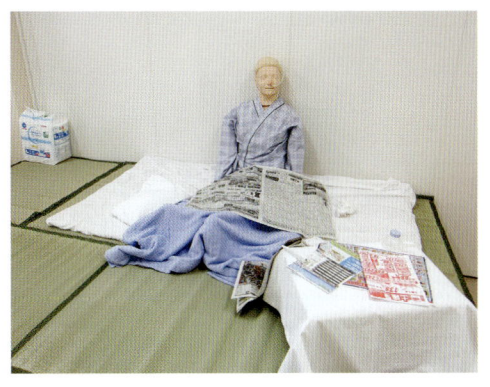

第11章　シミュレーションセンターの設計，開設，運営

さらに，1階での救急・手術室・集中治療室などのトレーニングと合わせて，1階で治療した患者を2階の病室に移送する，または病室で急変した患者を集中治療室に移送する，など各階を連動させてのトレーニングも可能なようにエレベーターは病院仕様のサイズとしてある。

　3階(図3)は可動壁で2分割できるホールとなっている。仕切らなければ，130〜140名ほど収容できる。このホールの大きさは，学生の授業や県内の研修医向けのトレーニングを行うことを想定し，1学年の学生数や，県内に採用となる全研修医の人数を考慮した。ほかの階と同様にマジックミラー越しの観察ができるコントロールルームがついている。

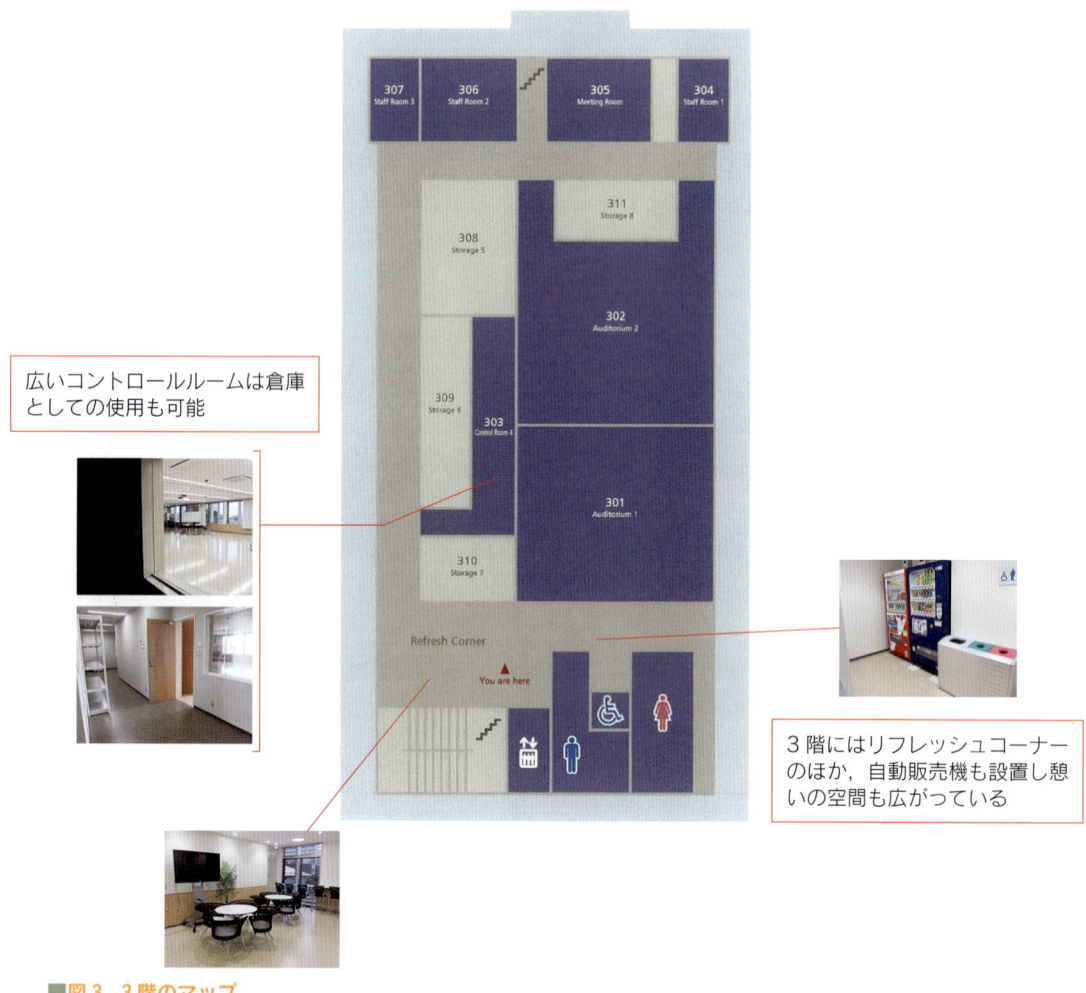

広いコントロールルームは倉庫としての使用も可能

3階にはリフレッシュコーナーのほか，自動販売機も設置し憩いの空間も広がっている

■図3　3階のマップ

　図面の段階で確認しておきたいのは，倉庫の広さ(全体の何％くらいか)，トイレの個室数(特に女性用)，廊下や階段の幅，エレベーターの大きさ，各階の人の動線から出入口の妥当性，可動壁で区切る部屋と区切らない部屋，などであろう。

　倉庫については，トレーニングエリア全面積の30〜40％を確保するとよい，壁面などを利用した棚なども便利である。シミュレーターの保管をするので，湿気にも注意したい。1年に数回しか使用されないシミュレーターを出してみたらカビだらけという話も耳にする。それだけではない，特にコンピュータで制御できる中機能から高機能のシミュレーターは，湿気によ

りコンピュータの不具合を生じる場合があるので注意したい．保管する部屋や倉庫は，湿度調節(60%前後)ができる空調設備を整えておくことが望ましい．

●●●教材の購入
・シミュレーター・医療機器など
シミュレーション教育といえば，シミュレーターを使った教育と思われる人も多い．確かに，科学技術の進展に伴って，シミュレーターは飛躍的に進化した．生体の状態を本物そっくりに表現できるものもある．それによって，トレーニングの幅も広がったことは間違いない．しかし大切なことは，「シミュレーション教育は，シミュレーター教育ではない」ということである．学習や評価の目標・目的に合わせて，シミュレーターを含めた教材を選ぶことが大切になる．目標によっては，学習者同士や模擬患者でもよいであろうし，人体の一部分を表現したモデルでも十分に達成することができる．

シミュレーターを使う場合にも，低機能から高機能までさまざまな選定ができる．表2に示した国内の主要なセンターの多くが，保有するシミュレーターをホームページ上に公開しているので参考にするとよい．また，シミュレーション教育には，シミュレーターのみでなく，医療機器や医療材料なども必要となる．これについても各施設のホームページを参考されたい．

・書籍・視聴覚教材
シミュレーション教育を企画するには，多くの資料が必要となる．また，学習者がトレーニング中に知識を確認したり，調べたりするための書籍や視聴覚教材も必要である．

センターの利用対象にもよるが，多職種で利用する場合には幅広く書籍や視聴覚教材を準備しておくことが，効果的なシミュレーション教育につながる．

…

以上がセンターを開設するまでに準備する主な内容である．2年間でシミュレーションセンターを作るというミッションを受けたとしても，センターは建物を作って終わるものではない．継続的な利用とヒト・モノ・カネをどのように運営していくかは，開設前からある程度考えてとりかかることが望ましい．

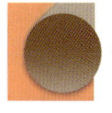

センターの利用率と教育の質

「立ち上げたあと，利用率を高くするにはどうすればいいの？」
「利用率を高くする」ことが最終の目的ではない．センターを開設する目的(対象と目指す教育)を達成したかが重要である．センターは，シミュレーション教育を実践していく場にすぎず，センターでトレーニングを受けた医療者や学生たちの，臨床での実践力が向上したのか(患者に質のよい医療が提供できるようになったのか)でセンターを評価すべきである．

例えば，1回100名の参加者に毎週一次救命処置(Basic Life Support：BLS)講習を行うのと，病棟での患者急変に多職種で対応できるようにと月に2回程度同じ病棟に勤務する医療者を1回10名程度集めて訓練することを考えてみる．確かに前者のようなトレーニングの回数を重ねれば利用率は上がる．しかし，実際の臨床の実践力を向上させたり，チームワークが円

滑になるのは後者であろう．センターを評価する手段として利用率は1つの指標になるが，それがすべてではないことを認識しておくことが重要である．センターで行われるシミュレーション教育の内容と参加者たちの臨床での実践力を，継続的に評価していくことこそ，真の評価につながると考える．

　ここでは，質のよいシミュレーション教育を展開し，また利用率も向上するためにちゅらSimセンターで留意してきた点について述べる．

●●●指導者の養成
ちゅらSimセンターでは，事業開始の平成22年度（センター完成の1年前）から，シミュレーション教育の指導者の育成に取り組んできた．まずは，寄附講座の教員を中心にシミュレーション教育のプログラムを開発し，県医師会館などを利用しながらシミュレーション教育を全医療者対象に始動させた．ちゅらSimセンター開設までに指導者研修を修了した数は数百名に上る．ハワイ大学やピッツバーグ大学で開発されたFundamental Simulation Instructional Methods（FunSim）やImproving Simulation Instructional Methods（iSIM）を中心に展開し，ちゅらSimセンター独自の養成プログラムで補完しながら指導者養成を続けた．これは，現在も継続している．まず，基本的なシミュレーション教育の指導法を習得している指導者がシミュレーション教育を実践している，ということが開設後に質を保ちつつ利用率を高める1つの条件である．

●●●教育機関や医療機関での正式なカリキュラム・研修への導入
シミュレーション教育に積極的な領域や興味のある人のみで，シミュレーション教育を展開するのでは利用率が高まらないだけでなく，臨床での実践力向上にはつながらない．まずは，教育機関であれば，正式にシラバスにシミュレーション教育を提示して，正規の演習として展開することが重要である．また，医療機関でも全職員対象の研修と各部署での研修に，正式に導入して年間の研修計画を明確にしていくことが望ましい．

●●●責任者会議の定期的開催
対象者別，またはコース種類別に責任者を決めて，定期的にトレーニングの開催状況，参加者数などの，年間計画と見直しを行っていく．ちゅらSimセンターでは，教育部会とは別に実働できる委員会を設けている．この委員会は，県内の主要な研修病院の医師・看護師らで組織され，定期的に会議をもち，運営や具体的な教育企画など，県内のすべての医療者・学生のニーズに即した運営に近づけるように活動している．この委員会の定期的な開催が，月平均1,000～1,500人，1年で15,000人以上の利用者数，多職種での利用，タスクトレーニングからシチュエーション・ベイスド・トレーニングまで，多様なトレーニングの提供につながっている．

●●●シミュレーターの管理者の雇用
シミュレーターのみでなく，シミュレーションを行うトレーニングルームやセンターのすべての備品を管理できる者が，常駐していることが望ましい．各部署，各科，各領域でシミュレーターを保有・管理するのではなく，トレーニングルームやセンターで一元管理を行い，すべてのシミュレーターの状態を把握し，トレーニングで使用するシミュレーターの選定や，シミュ

レーション時のセッティングなどの相談ができる者がいることで，効果的なシミュレーションが可能になる。また，センターの利用率を高めることにもつながる。

これに関しては，各施設における施設長の理解と人件費確保が必要となる。

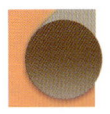

利用規約

「利用規約を作ったほうがいいの？」

利用規約を作らずに運営するのは難しい。早い段階で利用規約を作るべきである。**表2**に示した国内の主なセンターでは，ホームページ上で規約を公開している施設も多い。各施設の規約を参考に，自施設の利用規約を作成することをすすめる。

　一般的な利用規約に含めている内容は以下である。

　その他，各施設の設立の経緯や事情などを含めて，設立の中心となる委員会で作成および決定をするとよい。司法書士や弁護士などの視点から点検してもらうのもよい。

・設立趣旨
・利用対象者
・施設利用の目的
・施設利用の手続き
・施設利用の時間
　　＊休日をどのようにとらえるのか，また，シミュレーションセンターは，メンテナンスも必要であるので，これらについても稼働前に決めておくとよい。さらに，例外や要望に応じる体制である場合についても記入しておくとよい。
・利用料金
　　＊料金については，各施設の事情によるところが大きいが，将来徴収するのであれば，別途定めるとして改定を視野に入れておくのも1つの方法といえる。
・施設利用上の注意
・機器などの破損・故障・紛失の場合
　　＊ここは「利用上の注意」とは別立てで項目を設け，具体的にどのような手順に沿って対応していくかを明記しておくとよい。さらに，提出用の書式もこの項目に基づいて決めておくことをすすめる。故障・紛失などは，開設当初はどの程度の頻度で起きるのかがわからない。また，保険を適用する，利用者の実費とする，センターがいくらか負担するなど，開設後に試行錯誤しながら決めていくことが多く，改定の頻度が高くなる内容である。
・利用の中止
・利用許可の取り消し

> **まとめ**
> ・センター開設の基本理念の決定と開設チーム結成が第一歩。
> ・予算計画は，補助の期間のみでなく継続的な視野で。
> ・国内外の視察は，問題意識をもって臨む。
> ・建物の図面作成や工事は専門家に丸投げしない。
> ・指導者の養成が利用率と提供する教育の質にかかわる。

参考図書

1. 阿部幸恵．必要となる機器・物品．In：阿部幸恵編著．臨床実践力を育てる！看護のためのシミュレーション教育．東京：医学書院，2013：123-139．
2. 安部清記，金子秀夫，小林茂昭ほか．相澤シミュレーションセンターの紹介．J Jpn Assoc Simul Med Educ 2010; 3: 30-2.
3. 首藤太一，奥 幸子，岡田明子ほか．本学 Skills Simulation Center(SSC)の取り組み．J Jpn Assoc Simul Med Educ 2011; 4: 12-16.
4. Kyle RR. Technological Resourses For Clinical Simulation. In: Dunn WF. Simulators in Critical Care and Beyond. Mount Prospect: Society of Critical Care Medicine, 2004: 95-113.
5. Brost BC, Thiemann KMB, Belda TE, et al. Creation of Structure-Function Relationship in the Design of a Simulation Center. In: Kyle RR, Murray WB. Clinical Simulation Operations, Engineering, and Management. Waltham：Academic Press, 2008: 185-99.
6. Goodrow MS, Seropian M, Hwang JCF, et al. Professional Audio/Video for Clinical Simulation. In: Kyle RR, Murray WB. Clinical Simulation Operations, Engineering, and Management. San Diego: Elsevier/Burlington: Academic Press, 2008: 713-28.
7. Alinier G. Simulation Audio/Video Requirements and Working with Audio/Video Installation Professionals. In: Kyle RR, Murray WB. Clinical Simulation Operations, Engineering, and Management. San Diego: Elsevier/Burlington: Academic Press, 2008: 729-36.
8. Horley R. Simulation and skill center design. In: Riley RH. Manual of simulation in healthcare. Oxford: Oxford University press, 2008: 3-10.
9. Hung YM, Dongilli T. Simulation center operations and administration. In: Riley RH. Manual of simulation in healthcare. Oxford: Oxford University press, 2008: 11-24.

第12章 指導者養成

入江 聰五郎

> **学習目標**
> - シミュレーション教育の特殊性を理解する
> - シミュレーション教育の指導者に必要な能力について理解する
> - 指導者を養成するために有用な理念などを知る

　多くの施設でシミュレーショントレーニングの導入が検討されており，シミュレーターなどの道具やセンターと評した施設などの「ハード面」を充実させることは比較的容易に計画できる．しかし，それだけではシミュレーショントレーニングは成立しない．シミュレーターを駆使することこそがシミュレーション教育であると勘違いされることも多いが，シミュレーション教育の真髄は，学習者自身に何を学ぶべきなのか？という「気づきを与えること」を目的として正規のカリキュラムを強化することにある．ファシリテーターやインストラクターと呼ばれる指導者が，学習者に疑似体験をさせて，指導者の直接観察に基づいた適切なデブリーフィング（改善や向上，さらなる理解を目的にした振り返り）が行われる「ソフト面」が充実することで，シミュレーショントレーニングは成立する．しかし，ハード面に注視してしまい，ソフト面がおろそかになるピットフォールは有名である．このような背景から，多くの経験豊富なシミュレーション指導者たちが常に注意喚起している．

　2012年に開催されたInternational Meeting on Simulation in Healthcare（IMSH）において，元会長のItiel Drorは，以下のように述べている．

Simulation is only technique, not technology.
　　　（シミュレーションは技術であり，テクノロジーではない）

　同じ主旨の注意喚起が，2013年に開催されたAsia-Pacific Meeting on Simulation in Healthcare（APMSH）において，IMSH会長のPaul Phrampusによりなされている．

Don't let the simulation drives you.
　　（シミュレーションは動かすものだ。こちらが動かされてはいけない）

　シミュレーショントレーニングは，臨床指導の技術であり，指導の目的を達成するために用いる手法である。それ自体が目的になってはならない。シミュレーショントレーニングの成否に，卓越した指導者の存在は絶対不可欠である。

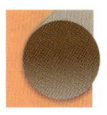

成人学習理論に基づいた指導方法

「シミュレーション指導に有用であるという成人学習理論って何？」

　成人学習理論を原則とした指導方法ガイドライン（後述）がIBSTPI（International Board of Standards for Training, Performance and Instruction）（www.ibstpi.org）から2003年に紹介されている。医療系シミュレーショントレーニング指導者養成の確立した方法としては，シミュレーション指導者養成コースを受講する以外に明確な方法論はない。筆者はHawaii-Okinawa Medical Teaching Fellowship（w3.u-ryukyu.ac.jp/okimeded/index.html）で，若手指導者教育に従事しつつ，シミュレーション指導者育成トレーニングでの指導者養成にも従事している。その経験もふまえて，本章ではどうすればシミュレーション教育の指導者になれるのか？　必要な能力は何か？　そのために必要な学習項目は何か？について述べつつ，指導者を効率よく増やすためのヒントについて述べたい。

　シミュレーショントレーニングを受け入れやすくするために重視すべき原則は，成人学習理論である（4章も参照）。主要原則を表1に示す。

■表1　成人学習の主要原則

- 成人は独立している
- 成人は明確な期待（特定の学習目標と教授法）をもって学び，動機も十人十色である
- 学習スタイルも十人十色である
- 新たな知識を学ぶことよりも，知識の統合など学び直しが主である
- スキルの変化よりも態度の変化をもたらす
- 経験から学ぶことを好む
- インセンティブは学習者本人にある
- テストなどの定量的評価よりフィードバックなどの形成的評価が重要である

Knowles MS. The Modern Practice of Adult Education: from Pedagogy to Androgogy. New York: Cambridge Cooks, 1988より作成

　テストなどの総括的評価よりもフィードバックなどの形成的評価が重要である。すなわち，学習者が明確な目的をもって臨んでおり，自身に関連した内容と実用に足るレベルで学ぶのが成人学習である。学習スタイルはそれぞれ違っても，経験から学べ，明確な目標が設定されつつも個々に調整が可能で，事前学習している内容を実践したうえで効果的な振り返りを受けられる実用的な教育法という意味で，シミュレーショントレーニングは，成人学習にとって最高の教育法であるといえる。指導者はこの原則を最大限活用する必要がある。

指導者になるには

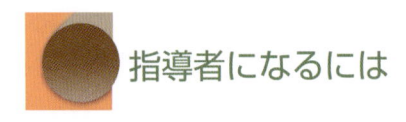

「指導者になるためには，どんな勉強が必要なの？」

シミュレーションだけで臨床指導することは非効率的なため，現場指導者が必要に応じてシミュレーショントレーニングを利用するのが現状だと思われる。

　成人学習の原則を活用するという点からみると，現場での指導力があれば，シミュレーショントレーニングでも十分に指導できそうである。しかし，シミュレーショントレーニングには，臨床現場指導にはない特殊性があることを知っておくべきであり，そのトレーニングを受けていることも指導者には推奨されるべきである。筆者も臨床現場指導を行い，そのコンテンツがまとまりをみせてから，試行錯誤の末にシミュレーショントレーニングの開発に至った。そこにある特殊性さえ理解できれば，シミュレーショントレーニングの指導者になることは，さほど困難なことではないだろう。

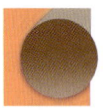

指導者養成のためのコースの種類

「シミュレーショントレーニングの指導者になるためのコース受講が必要なの？」

前述したように，臨床現場指導でも十分に成人学習原則には曝露されるものの，シミュレーショントレーニングでの指導の特殊性は軽視できない。限られた時間内でより明確な目標達成を強いられるなど，特有の訓練はされるべきである。ベッドサイド教育よりも後発のシミュレーション教育は，まだまだ発展途上ではあるものの，すでに多くの知っておくべき標準化された項目が存在する。

　シミュレーション指導者養成コースの代表的なものとして，米国ではWISER (Peter M. Winter for Simulation. Education & Research) が開発したiSIM[1] (Improving Simulation Instructional Methods) やSimTiki[2] (JABSOM：John A Burns School Of Medicine内のシミュレーションセンター) が開発したFunSim (Fundamentals of Simulation)，日本国内であれば日本医療教授システム学会 (www.asas.or.jp/jsish/index.html) 主催で行われるARCS/ISDやSAMURAI JADECOM Simulation Center主催のSSID (SAMURAI Simulation Instructor Dojo) (http://www.facebook.com/SamuraiJadecomSimulationCenter) などがある (iSIMは2013年現在，iSIM-Jとして，FunSimはFunSim-Jとして，日本語版が展開している)。

　筆者はこれらのうち，FunSim(-J)およびiSIM(-J)の受講・指導に当たっている。簡単にその内容を紹介する。

●●● FunSim

FunSimは，実際にシミュレーショントレーニングに必要最低限のファシリテーション能力やデブリーフィング能力，一歩進んで評価やカリキュラムへの適合を2日間でトレーニングする指導初心者向けコースである。

●●● iSIM

iSIMは，シミュレーショントレーニングを開発・運営するために必要な目標設定や方法など，シミュレーションでの指導をより効果的にするために，FunSim以上に深みのある内容を主に3日間（iSIM–Jは2日間）で，実際にシナリオ開発を通して学ぶ，上級者向けのコースである。

いずれもシミュレーション教育に特化した指導方法のトレーニングとなっているが，一般的な臨床現場指導に共通する考え方も多い。前述したように，その特殊性こそが指導内容の核であり，その特殊性について簡単に紹介する。

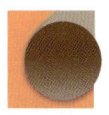

忠実性（fidelity）

「シミュレーショントレーニングの特殊性って何？」

シミュレーショントレーニングを実践するうえで，特に障壁となるのは忠実性（fidelity）であろう（2章も参照）。fidelityとはホンモノらしさのことである。臨床現場では実際の患者＝「ホンモノ」に曝露されるが，シミュレーショントレーニングに用いるシミュレーターはどんなに頑張っても「ニセモノ」である。どれほど高機能なシミュレーターが開発されようとも，器械が生命を宿すことはない。しかし，ニセモノだからこそ失敗が許され，実際の現場では待てない数秒間を数分～数十分の時間に変換できる。そのような「実際にはあり得ない変換が可能」だからこそ，学習者は，自身に潜む問題点に気づく「機会」を獲得できるのである。このニセモノに命を吹き込むことが，fidelityである。

fidelityには「モノ自体をホンモノらしくする」方法と「学習者にホンモノだと思い込ませる」方法とがある。前者は技術（technology）により，後者は技量（technique）による。特に後者を精神的忠実性（psychological fidelity）と表現するが，どの程度現実と同じ緊張感を与え，現実同様と思い込ませることができるかという「技量」が，シミュレーション指導者に最も必要とされる能力であろう。その意味では，シミュレーション指導者は俳優の要素を持ち合わせることも，必要かもしれない。

●●● 精神的忠実性を表現する方法

精神的忠実性は，スポーツ選手が「練習のときのように本番に臨めるように，本番さながらに練習する」ことやイメージトレーニングと似ている。学習者だけではイメージできないものを，指導者がイメージ・体感させるのである。決まった形や方法などないが，経験したことのない事案は再現が難しい。それ故，トレーニングする内容に関して指導者が豊富な経験と知識を持ち合わせていることは，前提条件であろう。経験があり，向かうべき目標を知っていれば，指導すべき立場になった場合に必要な能力は「正しい答えを教えることではなく，正しい質問を投げかけること」である。問題に直面した際に用いる手法としてSTAR法（表2）がある。

これをシミュレーショントレーニングに適応すると，以下のようになる。

S：問題点を認識した瞬間に介入するため，シナリオの進行を止める
T：何が問題だったのかを認識させ，シナリオを再開させるのに必要なレベルまで学習者自身

■表2　STAR法

S	Stop	問題点を認識した瞬間に十分な時間が必要になるため，必ずいったん立ち止まること
T	Think	現状を評価したうえで，次なる目標設定をし，修正などを含めたこれからの計画を考察する
A	Act	再度，実践する
R	Review	計画したことがうまく機能しているかを振り返る

Safety Focus: STAR. 〈http://news.sjhlex.org/wp-content/uploads/2012/03/SafetyFirstFocus_STAR.pdf〉 より作成

　の理解を援助する
A：引き続き，シナリオを再開する(cue と表現される)
R：シナリオ終了後に振り返り(デブリーフィング)を行う

　シミュレーショントレーニングのよい意味での特殊性は，どんなに患者(シナリオ上の)にとって危険な状況であったとしても，その瞬間に指導する時間をとれることでもある。患者を危険に曝さずに，啐啄同時の教育が可能になる。

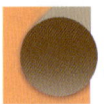

正しい答えを教えるのではなく，正しい質問を投げかける

「シミュレーション指導の必須条件って何？」
　指導となると，ついつい正解を教えがちである。正解を教えると学習者はその時点で自分自身と向き合わずに済み，自身に何が足りないのかに気づかずに終わってしまう。そのため，成人学習に必要な「気づき」が得られない。指導者は，学習者自身が考えて行動できるように「正しい質問を」するべきである。
　正しい質問とは「学習者自身が正解を導きだせるように，誘導・サポートする」質問であり，学習者の行動が正しければ正しいとわかる道筋へ，誤っていれば誤っているとわかる道筋へ誘導する。シミュレーショントレーニング中は同じ対象群であっても，能力の異なる個々の学習者に指導することが必要になる。指導者自身も迷走しないように明確なゴール(目標)を意識しておかなければならないし，学習者がどのような状況にあるかを把握することも必須条件になる。

シミュレーション指導の必須条件
・学習者の状況把握(What to learn? の把握)
・明確な目標設定(No road, just direction)
・目標に向かわせる正しい質問(具体的な指導内容の分類)

「What to learn? を見いだすにはどうすればいいの？」
●●●学習者の状況を把握する
　ゴールに誘導する際，学習者がどの程度の能力を有しているのかを最初に把握できなければ，到達させたい目標に導くことはできない。指導者は，学習者がゴールに向かうように誘導するが，学習者のスタート地点がわかれば，ゴールへの誘導はスムーズになる。そのためには，学習者自身の状況を常に指導者が把握する必要がある。事前にテストや口頭試問などでどれくら

いの知識や技術があるのか，把握しておくのもよいだろう。逆に，いきなりシミュレーションや現場を経験させることで，問題点を抽出するのもよいだろう。

シミュレーショントレーニングでは「学習者がいったい何をわかっていて，何がわかっていないのか」を簡単に・確実に・リアルタイムに把握することができなければならない。これがすべてのスタート，すなわち，問題点（何を学ぶべきか）の認識である。よく似た教育的背景をもつ学習者であっても，問題点に気づくタイミングやその内容は異なる。その学習経験に応じて，改善や向上させるべきポイントを抽出し，学習者がそれを共有することで理解を深めるのである。そのために指導者は，学習者の行動を詳細に観察する必要がある。ハワイ大学JABSOMのSimTikiディレクターであるBen Bergの観察力の秘訣を紹介する。

Active Listen & Active Watch.
（学習者の行動をつぶさに観察することでしか，彼らの問題点は抽出できない。ただ様子を眺めるのではなく，彼らの問題点を見つけることこそが，指導者の使命を果たすスタート地点である。指導者は，学習者の発言を一言残らず聞き取り，一挙手一投足に注視するべきだ）

「指導者を効率的に育てるためのヒントとは？」
ここまでは成人学習の原則からシミュレーション指導に，どのような特殊な技術・能力が必要であるかを述べてきた。まだまだ少ないシミュレーション指導者を効率的に増やすには，どのような人材が適しているか，すなわち，指導者一般に必要とされている能力を候補者が有しているか，が問題となる。医療に限らず成人学習指導者に必要な能力として2003年にインストラクターコンピテンシー（Instructor Competencies：IC）が，IBSTPI（International Board of Standards for Training, Performance and Instruction）によりまとめられた。この内容をもとにAmerican Heart Association（AHA）や日本医療教授システム学会（JSISH）ではインストラクター養成コースを展開している。まず，IBSTPIによるインストラクターコンピテンシーの概要を紹介する（表3）。

シミュレーション指導者には，ここに紹介されているすべての能力が必須であるが，このほとんどをiSIM(-J)のコースでは網羅している。しかし，この能力獲得は非常に難易度が高く，指導者自身も成長できるような環境に身をおくべきである。成人学習の原則にもある通り，経験をもとに成長する必要性がある。そのような学習理論としてdeliberate practiceを紹介する。

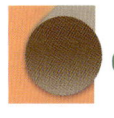

deliberate practice（熟慮された訓練）[3]

「高い難易度の能力獲得に必要なトレーニングって何？」
高い難易度の能力を獲得するために必要なトレーニングはdeliberate practiceと呼ばれる。適切な日本語がないものの，以下のように定義されている。

・パフォーマンスが向上する設計であること
・何度も繰り返すこと

■表3　IBSTPIのインストラクターコンピテンシー2013

1. プロフェッショナルとしての素地・土台がある(professional foundations)
・効果的なコミュニケーション
・プロフェッショナルな知識とスキルのアップデート法および倫理に準拠している
・プロフェッショナルとしての信頼を勝ちとり，維持している
2. 指導計画と準備ができる(planning and preparation)
・指導方法と指導手段の計画
・指導の準備
3. 指導方法と指導戦略を有している(instructional methods and strategies)
・学習者のやる気と参加を促す
・効果的なプレゼンテーションを実施する
・効果的なファシリテーションを実施する
・効果的な質問をする
・問題点を明確にし，フィードバックする
・知識と技術を学習者に定着させる
・知識と技術を現場に実用的になるよう定着させる
4. 学習者評価とコース評価を行える(assessment and evaluation)
・学習および実技の評価(学習者の評価)
・指導効果の評価(コース評価)
5. コース運営ができる(management)
・学習および実技演習の環境整備
・適切な指導機材・指導手法の選択

〈http://ibstpi.org〉より作成

・フィードバックが得られること
・難易度が高いこと
・プレッシャーがかかっていること
・経過・経験そのものがインセンティブであること

　deliberate practiceの実践は，常に困難がつきまとうが，その具体的な実践のヒントを紹介する。

●●●パフォーマンスが向上する設計である

シミュレーショントレーニングは，主にベッドサイドなどを想定するが，その際に大切な技術が他章で紹介されているファシリテーションやデブリーフィングである。FunSim(-J)は，特にこのパフォーマンス向上に重点をおいて設計されている。また，コース評価やコース運営，指導計画の立案と指導準備という，より高度な技術についてはiSIM(-J)に組み込まれている。しかし，コースを受講しただけでは，意味がなく，コースで学び，気づいた内容を実践に結びつけられるよう，何度も繰り返す環境も必要である。

●●●何度も繰り返す

何度も繰り返すには，時間が必要である。同じことを単調に繰り返すだけで獲得できる能力であれば，さほど時間はかからない。しかし，deliberate practiceはあくまでも「高度な能力」獲得を想定しており，以降に示す条件もすべて網羅されていなければならない。そのためには，想定し得るあらゆる「失敗の可能性」を経験し尽くすのが理想であり，そのような経験を

積み重ねた人物こそエキスパートと呼ぶのであろう。

An expert is a person who has made all the possible mistakes which can be made.
（エキスパートとは，起こり得るすべての失敗の可能性を経験している者である）

Niels Bohr

●●●フィードバックが得られる

指導者も，最初から的確な指導ができるわけではない。指導のエキスパートになるためには，失敗の連続からわずかでも改善すべきは改善し，向上すべきは向上させることである。改善点や向上すべき点を見いだし，その解決策を明確にすることこそがフィードバックであろう。

このフィードバックは，さまざまな角度から受けることが可能である。自分が指導した学習者から，自分とともに指導にあたったほかの指導者から，自分を指導している上級指導者からが，その代表格である。彼らからの意見を真摯に受け止め，どのような意見も自身の成長へと導くことが理想である。優れた指導者になるための段階を理解しておくと，フィードバックを受ける助けになる。

・優れた指導者になるための4段階

Hesketh ら[4]により提唱された条件を以下に示す。

・Level 1：臨床的信頼性がある

優れた臨床系指導者は，臨床的にも卓越し，現場状況をよく理解しており，医学理論を現場に応用することもできる。さらに，これらを学習者に説明できる。すなわち，臨床医としての能力が高いことである（表4）。

■表4　臨床医としての能力　ACGME 6-competence
・患者ケア
・医学的知識
・自己研鑽および自己学習能力
・対人およびコミュニケーション能力
・医師としてのプロフェッショナリズム
・組織や資源を効率よく安全に医療を実践する能力

〈http://aapiusa.org/resources/acgme-six-competencies.aspx〉より作成

・Level 2：教育および学習方法の専門的知識を有する

学習者は成人であり，成人学習の原則から自発的に参加する。指導者がBEME（best evidence of medical education）に基づいた教育方法や学習方法から，より効果的な学習環境を提供することで，学習者の参加態度をより有意義かつ積極的にすることができる。シミュレーショントレーニングのBEMEは臨床同様に成書だけでなく，冒頭に紹介したトレーニングコースやIMSH/APMSHという海外の学会やJSISH/JSMEなど国内の学会でも学習することができる。そして冒頭で紹介したトレーニングコース受講もこの範疇に入る。

ここまで述べてきた内容は，iSIM(-J)でもディスカッションに挙げられる内容であるが，iSIM(-J)はプログラム開発や受講生およびコース評価に至る広範な領域で設計されている。

優れた指導者になるには，以降に述べる内容も重要である。この内容は主にHawaii-Okinawa Medical Teaching FellowshipやEM Alliance Education Fellowschipコース(www.emalliance.org/wp/top2/em-alliance-education-fellowship)で筆者が紹介している内容である。

・Level 3：指導者としての自覚，自己認識

優れた指導者は，学習者のニーズおよび能力を的確に把握することで，より良質かつ能動的な学習を体験させる。その結果として，学習者はシミュレーションコース自体を退屈することなく，その場での学びにとどまらず，のちの行動変容にまで到達することが可能になる。

ここで最も重要なのは，個々の学習者のニーズと長所を認識できることである。そのうえで，健全な態度とよい対人関係を築くスキルを持ち合わせていれば，指導者によるフィードバックおよびサポートが，学習者の成長を促すことができる。ここで難しいのが，相手の長所を認識することと指導者としての健全な態度である。

長所を認識する

長所を認識するというのは，相手を肯定的に知ることである。人間は必ず長所と短所を併せ持っている。どんなに短所ばかりが目立つ人でも，必ず長所はある。日本の医学教育に多大な貢献をした者に贈られる牛場賞を受賞した宮城征四郎の教えに，以下のものがある。

> 人には，良いところと悪いところが在る。悪いところだけを見れば，そこが強調されて，その人は悪く見える。良いところだけを見れば，そこが強調されてその人は良く見える。僕は，良いところを見るのがいいと思う。

多くの若手指導者を養成してきたコンサルタントも「まず相手を宝物と思うこと。無理でも味方だと思うこと」と指導している[5]。「相手を非難・批判せず，誠意をもって聞き役に回ることで，相手の立場を肯定的に理解すること」[6]と述べている。

そのために必要なことは，聞き上手になることだが，これは心理学的にも「7：3で，相手に話をさせる」工夫をすることといわれている。

指導者として健全な態度：参加型トレーニングをまとめる能力

シミュレーショントレーニングでは，実演を通して問題点を認識させたあとに，理解を深めたり，改善方法を模索したりするために，必ずデブリーフィングを行う。デブリーフィングの具体的技術については4章に譲るが，参加者が複数になるため(指導者も参加者である)，必ず互いの意見をぶつけ合うディスカッションを行うことになる。

しかし，学習者からしてみれば，『正解のない世界でともに悩み考えることで，1つの答えを導きだす手伝いをしてくれる者こそが指導者』であって，何もかもを知っている指導者はかえってパターナリズムに陥りやすく，接しにくいものである。指導者は，医学に謙虚であり，常に自身も何かを学びとる姿勢〔自省(self reflection)〕[7]が必要になる。わからないことをわからないとはっきり口にしてもらえれば，学習者自身も何とか答えを導きだそうとするであろ

うし，場合によっては学習者自身がほかの参加者に多くの学びを提供する機会にもなる．

Learn from each other.
　　　（参加型トレーニングをまとめるには，「互いに学ぶ姿勢」があればよい）

Paul Phrampus

・Level 4：ロールモデルとなる

指導者自身も，指導を通じて新たな学びを得る．実際に体験したなかから自省し，学び直す態度があれば，指導者としての信頼性は，さらに確実になる．結果よりも学びの過程が重要であり，その過程を学習者が共有できれば互いの自信にもつながる．このような態度には，人としての強さが必要と思われがちであるが，言い換えればリーダーとして模範的な能力を有しているか[8]，ということにもなる．リーダーに必要な能力は表5[9]のようにいわれている．

■表5　リーダーに必要な5条件

1. Passion
2. Trust（Innovative Learning）
3. Integrity for self-knowledge, candor, maturity
4. Curiosity & Daring
5. Guiding Vision

Cieslak M. An Overview of Leadership. 2003.〈https://www.rockforddicese.org/pdfs/parishplar/anoverviewofleadership.pdf〉より作成

指導や教育に対する情熱があり，周囲からの信頼も篤く，普段から自分自身もさまざまなアイデアを生み出す努力と飽くなき探究心，好奇心，行動力をもち，目指すべき方向を指し示すのが，リーダーそして指導者に必要な能力である．

　この考え方によく似た「ERにおける指導医のABCDE」（表6）を福井大学医学部　寺澤秀一が紹介している．筆者はこれを参考にして，指導している．

■表6　ERにおける指導医のABCDE

A. 安心
B. 勉強
C. 寛大
D. 度量
E. 栄光への架け橋

●●●経過・経験そのものが報酬である

先に説明したロールモデルになるための能力にも似ているが，一般的にここまで達観することができることを目標にすべきである．参考資料として筆者が長年所属していた「群星沖縄　良き指導医12箇条」を紹介する（表7）．

　この内容は，1970年代から臨床現場を通じて多くの研修医を輩出し続けてきた沖縄県内の臨床指導医や研修管理病院長などが一堂に会して，それまでの経験をもとに取りまとめた臨床指導医の在るべき姿である．そのほとんどが「経験を結集した」"Experience Based"な内容であるが，21世紀に入り，徐々に研究・論文発表が増えることで少しずつ"Evidence

■表7　群星沖縄　良き指導医12箇条

1. 患者に対して親切な医療を実践し，医学に対して謙虚である
2. Medical intelligence, Medical ethics に常に意を用いる
3. 基本に忠実な幅広い総合的知識を身につけ，活用する
4. 患者を全人的に診療し，臨床的諸問題の解決に意を尽くす
5. 自身が有する知識と技術を惜しむことなく，後進に伝える
6. 後進の臨床的成長を，邪魔せず，喜び，心から支援する
7. 判らないことは判らないと認め，研修医とともに学び成長する
8. 臨床的疑問点はその日のうちの文献検索で，これを解決する
9. 自己の専門領域のみでなく，常に非専門領域にも意を配る
10. どこの病院，どこの地に赴任しても当直と救急を担い得る
11. よりよい研修システムの構築を模索し，実践し協力する
12. 院内外のカンファレンスには積極的に参加し，これを支える

臨床研修病院群プロジェクト群星沖縄の許可を得て掲載〈http://muribushi-okinawa.com/about/concept12.html〉

Based" な裏づけが得られつつある。

　現場で指導するだけでなく，さらなるエビデンスを構築すべく，研究およびシナリオ開発を通じて，指導経験と BEME に基づいた情報共有とがうまくリンクすることこそが，最も効率的な指導者養成方法であり，指導者の自己成長へとつながることこそが報酬となる。

Evidence enhances Experience.（エビデンスは経験を強化する）
教育学を学ぶだけでなく，教育を実践する経験を積みつつ新たなエビデンスとして教育学を必要に応じて導入することが最も効果的であると筆者は考えている。

「指導者候補者を取り巻く環境で注意すべき点とは？」

指導者候補者は臨床能力に加え教育能力を求められるだけでなく，実施に対する障壁が存在することも多いため，極めて多大な負荷をかけられることになる。指導者養成のためには，彼らのモチベーションを維持することが，何よりも重要である。指導者は，孤立しがちである。その主な理由が，周囲の理解が得られていないことに起因すると考えている。彼らを奮い立たせるものは，"Teaching is learning twice." や先に紹介した「群星沖縄　良き指導医12箇条」のような理念・格言などである。

　指導者養成にあたっては，指導者候補個人の能力任せにするのではなく，並行して組織全体で彼らをサポートするシステムが構築できれば，指導者養成はより容易で効率よく行えるであろう。

> **まとめ**
> - 指導者になるには，一般的な教育技術を有したうえで，シミュレーション教育の特殊性を理解する．
> - 一般的な教育技術を有していない場合，シミュレーション教育法はやや特殊であることを念頭におくべきである．指導者としての入り口としてシミュレーショントレーニングも有用ではある．
> - シミュレーション指導者になるためにコース受講は，推奨される．指導レベルによるが，指導経験が少ない初心者であればFunSim(-J)，指導経験が豊富であればiSIM(-J)の受講がすすめられる．
> - シミュレーショントレーニングの特殊性はfidelityの表現である．
> - シミュレーション指導の必須条件は，学習者の状況把握と明確な目標設定，目標に向かわせる正しい質問ができることである．
> - 学習者の長所を認識するためには，相手のよいところに集中し，聞き上手になること．

文 献

1. iSIM Improving Simulation Instructional Methods テキスト "Guided learning through practical experience". The Gordon Center, WISER, SimTiki Simulation Center. →iSIM のテキスト(非売品)
2. Okinawa Clinical Simulation Center, SimTiki Simulation Center. FunSimJ (Fundamentals of Simulation for Japanese). →FunSim の日本語版テキスト(非売品)
3. Ericsson KA. Deliberate practice and the acquisition and maintenance of expert performance in medicine and related domains. Acad Med 2004; 79 (10 Suppl): S70–81. PMID: 15383395
4. Hesketh EA, Bagnall G, Buckley EG, et al. A framework for developing excellence as a clinical educator. Med Educ 2001; 35: 555–64. PMID: 11380858
5. 小森康充. リーダー3年目からの教科書. 東京：かんき出版, 2013; 38–41.
6. Carnegie D. How to Win Friends and Influence People. New York: Simon and Schuster, 2010. →自己啓発で著名なカーネギー氏の著作.
7. Pangaro L. Leadership Careers in Medical Education. Philadelphia: American College of Physicians, 2010. →医学教育におけるリーダーシップについて述べている
8. Hatem CJ, Searle NS, Gunderman R, et al. The educational attributes and responsibilities of effective medical educators. Acad Med 2011; 86: 474–80. PMID: 21346510 →臨床指導者に必要な振る舞いについて述べている
9. Cieslak M. An Overview of Leadership. 2003. 〈https://www.rockforddicese.org/pdfs/parishplar/anoverviewofleadership.pdf〉Accessed May 28, 2014. →リーダーシップ総論.

シミュレーションコースの実際

Part 2

第13章 遠隔シミュレーション

池山 貴也

学習目標

- 遠隔シミュレーションの重要性を理解する
- 遠隔シミュレーションの特徴，限界を理解する
- 遠隔シミュレーション導入におけるピットフォールと解決策を知る

シミュレーションの成功には，よく訓練されたインストラクター／ファシリテーターが必要である。インストラクター／ファシリテーターの訓練には，さまざまな医学的な知識・スキルや，チームワークあるいは Crew（or Crisis or Cockpit）Resource Management に関する知識，また，デブリーフィングで求められるようなコミュニケーション能力や，時にはチーム内や部門の衝突を解決に向かわせるようなファシリテーション能力も必要になってくる。通常，そのようなインストラクター／ファシリテーターは，その病院，地域でシミュレーション教育を開始した段階では人数が少なく，それがシミュレーション教育の発展を妨げる一因となっている。

ここで述べる遠隔シミュレーションとは，高忠実度シミュレーターを遠隔地からインストラクター／ファシリテーターが操作し，①シミュレーションの導入（環境やシミュレーター，グランドルールの説明），②シナリオを学習者に提供，③そのまま遠隔地より画像や音声を用いてデブリーフィングを施行することを指す[1]。高忠実度シミュレーターが利用できないときは，通常のマネキンを用いてモニターにてバイタルサインなどを再現，必要に応じて所見などを補足する形をとっている。本章では，このような遠隔シミュレーションについて，筆者が実際に行っているシミュレーションシナリオを例に挙げ，解説する。

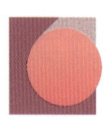

遠隔シミュレーション導入の効果

遠隔シミュレーションシステムの導入により，ヒトやモノの移動時間を最小限にすることで，数と時間に制約があるファカルティであっても，教育対象の裾野を広げることが可能，と考え

られる。もし，現地にある程度，シミュレーション教育のインストラクターとしての経験のある者がいれば，ともにシミュレーションコースを学習者に提供することができる(co-facilitation)。co-facilitation は，遠隔地にいるインストラクターが画面からしか情報が得られず，物理的にはシステムや学習者に介入できないことを補完することが可能で，また，シミュレーション機器のトラブルシューティングを行うことも可能となる。

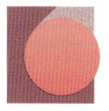

シミュレーションコースの実際

遠隔シミュレーションでも，シナリオの目的や，やり方自体は通常のシミュレーションと大差はない。ここでは，筆者が行っている，救命センターの医師や，一般病棟/救急外来での小児科医や小児科看護師向けのシナリオを紹介する。

シミュレーションコースの目的
小児急性期疾患に対する病態の認識，バイタルサインの異常の把握，その初期対応を行う。

位置づけ
救命センターや一般小児病棟ではそれほど頻度が高くないが，即座に判断・介入を求められる病態に対する臨床経験の補足。

準備および環境整備
通常のシミュレーションの準備(詳細は 2 章を参照)に加えて，インターネット接続環境，もう1組のコンピュータが必要である(図1)。セキュリティーの高いファイヤーウォールを介して行う際には，事前に各施設の担当者に連絡し，遠隔シミュレーションを予定している日時にポートを開放してもらう必要がある。

　初めて行う場合には，事前に音声画像システムや遠隔コントロールに問題がないことを確認しておくほうがよい。遠隔コントロールに筆者は『LogMeIn』[2]や『UltraVNC』[3]というシステムを用いている。これらのシステムを通じて，遠隔地からモニターやシミュレーターに接続されたコンピュータを操作する。これらのシステムのセットアップなどはおのおののウェブページを参照されたい。上記のソフトは，シミュレーターを操作するコンピュータの画面共有を通じて，遠隔コントロールを行うため，インターネット接続されていればどの高忠実度シミュレーターも操作可能である。

　遠隔地に画像を送るカメラは，複数あるのが望ましい。1台はシミュレーター周囲の全景が見えるように，もう1台は気道操作の様子が見えるように筆者は配置している。もちろん，シナリオの目的，カメラの台数に応じて，インストラクターがシナリオ中に最も評価したいことが観察できるようにする。

　マイクの位置は，シミュレーターの空気コンプレッサーなど，大きな音を発するものに近すぎると，学習者の声が聞こえない。音源から少し離して，ただし，シナリオ中に学習者の会話が聞き取りやすい位置に設置する。シミュレーターによっては，空気コンプレッサーを使用しなくてもよいものもあり，その場合は，できるだけシミュレーターの近くに設置している。

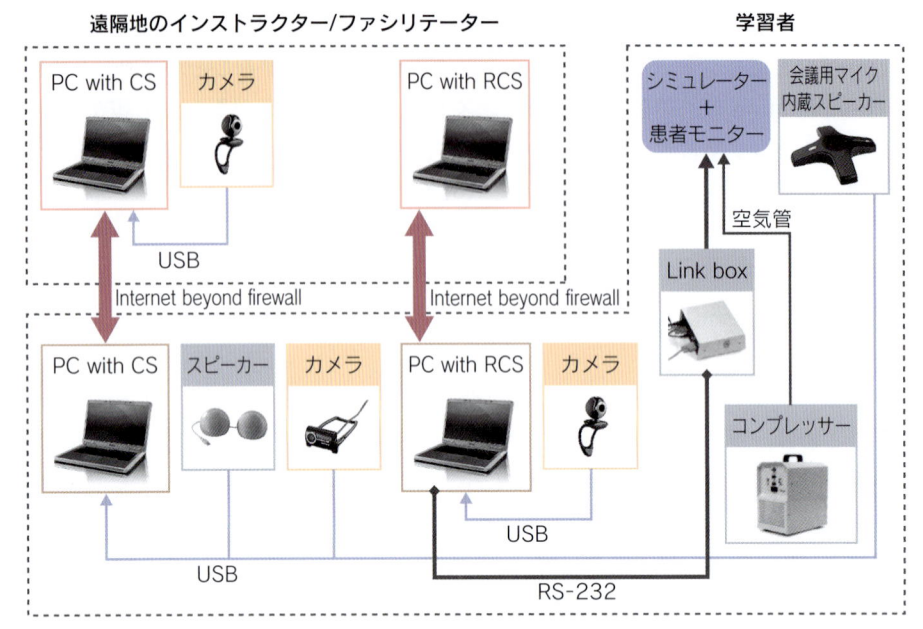

図1 遠隔シミュレーションのシステム例

PC with CS：コミュニケーションシステム用のコンピュータ。筆者は Skype や Laerdal 社の Advanced Video System (AVS) を使用している。PC with RCS：遠隔操作用のコンピュータ。学習者側のコンピュータは，シミュレーター操作用を用いる必要がある。こちらに遠隔操作用ソフトをインストールしておく必要がある。

■■■■シナリオの例（表1）

●乳児痙攣重積

対象：救命センターの医師など

学習目標：・小児熱性痙攣に対して，痙攣重積とさせないよう，時間を意識したアルゴリズムを用いて治療する[4]
　　　　　・Broselow テープ[5]を用いて，体重に合った量の抗痙攣薬を投与する
　　　　　・以下の機器を適切に使用する：骨髄針，サイズの合ったマスク，気管挿管チューブ，喉頭鏡
　　　　　・時間的余裕があれば敗血症のワークアップ，小児高次医療施設への搬送フローを確認する

場所：初療室利用は難しいため，救命センター内にて，経過観察病床を初療室のようにレイアウト変更

■■■■進行・指導のポイント

●時間設定

ほかのシミュレーションコースと同様に，医療従事者が対象の場合は，特に終了時間に関して厳密でなければならないことが多い。基本的には通常のシミュレーションと同様の構造で，ブリーフィング，シナリオセッション，デブリーフィングの流れで行っているが，特にブリーフィングで学習者とインストラクターが初めて顔を合わせ，かつ，テレビ電話と同等のシステムで直接対面するわけではないので，自己紹介を互いにしっかりとし，シミュレーション環境の説明，シミュレーション中の約束事，シミュレーションの限界について言及するようにして

表1　シナリオの経過と期待される学習者の行動

症例	期待される学習者の行動
10か月の男児。既往歴に特記事項なし。自宅にて急激な発熱とともに全身性痙攣。両親により救急要請，救急車内で痙攣持続。救命センターに電話連絡，1分後に到着。痙攣開始から15分後に酸素投与のみで来院（体重10 kg）。	1. 事前の役割分担 2. 気道・呼吸・循環の評価 3. バイタルサイン確認 4. モニター装着 5. 同時に救急隊からの申し送りを聞く
最初のバイタルサイン	
呼吸数 40回/min，SpO₂ 85%，心拍数 210/min，血圧 80/50 mmHg，体温 40℃ 初期評価：蒼白，網状チアノーゼ，間代性痙攣 気道：部分閉塞 呼吸：頻呼吸，肋間陥没，鼻翼呼吸，両側肺野に気道確保なければ吸気性喘鳴 循環：頻拍，毛細血管再充満時間 1秒，中枢/末梢の脈強く触れる，皮膚は温かく網状チアノーゼあり 神経：全身間代性痙攣中，瞳孔 6/6，対光反射なし 皮膚：外傷や発疹なし，体熱感あり	1. 気道確保 2. マスク換気による換気補助 3. 有効な換気と適切な酸素化を確認 4. 代償性ショックの可能性を認知 5. 末梢静脈路のため迅速に骨髄路確保（シナリオによっては，末梢静脈を確保できたことにする） 6. 骨髄針よりミダゾラム 0.15 mg/kg 投与 7. 骨髄路確保時に採取が容易であれば血液検査（血糖，血液ガス分析，生化学，血液培養など） 8. 体温コントロールのためアセトアミノフェン座薬挿肛
追加の病歴（学習者から聞かれたら，あるいは救急隊の申し送りを聞いていれば到着時に下記の情報は入手） 既往歴は特になし，最終経口摂取は2時間前，アレルギーはなし，服薬もなし 呼吸数 30回/min，SpO₂ 100%（マスク換気下），心拍数 210/min，血圧 80/50 mmHg 血糖 200 mg/dL　Na 140 mmol/L　Ca²⁺ 1.3 mmol/L	1. ミダゾラム投与から5分後にまだ痙攣持続するため，同量再投与 2. すでに痙攣開始から25分を超えるため，5分かけてフォスフェニトイン投与
フォスフェニトイン投与後5分後 表面上痙攣は頓挫 呼吸数 5回/min，SpO₂ 100%（マスク換気下，酸素投与のみだと88%に低下），心拍数 150/min，血圧 86/56 mmHg 神経：GCS E1 V1 M1，瞳孔 2/2，対光反射迅速	1. Broselow テープから算出したサイズのチューブで気管挿管 2. subclinical seizure が疑わしければ，即座に脳波検査を検討 3. 落ち着き次第，頭部CT，痙攣持続がなければ髄液検査を考慮 4. 脳波上痙攣が持続していれば小児専門施設への転院を検討
進行状況・時間に応じて挿管完了や頭部CT撮影決定などの時点でシナリオ終了，デブリーフィングへ	

いる。そのため初めての参加者が対象の場合，ブリーフィングに10分ほどかかることが多い。

●シナリオ進行

特に乳児や小児の高忠実度シミュレーターで，間代性痙攣を忠実に再現できるものはないために，今のところ，口頭で痙攣中か否か伝えるようにしている。ビデオを用いて，痙攣を表現してもよい。学習者の到達度が高ければ，故意にシミュレーターの忠実性が低い痙攣機能を使用して，時として痙攣がわかりにくい subtle seizure（微細発作）がある，ということを学習点に加えてもよい。

●デブリーフィング

遠隔シミュレーションでも，デブリーフィングは4章で述べられている方法と大きく変わらない。ただし，遠隔シミュレーションでは，現在のテクノロジーでは視野が限られているために，インストラクターが観察できていない可能性があることに特に留意して，デブリーフィングを行う必要がある。

具体的には，必要な薬物投与をインストラクターが観察しなかった場合，「薬物Aを投与しませんでしたね」と指摘するより，「薬物Aを投与するのをこちらでは確認できませんでしたが，どうでしたか」と事実確認をしながら尋ねるほうがよいと感じている。

また，現在のモニター越しでは学習者の表情もわかりづらく，また，インストラクターの表情も伝わりにくく，非言語コミュニケーションの一部が障害されている状態でデブリーフィングをすることになる。このため，通常のデブリーフィング以上に，特に否定的な表現とならないよう注意して言葉を選ぶようにする。

また，換気の評価に関しては，モニター越しでは，胸の挙上を評価するのが難しいことがあるが，シミュレーターの種類によっては，操作画面で表示されるものもあるのでそれを利用する。胸骨圧迫の質に関しても同様である。

筆者が現在使っているシステムでは，エコー（自分の声がコンマ何秒かのタイムラグをもってスピーカーから聞こえてくる）のため，それに慣れて学習者に話すようにする必要がある。

■■■■評価

遠隔シミュレーションのセッション自体の評価はほかのシミュレーションと同様に学習目標を反映させたチェックリストなどを用いて行う。現在，遠隔シミュレーションのみで構成されたカリキュラムを評価した報告がなく，単回のセッションを自己効力感で評価した文献が散見されるのみである[1, 6〜8]。

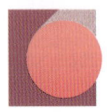

今後の展望

遠隔シミュレーションの応用として，①インストラクター/ファシリテーターの育成，②専門医試験への導入，③標準化プログラムへの導入が考えられる[1]。

①に関しては，遠隔地より経験のあるインストラクターが，学習者と一緒にいる経験の少ないインストラクターとともにシミュレーションを行う場合と，遠隔地に経験の少ないインストラクターがいる場合も想定できる。理論的には後者でも，どのように経験のあるインストラクターがシミュレーションを構造的に進め，効果的にシミュレーターを操作し，学習者とデブリーフィングを進めるか学ぶことが可能である。しかし，前述のように現在の技術では，システムを通じた視覚・聴覚の情報が限定的であるため理想的な学習環境ではない。

②に関しては，他国[9]や本邦の麻酔科専門医試験のようにシミュレーションをhigh stakes assessmentに用いる際に，複数の場所で同時に行っても同様のシミュレーションができる（再現性）ようにオペレーターの訓練に用いたり，評価者の訓練に利用することが可能と考えられる。それにより，事前準備での移動時間や学習者の移動時間の軽減をはかることが可能と考えられる。

③に関しては，Boot Camp（新人の導入プログラム）[10]などで，ファカルティが多数の施設から参加する際，スケジュール調整が困難である場合に，遠隔シミュレーションを用いることで，その負担が軽減する可能性がある。

用いる技術に関しては，Google Glass[11]やテレパシーワン[12]などの wearable device の導入により，依然インターネット環境が必要なものの，カメラ設置がない場所での遠隔シミュレーションが可能となる可能性がある。これらの技術を用いれば，シナリオセッション中の様子や学習者の表情がより鮮明に遠隔地のインストラクターに伝わる可能性もあり，また，固定型のマイクよりも集音がよい可能性がある。

また，遠隔シミュレーションでは，例えば，挿管手技の際の手の位置など言葉以外でフィードバックを与えることは難しいが，ハプティック技術を用いれば，遠隔地より物理的にフィードバックを与えることができる可能性がある。

● ● ●

現在の遠隔シミュレーションはその利点が主観的評価や理論的なものに基づいており，患者アウトカムなどに基づいたより客観的な評価や費用・効果などを通常のシミュレーションと比較することが必要である。

> **まとめ**
> - 遠隔シミュレーションを活用すると，インストラクターの数が少なくとも，広くシミュレーションコースを行うことができる。
> - 遠隔シミュレーションを行うには，インターネットに接続できる環境と遠隔操作可能なコンピュータがあればいい。
> - シナリオの進め方そのものは，通常のシミュレーションとほぼ同じであるが，実際に対面するわけではないので，自己紹介や状況説明には時間をかける。
> - デブリーフィングも対面で行う場合と大きく変わらないが，技術的な問題で視野が限られているために，観察できていない事象がある可能性に留意して行う必要がある。

文献

1. Ikeyama T, Shimizu N, Ohta K. Low-Cost and Ready-to-Go Remote-Facilitated Simulation-Based Learning. Simul Healthc 2012; 7: 35-9. PMID: 22228281
2. LogMeIn. 〈https://secure.logmein.com/JP/〉 Accessed Apr. 10, 2014.
3. UltraVNC. 〈http://www.uvnc.com/〉 Accessed Apr. 10, 2014.
4. Chen JW, Wasterlain CG. Status epilepticus: pathophysiology and management in adults. Lancet Neurol 2006; 5: 246-56. PMID: 16488380
5. Rosenberg M, Greenberger S, Rawal A, et al. Comparison of Broselow tape measurements versus physician estimations of pediatric weights. Am J Emerg Med 2011; 29: 482-8. PMID: 20825816
6. von Lubitz DK, Carrasco B, Gabbrielli F, et al. Transatlantic medical education: preliminary data on distance-based high-fidelity human patient simulation training. Stud Health Technol Inform 2003; 94: 379-85. PMID: 15455929
7. Treloar D, Hawayek J, Montgomery JR, et al. On-site and distance education of emergency medicine personnel with a human patient simulator. Mil Med 2001; 166: 1003-6. PMID: 11725312
8. von Lubitz DK, Crrasco B, Fausone BC, et al. Bioterrorism: development of large-scale medical readiness using multipoint distance-based simulation training. Stud Health Techonol Inform 2004; 98: 221-7. PMID: 15544275

9. Berkenstadt H, Ziv A, Gafni N, et al. Incorporating simulation-based objective structured clinical examination into the Israeli National Board Examination in Anesthesiology. Anesth Analg 2006; 102: 853–8. PMID: 16492840
10. Nishisaki A, Hales A, Biagas K, et al. A multi-institutional high-fidelity simulation "boot camp" orientation and training program for first year pediatric critial care follows. Pediatr Crit Care Med 2009; 10: 157–62. PMID: 19188876
11. Google Glass. 〈http://www.google.com/glass/start/〉 Accessed Apr. 10, 2014.
12. テレパシーワン．〈http://tele-pathy.org/〉 Accessed Apr. 10, 2014.

第14章 e-learning

鹿瀬 陽一

学習目標

- シミュレーション教育における e-learning の重要性とその背景を理解する
- e-learning の事前準備やシナリオについて知る
- e-learning をシミュレーションに導入するにあたってのピットフォールと解決策を知る

　e-learning の重要性が近年広く認められ，オンラインで行う教育は，従来のインストラクター主導の教育と遜色がないことが報告されている[1,2]。シミュレーション教育でも，多くの e-learning が取り入れられている。e-learning の利点は，受講生が自分のペースで，自分の時間でスケジュールを組める点にある。インターネットに接続さえすれば，どこでも自由に学習できる。交通費などを必要としないので，費用も抑えることができる。そして，教材の普遍性が確保されているので，すべての受講生に同じ内容を伝達できるという利点もある。

　本章では，このような利点をもつ e-learning を，シミュレーション教育にどのように取り込んでいけばよいのか，という視点で解説する。

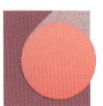

シミュレーション教育における e-learning の立ち位置

　シミュレーション教育の大前提として，カリキュラム全体のなかで，シミュレーションによって学ぶことが最適である学習項目に，シミュレーションコースを利用する。次に，その学習項目は，誰に対して，何を習得させるのか，という学習目標を明確にしていく。学習目標が明確になれば，シミュレーションコースを設計する際の，さまざまな細かい設定が見えてくる。この段階で，シミュレーションを行う時間的制約を考慮し，シミュレーションコース中に学習すべきこと以外は，事前，事後のオンライン学習に分配する。

　図1は米国のピッツバーグ大学にある Peter M. Winter Institute for Simulation Education

WISER
Simulation Improving Healthcare

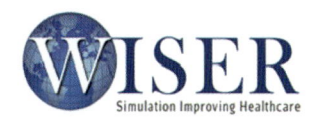

Course Creation Form

Question	Response
Course name:	
Course abbreviation:	
Course description:	
Course director:	
Target audience:	
# of participants per class:	
Expected date of first class:	
Department you are from:	
Site class will be held (WISER, Passavant, etc):	
# of classes per week/month per academic year:	
Approximate class length (hours/days):	
Is this a CME/CE course?	
Will you have online material (pre, during, or post-class)? If yes, indicate which components will be included and the approximate quantity.	Word document – PowerPoint (not narrated) – PowerPoint (narrated) – Video – Quiz – Survey – Evaluation –
Are you using a simulator? If yes, which simulator(s) will you need?	
Are you using programmed scenarios? If yes, indicate the quantity.	
Will you provide all of the disposables for the class?	
Have you done the following (indicate yes/no)?	Participated in a WISER course – Instructed a WISER course – Taken a tour of WISER –

Administrative Information
- Course size:
- Course development fee:
- Simulation specialist:
- Curriculum developer:
- Form submitted:

図1　WISERで用いているフォーム

and Research（WISER）で使用しているコース作成の最初のフォームである（WISERは米国におけるシミュレーション教育の一大拠点である）。このフォームに従うと，オンラインで学習すべきことも含めたカリキュラムを設計することができる。対象とする受講生，人数，予定するシミュレーションの時間などから，シミュレーションコース中にできる範囲が明確化されるので，それ以外の部分はシミュレーションの前後に割り振るように設計する。そして，オンラ

インでできる部分も同時に設計する．シミュレーションの前後に割り振られたオンライン教材がe-learningに当たるというのがシミュレーション教育におけるe-learningの立ち位置，ということになる．

■■■■シミュレーションのシナリオ作成のコンセプト
●日常臨床の複雑性をどこまで再現すべきか
臨床医にシミュレーションコースを作成してもらう場合を想定しよう．その医師にとっての日常臨床は，非常に複雑な状況にある．どの患者も病態は画一ではなく，背景は異なる．目の前の担当患者の状況を説明してくださいといわれたら，おそらく，ほとんどの医師が，主訴を説明し，家族背景，既往歴，併存疾患，起始経過，治療の経過，現在の問題点，今後の治療方針といった順番で説明をするであろう．このように臨床医は非常に複雑で込み入った環境で生活をしている．

このような複雑な環境が日常である臨床医はシミュレーションのシナリオを作成してくださいと依頼されたら，日常の複雑な世界を再現しようとする．これは，仕方がないことである．彼（または彼女）は，複雑な世界に住んでおり，その複雑な環境を再現することが，現実の世界に近づくことなのだから．言い換えると，臨床医は，複雑な環境を再現するような，忠実性が高いシミュレーションのシナリオを作成できるともいえる．

●仮想を現実と認識させるために「単純化」する
一方で，シミュレーションは，日常の慣れ親しんでいる環境なのだろうか．プラスチックの塊の人形を生きているつもりとして扱ってください，と最初にいわないと，マネキンを使ったシミュレーションは成立しない．マネキンを使って再現できることは限られている．模擬患者にしても，バイタルサインは正常であるし，実際の病人ではないことを受講生は知っている．シミュレーションでは，受講生およびシミュレーションを作成した本人も現実ではないことを知りながら，現実であるかのように錯覚する必要がある．つまり，受講生が心理的に「現実」と認識するようにしないと，シミュレーションは成立しない．だからといって，現実をありのままに再現すると，医療環境の複雑性が受講生の注意を散漫にする．したがって，シミュレーションでは，学習目標とは無関係の複雑性はそぎ落し，できるかぎり単純化することが必要である．単純で明確な学習目標にフォーカスを絞った環境を与え，それを現実として受講生に集中させることが，最も重要なのである．

…

WISERでは，このコンセプトが非常に重要視されている．シミュレーションは，医療環境にある複雑性を排除し，単純化することから始めるというコンセプトを理解していないと，e-learningを導入する意義が不明瞭になるので，あえてこの部分を説明した．次に実例を挙げて，このコンセプトを説明する．

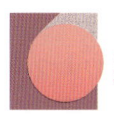

実際の具体例からみた e-learning の意義

日本で行われているよくみるシミュレーションコースの具体例から説明する。

医師を対象とした敗血症性ショックの治療を学習するシミュレーションコースである。用意されているものは，血行動態が再現できる忠実性の高いマネキンである。受講生は8名程度で構成されたグループである。インストラクターはたいていの場合，まずマネキンを前にして，ショックに特徴的な血行動態を受講生に講義し，ショックに対する知識を叩き込んでからシナリオを提示する。繰り返すが，シミュレーションの目的は，敗血症性ショックの治療の学習である。しかし，敗血症の治療であれば，実際には受講生1名で対応できるが，急変患者の治療はチームで行いましょうという指示がインストラクターから入り，いつのまにか1名のリーダーと，残りの7名に日常の業務と異なるコメディカルの役割が割り振られる。そして，受講生がマネキンを前にすると，マネキンが息苦しいとか，苦しいとか声をあげ，嘔吐して意識を失う，というようにシナリオが進行していく。その後，酸素を投与して，血圧を測定し，さまざまな検査を指示し，敗血症性ショックの診断にたどり着き，やっと本来の目的である治療に進む。学習内容が非常に盛りだくさんである。

このシミュレーションコースは完全に，教える側の視点だけで作成されている。教える側は，多くの事項を受講生に伝えたいので，それをそのままシミュレーションのシナリオに詰め込んでしまう。しかし，受講生にとっては，これだけの多くのことに対処している間に，学習目標がぼやけてしまう。また，リーダー役以外の受講生は，実際には何もすることがなく，ただその場に同席しているだけになる。シミュレーションコース全体の時間は，一般的に導入の講義も含めて45分程度である。教える側にとっては，これだけの内容を詰め込んでいるので，45分でも時間が足りないぐらいだろう。このコースでは，1名の受講生に45分を使用し，7名分の315分は無駄に使われている。このようなコースは，たいていは休日に行われるので，臨床の合間に受講するよりは時間に余裕があるかもしれないが，それでも有効な時間配分とはいえない。

■■■■限られた時間を有効に使うために

シミュレーションの時間を有効に使用するために，e-learning が使用される。上記のシミュレーションであったら，敗血症性ショックに特異的な血行動態の講義は，事前に e-learning で自己学習を済ませてもらう。そうすれば，シミュレーションをする時間を増やせる。チーム医療のコンセプトは，敗血症性ショックの治療法には大きくは関与しないので，省いても学習目標を損なうことはない。シナリオからも余計なことを省く。最初から呼吸が速く，ショックで意識がなくなりました，と始めれば，余計な会話をせずにすぐに悪化したバイタルサインに注目させ，治療を始められる。目的が敗血症性ショックの治療の学習であれば，この部分から開始するべきである。余計な情報を与えず，学習目標に焦点を絞れるように誘導するのである。シナリオの導入の講義，チームの意義，マネキンの余計な反応を削減するだけで，シミュレーションの時間が増える。時間が増えれば，同じシナリオを数回繰り返す余裕が生まれ，多くの受講生がリーダー役をすることができる。

まず，全体として教えたいことを決める．シミュレーションは，学習のためのツールの1つにすぎない．しかも，学習目標が明確になるように，敢えて単純化し，限られた時間で受講生にシミュレーションを経験できるように設計する．そのためには，シミュレーションを用いなくても教えられる部分は，e-learningあるいは，講義，問題解決型学習(Problem Based Learning：PBL)などの形態に任せる．

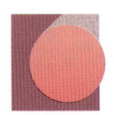

e-learning 教材の作成にあたっての注意点

■■■■受講生を成人として配慮すること

カリキュラム設計の際は，コースディレクターを数名と実際に教えるインストラクターを5～6名程度選定する．この集団は，コースのファカルティと定義される．ファカルティの構成はコースによって異なるが，一般的に数名のチームで教えることを基本にデザインされる．そのなかで，e-learningが必要ということになれば，教材の設計に入る．

　e-learning教材の作成のコンセプトに関しては，University of Pittsburgh Medical Center (UPMC)の看護学部の手法が参考になる[3]．まず，受講生を成人として配慮することである(4, 12章も参照)．衆人の前で失敗することは，恥ずかしいものである．失敗は個別に誰にも見られていないときにするように配慮する必要がある．e-learningの教材は，何度も失敗ができ，失敗を繰り返して自分で改善点を発見し，知識，スキルを獲得していけるように作成する．安全な環境で，自分のペースで繰り返し練習ができ，完全にスキルを獲得する自己学習をサポートするための教材でなければならない．このコンセプトに基づき，ファカルティはe-learning教材を設計する．

■■■■受講生にフォーカスした教材の作成

スキル獲得のためのビデオ教材の作成を例として説明をする．この場合，ビデオをただ見ることを目的に作るのではない．視聴するだけでは受け身なので，見ながら練習をすることを基本に作成する．

　また，何も知らない初心者が，スキルを完全に獲得することが必要である．そこで，教材を作成するときは，何も知らない初心者を連れてきて，何も説明せずに実際にスキルをさせてみる．すると，初心者は段階を追って，全体としてのスキルを獲得していく．1つの段階を理解すると，そのうえに次の段階を構築していく．どこまでできると次の段階に進むのか，どこで多く間違えるのかを観察しながら作成する．ファカルティがスキルを実演する様子をビデオに収めるのではなく，初心者のスキル獲得の過程を観察し，ビデオ教材を作成することが重要である．また，初心者の様子を観察して，習得のできる妥当な範囲でビデオ教材の長さも調整する．あくまでも，ファカルティ中心ではなく，受講生を中心に教材を作成する．

■■■■全体のシミュレーションの一部である

カリキュラムによっては，e-learningで習得したスキルや知識がないとシミュレーションにコース参加できないこともある．このような場合は，e-learningの内容が，シミュレーション

コースの構成要素の一部として全体の目的に合致し，関連していることを常に確認しながら教材を作成する。また，コース終了後にも教材に自由にアクセスができるようにしておく。後述するが，WISER は個人のポートフォリオが作成され，受講したコースの記録が蓄積されていき，いつでも自由に e-learning コンテンツにアクセスができるようになっている。

> **ポートフォリオ**
>
> WISER でコースを受講する場合は，まず，個人のポートフォリオを Simulation Information Management System(SIMS)上に作成する。ポートフォリオとは，紙挟み，書類かばん，作品集などと翻訳される。ポートフォリオを一度作成すれば，コースの資料，記録がすべて自動的に蓄積されていく。
>
> 　ポートフォリオの作成が終わると，受講予定のコースの e-learning のコンテンツにアクセスできるようになる。コースによっては，事前テストを終了しないと受講資格が得られないものもある。事前テストの結果もシステムに蓄積されていく。インストラクターは，受講当日までに受講生が事前学習や事前テストを行ったかもすべて把握できるようになっている。
>
> 　コース中の評価，事後テストの結果もすべてシステムに蓄積されていく。コース中に，受講生の過去の成績と比較し，今回の改善点を示すような運用も可能になっている。コース終了後には，受講したコースのコンテンツに自由にアクセスができるようになる。そのため，コース内容をいつでも復習することができる。事後学習も e-learning でできる(図2)。

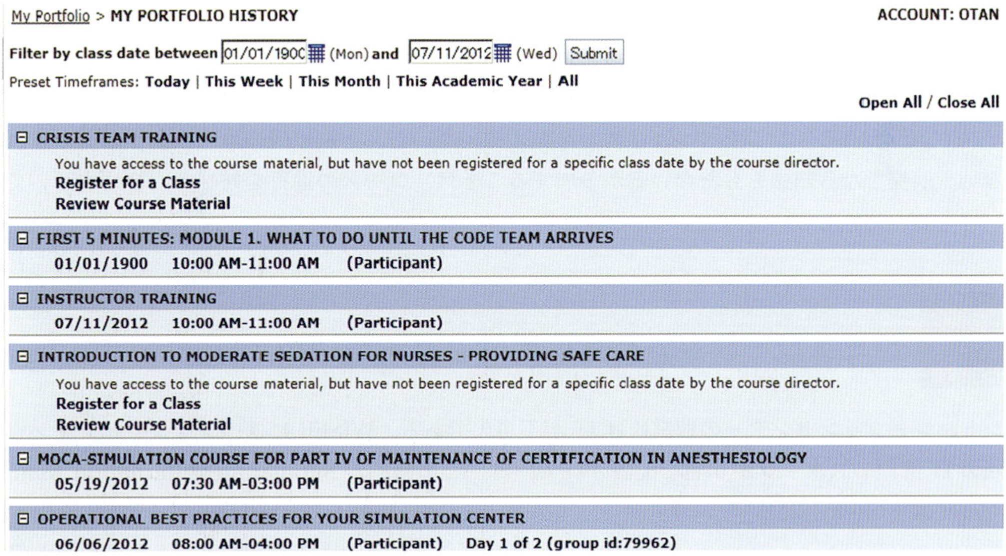

図2　WISER のポートフォリオ

■■■■ WISER で行われていた e-learning を取り入れたコースの実際

● e-learning に置き換えられるコース

日本でも広く行われている American Heart Association(AHA)の BLS，ACLS，PALS コースが，WISER では e-learning コースになっている。日本では，インストラクターが主導する

第14章　e-learning

コースとして受講生とインストラクターが一堂に会して開催されている。しかし，このコースの目的は，受講生個々が蘇生の知識，スキルを身につけることである。必ずしも，数名が集合する必要はない。知識にかかわる部分は，e-learning 教材で自己学習できる。蘇生のスキルの確認と習得を確認する試験だけをインストラクターの前で行えばよい。

　WISER では，インストラクターが主導する従来の形式のシミュレーションコースもあったが，現在ではほとんどは，"HeartCode" という e-learning コースに移行している。受講生は，筆記試験までをオンラインで終了し，スキルの確認と実技試験のためにシミュレーションセンターを訪れるだけである。WISER ではインストラクター不要のコースと明記してあり，受講生はシミュレーションセンターでも，フィードバック機能がついたコンピュータとリンクしているマネキンだけで，スキルの確認と実技試験を行っている。シミュレーションセンターには，AHA コース専用の個室が 3 室あり，受講生は予約した時間に訪れ，自分のペースでスキルの確認と実技試験を終え，合格すれば，認定書が発行される。受付のスタッフや，センターに勤務するシミュレーションのスペシャリストが AHA インストラクターの資格を保持しているので，受講生は質問のある場合だけ介入を依頼する。

● e-learning を事前学習に用いるコース

気管挿管困難患者に対応するための difficult airway management(DAM) のシミュレーションコースは，さまざまな挿管困難用のデバイスの実物を使用して練習する時間や，シナリオを用いたマネキンでのシミュレーションに多くの時間を割く必要がある。なぜなら，DAM コースの目的は，受講後には実際の臨床に役立たせることができる個人のスキルの獲得だからである。しかし，同時に数名が受講しており，コースの時間は限られている。そこで限られた時間を有効に使用するため，受講生は，気管挿管困難患者の治療のアルゴリズムを事前に e-learning で，学習をすることが求められる。そして，コースの最初にアルゴリズムを書かせる事前テストが行われる。ここでアルゴリズムを覚えていないと，それ以降のコース参加は認められない。前提となる知識をもたない者が参加することは，コースの進行を妨げ，内容にもついていけないためである。

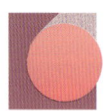

シミュレーション教育における IT の活用

シミュレーションセンターの運営には IT が不可欠である。WISER には，シミュレーション専属の IT 部門のスタッフが 4 名で配置されている。この部門が Simulation Information Management System(SIMS) という，シミュレーションコースの e-learning のコンテンツを管理し，シミュレーションセンターのスケジューリングをはじめとするマネジメント機能を兼ね備えた専用のシステムを開発，運用している[4, 5]（図 3）。このシステムは，北米の有力なシミュレーションセンターであるハワイの SimTiki，フロリダの Gordon Center でも導入されている。

　IT 部門がシミュレーションセンター運営の要になっており，e-learning はその一部である。SIMS のスケジューリングの機能には，ポートフォリオを作成し，コース受講を申請すれば，コース開催までの事務連絡も自動的に行われるようになっている。また，シミュレーショ

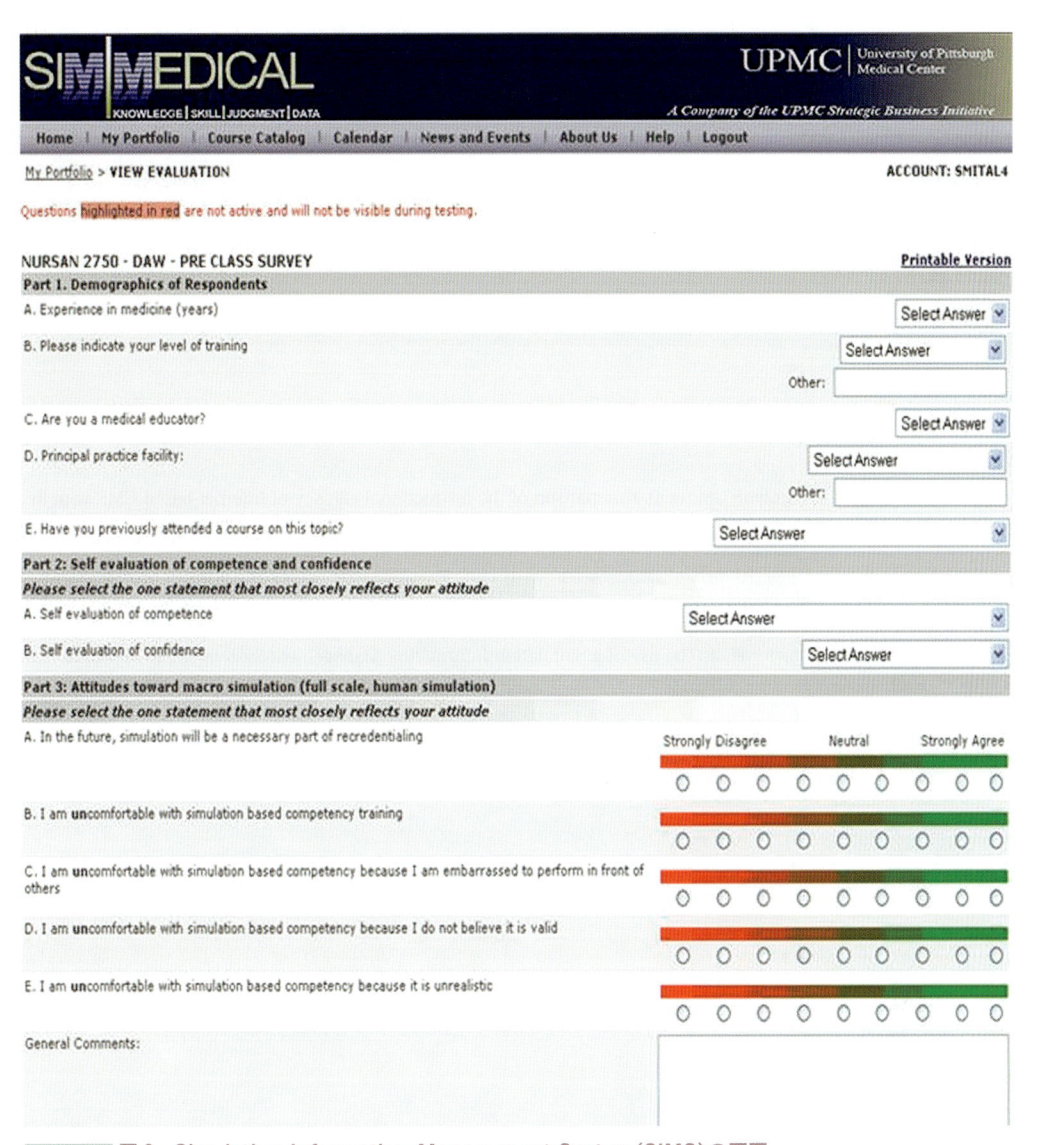

図3　Simulation Information Management System(SIMS)の画面

ンセンターの部屋の予約，インストラクターへの連絡，シミュレーションセンターのスタッフの確保の手配も行うことができる。

　また，SIMSはデータベースとしての役割も充実している。シミュレーション教育は，必ず何かしらの評価を伴うので，受講生のパフォーマンスを評価したデータを蓄積し，のちに研究に利用できるように設計してある。データが必要となった場合は，表計算ソフト，統計ソフトで扱える形式に書き出すことができる。

● ● ●

日本のシミュレーションセンターでは，専属のIT専門職を雇用する規模のところは，まだ少ないかもしれない。しかし，e-learning単体で考えるよりは，ITシステムの一部にその構成要素として加えるつもりで，シミュレーションセンターのITシステムを設計することが必要であろう。

第14章　e-learning　143

> **まとめ**
> - シミュレーションコースの学習目標を明確にし，個人でできる範囲やコースの前後の学習は，できるだけ e-learning とする。
> - シミュレーション設計のフォーマットを作成し，e-learning とすべき部分を見つける。
> - e-learning 教材の作成においては，受講生を成人と認識し，受講生にフォーカスした教材を作成する。
> - シミュレーションセンターの IT 部門の構成要素の1つとして e-learning を考える。

文献

1. Fordis M, King JE, Ballantyne CM, et al. Comparison of the instructional efficacy of Internet-based CME with live interactive CME workshops: a randomized controlled trial. JAMA 2005; 294: 1043–51. PMID: 16145024
2. Wutoh R, Boren SA, Balas EA. eLearning: a review of Internet-based continuing medical education. J Contin Educ Health Prof 2004; 24: 20–30. PMID: 15069909
3. Blazeck A, Zewe G. Simulating simulation: promoting perfect practice with learning bundle-supported videos in an applied, learner-driven curriculum design. Clinical Simulation in Nursing 2013; 9: e21–4.
4. Lutz J, Mitchell K, Schaefer Ⅲ, J. The use of a Simulation Information Management System (SIMS) for data mining of simulation sessions. 〈http://www.wiser.pitt.edu/sites/wiser/news/2005/01/media/IMMS%202005%20SIMS.pdf〉 Accessed Apr. 10, 2014.
5. Lutz K, Phrampus P. A Simulation Information Management System for Use in Large Scale Simulation Centers. 〈http://www.wiser.pitt.edu/sites/wiser/media/pdf/IMSH07_%20Poster_SIMS.pdf〉 Accessed Apr. 10, 2014.

第15章 院内トリアージ

木澤 晃代

> **学習目標**
>
> ・院内トリアージにおけるシミュレーションの重要性とその背景を理解する
> ・院内トリアージにおけるシミュレーションの事前準備やシナリオについて知る
> ・院内トリアージのシミュレーション導入におけるピットフォールと解決策を知る

　救急外来を受診する患者は，情報がない白紙の患者である。どのようなニーズで受診するのか，どのような病歴があるのかはわからないため，患者の訴える症状や徴候からみていくことになる。また，収集した生理学的，解剖学的情報を系統立てて考え，短時間に緊急度を判断することは，聞きながら推論する有機的な作業であり，専門的で実践的なトレーニングが必要になる。さらに緊急度の高い患者には，すぐに初期対応ができる技術が必要になってくる。院内トリアージを実施する医療スタッフには，緊急度が判断できるだけではなく，多様なニーズをもつ幅広い年齢層の患者家族と円滑にコミュニケーションがとれることも求められる。そのため，小児，高齢者，成人，外傷，非外傷など，タイプの異なる多彩なシナリオを用いたシミュレーションを行うことで，より適切な判断や臨機応変な対応ができるようになる。

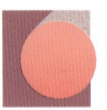

院内トリアージとは

　院内トリアージについて，JTAS(Japan Triage and Acuity Scale：緊急度判定支援システム)2012では，緊急度判定を救急外来における業務の一過程であり，専門的な教育を受けた経験あるスタッフが，批判的思考法(臨床推論)と標準化されたガイドライン一式を用いて患者の評価および治療の優先性を判断することであり，患者が治療を受けるまでに安全に待つ時間を決定すること，としている。つまり，単に経験則で行う患者評価ではなく，患者の状態を臨床推論とガイドラインを活用して評価する知的な作業である。

　院内トリアージによる緊急度の判定は，完全なセーフティーネットというわけではない。救急外来の混雑状況やマンパワーの不足によって，診察前のすべての患者の評価が行えるわけで

はないため，限りある医療資源を適正配分し，有効活用する方法も学ぶ必要がある。

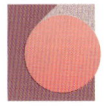

シミュレーションコースの位置づけ

院内トリアージを実践するトリアージナースへの実践的な導入教育ならびに，すでに院内トリアージを実践しているトリアージナースへの思考過程の整理とトリアージの質の向上を目指す。

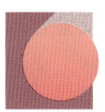

学習目標

・症例を通して患者からの的確な情報収集の方法を学び，患者の状態の適切な評価を行う。
・トリアージのプロセスを学習し，適切なトリアージレベルが判断できる。
・限りある医療資源を有効活用し，場の調整を行うことができる。

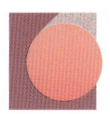

コース構成

このシミュレーションコースでは，まず基礎知識を習得する事前教育を行う。座学にて知識を得たうえで，インタビュースキルのトレーニングを行って，コマや図面を用いた机上シミュレーションを行う。これら事前教育を経て，実践シミュレーションを行う。

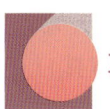

事前教育

実践シミュレーションを実施する前に，院内トリアージの基礎的な知識を習得する必要がある。しばしば院内トリアージは，トリアージナース個人のスキルととらえられたり，緊急度の低い患者を排除するシステムととらえられたりする場合がある。しかし，院内トリアージが救急医療システムの一部分であると正しく理解することが重要である。

■■■■講義概要
・院内トリアージの概要，原理原則
・トリアージナースに必要な知識・技術
・トリアージナースの役割と特性
・法的問題と倫理的配慮
・院内トリアージの責任体制
・院内トリアージの基準
・院内トリアージのプロセス
・院内トリアージの質の評価
・事後検証

■■■■演習

講義で基本的な知識を得たうえで，演習を行う。この演習によって患者へのインタビューの内容を構成し，系統的なインタビューの方法を習得する。次に，机上シミュレーションにより，患者の緊急度判断，場の調整などを行い，思考過程を整理する。このような段階的な教育を行うことによって，習得した知識が活性化され，より実践に近いものとなる。

●インタビュースキルトレーニング

短時間で必要な情報を系統的に収集し，緊急度を判断するためには，効率のよいインタビューを行うことが重要である。患者を着席させ，自己紹介を行ったあと「今日はどうされましたか？」など，開かれた質問(open-ended question)から，患者の訴えに即し，発症様式，発症時間，症状の部位や頻度などの詳細を選択的な回答形式の質問(closed-ended question)を活用して情報を聞き出す。この時点では，緊急度を判断するための必要最低限の情報を収集する段階であるため，ポイントを絞ったインタビューの方法を理解する。患者への質問は，患者の訴えを聞きながら意図的，選択的に行っていく。トリアージ用紙などをガイドとして行うとスムーズである。

●机上シミュレーション

机上シミュレーションは，ファシリテーター1名，プレーヤー4～5名で実施する。ここでは，断片的な知識を統合し，適切な臨床判断から患者への初期対応，医療スタッフとの連携・調整のトレーニングをする。数人のグループで実施することで，他者の考えを聞きながら情報を吟味することにより，妥当な判断をするための批判的思考をトレーニングすることができる。

また，個別的な思考を広げ，新たな知識を習得することを可能にする。自施設の救急外来の平面図を利用し，通常の人員配置などを想定することで，トリアージのプロセス評価だけでなく，人的・物的医療資源の調整がシミュレーションでき，より実践的なものにつながる(写真1)。

- 準備
- ・救急外来の平面図
- ・医師，看護師，事務職員，患者のコマ
- ・シナリオカード(1症例6枚程度)(図1)

- 進行方法
- ・患者の想定付与(1枚目のカードを提示)

ファシリテーションのポイント

- ・プレーヤーに，机上シミュレーションを行うことを説明する。
- ・救急外来の状況を設定する(時間想定，救急外来の患者状況，医療スタッフの人員：医師2名，看護師2名，トリアージナース1名など)。
- ・ファシリテーターは，プレーヤーからの発言を促進するような発問を行うこと(なるべくすべてのプレーヤーが発言できるように)。

写真1　机上シミュレーションの様子

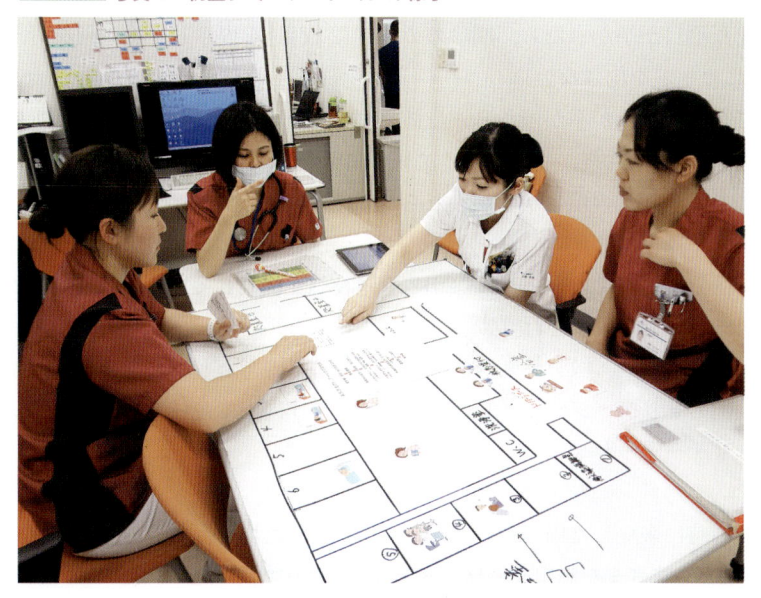

事例1　①
72歳の女性
腹痛と嘔吐で来院

[第一印象]
顔色不良，眉間にしわを寄せている。
少し前かがみの姿勢

事例1　②

[問診]
昨日まではいつもと変わりなし。昼にうどんを食べたあとから，腹部膨満感と腹痛，何度も嘔吐があった。痛みは強くなっている。既往歴：胆嚢炎手術

事例1　③

[身体診察]
腹部全体に痛みあり。腹部鼓音
腸蠕動音亢進

事例1　④

[バイタルサイン]
血圧 130/52 mmHg，心拍数 92/min（整），体温 35.9℃　SpO$_2$ 98%

事例1　⑤

[トリアージレベル]　Ⅲ　準緊急
[待機場所]
待合室または症状によって観察室

事例1 [解説]　⑥
第一印象で苦痛様顔貌。食後の腹部膨満感，繰り返す嘔吐があり，手術歴もあること，身体診察で腸管拡張の所見があることなどから，腸管の通過障害の可能性があり，潜在的な状態悪化の可能性がある。患者の症状によって，待機場所を決定する。

図1　机上シミュレーション　シナリオカード

第15章　院内トリアージ

- 第一印象から，次に行うことは何かを発問する。
- 問診で必要な項目が挙がったら，問診のカード(2枚目)を提示し，次に何を行うべきかを討議する(先にカードを出さない)。
- 身体診察で必要な項目が挙がったら，身体診察のカード(3枚目)を提示し，次に何を行うべきかを討議する(身体診察，バイタルサインの順番が前後しても可)。
- 必要なバイタルサインの項目が挙がったら，バイタルサインのカード(4枚目)を提示し，バイタルサインを評価する。
- トリアージ区分の決定を行い，JTAS 2012や施設ごと作成している緊急度分類表などを用いて，トリアージ区分の確認を行う。
- 待機場所の選定を行い，救急外来内のベッド調整が必要であれば検討する。
- すべての症例のトリアージが終了したら，プレーヤー同士で全体を通したピアレビューを行い，ファシリテーターがフィードバックを行う。

複数の患者が同時に来院した場合や，クレームが発生した場合，救急外来の観察ベッドが不足しているときなどさまざまな想定を付与することで，より実践に近いシミュレーションができる。

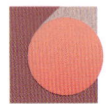

実践シミュレーション

机上シミュレーションによって，院内トリアージのプロセスを習得し，患者へのインタビューの内容や身体診察に必要な項目を整理したうえで，知識と技術の統合を目的とした実践シミュレーションを行う。あらかじめ評価表(表1)を配布し，注意すべきポイントを提示しておくと，トリアージのプロセスにおいて，重要なポイントが理解できる。

必要要員

- プレーヤー 4～6名
- インストラクター 2～3名(評価者，模擬患者)

1グループ4～6名で，それぞれ①トリアージナース，②応援ナース，③評価者などの役割分担を行う。

必要物品と場の設定

- トリアージデスク
- ストレッチャーまたはベッド
- 血圧計，ステート，体温計，パルスオキシメータなどバイタルサインを測定する際に必要な機器
- トリアージ用紙
- 緊急度判定支援システム(JTASなど)
- その他(必要であれば，ガーゼ，シーネなど，シナリオに応じた医療資器材)

表1 実践シミュレーション 評価表

評価基準　A：よくできる　B：できる　C：まあまあできる　D：あまりできない　E：できない

行動目標	評価項目	自己評価	他者評価
患者来院時に，第一印象から"重症感"を直ちに評価することができる	①成人の場合は，A：気道(発声の有無)，B：呼吸(呼吸の有無，速さ)，C：循環(皮膚)，D：意識，外観を15秒で観察できる		
	②小児の場合は，小児初期評価の3要素に基づいて，A：気道(発声の有無)，B：呼吸(呼吸の有無，速さ)，C：循環(皮膚)，D：意識，外観を15秒で観察できる		
	③トリアージレベルのレベル1に相当する状態の有無を判断することができる		
トリアージに必要な患者情報を問診することができる	①患者，家族から主訴を確認し，最適な主訴を選択できる		
	②第一印象で確認したことをふまえて問診することができる		
	③主訴に関連した病歴や症状を系統立てて問診することができる		
	④問診した内容からトリアージレベルのレベル1および2に相当する状態の有無を判断することができる		
測定したバイタルサインの評価ができる	①呼吸，循環，意識，体温の測定結果から，ガイドラインと照合し評価できる		
	②バイタルサインの観察からトリアージレベルの1および2に相当する状態の有無を判断することができる		
トリアージをするために必要な身体所見を観察することができる	①問診とバイタルサインの観察に基づいて病態を予測することができる		
	②緊急度の高い症状・徴候を判断することができる		
	③予測した病態の有無を判断するために，身体所見を系統立てて観察することができる		
ガイドラインに即した緊急度の判断ができる	①観察結果とガイドラインを照合し，トリアージレベルを総合的に判断することができる		
	②第一印象から問診・バイタルサイン，トリアージレベルの判断が3～5分以内に実施できる		
	③来院から10分以内にトリアージレベルを判断することができる		
医師，他スタッフに適切な報告，相談ができる	①緊急度レベルを判定した根拠をSBARに沿って報告できる		
緊急度に応じた患者誘導ができる	①トリアージレベルに応じた待機場所，診療場所を選択できる		
	②診療が開始されるまでの間，必要に応じて応急処置やモニタリングを考慮，実施できる		
判断に基づいて患者，家族へ説明ができる	①トリアージレベルに応じて待機または診察開始の説明ができる		
	②待機の場合，症状が悪化した際にトリアージナースへ連絡するように説明できる		
トリアージ後の再評価ができる	①ガイドラインに基づいて再評価することができる		
	評価者サイン		

■■■実践シミュレーションの流れ
●オリエンテーション(5分)

実践シミュレーションの方法を説明する。通常のトリアージを行う要領で実施してもらうことを伝える。

●実践シミュレーション(15分以内)
・患者来院と重症感の評価

来院時の表情や姿勢，歩行障害の有無，意識，気道，呼吸，循環を第一印象から評価する。トリアージレベルが高い患者は，この時点でトリアージを中断して処置室へ移動し，治療を開始する。

・問診：来院時症状の把握

患者の訴え，苦痛を感じている症状など，現病歴のインタビューを行う(**写真2**)。症状の発症様式，部位，持続時間，頻度，随伴症状，既往歴などを聴取し，問題の焦点化を行う。痛みはNumerical Rating Scale(NRS)などで評価する。

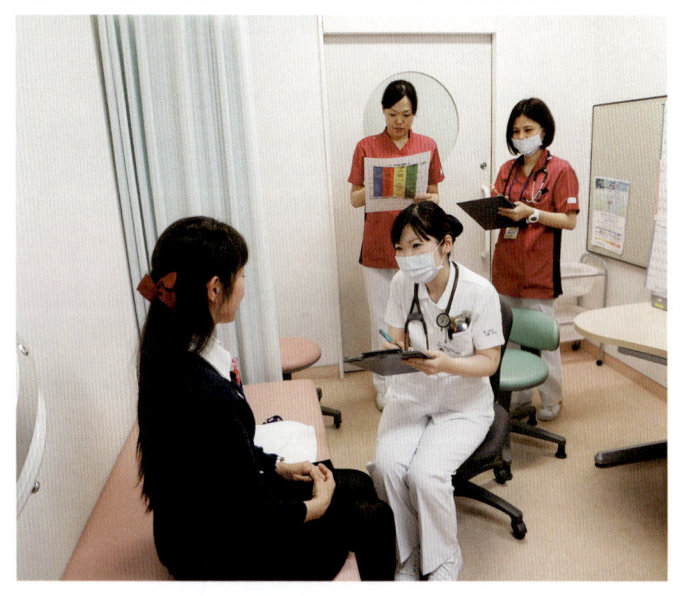

写真2　実践シミュレーションにおける問診の様子

・身体診察

問診で得られた情報から，身体所見の有無，程度を評価する。麻痺の部位，程度などは，できるだけ標準化された指標を用いて，多職種で共通理解できるようにする。腹部症状であれば，圧痛，反跳痛，筋性防御など腹膜刺激症状の有無を評価する。

・トリアージレベルの決定と待機場所の選定

患者の状況を総合的に評価し，最終的なトリアージレベルを決定，待機場所の選定を行う。緊急度判定支援システムを用いてトリアージレベルを確認する。

● 初期対応と患者への説明

打撲などで患部の腫脹がある場合は，アイシングをしたり，変形が認められれば，痛みが最小限となる位置で固定を行ったりするなど，初期対応を行う。また，患者が診療まで待合室で待機する場合などは，状態の変化があった場合には伝えてほしい旨を説明するなど，患者が診療まで安全に待てるような配慮を行う。

● 振り返り（デブリーフィング）（10分）

まず，プレーヤーからトリアージのプロセスを振り返ってもらい，自身で気づいたことを言語化させる。シミュレーション中には実践することができなくても，不足していた点が内省できることが重要である。さらに，プレーヤー同士のピアレビューを行い意見交換や感想を話し合う。

　時に，トリアージレベルはレベル2ではなくてレベル1ではないかなど，設定自体に疑問を投げかけられる場合がある。しかしトリアージは，緊急度の判断であるので，正解が一つに決まるものではない。判断材料である患者の病歴聴取の正確性，必要な臨床所見の収集が短時間で実施できること，客観性のある判断をすることが目的である。トリアージレベルに疑義が生じた場合には「なぜそのように判断したのか」「判断の根拠は何か」などについて議論することが必要である。また，臨床の症例に照らし合わせて考えてみてもよい。

　実践シミュレーションは，日常，無意識に行っている臨床実践での思考を一度分解して，再構成を行う場である。臨床ではどのように考えて実践しているかを確認しながら，デブリーフィングを進めることも効果的な場合がある。

…

トリアージには，患者の診療の優先性を判断し，診療の順番が入れ替わるという性質がある。医学的に妥当な判断だとしても，診療の順番が後回しになった患者家族にとっては不本意な場合があり，トリアージは倫理的な課題を包含している。緊急度が低いと判断した患者家族への対応も理解できるようにデブリーフィングを進める必要がある。

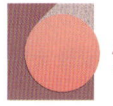

シナリオの例

シナリオは，小児，成人，高齢者など年齢別，症状別に多様なタイプを作成する。実際の救急外来を受診する患者などでもよい（表2，3）。

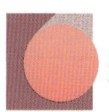

進行・指導のポイント

いざ模擬患者を前にすると，プレーヤーが緊張して萎縮してしまい，何を聞いたらいいのかわからなくなる場合がある。なるべく普段どおりに患者に対応するイメージで実施してもらうことを説明する。

　シミュレーション場面では，プレーヤーの思考や行動などを言語化してもらい，患者をどのように見ているのか，何を評価しているのかをわかるようにしてもらう。

表2　心原性胸痛のシナリオ

	心血管系：心原性の胸痛	【ポイント】緊急度の高い胸痛であることを病歴聴取の時点で評価し，迅速な対応ができる	チェック
Step	【設定】70代の男性 胸部不快感を主訴に妻と来院		
1	重症感の評価 第一印象(気道・呼吸・循環・意識) 顔色不良　車椅子に座っている。会話は可能		
2	感染管理 特に必要なし		
3	来院時症状の把握(自覚症状) 草刈りをしていた途中で　突然気分不快が出現。 その後倒れこみ嘔吐した。 妻よりその時は全身汗だくだったとのこと。 意識消失はなかったが，目の前が暗くなる感じがした。少し休んでいたらおさまった。今までも犬の散歩中に胸部違和感があった。今も胸部圧迫感あり。糖尿病を指摘されているが放置。 NRS 8/10	胸部症状持続，急性冠症候群が疑われるためトリアージを中断。【レベル2】直ちに処置室へ移動。モニタリングと対応を行う	
4	他覚的所見(身体診察) 12誘導心電図実施。 12誘導心電図では異常Q波，陰性T波だがST上昇気味である		
5	バイタルサインの測定と評価 血圧 165/79 mmHg，心拍数 47/min，呼吸数 20回/min，SpO_2 98%		
6	トリアージレベルの決定と待機場所の選定 レベル2 病歴聴取の段階で，トリアージを中断し処置室へ移動することが必要		
	【解説】 労作時の意識レベル低下と，持続する胸部症状，一時ショック状態となったこと，以前から同様の症状を繰り返していたことから，急性冠症候群の可能性が高い。バイタルサインを測定する前に，初期対応ができるベッドに移動し，早急に治療ができる準備を行う		

　評価者は，プレーヤーの言動や行動をもとに，模擬患者の不足している情報を伝える。途中，トリアージのプロセスに不足している点があったとしても，中断することなく，最後までシミュレーションを継続してもらう。

　時に，プレーヤーがトリアージのプロセスに固執し，問診を一通り取り終わってから身体診察，バイタルサインの測定を行う場合があるが，問診を取りながらバイタルサインを測定するなど，実際のトリアージに近いシミュレーションを行うように伝える。

■■■■評価のポイント

評価表に沿い，プレーヤーによる自己評価，他者評価を行う。

　シミュレーションでは「評価されている」ということに緊張することが多い。シミュレーションの際に行動化できていなくても，振り返りの際に，行動を言語化できれば，臨床実践は可能と判断する。

表3 外傷(小児)のシナリオ

		【ポイント】 受傷機転を詳細に聞く。 可動性，神経・血管系の評価を行う	チェック
	外傷(小児)：上肢痛		
Step	【設定】5歳の男児 右手が痛い		
1	重症感の評価		
	第一印象(気道・呼吸・循環・意識) 母親に付き添われ，手を押さえている。会話可能		
2	感染管理		
	特に必要なし		
3	来院時症状の把握(自覚症状)		
	2メートルの高さのジャングルジムから転落。草の斜面に手をついて落ちた。目撃者は友人。直接頭は打っていない。意識消失なし。 「動かすと手が痛いから触らないで」と言っている		
4	他覚的所見(身体診察)		
	前額部に擦過傷あり，意識消失・嘔吐なし 右前腕の腫脹・変形あり 神経障害・血管損傷を疑わせる所見なし。健忘，見当識障害なし		
5	バイタルサインの測定と評価		
	心拍数 76/min，呼吸数 22 回/min		
6	トリアージレベルの決定と待機場所の選定		
	レベル3 待合室。患部の上下2関節を仮固定してアイシング	患児や保護者への説明。痛みが増強したり手がしびれるようなことがあれば報告するように伝える	
	【解説】		
	高所からの転落では，骨折を伴うことが多い。この患者は，明らかな変形が認められている。患部の安定化と苦痛緩和のための初期対応を行う。子どものほかに目撃者がいない場合は，詳細な受傷機転がわかりにくいことがあることを念頭におく		

■■■■デブリーフィングのポイント

基本的には，参加者同士のピアレビューが重要である。ただし，ピアレビューを効果的に行うためには，何ができていて何が不足しているのかを客観的にとらえ，分析し，議論を組み立てていく作業が必要であり，インストラクターはその議論を促進する役割である。準備教育(講義や演習など)で得た知識を，実践に活用することの間には隔たりがある。知っていることと，できることのギャップである。トリアージの実践シミュレーションは，処置などの技術を習得するタスクトレーニングや，心肺蘇生のようなアルゴリズムベイスドトレーニングとは異なり，患者の状態，複数の患者が来院した場合の対応，クレームの対応など，さまざまな状況下での思考過程をトレーニングするシチュエーションベイスドトレーニングである。この点が，通常のシミュレーショントレーニングと異なり，インストラクターの技量が問われるところである。

実践できていないことが理解できていない参加者(メタ認知ができていない参加者)について考えられることとして，以下のような要因が考えられる。

①患者評価のために必要な情報が系統的に収集できていない(情報が散漫)
②収集した情報を統合し，論理的な推論ができていない(客観性のある論理ではない)
③情報がないのに，もしくは収集していないのに，推論が飛躍している(可能性がかなり低いことまで考えすぎ)
④臨床判断に対する自信がもてないために結論を出すことに躊躇する(トリアージの判断に正解を求めすぎる)

トリアージのための思考過程については，本人が臨床で培ってきた考え方の癖が影響していると思われる。直ちに修正することは困難かもしれないが，実践シミュレーションをきっかけに，自らの課題について，内省し，言語化する機会としてとらえることが重要である。

●●●

院内トリアージのシミュレーション教育は，手技をトレーニングするだけではなく，なぜそのように判断したのかという思考過程をトレーニングすることを重要視している。インストラクターの技量がシミュレーションの効果を左右することになるため，インストラクターの育成が急務である。録画による振り返りも有効であると思われる。また，各施設の救急外来を使用し実際の臨床現場でシミュレーションすることや，シミュレーターを活用したadvanced triageなど応用編を実施し，段階的な教育を行うなど，より実践に近いシミュレーション方法を検討する必要がある。

> **まとめ**
> - 院内トリアージとは，救急外来における業務の一過程であり，批判的思考法とガイドライン一式を用いて患者の評価および治療の優先性を判断することである。
> - 院内トリアージは倫理的な課題を包含しており，多様なニーズをもつ患者家族と円滑にコミュニケーションをとることが求められる。そのため，より適切な判断や臨機応変な対応を学ぶうえで，多彩なシナリオをシミュレーションすることは有用である。
> - シミュレーションコースでは，まずは座学で基礎的な知識を習得し，院内トリアージが救急医療システムの一部分であるという，共通認識をもたせることが重要である。その後，机上シミュレーションでトリアージのプロセスを学ぶ。
> - 実践シミュレーションの際には，実際に行っている要領でトリアージを進めるよう促す。デブリーフィングの際には，プレーヤー自身で気づいたことを言語化させる。判断の正否ではなく，患者の病歴聴取の正確性，必要な臨床所見の収集を短時間で実施し，客観性のある判断ができたかを評価する。
> - デブリーフィングは，プレーヤー間のピアレビューが基本となる。インストラクターは，何ができていて何が不足しているのかを客観的にとらえ，分析し，議論をするよう促す役割を果たす。

参考図書

1. 日本救急医学会，日本救急看護学会，日本小児救急医学会ほか．緊急度判定支援システム JTAS2012 ガイドブック．東京：へるす出版，2012．
2. 日本救急看護学会監修，日本救急看護学会トリアージ委員会編．看護師のための院内トリアージテキスト．東京：へるす出版，2012．
3. ポリー・ガーバー・ジマーマン，ロバート・ヘル．卯野木健監修．トリアージ・ナーシング入門．東京：エルゼビア・ジャパン，2007．
4. Cioffi J. Triage decision making: educational strategies. Accid Emerg Nurs 1999; 7: 106–11. PMID: 10578723
5. Considine J, Ung L, Thomas S. Clinical decisions using the National Triage Scale: how important is postgraduate education? Accid Emerg Nurs 2001; 9: 101–8. PMID: 11760621
6. Vance J, Sprivulis P. Triage nurses validly and reliably estimate emergency department patient complexity. Emerg Med Australas 2005; 17: 382–6. PMID: 16091102
7. Fry M, Stainton C. An educational framework for triage nursing based on gatekeeping, timekeeping and decision-making processes. Accid Emerg Nurs 2005; 13: 214–9. PMID: 16263286

第16章 RRS(Rapid Response System)

藤原 紳祐，藤谷 茂樹

学習目標

- RRSの基本概念について理解する
- RRSのシミュレーションの特徴を理解する
- RRSのシミュレーション導入におけるピットフォールと解決策を知る

BLS，ACLSやその教育の普及により院外心停止の数は減少傾向であるが，院内で心肺停止に至った患者の生存率は改善傾向を認めていない[1]と報告がなされていた。

このような背景をふまえて，米国では医療安全の実現のために，2005年1月から"100 K Lives Campaign"と2006年12月からの"5 Million Lives Campaign"において，Rapid Response System(RRS)の導入などによる院内心停止の減少を目指した施策[2]が推進されてきた。そして，実際に，最新の情報[3]では院内生存率は改善傾向にある。我が国でも2008年5月より「医療安全全国共同行動―いのちをまもるパートナーズ―」の行動目標6「急変時の迅速対応」[4]としてRRS普及の対策が進められている。

RRSとは，①院内患者の異常に気づきRRSが起動され，②急変対応の訓練を受けたチームであるMedical Emergency Team(MET)/Rapid Response Team(RRT)が現場に急行し，③そこで行われた医療行為が記録され，④その記録が診療行為にかかわったすべての医療従事者へフィードバックされる，という一連のシステムを総称したものである。RRSにより，院内患者の死亡率を低下させる取り組みが各国で行われている[5]。本章では，まずRRSの概略を解説し，そのシミュレーションコースについて紹介する。

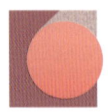

RRSとは？

コードブルーは患者が心停止に陥ってから介入するもので，どんなに高度な救命処置，心肺蘇生を行ったとしても，重篤な機能障害により患者の生命予後やQOLは改善していない。RRSはバイタルサインの異常に基づく起動基準を利用することで，入院患者の急変を早期に発見

し，心停止に陥る前に介入することで，院内死亡率を低下させることを目的にしている（表1）。したがって，対象患者は軽症から near CPA 症例まで幅広く含まれる。

表1　RRS とコードブルーとの違い

	利点	欠点
RRS	病態増悪を早期に認知 迅速な介入 患者の予後を改善 医療事故を防止	トレーニングされた専門チームを設置しなければならない
コードブルー	要請方法が簡単	心停止後の対応 診療能力の保証なし

2005年6月に開催された International Conference on Medical Emergency Team（ICMT）に患者安全，病院医療（hospital medicine），集中治療，MET の専門家が集まり，そこで下記の4つの要素をもつ RRS を病院に導入する必要があると宣言した[6]。RRS は病院における医療をより安全にする効果的な計画の1つであるが，導入するにあたってさまざまな障壁がある。そのため4つの要素すべてが満たされないと，決して成功しない。

4つの要素（図1）

●求心性視点（afferent limb）：「危機の察知」

第一の要素は「危機の察知」である。一般に，病棟内における患者の症状の増悪を最初に察知しているのは看護師であり，彼らが RRS におけるこの第一要素の中心である。気づきがこの RRS のスタートであり，気づきがないことで起動が遅れ重篤になった段階で発見されるのでは，予後に大きな差が出てしまう。つまり，この気づきが RRS の成否を握っているといって

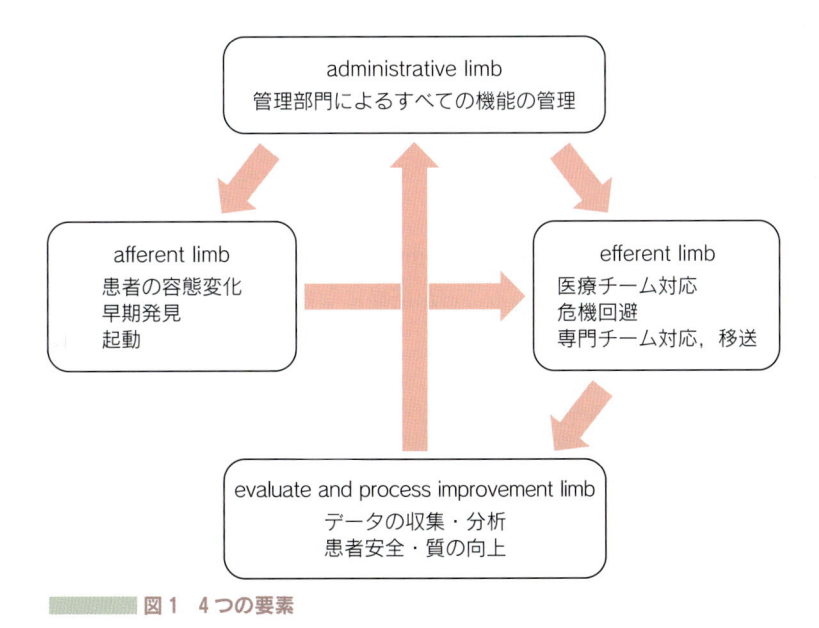

```
administrative limb
管理部門によるすべての機能の管理

afferent limb            efferent limb
患者の容態変化           医療チーム対応
早期発見                 危機回避
起動                     専門チーム対応，移送

evaluate and process improvement limb
データの収集・分析
患者安全・質の向上
```

図1　4つの要素

(Devita MA, et al. Findings of the first consensus conference on medical emergency teams. Crit Care Med 2006; 34: 2463-78 をもとに作成)

も過言ではない．さらにここではモニタリングの重要性も強調されており，早期警告スコアリングシステム(early warning scoring system：EWSS)などの起動基準が開発されている．

●遠心性視点(efferent limb)：「危機への対応」

RRSの第二の要素は「危機への対応」である．MET/RRTがベッドサイドに赴き，病態把握とトリアージ，基本的な治療からICUレベルまでの病態に応じた治療，必要なモニタリングの強化を行い，病態の早期の安定化を行う．MET/RRTによる診療で重要なポイントは，リーダーシップ，クローズドループコミュニケーション(closed loop communication)，移送の決定の3項目である．

コードブルーチームは，その場に居合わせた誰だかわからない，実力もわからないスタッフで，誰の指示に従えばよいのかわからない状況で始まるのが常である．対してRRSでは，急変対応に長けたスタッフがすぐに対応できるようなチームを整えておく必要があり，ここがコードブルーとの違いである(表1)．したがって，MET/RRTチーム単位でのトレーニングが必要で，そのトレーニングは多岐にわたる．これに関しては後述する．

●評価と改善(evaluate and process improvement limb)

RRSが起動されるごとに，RRS起動要請記録用紙に記載する．患者の予後の改善だけでなく施設内での医療安全の向上も目指すものであるため，医療安全管理者を中心に，医師，看護師，理学療法士などが集まり，定期的にその記録内容を振り返る必要がある．データを収集することで資器材の使用頻度，頻発する医療事故の種類・頻度を把握できる．それを評価・分析することで，同様の事故が起こらないようにフィードバックができる．

●管理面からの視点(administrative limb)

RRS起動要請の記録は，記録管理が重要となる．病院の管理職にRRSの重要性を理解してもらい，発言権をもつには，このデータが非常に重要である．きちんとしたデータの解析を行うことで，管理職が再発防止のためのシステムを病院全体に普及させやすくなる．その際，RRSが患者安全を第一にした院内全体の取り組みであることを強調する．

■■■■起動基準

一般的に多く採用されている2004年にBellomoらが，提唱した起動基準[7]を示す(表2)．基本的に起動基準は院内で統一されていることが前提になる．もし病棟ごとや科によって異なる

表2　RRS起動基準

- スタッフによる患者に関する何らかの懸念
- 心拍数40/min以下，130/min以上の突然の変化
- 収縮期血圧90 mmHg以下の突然の低下
- 呼吸数8回/min以下，30回/min以上の突然の変化
- 酸素投与にもかかわらずSpO_2 90%以下の突然の低下
- 意識レベルの突然の低下
- 尿量50 mL/4 hr以下の突然の低下

Bellomo R, et al. Prospective controlled trial of effect of medical emergency team on postoperative morbidity and mortality rates. Crit Care Med 2004; 32: 916-21 より作成

起動基準が採用されれば，現場を混乱させる原因となる。
　さらに，起動方法を職員に周知させる努力が必要となる。RRSが導入されたならば，採用されている起動基準が適切か，起動方法に問題がないかなど定期的に検証する。

> **用語メモ**[8]
> ・Rapid Response Team(RRT)
> 　看護師や理学療法士主導のチーム，気管吸引や酸素投与など基本手技を行いつつ，ICUへの入室に関してアセスメントを行う。
> ・Medical Emergency Team(MET)
> 　医師(特に集中治療医)主導のチーム，あらゆる重症患者に対応可能である。
> ・Critical Care Outreach(CCO)Team
> 　急変入院患者に対応するだけでなく，ICUを退室した患者の術後疼痛や気管切開患者の管理も担当する。日本ではICUを退室後，人工呼吸器管理されている患者を呼吸サポートチームが回診する施設もあるが，それが近いイメージである[9]。

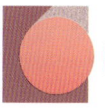

RRSのシミュレーションの特徴

RRSには5つのフェーズがあるといわれている。それは起動者による気づき(detection)，起動(activation)，と応答者による応答(response)，アセスメントと安定化(assessment & stabilization)，移送の決定(disposition)，評価(evaluation)である。したがって，シミュレーション教育の対象になるのは，起動者(activator)となり得る一般病棟の看護師やコメディカルなどと応答者(responder)となる集中治療医，救急医，専門看護師などに区別される。対象によって教育目的，内容が大きく異なることが特徴である。

■■■求心性視点：起動者を対象とする教育

内容としては，看護師の患者に対する観察を通じて病状増悪の徴候をとらえ，アセスメントする能力を高める。つまり，急変前徴候をとらえるために，生理学的徴候をきちんと評価でき，得られた徴候からどのような病態が考えられるかをアセスメントできることが必要になる。しかし，はっきりとした症状が現れていなくても，患者に対する何らかの懸念がある場合には，躊躇なくRRSを起動してもよいことを伝えることも重要である。
　さらに，アセスメントにより得られた情報をきちんと伝える能力も必要になるが，そのためのツールとしてSBAR(Situation, Background, Assessment, Recommendation)形式での報告がすすめられている[10]。
　これらを強化する院外のトレーニングとして日本医療教授システム学会による看護師対象とした「患者急変対応コース for Nurses」[11]が開催されている。小児急変時における小児評価のコースとしては，American Heart Association(AHA)によるPEARS®(Pediatric Emergency Assessment, Recognition, and Stabilization®)がある。しかし，これをそのまま院内の教育に導入することはできない。起動基準や起動方法，さらには施設特有な背景に応じた教育内容

第16章　RRS(Rapid Response System)

を考える必要がある．また，急変時すぐに MET/RRT が到着できるとはかぎらない．要請後の数分間に何をすればよいかを理解するため，ピッツバーグ大学で行われているような"First 5 Minutes コース"[12]の内容を取り入れることも必要である．

■■■■遠心性視点：応答者を対象とする教育

MET/RRT に要求されるスキルに関連して，院外で開催されているトレーニングコース[13]は多岐にわたる（表3）．テクニカルスキル(technical skill)に関するトレーニングコースは多く開催されており，MET/RRT のメンバーはこれらを熟知していることが必要であるが，テクニカルスキルだけでは効率的な対応は望めない[14]．MET/RRT メンバーが，チームとしてうまく機能するための「ノンテクニカルスキル(non-technical skill)」が必要になってくる．

表3　RRS に必要な手技・実技講習会

- Basic Life Support (BLS)
- Immediate Cardiac Life Support (ICLS)
- Advanced Cardiovascular Life Support (ACLS)
- Pediatric Advanced Life Support (PALS)
- Japan Prehospital Trauma Evaluation and Care (JPTEC™)
- Japan Advanced Trauma Evaluation and Care (JATEC™)
- Difficult Airway Management (DAM)
- Fundamental Critical Care Support (FCCS)

● MET/RRT に必要なノンテクニカルスキル

シミュレーション教育が有用な内容として，ノンテクニカルスキルがある．ノンテクニカルスキル[15]とは，「状況認識」「意思決定」「コミュニケーション」「チームワーク」「リーダーシップ」「ストレス管理」「疲労対策」という7つの実際に手技を伴わない技術であり，安全で効率的なテクニカルスキルを行ううえで必要とされている（表4）．さらに MET/RRT では，team building, Crew (or Crisis or Cockpit) Resource Management（詳細は8章参照），クローズドループコミュニケーションの3つの行動過程でとらえることができる．

・team building
MET/RRT は，常に同じメンバーで構成されるわけではない．メンバーのなかで診療能力の高い者がリーダーとなり，明確な指揮命令系統の確立が必要となる．リーダーが各メンバーの力量に応じて役割分担を行うことでチームを機能させる．

・Crew (or Crisis or Cockpit) Resource Management
リーダーは起動者もしくは主治医から患者についての情報を収集し，集まったメンバーの能力を確認する．適材適所の人員配置と医療資源の有効活用を行う．もし，診療中にメンバーの診療能力が不足していると判断される場合には，役割を交代させる．

表4　ノンテクニカルスキルのカテゴリーと要素

カテゴリー	要素
状況認識	情報収集 情報解釈 先読み
意思決定	問題明示 代替案検討 代替案の選択と実施 アウトカムの評価
コミュニケーション	簡潔明瞭な情報の送信 情報交換時の意図と脈絡を含める 傾聴による情報の受信 コミュニケーションバリアの特定と指摘
チームワーク	メンバーからの支援 対立の解決 情報交換 実践の協働
リーダーシップ	権威の使用 基準維持 計画と優先順位 作業負担と資源の管理
ストレス管理	ストレス徴候の特定 ストレスの影響を認識 ストレス対策の実行
疲労対策	疲労徴候の特定 疲労の影響を認識 対疲労の戦略

・クローズドループコミュニケーション

診療のために必要な情報を収集して治療を行うには，情報共有(メンタルモデルの共有)が必要となる。リーダーから出された指示について，各メンバーは必ず返答(復唱)をする(チェックバック)。チーム内の意思疎通を促進して各メンバーの能力を最大限に引き出すためにも，リーダーはメンバーからの意見に耳を傾けることが推奨されている。

> チェックバックの例
> 医師：○○さん，アトロピン1アンプル0.5 mg 静注してください
> 看護師：アトロピン1アンプル0.5 mg を静注します
> 医師：その通りです

■■■■マネキンの使用

特に高忠実度マネキンを用いたフルスケールシミュレーターは「忠実性(fidelity)」「有効性(validity)」「信頼性(reliability)」が保証されるため，患者の予後改善につながることが指摘されている[16]。

日本集中治療教育研究会シミュレーション部会RRS委員会で行っているトレーニングの評価はチーム単位で行い，12の評価項目(表5)に分けている。

表5　シナリオトレーニングの評価項目

1.	異変に対する気づき	異常の認識，RRSの起動ができるか
2.	リーダーの初期行動	情報収集，メンバーの役割分配ができるか
3.	メンバーの報告状況	リーダーとメンバーがうまく連携しているか
4.	MET/RRTの初期行動	患者の評価が十分か
5.	気道	気道の評価・管理が適切か
6.	呼吸	呼吸の評価・管理が適切か
7.	循環	循環の評価・管理が適切か
8.	中枢神経	意識レベル，麻痺などの評価・管理が適切か
9.	診断	患者病態の総括，情報共有ができているか
10.	患者移送	移送の決定，移送準備が適切か
11.	対診	後方医師へのコンサルト，情報伝達が適切か
12.	総合評価	診察がスムーズに行われたか

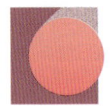

実際の流れ

実際にMET/RRTのシミュレーションの経過を提示する（表6）。

表6　METシミュレーショントレーニングスケジュール（例）

時間	内容
20分	コース，SimMan®のオリエンテーション
30分	RRSに関する講義
40分	シナリオトレーニングとデブリーフィング（1回目）
30分	シナリオトレーニングとデブリーフィング（2回目）

1. シミュレーショントレーニングを始める前に，看護師役を受講生のなかから1名選出する（役割の振り分けをする際には，図2のように裏に役割を記載しラミネート加工した大きめのプレートを作成しておいて，首から下げるようにすると自分の役割がイメージしやすい。しかし，1回目は敢えて役割を割り振らないのも1つの方法である）。
2. 看護師役に，最初に症例のサマリーを提示し，患者の情報を与える。

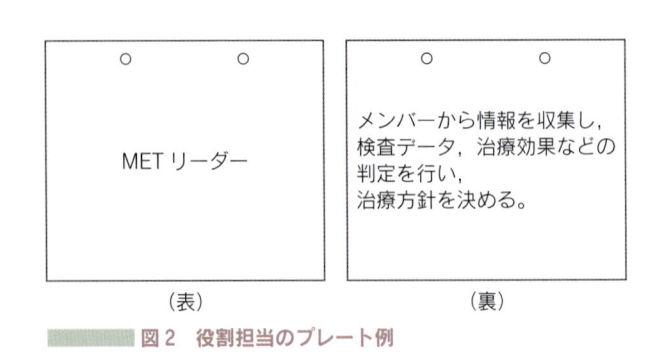

（表）METリーダー　　（裏）メンバーから情報を収集し，検査データ，治療効果などの判定を行い，治療方針を決める。

図2　役割担当のプレート例

> 76歳の男性。既往歴：高血圧症，糖尿病
> 内服薬：降圧薬(アンギオテンシンⅡ受容体拮抗薬，カルシウム拮抗薬)
> 　　　　糖尿病薬(αグルコシダーゼ阻害薬，SU薬，ビグアナイド系薬)
> 主　訴：全身倦怠感，発熱
> 現病歴：2，3日前より全身倦怠感，発熱(39.7℃)あり，一般病棟に入院中。夜間に医師の指示にて解熱薬を投与。解熱薬の投与後にバイタルサインを測定しようと看護師が訪室すると，意識レベルがなんとなく変なことに気づいた。

3. カルテはすぐに提示しない。実際の臨床でも，カルテはすぐにアクセスできないことが多い(MET/RRTトレーニングシナリオではすべて院内患者の急変対応となるので，カルテが作られているという前提となる)。
4. 看護師役に患者を診察させる。ここで患者を急変させ，RRSが起動され，MET/RRTが病室に入ってくる。
5. MET/RRTが病室に入ると，看護師役の隣に患者が横たわっている状況になる。
6. ここから，MET/RRTが看護師とうまくコミュニケーションを取りながら，患者を救えるかを試すトレーニングが始まる(写真1)。
7. 表5にある12項目をシミュレーション中にチェックしておき，デブリーフィングでフィードバックを行う。

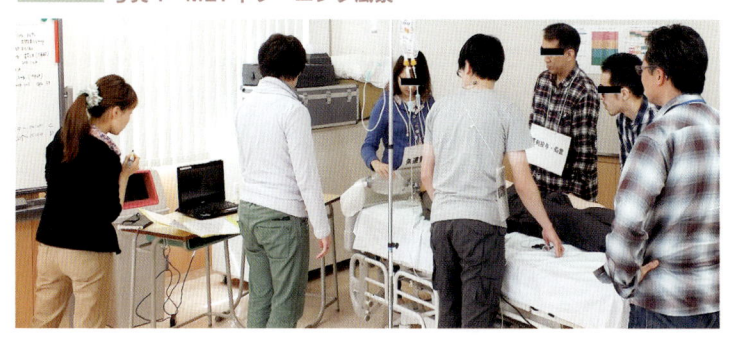

写真1　METトレーニング風景

■■■■シナリオ進行のポイント

こうしたトレーニングを行う場合，シミュレーションの前にRRSの概略を講義し，以降の学習を受け入れる準備をしておくのが望ましい。使用する症例は，コンセンサスがある程度得られた病態とし，治療方針についてのディスカッションが最小限となるよう配慮する。対象となる各役割を効率よく受講してもらい，あらゆる場面に対応できるようにする。

そして，シナリオベースのトレーニングを，同じチームで何回か行う。まず，助言なく1回目のトレーニングを行うと，ほとんどの場合チームとして機能しない。このときのシミュレーションの様子を撮影しておくと，あとで動画を再生しつつ振り返ることができる。

■■■■デブリーフィングのポイント

受講生とインタラクティブなやり取りをしながら，効果的なデブリーフィングがなければ，せっかくのシミュレーションも台無しである．RRS シミュレーションのデブリーフィングは，表5に示した12の評価項目がきちんとできているかを確認し，不完全な部分の改善点については受講生の心理面も配慮しながら伝えていく．決して高圧的にはならない．どのように改善すればよいかを受講生から導き出させるように心掛けるとスムースに展開できる．

実際に習得できているかどうかの確認として，同様のシナリオで2回目のシミュレーショントレーニングを行う．最後に，全体を振り返り，終了とする．必ずシミュレーションコースについて受講生に評価してもらい，次回以降に反映させる．

● ● ●

RRS のシミュレーション教育を行うには対象，目的などを明確にして計画・実行する．さらにその教育効果測定をどの評価基準で行うかをあらかじめ設定しておき，その指標を目安に改善をはかっていくことが必要になる．

まとめ

- RRS は，入院患者の急変を早期に発見し，専門チームが介入することで，院内心肺停止の発生率や予定しない ICU 入室を減少させることを目的にしている．
- RRS は「危機の察知」「危機への対応」「評価と改善」「管理面からの視点」の4要素からなり，いずれが欠けても成立しない．
- RRS のシミュレーションには，その性質から起動者向けの講習と応答者向けの講習がある．
- MET/RRT のトレーニングでは，team building，Crew (or Crisis or Cockpit) Resource Management，クローズドループコミュニケーションという，3つのノンテクニカルスキルの教育が含まれている．

文 献

1. Morrison LJ, Neumar RW, Zimmerman JL, et al. Strategies for improving survival after in-hospital cardiac arrest in the United States: 2013 consensus recommendations: a consensus statement from the American Heart Association. Circulation 2013; 127: 1538-63. PMID: 23479672
2. 5 Million Lives Campaign How-to Guide: Rapid Response Teams（日本語版）〈http://www.jseptic.com/simulation/updata/RRS_20100824.pdf〉Accessed Nov. 08, 2013
3. Girotra S, Nallamothu BK, Spertus JA, et al. Trends in survival after in-hospital cardiac arrest. N Engl J Med 2012; 367: 1912-20. PMID: 23150959
4. 医療安全全国共同行動．行動目標6．急変時の迅速対応．〈http://kyodokodo.jp/doc/6_slide_shiryou080521.pdf〉Accessed Nov. 08, 2013
5. 児玉貴光，藤谷茂樹．RRS とは何か？ In：児玉貴光，藤谷茂樹監修．RRS 院内救急対応システム－医療安全を変える新たな医療チーム．東京：メディカル・サイエンス・インターナショナル，2012：5-13．
6. Devita MA, Bellomo R, Hillman K, et al. Findings of the first consensus conference on medical emergency teams. Crit Care Med 2006; 34: 2463-78. PMID: 16878033
7. Bellomo R, Goldsmith D, Uchino S, et al. Prospective controlled trial of effect of medical emergency team on postoperative morbidity and mortality rates. Crit Care Med 2004; 32: 916-21. PMID: 15071378
8. 児玉貴光，藤谷茂樹，川本英嗣ほか．MET/RRT のメンバー構成とトレーニングの実際．ICU と CCU 2010；34：439-46．

9. 今井 寛, 小池朋孝, 森安恵実ほか. Respiratory Support Team (RST) の活動報告 本邦における Rapid Response System (RRS) 構築の一考察. 日臨救急医会誌 2011；14：421-5.
10. Marshall S, Harrison J, Flanagan B. The teaching of a structured tool improves the clarity and content of inter-professional clinical communication. Qual Saf Health Care 2009; 18: 137-40. PMID: 19342529
11. 浅香えみ子. RRT トレーニング for Nurses. LiSA 2011；18：520-5.
12. WISER. First 5 minutes 〈http://www.wiser.pitt.edu/apps/courses/courseview.asp?course_id=5672〉 Accessed Nov. 08, 2013
13. 安宅一晃. シミュレーショントレーニングの仕分け. 救急医 2011；35：1068-72.
14. 中川雅史. non-technical skills の習得トレーニング. LiSA 2011；18：412-5.
15. Flin RH, Mitchell L. Safer surgery: analysing behaviour in the operating theatre. Farnham: Ashgate Publishing, 2009.
16. Voelker R. Medical simulation gets real. JAMA 2009; 302: 2190-2. PMID: 19934410

第17章 TeamSTEPPS®

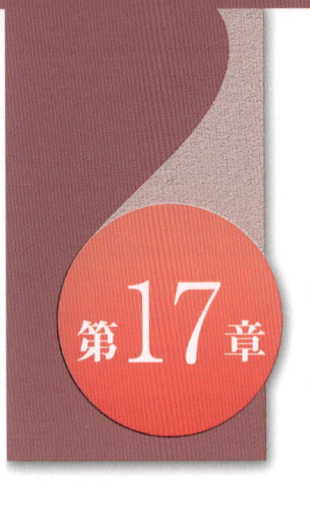

鈴木　明

学習目標

- TeamSTEPPS® の開発の経緯を理解する
- TeamSTEPPS® コースの構成要素を知る
- 上記を理解し，TeamSTEPPS® を職場に導入できる

医療事故に至る事例の原因の多くが，チームワークの問題である。医療が高度・複雑化するに従い「チーム医療」の重要性が強調され，医療に携わるさまざまな職種の個々人が協力して質の高い医療を提供することが求められている。一人のメンバーがいかに優れていようとも，その一人で成し遂げられる仕事には限界がある。また，チーム全員が優秀な人材で構成されていても，チームワークがよくなければ全体として十分なパフォーマンスを発揮することはできないであろう。医療のパフォーマンスと患者安全をより高めるためのチーム戦略とツールであるTeamSTEPPS®(Team Strategies and Tools to Enhance Performance and Patient Safety)は，医療の現場で「チームで働く方法」について体系的に学ぶことを目的に開発された[1]。TeamSTEPPS® の目標は，医療チームのパフォーマンス向上と患者のアウトカム（目標とする治療効果）を最適化することである。そして，最終的には，組織に患者の安全を最優先に考える「安全文化」を醸成することを目指している[2]。

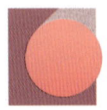

開発の経緯

米国国防総省の患者安全プログラム(MedTeams：1995年頃)から発展し，米国 AHRQ(Agency for Healthcare Research and Quality)とともに2005年に TeamSTEPPS® が開発された。軍需，航空業界，原子力産業で20年以上にわたり蓄積されたエビデンスに基づき，チームはどのようにすれば機能するか，何がチームを有効なものにするか，そして，どのようにすればチームのパフォーマンスが高まるかを検討し，作成された。民間も含む複数の医療施設への試

験的導入で効果を確認したあと，2006年11月に一般公開された。2008〜2009年までに，全米4か所の指導者養成センターで，147施設に所属する651名を指導者として養成し，その指導者が119医療機関において，4780名に研修を行った。その実績をふまえ，2010年以降もプログラム継続が承認され，5つのセンターで指導者養成が再開され，現在に至っている。

本邦には，2006年頃からTeamSTEPPS®の開発者と交流のある国立保健医療科学院の研究者が紹介している。また，一部の病院は，独自に米国から指導者を招聘し，導入を開始している[3]。

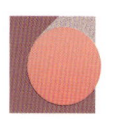

トレーニングプログラム

TeamSTEPPS®は，対象者別に以下の3つのコースが設定されている[1]。どのコースも講義のみではなくビデオなどの教材を用いてグループでディスカッションするような，インタラクティブな内容となっている。

●Train-the-Participant: Fundamentals course
患者の治療に直接携わる現場スタッフを対象に，イントロダクション，チーム構成，学ぶべき4つのコンピテンシー，最後にまとめを，4〜6時間で学ぶ。

●Train-the-Trainer
インストラクターを養成するために，上記Train-the-Participantコースの内容に加えて，組織を変革する方法，安全文化を醸成する方法，コーチングプログラムの組織への導入法，そして，インストラクターとしてスタッフにどのように教えるか，を2日半で学ぶ。

●Essential Course
治療計画の作成や治療の実施に必要な事務部門や検査室スタッフなど，治療に直接携わらないスタッフを対象にしたコースで，上記Train-the-Participantの主要部分である，チームワークに関する重要な概念，コミュニケーションとチームワークを改善するためのツールと戦略について1〜2時間で学ぶ。

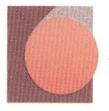

何を学ぶか？

「イントロダクション」のあとに「チームとは何か」，そしてチーム医療の実践に必要な4つのコンピテンシー（実践する能力）（表1）である「リーダーシップ」「状況モニター」「相互支援」「コミュニケーション」をスライドやビデオにグループワークを交えて学ぶ。

表1 TeamSTEPPS® における4つのコンピテンシー（実践能力）

チームワークコンピテンシー	行動とスキル	ツールと戦略
リーダーシップ： 指示や調整，作業の割り当て。チームメンバーの動機づけ，リソースのやり繰りを行い，チームのパフォーマンスが最適になるように促進する能力	チームメンバーの役割を明確にする。期待されるパフォーマンスを示す。チームのイベント（ブリーフィング，ハドル，デブリーフィングなど）を行う。チームの問題解決を促進する。	●リソースマネジメント ●権限の委譲 ●ブリーフィング（打ち合わせ） ●ハドル（途中協議・相談） ●デブリーフィング（振り返り）
状況モニター： チームがおかれている環境に対して共通の理解を発展させ，適切な戦略を用いてチームメンバーのパフォーマンスを正しくモニターし，共通のメンタルモデルを維持する能力	チームメンバーの行動を相互モニターし，互いのニーズを予想し予測する。早めにフィードバックを行い，チームメンバーが自分自身で修正することができる。セーフティーネットを構築する。互いを気に掛ける。	●状況認識 ●相互モニター ●STEP ツール ●I'M SAFE チェックリスト
相互支援： 正確な認識によって，ほかのチームメンバーのニーズを予想し，作業量が多いときや，プレッシャーを強いられているときに，作業を委譲してバランスを保つ能力	活動できるチームメンバーに責任を委譲することにより作業配分の欠陥を修正する。建設的および評価的なフィードバックを受けたり与えたりする。対立を解決する。患者擁護や主張を行う。	●作業支援 ●フィードバック ●患者擁護（アドボカシー）と主張（アサーション） ●2回チャレンジルール ●CUS ●DESC スクリプト ●協働
コミュニケーション： 手段に関係なく，チームメンバー間で情報を効果的に交換する能力	定式化されたコミュニケーション技術により，重要な情報を伝える。伝えられた情報が理解されていることを，追加確認と承認を通して確かめる。	●SBAR ●コールアウト（声出し確認） ●チェックバック（再確認） ●ハンドオフ（引き継ぎ） ●I PASS the BATON（「バトンを手渡します」）

■■■■イントロダクション

イントロダクションでは，参加者6名ずつのグループを作り，チームワークの良し悪しを体験するゲームを行ったあと，TeamSTEPPS® の概要，米国の患者安全プログラム，航空業界や軍隊などの他業種におけるチームトレーニング，そして，チームワークが患者の安全にとっていかに重要かを学ぶ。

■■■■チームとは何か

チームとは何か[4]では，チームを「共通の目標に向けて，適宜に適応性をもって相互協力しあう2人以上の集まりであり，それぞれが特定の役割や機能をもち，期間限定で参加している」と定義し，医療機関では，患者を直接治療するチーム以外に，緊急対応チーム，放射線や病理部門のような補助・支援チーム，そして，組織全体をサポートする管理部門といったさまざまなチームが患者の治療を支えていることを学ぶ。また，チームとしての活動を権威勾配や情報共有不足などのさまざまな因子が阻害することも明らかにする。

■■■■リーダーシップ

リーダーシップ（leadership）[4]では，チームリーダーに求められるのは，チームをまとめ，明確な目標を設定し，メンバーからの情報に基づき決定を下し，メンバーの意見を聞き，チーム

ワークを促進し，メンバー間の対立を解決するスキルであるとしている．これらを実践するためのツールとして，リソースマネジメント，業務の委任，ブリーフィング(打ち合わせ)，ハドル(業務途中の協議)，デブリーフィング(振り返り)を紹介している．ブリーフィングやデブリーフィングのチェックリスト(図1)は，臨床でそのまま用いることができる．

ブリーフィングチェックリスト
- チームのメンバーは誰ですか？　□
- 全員が目標を理解し同意していますか？　□
- 各自の役割と責任を理解していますか？　□
- 治療計画は明確ですか？　□
- 人員は足りていますか？　□
- 業務量は過大ではないですか？　□
- 資源は十分ですか？　□

デブリーフィングチェックリスト
- コミュニケーションは明確でしたか？　□
- 役割と責任は理解されていましたか？　□
- 状況を継続して把握していましたか？　□
- 業務量の配分は適切でしたか？　□
- ほかのメンバーと支援し合いましたか？　□
- エラーやエラーを回避したことがありましたか？　□
- うまくいったことや改善すべきことがありましたか？　□

図1　ブリーフィングとデブリーフィングのチェックリスト

■■■状況モニター

状況モニター(Situation monitoring)[4]では，個人がチーム全体の状況を継続的に把握，分析し，得られた情報をチームメンバーと共有することで，チームが共通のメンタルモデルを維持できるようにする方法を学ぶ．メンタルモデルの共有とは，すべてのチームメンバーが「状況を同じように理解をしている(on the same page)」状態である．患者の状態(Status of the patient)，チームメンバーの状態(Team member)，環境(Environment)，そして，目標に向けた進捗状況(Progress toward the goal)を継続的にモニターする，STEPツールは，チームのおかれた状況や関連する環境をモニターする手助けとなるものである．

■■■相互支援

相互支援(mutual support)[5]は，エラーの防止，ケアの有効性の向上，そして過重労働によるストレスの最小化を助けるセーフティーネットである．一般に「バックアップ行動」と呼ばれ，メンバーが常に互いに注意を払うことにより，チームとしてのパフォーマンスにおける個人差を埋めるのに重要となる．ストレス下にあるとき，仕事量が多すぎるとき，そして疲労しているとき，人はエラーを起こしやすくなる．業務量に関する患者安全への懸念がある場合は積極的に支援を申し出て，提供すべきである．支援を申し出るときには，支援を提供できる時間とスキルを明確かつ具体的に伝え，逆に支援を求めるときには，一般的な礼儀をもって行う

必要がある。

■■■コミュニケーション

コミュニケーション(communication)[5]では，コミュニケーションを「2人以上のチームメンバーの間で，所定の方法と適切な用語を使用し，情報の受領を確認する能力を用いて，明確かつ正確に情報を交換するプロセス」と定義し，そのチーム医療における重要性を過去の警鐘事例も交えて解説している。効果的なコミュニケーションの特徴として，完全(関係するすべての情報を含む)，明確(標準的な用語や共通の用語を使用し，はっきりと相手が理解できるように)，簡潔(手短に)，タイムリー(適切なタイミングで遅延なく)が挙げられる。

SBAR(用語メモ)は，米国海軍の潜水艦で重要な情報を艦長に迅速に提供するために考えられたコミュニケーションのためのツールで，伝えるべき4つの項目の頭文字である。このツールは，日常業務におけるコミュニケーションの内容と方法について何が期待されているかを容易かつ簡潔な手段でチームメンバーに提供している。

用語メモ：SBARとは

チームメンバーが効果的に情報を交換する方法
- Situation(状況)：今，患者に何が起きているか
- Background(背景)：起きていることの誘因，患者の既往
- Assessment(評価)：私はこう思う
- Recommendation(提案)：私はこうしてほしい

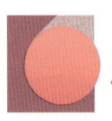

成果

TeamSTEPPS®のツールを導入した施設で，表2のような成果が報告されている。

表2　TeamSTEPPS®導入により得られた成果

- 一般病棟でスタッフ間のコミュニケーションを改善するためにSBARを導入後，薬物に関する有害事象が1,000患者/日当たり30件から18件に減少，内服薬照合率が入院時72%から88%に，そして退院時53%から89%に改善した[6]。
- ICUにおいて，"Patient Daily Goals"フォームを用いてスタッフ間のコミュニケーションを活性化した結果，患者のICU滞在日数が減少した[7]。
- 手術室で術前ブリーフィングを導入後，スタッフ間コミュニケーションが活発になった。皮膚切開前の予防的抗菌薬が適切な時間に投与された症例の割合が84%から95%に上昇した。深部静脈血栓症予防の施行率が，92%から100%に上昇した。7例の患者(3.3%)で，認識されていなかった重大なリスクが術前ブリーフィングで明らかになり，手術を延期することができた[8]。

導入の方法

TeamSTEPPS®では，チームワークを向上させるためのさまざまな戦略とツール，そして行動のための指針を紹介しているが，数時間から数日の研修だけで臨床現場の多くのスタッフの行動を変化させることは困難である。組織的導入を成功させるために，3つのフェーズに分けて組織改革を推進する具体的な方法についても解説されている。

フェーズ1では「組織の準備状況チェックリスト」(表3)を用いて，組織がTeamSTEPPS®を導入するのに適している状況かどうか事前評価を実施する。組織の客観的なデータを公開するなどの方法で，危機感・問題意識を共有することが重要である。

表3　組織の準備状況チェックリスト

以下の質問項目のうち，できていない項目(No)はいくつありますか？

	質問項目		
明確なニーズの同定			
1	あなたの組織がTeamSTEPPS®の実施について，その必要性を明確に同定していますか？	☐Yes	☐No
2	強固なチームワークと安全文化の構築は，あなたの組織のニーズに取り組むための適切な戦略になりますか？	☐Yes	☐No
安全文化の改善のための準備状態			
3	組織文化を変えていくのに今はよいタイミングですか？(つまり，あなたの組織で実施されているほかの主要な改善活動が時期的に競合していませんか？)	☐Yes	☐No
4	チームワークと安全性の重要さを推進する組織文化の改善は，実行可能で受け入れてもらえそうですか？	☐Yes	☐No
5	組織の上層部は組織文化の改善と，TeamSTEPPS®活動の導入および継続維持するために必要な努力を支援しますか？	☐Yes	☐No
資源(時間，職員など)の確保			
6	あなたの組織はTeamSTEPPS®のインストラクターとして貢献し得る，必要な姿勢と特性をもった十分な数の職員を供給してくれますか？	☐Yes	☐No
7	あなたの組織はTeamSTEPPS®のコーチとして貢献し得る，必要な姿勢と特性をもった十分な数の職員を供給してくれますか？	☐Yes	☐No
8	あなたの組織はインストラクターとコーチにその役割を遂行するために必要な準備の時間を与えてくれますか？	☐Yes	☐No
9	あなたの組織は職員にトレーニングに参加する時間を与えてくれますか？	☐Yes	☐No
10	あなたの組織はインストラクターに研修内容をカスタマイズする時間を与えてくれますか？	☐Yes	☐No
改善状態の維持			
11	あなたの組織は進捗状況やプロセスの継続的な改善を測定・評価することを，望んでいますか？	☐Yes	☐No
12	あなたの組織は実施の過程における効果的なチームワーク行動や改善点を評価し，より強化することができますか？	☐Yes	☐No

準備状況の評価		
0～3	・TeamSTEPPS®導入のよい時期 ・導入しつつ継続してNoの項目を評価	
4～6	・導入の準備がまだできていないかも ・時間をとって導入が適切か判断	
7～10	・相当の準備が必要，失敗の可能性大 ・数か月延期して準備状況を再評価	

次に，フェーズ2では，実施計画を立て，研修を行い，臨床現場でチームとしてのパフォーマンスを向上させ業務のプロセスを改善することで，医療の質を改善し安全性を向上させる。フェーズ3では，改革を継続的に評価し実践を維持する。

　TeamSTEPPS®の導入に限らず，組織を改善しようとする場合，現状に満足してしまう，十分に力のある改善チームを作れない，ビジョンをまとめきれない，障害に屈してしまう，「短期的な成功」を祝わない，時期尚早な勝利宣言をしてしまう，改善をしっかりと文化にまで根付かせる行動をおろそかにする，などの失敗を犯しがちであるので，細心の注意が必要である。

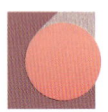

Using Simulation in TeamSTEPPS® Training

　TeamSTEPPS®自体がある種のシミュレーショントレーニングといえるが，AHRQは，実際に起こった事例をもとにしたシミュレーションをTeamSTEPPS®に取り入れることを推奨しており，そのための指針を公開している[9]。成功の秘訣として，次の5つのポイントが推奨されている。

Tip 1：受講者や観察者を圧倒しないように配慮。シンプルなシナリオを
Tip 2：具体的な行動にフォーカスしたフィードバックを
Tip 3：観察者がしっかりと訓練されていること
Tip 4：チームワークの問題と，医学的な問題を混在させない
Tip 5：事例に基づいた方法は，トレーニング計画，シナリオデザイン，デブリーフィングそれぞれを十分検証しておかないといけない

　Tip 5にあるように，コース設計の基本は，トレーニングの対象者，目的を明確にしたインストラクショナルデザイン(instructional design：ID)に基づく必要であるといえる[10](7章も参照)。

● ● ●

　医療におけるシミュレーショントレーニングの最終的な目標は，患者(医療)安全であるといえる。そのなかで，医療安全に特化した代表的なプログラムとして，KYT(9章参照)とTeamSTEPPS®がある。KYTは，現場に潜む危険因子を事前に検知し対策を立てるトレーニングであり，TeamSTEPPS®はチームワークトレーニングである。どちらも多職種で取り組むことで現場の医療安全に寄与することができる。

> **まとめ**
> ・医療事故に至る事例の原因の多くが，チームワークの問題に起因する。
> ・チームの行動変容のためには，対象となるチームがどのフェーズにあるかを分析し，計画を立てていくことが望ましい。
> ・TeamSTEPPS®とシミュレーショントレーニングの融合にはインストラクショナルデザインに基づいたコース設計が望ましい。

謝辞：本稿の執筆にあたり，WHO 西太平洋地域事務局　患者安全専門官　種田憲一郎先生に，編集，資料提供，および原稿の内容確認等で細部まで有益なご指導・助言をいただいた．ここに感謝の意を表する．

文　献

1. TeamSTEPPS®: National Implementation. 〈http://teamstepps.ahrq.gov/〉 Accessed Apr. 15, 2014.
2. 鈴木 明，種田憲一郎．チーム STEPPS（チームステップス）―チーム医療と患者の安全を推進するツール―．日臨麻会誌 2013；33：999-1005.
3. 種田憲一郎．なぜチームトレーニングが必要か：チーム STEPPS の開発と普及．Med forum CHUGAI 2012；16(1)：2-13.
4. 種田憲一郎．チームトレーニングで何を学ぶのか（前編）：チーム STEPPS の提案するチームワーク・コンピテンシー（実践能力）―リーダーシップ，状況モニター．Med forum CHUGAI 2012；16(3)：2-19.
5. 種田憲一郎．チームトレーニングで何を学ぶのか（後編）：チーム STEPPS の提案するチームワーク・コンピテンシー（実践能力）―相互支援，コミュニケーション―現場で実践するために：コーチング，安全文化の醸成．Med forum CHUGAI 2012；16(4)：33-61.
6. Haig, KM, Sutton S, Whittington, J. SBAR: a shared mental model for improving communication between clinicians. Jt Comm J Qual Patient Saf 2006; 32: 167-75. PMID: 16617948
7. Pronovost P, Berenholtz S, Dorman T, et al. Improving communication in the ICU using daily goals. J Crit Care 2003; 18: 71-5. PMID: 2800116
8. Awad SS, Fagan SP, Bellows C, et al. Bridging the communication gap in the operating room with medical team training. Am J Surg 2005; 190: 770-4. PMID: 16226956
9. Training Guide: Using Simulation in TeamSTEPPS Training. 〈http://www.ahrq.gov/professionals/education/curriculum-tools/teamstepps/simulation/index.html〉 Accessed Apr. 15, 2014.
10. Gagné RM. The conditions of learning. 4th ed. New York: Holt, Rinehart and Winston, 1985.

第18章 中心静脈穿刺の院内技術認定

徳嶺 譲芳

学習目標

- 院内技術認定の概念について理解する
- 形成的評価，high stakes 評価について知る

　各医療施設は，専門性の高い分野の技術認定をする必要性はない。院内技術認定は，高度な知識・技術を必要としないが，医療従事者すべてに最低限必要とされる技術，例えば感染対策や心肺蘇生に必要とされる。これらは，医療従事者全員が一定水準以上の技術をもっていないと，患者の予後を改善しない。このため，院内で技術認定を推進することは，医療の質を向上させるという意義がある。

　感染対策は Infection Control Doctor (ICD) や感染看護認定看護師の制度，心肺蘇生は American Heart Association (AHA) のコースなどがあり，制度化が進んでいる。院内技術認定も，それらの標準教育コースをもとに行うという方法が考えられる。一方，多くの医療分野で行われている基本手技の1つである中心静脈穿刺は，致死的合併症を伴うことがあり，社会問題となっている。困ったことに，中心静脈穿刺は標準化された教育システムがなく，ガイドラインによってのみベストプラクティスが示されている。

　前述の感染対策や心肺蘇生は，技能の習熟度が実際の臨床での改善につながるが，まずは行動を起こすことが解決の鍵となる。しかし，中心静脈穿刺において最も確実な対策は，中心静脈穿刺を行わないことにある（他の代替療法で乗り切る）。一方，患者のリスク・ベネフィットを考慮し，中心静脈穿刺を行うことに決定した場合は，合併症を起こさない高い技術レベルが要求される。

　本章では，このような特殊性をもった中心静脈穿刺の院内技術認定に焦点を当て，その問題点と解決策について述べる。

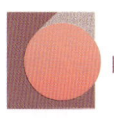

中心静脈穿刺の院内技術認定は可能か？

医療安全の視点から，中心静脈穿刺の安全確保には，適応の厳格化，手技の標準化，教育システムの構築の3つが，解決すべき課題である[1]。適応の厳格化は，栄養サポートチーム(Nutrition Support Team：NST)の組織化と活動が解決の糸口となる。一方，手技の標準化は困難である。これは，従来の解剖学的指標を目印に行うランドマーク法が，長い歴史的背景からさまざまな変法が派生し，どの術者も自らの手技が標準手技だと信じて疑わない[2〜4]ためである。手技が標準化できない以上，組織だった教育も難しくなる。このような理由で，中心静脈穿刺は院内技術認定に着手できない状況にあった。

近年，超音波ガイドによる穿刺法(超音波ガイド法)が考案され，高い成功率と低い合併症発生率のエビデンスが示された[5, 6]。このため，多くのガイドラインが超音波ガイド法を推奨するようになった[7, 8]。この結果，超音波ガイド法を標準手技とし，新たに教育システムを構築し，院内技術認定により医療の質を担保するという道が開けたのである。

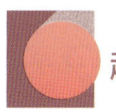

超音波ガイド法が標準手技

ランドマーク法は半世紀をかけて普及してきた。多くの医師がこの技術に対して自信をもっている。一方で，超音波ガイド法は，エビデンスが確立しているにもかかわらず，その手技を行え，指導できる医師の数はいまだ十分ではない。このため，いくら標準手技は超音波ガイド法であると叫んでみても，教育システムを構築することはできない[9]。この問題を解決するため，筆者は日本医学シミュレーション学会で超音波ガイド法を教育するコースを立ち上げた[10〜15]。以降は，筆者が現在まで行った240回のセミナーでの教育の経験に基づいて解説する。

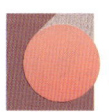

「どうやって教えたらいいの？」

超音波ガイド法の優れたところは，今まで盲目的に行っていた中心静脈穿刺を，超音波断層像によって可視化した点にある。今まで見えなかったものが見えるのだから，当然成功率は上がるはずである。それを証明するように，多くの論文が肯定的な結果を出してきた。ところが驚くべきことに，超音波ガイド法でも合併症が発生する[6]。実は，そこに問題の本質がある。「超音波で見えるから成功するはず」「超音波で見えるので簡単！」という思い込みが，教育の弊害となっている[9]。筆者は，本邦で超音波ガイド法がほとんど知られていない頃から，少ない文献を手掛かりに試行錯誤してきた。そして，見えているのに穿刺ができないという状況を幾度となく経験した。その結果，超音波で見ているのは，「超音波断層像という二次元情報でしかなく，標的静脈は三次元空間に存在している」という当然のことに気がついた。そして，二次元という平面を用いて三次元という立体に穿刺針を進めるには，針の進行方向と標的静脈の走行を一致させればよいという，単純な結論に達した[16, 17]。つまり，三次元空間を二次元の平面画像が何枚も同じ方向に連なった状態においば，超音波断層像の情報をもとに三次

元的に正しい位置に穿刺針を進めることができるという発想である[17]。

　仮に，空間把握能力が高ければ，断片的な二次元画像から，三次元の立体像を頭のなかで構築し，針を標的静脈に進めることができるであろう。筆者は，そのようなセンスのある術者も多数知っている。しかし，手技を標準化させるためには，そのようなセンスの多寡にかかわらず成功する手技がよい。なぜなら，センスがある術者は，センスのない術者に教えることができないからである。

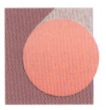

本質を知れば，解決できる！

　どのような巧みな表現を用いても，聞く側に強い先入観があれば通用しない。これを「バカの壁」[18]と呼ぶ。超音波ガイド法の講義を受けた研修医に最も多い反応は，とりあえず針を刺してみて，どこに針があるか超音波で探すという行動である。詳細なスキャンをすることもなく，直ちに刺しにかかる。つまり，いくら講義で理論の重要性を強調しても，「超音波で見えるから成功する」という先入観を取り除くのは困難である。その時，インストラクターに求められているのは，先に進むことではなく，まずは，先入観を取り払うことである。

　筆者はこの時，超音波断層像ではうまくいっているように見えるが，実は失敗している手技を披露している。少し芝居がかっているが，種明かしをすると驚かれる。こうした驚きで，初めて先入観を取り除くことができることがある。

超音波ガイド法の教育にシミュレータは欠かせない！

　筆者が周到なシミュレーション教育なしで，臨床の現場で超音波ガイド法を教えていた頃，指導は困窮を極めた。皆が手技を作法と勘違いしたからである。それはちょうど，人の物まねを一生懸命しているようなものである。本質から外れているので，いつの間にか静脈を穿刺していたり，針がどこにあるかわからないで進めたりという危険な状態が頻発した。そこで筆者は，ヒト型シミュレーター（図1，2）と単純血管モデルからなるシミュレーター（図3）を作製した[19, 20]。これにより，off the jobでのハンズオントレーニングが可能となった（当時も外国製で単純血管モデルとしてBluePhantom™が市販されていたが，これは高価であったため，手軽に使用できる国産品を開発した。また，外国製のヒト型シミュレータも存在したが，解剖学的に誤りがあった）。

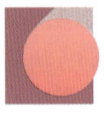

シミュレーション教育の第一段階は形成的評価にある！

　まず，受講者に超音波ガイド法のピットフォールと理論を講義する。ハンズオントレーニングの最初に，シミュレータで理論に沿った穿刺をデモンストレーションする。次に，受講者に練習するように指示し，**その場からいったん離れる**。ここでいったん離れる理由は，受講生に自由に手技をさせるためである。最初からずっとついて指導する方法もあるが，そうすると受講

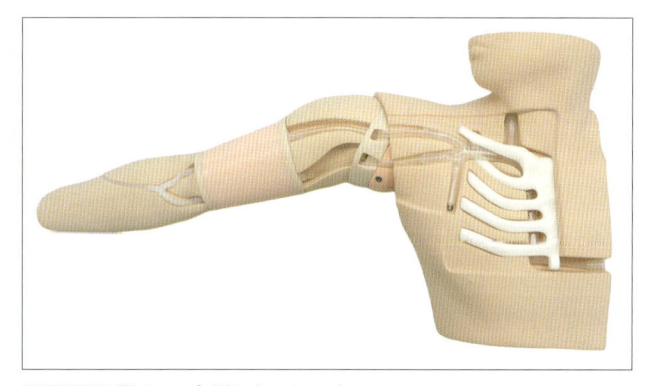

図1 ヒト形シミュレーター
（京都科学提供）

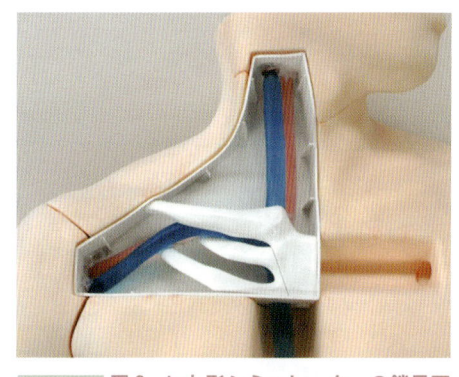

図2 ヒト形シミュレーターの鎖骨下静脈

（徳嶺譲芳ほか．超音波ガイド下鎖骨下静脈穿刺のためのシミュレーターの開発．ICUとCCU 2008；32：83-7 より許可を得て転載）

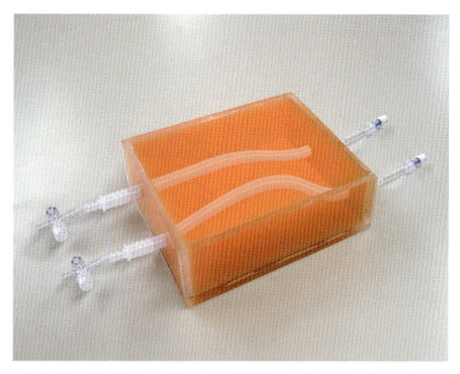

図3 単純血管モデルのシミュレーター

（徳嶺譲芳ほか．超音波ガイド下穿刺練習用シミュレータ"リアル・ベッセル"．臨麻 2008；32：1081-4 より許可を得て転載）

生は必ず，インストラクターの目を気にしながら行うようになる。つまり，インストラクターの気に入るように動こうとする。本来，講義でピットフォールと理論をきちんと理解していれば，手技は行えるはずである。離れて練習させると，受講生は彼らが理解したように手技を行う。この点が非常に重要である。しばらくして，受講生の背後から手技を観察し，理解度を把握する（形成的評価）（写真1）。

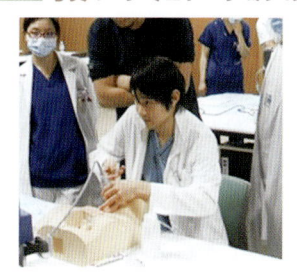

写真1 シミュレーションの様子

■■■手技への介入より心への介入！

理解している点，誤っている点を確認したら，もう一度穿刺を行うように指示し指導を開始す

第18章 中心静脈穿刺の院内技術認定

る。この時，重要なのは，一度に多くを修正しないことである。では，いったい何から始めるのか？　それは，受講生が「迷っているところ」から修正するのがよい。そのためにも，手技と同時に，受講生の表情に注目する。手技のうまくいかない箇所では，何度も同じことを繰り返したり，後戻りしたりする行為や手が止まって困惑した表情を浮かべる様子がしばしばみられる。この時「ここは，難しいね…」とか「うん。ここは迷うね…」と話しかけるとよい。手技の修正をするよりも，受講者の心の動きと同化することが大切である。そうしてから，「では，こうやってごらん」と，最も重要な誤りだけを修正する。そうして，受講生がなるほどと納得したら，それを何度か繰り返させ，手技の定着をはかる。

　もし，1つのブースで数名の受講生がいるのであれば，以上のやり取りはできるだけ他の受講者に聞こえる声で，周りも理解できるようにすると効果的である（写真2）。このようなやり取りを基本に，数名の受講生に順繰りに指導していくと，数回でほとんどのピットフォールが修正され，理論に沿った動きになる。

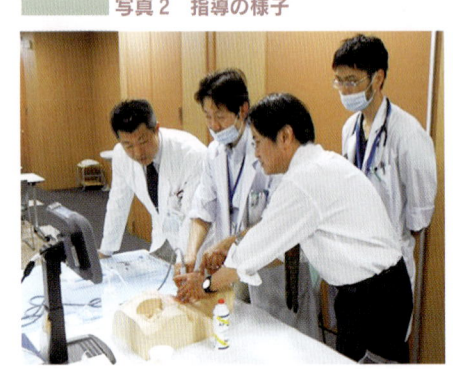

写真2　指導の様子

教育学の視点では，以上の教育方法を形成的評価に基づく指導と呼ぶ。受講生の理解度をチェックし，それに基づいて個々の問題点を解決できるように指導を行う方法である。

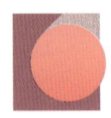

● 各人のスタイルで！

超音波ガイド法のハンズオントレーニングは，手技の流れのなかで，一つ一つのプロセスを完全に標準化しなければならない心肺蘇生などのトレーニングとは異なる。超音波ガイド法では，プロセスは各人によって異なり，結果としての穿刺の成功のみが一致する。これはどのようなことかというと，穿刺の各段階で，穿刺針の位置を確認する間接的指標〔組織の動きを見る(jabbing motion)〕と直接的指標（針が走査線を横切る際に見える高輝度の白点）のいずれを指標にするかは，個人の性格に依存しているからである。このため，どちらの確認方法がわかりやすいかで，穿刺の手技には違いが生じる。それはちょうど，プロのアスリートが，それぞれフォームが異なっていてもよい成績を出すのと似ている。フォームは異なっていても，その本質の部分は理論に裏打ちされているはずである。なぜなら，物理的法則に反して結果を出

すことはできないからである。

　つまり，超音波ガイド法で行っているシミュレーション教育は，受講者の資質に沿った手技の形成である。このため，超音波ガイド法のハンズオントレーニングでは，個人の資質に関する否定や修正は行わない。受講生の穿刺のフォームに沿って，理論が展開できるようにアシストするだけである。これが奏功すると，受講生は落ち着いた自信のある態度で，慎重な穿刺が行えるようになる。

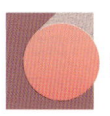

中心静脈穿刺の院内技術認定は，high stakes 評価

中心静脈穿刺の教育において，穿刺技術が未熟な段階で，臨床応用に進むわけにはいかない。当然のことであるが，中心静脈穿刺は致死的合併症を伴う危険な手技だからである。このため，中心静脈穿刺の院内技術認定は必然的に，high stakes 評価となる。high stakes 評価とは，評価が1回きりで，合否の結果が資格取得に大きく関与するという意味で使用される。つまり，中心静脈穿刺の技術認定においては，いつでもシミュレーターで高い技術を示せない場合は，臨床での穿刺を認めないという方針である（もちろん，後日再試を受けることができるシステムを作ったうえの話である）。

　このような高いボーダーラインを設定することは，シミュレーション教育で初めて可能となる。なぜなら，どの受講生が臨床での穿刺が許可され，誰が許可されないか，シミュレーターを使った技術認定でなければ判定できないからである。そして，最も重要なことは，シミュレーション教育では，受講生自らが，技術習熟度を客観的に評価できるという点にある。つまり，努力目標が明確であるため，技術の向上が望める。自主学習を可能にするため，各医療施設はシミュレーション教育の施設・部門を新設するか，地域のシミュレーション教育施設が使用できるような方策を取るべきである。

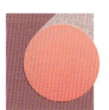

海外ではどのように教育しているのか？

本邦では，日本医学シミュレーション学会の活動[21]により，現在CVC(central venous catheterization)インストラクターは140名育成された。現在も1〜2か月ごとに講習会が行われているが，現状としてまだ数は足りていない。

　海外では，シミュレーションセンターが中心になって，ハンズオントレーニングが行われている。これまでの報告では，ハンズオントレーニングにより手技が上達し，安全性も確保できる[22〜25]とされ，教育システムの構築[26,27]や，必須教育項目[28]，評価法[29]に関する研究も始まっている。

　一方，詳細な教育プログラムを作成すれば，on the job training でも安全に超音波ガイド法が行える[30,31]という報告や，シミュレーショントレーニングは，長期的にはトレーニングを行わなかった者と差がない[32]という否定的な報告もある。しかし，シミュレーショントレーニングの効果は長期的に維持される[33]という報告もあり，現段階では，その効果については，まだ評価できる段階に至っていない[34]。

超音波ガイドによる中心静脈穿刺の院内技術認定には，シミュレーション教育が不可欠であるが，その内容については今後の課題である。

> **カテーテル関連血流感染**
> 本章では，中心静脈穿刺の機械的合併症(動脈誤穿刺や気胸など)を防ぐためのシミュレーション教育について解説した。しかし，カテーテル関連血流感染も，敗血症性ショックや多臓器不全などを引き起こすため，その防御は中心静脈カテーテルの管理上重要である。このような背景から，中心静脈カテーテルの感染防御に関するシミュレーション教育[35]も試み始めている。本邦でも，今後検討すべき課題である。

> **まとめ**
> ・院内技術認定は，医療従事者すべてに最低限必要とされる技術に必要とされる。
> ・中心静脈穿刺の安全確保には，適応の厳格化，手技の標準化，教育システムの構築が必須である。
> ・超音波ガイド法の指導において，最初に求められるのは，受講生の先入観を取り払うことである。
> ・中心静脈穿刺の院内技術認定は，形成的評価に始まり high stakes 評価に終わる。
> ・超音波ガイド法で行っているシミュレーション教育は，受講者の資質に沿った手技の形成である。

文 献

1. 医療安全全国共同行動．9つの行動目標と推奨対策．行動目標3：危険手技の安全な実施(b)中心静脈カテーテル〈http://kyodokodo.jp/index_b.html〉Accessed Feb. 18, 2014.
2. 徳嶺譲芳，関口智子，武田吉正．内頸静脈穿刺．LiSA 2011；18：590-8.
3. 徳嶺譲芳，関口智子，武田吉正．鎖骨下静脈穿刺．LiSA 2011；18：704-11.
4. 徳嶺譲芳．超音波ガイド下中心静脈穿刺のエビデンス．日臨麻会誌 2012；32：890-6.
5. Rothschild JM. Ultrasound guidance of central vein catheterization. In: Wachter RM, McDonald KM. Making Health Care Safer: A Critical Analysis of Patient Safety Practices. Rockville: Agency for Healthcare Research and Quality, 2001. 〈https://www.premierinc.com/quality/tools-services/safety/topics/patient_safety/downloads/23_AHRQ_evidence_report_43.pdf〉Accessed Feb. 18, 2014.
6. Wu SY, Ling Q, Cao LH, et al. Real-time two-dimensional ultrasound guidance for central venous cannulation: A meta-analysis. Anesthesiology 2013; 118: 361-75. PMID: 23249991
7. National Institute for Health and Clinical Excellence. NICE Technology Appraisal Guidance – No.49 〈http://www.nice.org.uk/nicemedia/live/11474/32461/32461.pdf〉Accessed Feb. 18, 2014.
8. O'Grady NP, Alexander M, Burn LA, et al. Guidelines for the prevention of intravascular. catheter-related infections, 2011; 11. 〈http: www.cdc.gov/hicpac/pdf/guidelines/bsi-guidelines-2011.pdf〉Accessed Feb. 18, 2014.
9. 徳嶺譲芳．なぜ起こる，どう防ぐ中心静脈穿刺の医療事故．医療安全 2009；6：108-13.
10. 徳嶺譲芳，宮田裕史，加藤孝澄ほか．初期臨床研修医に対する超音波ガイド下中心静脈穿刺トレーニング．日臨麻会誌 2008；28：956-60.
11. 徳嶺譲芳，武田吉正，河野安宣ほか．初期臨床研修医に対する超音波ガイド下中心静脈穿刺トレーニング：効果的な教育法への改良．日臨麻会誌 2010；30：460-4.

12. 徳嶺譲芳，武田吉正，河野安宣ほか．初期臨床研修に対する超音波ガイド下内頚静脈穿刺のシミュレーション教育の試み：指導者用テキストと達成目標の設定．日臨麻会誌 2011；31：716-9．
13. 徳嶺譲芳．超音波ガイド下中心静脈穿刺：教育システムの構築．日臨麻会誌 2010；30：785-91．
14. 徳嶺譲芳．中心静脈穿刺の安全管理体制．日集中医誌 2010；17：476-8．
15. 徳嶺譲芳，荻野和秀，湯浅晴之ほか．指導的立場にある内科医に対する超音波ガイド下中心静脈穿刺トレーニング．医療の質・安全会誌 2012；7：30-6．
16. 須加原一博編，徳嶺譲芳著．超音波ガイド下中心静脈穿刺法マニュアル．東京：総合医学社，2007．
17. 徳嶺譲芳，卯野夏子．エコーガイド下の中心静脈穿刺．In：松尾汎監，濱口浩敏，西上和宏編．決定版超音波検査テクニックマスター 〜頭部・頸部・胸部・上肢編〜．大阪：メディカ出版，2012；236-43．
18. 養老孟司．バカの壁．東京：新潮社，2003．
19. 徳嶺譲芳，安谷正，新田憲市ほか．超音波ガイド下鎖骨下静脈穿刺のためのシミュレーターの開発．ICUとCCU 2008；32：83-7．
20. 徳嶺譲芳，新田憲市，石森謙太ほか．超音波ガイド下穿刺練習用シミュレータ"リアル・ベッセル"．臨麻 2008；32：1081-4．
21. 日本医学シミュレーション学会．〈http://www.jsdam.com/〉Accessed Feb.18, 2014.
22. Barsuk JH, McGaghie WC, Cohen ER, et al. Use of simulation-based mastery learning to improve the quality of central venous catheter placement in a medical intensive care unit. J Hosp Med 2009; 4: 397–403. PMID: 19753568
23. Barsuk JH, McGaghie WC, Cohen ER, et al. Simulation-based mastery learning reduces complications during central venous catheter insertion in a medical intensive care unit. Crit Care Med 2009; 37: 2697–701. PMID: 19885989
24. Evans LV, Dodge KL, Shah TD, et al. Simulation training in central venous catheter insertion: improved performance in clinical practice. Acad Med 2010; 85: 1462–9. PMID: 20736674
25. Sekiguchi H, Tokita JE, Minami T, et al. A prerotational, simulation-based workshop improves the safety of central venous catheter insertion: results of a successful internal medicine house staff training program. Chest 2011; 140: 652–8. PMID: 21659429
26. Woo MY, Frank J, Lee AC, et al. Effectiveness of a novel training program for emergency medicine residents in ultrasound-guided insertion of central venous catheters. CJEM 2009; 11: 343–8. PMID: 19594973
27. Davidson IJ, Yoo MC, Biasucci DG, et al. Simulation training for vascular access interventions. J Vasc Access 2010; 11: 181–90. PMID: 21240863
28. Moureau N, Lamperti M, Kelly LJ, et al. Evidence-based consensus on the insertion of central venous access devices: definition of minimal requirements for training. Br J Anaesth 2013; 110: 347–56. PMID: 23361124
29. Dong Y, Suri HS, Cook DA, et al. Simulation-based objective assessment discerns clinical proficiency in central line placement: a construct validation. Chest 2010; 137: 1050–6. PMID: 20061397
30. Hameeteman M, Bode AS, Peppelenbosch AG, et al. Ultrasound-guided central venous catheter placement by surgical trainees: a safe procedure? J Vasc Access 2010; 11: 288–92. PMID: 20658452
31. Dexheimer Neto FL, Roehrig C, Morandi P, et al. Safety of a training program for ultrasound-guided internal jugular vein catheterization in critically ill patients. Rev Assoc Med Bras 2011; 57: 394–7. PMID: 21876919
32. Smith CC, Huang GC, Newman LR, et al. Simulation training and its effect on long-term resident performance in central venous catheterization. Simul Healthc 2010; 5: 146–51. PMID: 20651476
33. Barsuk JH, Cohen ER, McGaghie WC, et al. Long-term retention of central venous catheter insertion skills after simulation-based mastery learning. Acad Med 2010; 85(10 Suppl): S9–12. PMID: 20881713
34. Appavu SK. Two decades of simulation-based training: have we made progress? Crit Care Med 2009; 37: 2843–4. PMID: 19865009
35. Barsuk JH, Cohen ER, Feinglass J, et al. Use of simulation-based education to reduce catheter-related bloodstream infections. Arch Intern Med 2009; 169: 1420–3.

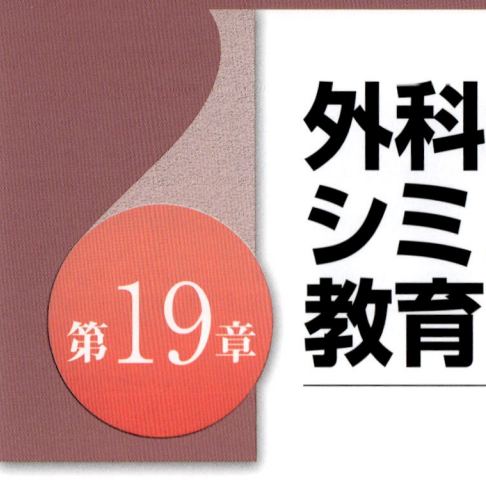

第19章 外科教育とシミュレーション教育

倉島 庸

学習目標

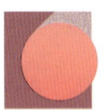

- 外科教育におけるシミュレーショントレーニングの位置づけを理解する
- 外科シミュレーションと研究に関して知る
- 外科シミュレーショントレーニングの実践について知る

患者を危険に曝さず繰り返し練習ができることがシミュレーショントレーニングの利点であるとすれば，常に治療とリスクが隣り合わせである外科手技のトレーニングは最もその恩恵を受けるべき領域である。しかし我が国の外科領域において，シミュレーショントレーニングが十分に普及しているとはいえない。シミュレーショントレーニングの知識を有する外科指導医は少なく，また，外科手技の指導はシミュレーション教育の知識だけでは不十分で，ある程度の外科的知識や経験を必要とするからである。本章では，外科教育におけるシミュレーショントレーニングの意義とその実際のコースについて紹介する。

外科教育におけるシミュレーショントレーニングの役割

医学教育の歴史が古い欧米では，
- 研修医の労働時間削減
- コスト意識の高まり
- 患者の安全性と倫理面への配慮

などの要因を背景としてシミュレーショントレーニングが発展してきた。2003年にAccreditation Council of Graduate Medical Education（ACGME：米国卒後医学教育認可評議会）が1か月80時間以内の研修医労働時間制限[1]を定めた。この制限は，手技の習得に時間を要する外科研修において，シミュレーション教育を導入した効率的な研修カリキュラムの再構築へとつながった。また，コストに関しては，十分に準備ができていない研修医による長時間の手術

はスタッフの人件費，麻酔を含めた手術室におけるコスト増大を引き起こし，合併症が生じた場合には追加治療や在院日数延長にかかる医療費が加わる．したがって，シミュレーショントレーニングを導入する目的として，患者の安全性を確保しながら効率的な医学教育を提供する先に，各施設が負担するコストや医療費の削減につながることも念頭におく必要がある．

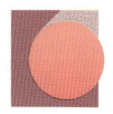

歴史的経緯

外科領域におけるシミュレーショントレーニングの発展

外科領域におけるシミュレーショントレーニングの発展過程において，大きな影響を与えたのは内視鏡外科手術の出現である．1987年フランスのMouretらが，世界初の腹腔鏡下胆嚢摘出術を成功させてから1990年代前半以降，内視鏡外科手術は欧米を中心とした先進諸国で急速に普及した．しかし，内視鏡外科手術は従来の開胸・開腹手術と異なり，モニターに映る二次元の画像を見ながら，細長い手術器具を使って行わなければならないため難易度が高く，普及初期には手術手技に起因する多くの合併症が発生した．それらの合併症を目の当たりにした当時の欧米の外科指導者たちは，それまでとは異なる新しいトレーニングシステムが必要であると判断した．"Don't harm the patient"というポリシーは，外科医が手術室で患者を危険に曝す前に，手術室外のスキルスラボで基本操作を徹底的に練習しなければならない．すなわち"See one, do one, teach one"という従来の外科トレーニングモデルからシミュレーターを使った"See one, thousands of practice, then do one"という新しいトレーニングモデルへの移行を促した．

2006年に公表された米国外科研修施設対象の調査[2]では，162研修施設中，55%しかスキルスラボを有しておらずその普及は緩徐であった．しかし，2008年ACGMEにより「一般外科研修プログラム施設は，シミュレーショントレーニングを行えるスキルスラボを有していなければならず，それらの設備は技能評価に基づく技術の習得と維持に努めなければならない」という表明[3]がなされてからは，北米の外科教育におけるシミュレーショントレーニングはより一般的なものと位置づけられるに至った．

外科教育におけるシミュレーショントレーニング研究

1990年代以降，欧米を中心に外科教育にシミュレーターが導入され始めると，その新しい教育手法は研究の対象となっていった．2000年代に入り，シミュレーターの役割が欧米の外科教育カリキュラムのなかで重要な位置を占めるようになると，シミュレーショントレーニングに関する論文数は年々飛躍的に増加し，今日に至っている．図1は実際に筆者が行ったPubMedによる1980年以降の文献検索において，以下のキーワードの組み合わせでヒットした論文数である．

さまざまなシミュレーターや技能評価法の開発とその有用性の検討は，外科シミュレーション研究の可能性を広げたが，シミュレーション教育にかかわる外科医の本質的な疑問は「シミュレーショントレーニングは，実際の外科手技の技能を向上させるのか？」というものであった．スキルスラボのなかで，いくらシミュレーション上のスキルが向上したとしても，実際の手術室でのパフォーマンスが向上しなければ最終的な目的を達成したことにはならないか

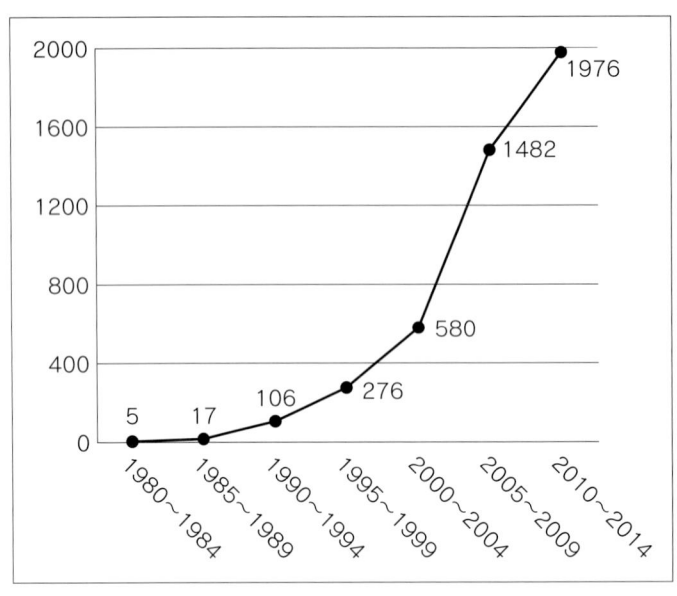

図1　外科領域におけるシミュレーション研究論文数の推移

[simulation or simulator or simulat*] and [surgery or surgical or surg*] and [training or train* or education or educat*] で検索

らである．外科領域において，シミュレーショントレーニング効果の実際の手術技能への移行性"transferability"を初めて証明したのはエール大学のSeymourら[4]である．彼らは，2002年の論文でバーチャルリアリティー(VR)シミュレーターを使った内視鏡外科手術基本手技のトレーニングにより，手術室における腹腔鏡下胆嚢摘出術の技能が向上することを，トレーニング群と通常の外科研修群による無作為化比較試験で証明した．同様にマギル大学のSrokaら[5]は，2010年に腹腔鏡下基本手技ボックストレーナーを使ったトレーニングが腹腔鏡下胆嚢摘出術の技能向上に寄与することを証明した．さらにメイヨークリニックのZendejasら[6]は，2011年に市販品の腹腔鏡下鼠径ヘルニア手術シミュレーターを用いた無作為化比較試験にて，トレーニング群の手術時間や手術技能スコアの改善だけでなく，術中・術後合併症の減少を示し，シミュレーショントレーニングによる外科患者のアウトカム改善を初めて証明した．同時期にマギル大学留学中であった筆者らは，トロッカー挿入からメッシュ固定まで，すなわち，この手術の最初から最後まで再現できるハンドメイドヘルニアシミュレーター[7]と腹腔鏡下鼠径ヘルニアに特異的な技能評価法(GOALS-GH)[8]を開発し，腹腔鏡下鼠径ヘルニア手術の新しいトレーニングプログラム提唱とその有用性を無作為化比較試験にて証明した[9]．

　上記の研究を中心としたさまざまなシミュレーショントレーニングの試みにより，外科領域におけるシミュレーショントレーニングのtransferabilityに関するエビデンスが構築されていった．このtransferabilityの証明は外科教育におけるシミュレーショントレーニングの意義を決定的なものにしたが，外科研修の現場におけるシミュレーショントレーニングの疑問がすべて解決されたわけではなく，むしろ新たに検証すべきテーマを提起することとなった．すなわち，忙しい外科研修カリキュラムのなかで，いつ，誰が，どのようにシミュレーショントレーニングを導入すればよいのか(シミュレーショントレーニングの研修カリキュラムへの導入法)，高額なシミュレーター導入によるトレーニングの費用効果は，外科基本手技を中心としたシミュレーショントレーニングは普及してきたが，より難易度の高い手技のシミュレー

ター開発はできないのか，などの疑問は教育現場から生じたものであり，そのような疑問や解決すべき問題がシミュレーション研究の次のテーマへとつながった。このようにして欧米では外科シミュレーショントレーニングが研究対象として重要な位置を占めるに至った。

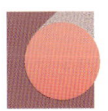

外科教育におけるシミュレーションの実践

外科教育で使用されるシミュレーターの種類と特徴

外科治療の中心となる手術手技は「切開」・「剝離」・「縫合」・「結紮」に集約される基本手技の組み合わせにより成立する。したがって，外科領域におけるシミュレーターの多くは，基本手技の練習用に開発される。一方で，複雑な手技や手術をトレーニングするためのシミュレーターは少ない。詳細な解剖を再現する場合，リアリティーを追求すればするほどコストがかかり，実際のトレーニングに導入するにはあまりに高価な"模型"となってしまうからである。外科領域のシミュレーター開発が内視鏡外科手術の普及とともに発展していった歴史を反映し，現在入手可能なシミュレーターは内視鏡外科トレーニングを目的としたものが多くを占めている。ここでは，外科領域でトレーニングに使用されているシミュレーターを分類し，それぞれの特徴や利点・欠点について述べる。

●基本手技練習モデル：皮膚縫合モデルや内視鏡外科ボックストレーナー（写真1）

外科基本手技練習用の皮膚縫合モデルや腸管吻合モデルは，学生から研修医に広く使われている。また，内視鏡外科基本手技練習用のボックストレーナーは研修施設において，現在最も普及しているシミュレーターの1つである。北米では，以前から一般外科研修に内視鏡外科トレーニングも組み込まれており，Fundamentals of Laparoscopic Surgery(FLS) program というオンラインレクチャーとハンズオントレーニングによる内視鏡外科基本知識・手技プログラムの受講と認定試験合格は，外科専門医受験資格に必須である(20章参照)。

利点：安価で持ち運び可能である。繰り返し練習可能である。感染のリスクがない。ボックストレーナーは練習方法から練習効果の評価までよく研究されエビデンスが豊富である。

欠点：複雑な手技の練習はできない。

写真1　ボックストレーナー
(商品名：エンドワーク，販売：京都科学)

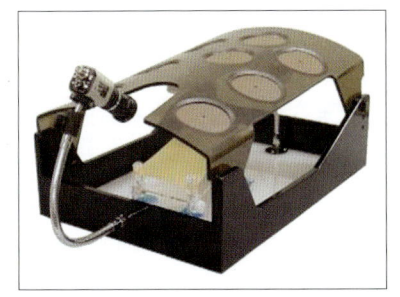

●フィジカルシミュレーター

特定の手技や手術を練習するシミュレーター。中心静脈カテーテル挿入練習用，胸腔ドレーン挿入練習用から，複雑な手技を含む腹腔鏡下胆囊摘出術，腹腔鏡下鼠径ヘルニア修復術練習用まで，市販されているモデルや研究レベルのものなど，数多くのシミュレーターが開発されている。

利点：1つの手技を始めから終わりまで通して繰り返し練習できる。感染のリスクがない。

欠点：パーツの交換が必要な場合，交換の手間とコストがかかる。

●バーチャルリアリティー(VR)シミュレーター(写真2)

内視鏡や内視鏡外科手術用のVRシミュレーターを中心に，ここ数年でそのクオリティーが飛躍的に進歩した。リアルな解剖に基づく画像が印象的だが，基本手技のタスクも充実している。患者の画像情報を取り込めるVRシミュレーターも市販され，今後は単に練習用だけでなく，手術のリハーサルツールとしての役割を担う可能性もある。

利点：セットアップが容易で，繰り返しトレーニング可能である。内視鏡外科基本手技タスクが充実している。客観的評価システムを備えており，トレーニング効果の個人記録も可能である。感染のリスクはない。

欠点：高価であり，メンテナンスにコストがかかる。触覚機能は開発途上である。練習できる手術のバリエーションはまだ少ない。

写真2　VRシミュレーター

(商品名：LapSim，販売：Surgical Science社)

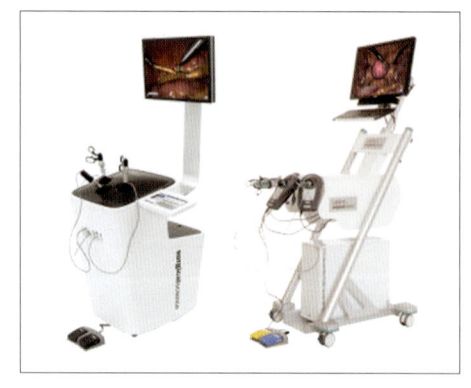

●ヒト型高忠実度シミュレーター

救急領域で緊急治療を要する局面や手術中のトラブルシューティングなどをトレーニングする高忠実度シミュレーター。さまざまなシナリオに基づいてコンピュータで制御された設定は，個人だけでなくチームトレーニングにも適している。

利点：急を要する場面における診療方針決定能力を養える。同じ局面を何度も練習可能で，チームトレーニングも行える。コンピュータ制御されたシミュレーターはトレーニング結果のデータ収集が容易である。

欠点：高価であり，VRシミュレーター同様メンテナンスにコストがかかる。シミュレーターのセットアップに加えて，シナリオの準備もケースによっては必要である。

●動物（アニマルラボ）（写真3），献体（cadaver）

実際の臨床現場に近い環境で高度な外科手技トレーニングを行える。我が国でアニマルラボを有する研修施設は少ないが，内視鏡外科，外傷外科のトレーニング目的に使用するアニマルラボの需要は，ここ数年で増加傾向にある。

　我が国において，献体を外科トレーニングに使用する際の倫理的問題に関しては，平成24年に日本外科学会と日本解剖学会の連名で「臨床医学の教育及び研究における死体解剖のガイドライン」[10]が定められ，今後大学を中心とした教育施設にてcadaverトレーニング可能な施設が増していくことが予想される。

利点：ブタではヒトと類似した解剖，献体ではリアルな解剖が再現され，実際とほぼ同じ環境で手術や緊急処置のトレーニングを行える。

欠点：特殊な施設に加えて設備の維持が必要である。専任のスタッフが必要である。また，ブタや献体からの感染のリスクへの対策が必要である。

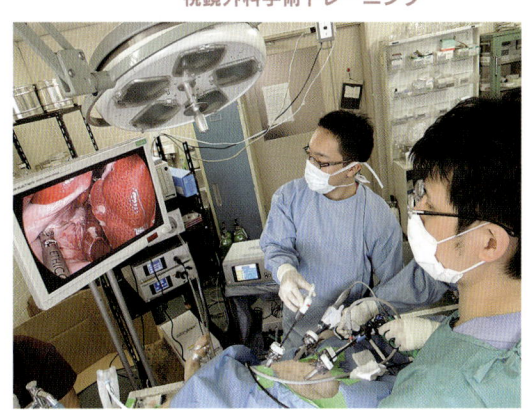

写真3　北海道大学アニマルラボにおける内視鏡外科手術トレーニング

…

各シミュレーターの特徴を表1にまとめる。

表1　各シミュレーターの種類と特徴のまとめ

シミュレーター	トレーニング内容	利点	欠点
基本手技モデル	・外科基本手技	・安価 ・反復練習可能	・限られた練習内容
フィジカルシミュレーター	・特定の手技	・一連の手技を練習可能 ・反復練習可能	・パーツ交換が必要
VRシミュレーター	・内視鏡外科基本手技 ・上下部消化管内視鏡	・セットアップ容易 ・反復練習可能 ・トレーニング評価の記録	・高価 ・メンテナンス必要 ・触覚機能に乏しい
ヒト型高忠実度シミュレーター	救急・手術室における ・緊急時の検査・治療 ・チームトレーニング	・反復練習可能 ・技能評価の記録可能	・高価 ・メンテナンス必要
アニマルラボ cadaver	・高度な手術手技 ・チームトレーニング	・実際の手術に近い環境 ・手術全工程を練習可能	・特殊施設・設備が必要 ・専任スタッフが必要 ・感染のリスク

第19章　外科教育とシミュレーション教育

■■■外科における実際のシミュレーショントレーニングモデル

外科研修医が自分の白衣のボタンや机・椅子などで繰り返し結紮の練習をしている姿を見たことはあるだろうか。筆者は，このスタイルがシミュレーショントレーニングの基本であると考えている。すなわち，高価な道具を必要とせず（＝コストパフォーマンスに優れ），毎日時間がある時にいつでもでき（＝アクセスに優れ），上達するまで練習する（＝能力に基づく：competency-based）のが，シミュレーショントレーニングの理想的なスタイルと考える。

現在我が国で行われている外科シミュレーショントレーニングの大半は，一般外科基本手技，内視鏡外科基本手技の習得を目的とし，診療後や週末に開催される単発のセミナーやハンズオンコースである。これらのコースは"time-dependent"であり，決められた時間で上達してもしなくてもトレーニングは終了である。一方で，欧米の外科トレーニングは"コンピテンシーベイスド"すなわち，目標に達するまで行うのが基本である。決められた重要な手技に関しては，ある一定の目標レベルをクリアするまで，何度もトレーニングを受けなければならない。この教育システムには，毎週研修医が日常臨床から強制的に解放される"academic half-day"という講義やシミュレーショントレーニングを受けるための時間が確保されていること，また，当直明けには臨床業務に従事できない厳重な規則があり，日本の研修医よりもフレキシブルに活用できる時間を与えられているという背景がある。以下，コンピテンシーベイスドコースの1例を示す。内容は腹腔鏡下鼠径ヘルニア修復術のシミュレーショントレーニングであり，筆者がマギル大学にてプログラム開発したものである。

●シミュレーションプログラム
・腹腔鏡下鼠径ヘルニア修復術プログラム

学習目標：・本術式の基本解剖と手術手順を説明できる
　　　　　・指導医のアドバイスのもと，基本術式を完遂できる
対象：卒後2～5年目までの外科研修医
トレーニング環境，機器：・腹腔鏡用30°斜視鏡および光源付きコントロールタワー（気腹装置は不要）
　　　　　　　　　　　　・腹腔鏡下鼠径ヘルニア修復術シミュレーター：McGill Laparoscopic Inguinal Hernia Simulator[7]（写真4）
　　　　　　　　　　　　・腹腔鏡把持鉗子，Kelly型鉗子，鋏鉗子，
　　　　　　　　　　　　・トロッカー（12 mm，5 mm，5 mm），ヘルニアメッシュ，タッカー
　　　　　　　　　　　　・メス，筋鉤
評価に用いるスコア：腹腔鏡下鼠径ヘルニア用包括的評価法（Global Operative Assessment of Laparoscopic Skill-Groin Hernia：GOALS-GH）[8]（図2）
スタッフィング：外科指導医1名（スコピスト兼指導）

●プログラムスケジュール
プログラム全体の流れは図3を参照。

・トレーニング前講義
シミュレーショントレーニングを始める前に，研修医全体向けのヘルニア講義を行う。内容は

写真4 McGill Laparoscopic Inguinal Hernia Simulator によるトレーニング

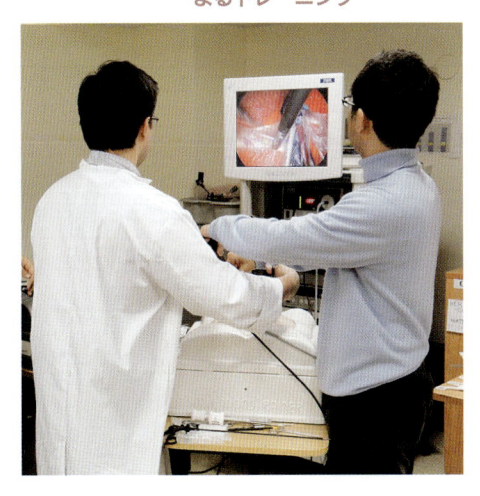

GOALS-GH
GLOBAL OPERATIVE ASSESSMENT OF LAPAROSCOPIC SKILLS – GROIN HERNIA

Date:
- [ ] Operator Code:
- [ ] Evaluator Code:

TROCAR - Selection, location and placement technique □

1. Poor knowledge of size and type of trocars needed. Unclear on where and how to place trocars safely.
2.
3. Some understanding of trocar selection and location. Adequate technique with good visualization of accessory trocar entry; needs some guidance for safe placement.
4.
5. Clear understanding of trocar selection and location. Placement technique is safe & controlled.

*TAPP CREATING PERITONEAL FLAP □
Creation of initial flap and quality of final coverage of the mesh

1. Inadequate understanding of where and how to create appropriate peritoneal flap; rough tissue handing.
2.
3. Creates appropriate flap, but requires moderate guidance about where to place incision and how to achieve sufficient dissection to prepare for mesh placement. Gentle tissue handing most of the time.
4.
5. Excellent creation of appropriate flap with expert handling of tissue, able to identify all appropriate landmarks, preparing site to facilitate full coverage with the mesh at end of procedure.

*TEP CREATING & WORKING IN PREPERITONEAL SPACE □
Use of strategies to work within a confined space

1. Unable to create working space. Constantly loses orientation. Frequent uncoordinated movements.
2.
3. Creates appropriate working space with coordinated instrument movements, but requires moderate guidance for safe operating and occasional re-orienting.
4.
5. Expertly creates sufficient working space safely with coordinated instrument movements, able to identify all appropriate landmarks, and clear awareness of limitation of view and working space.

HERNIA SAC- Identification, dissection and adequate reduction of hernia sac □

1. Unable to identify, dissect and reduce the hernia sac safely. Poor understanding of how to separate the sac from the cord structures and when to stop the dissection.
2.
3. Requires moderate guidance for safe dissection and reduction of the hernia sac. Appropriate dissection most of the time. Needs some guidance about the limitations of the dissection.
4.
5. Expertly able to identify and reduce the hernia sac safely, completely, and efficiently. Stops when the dissection is adequate.

MESH- Introduction, positioning and fixation of the mesh □

1. Little knowledge about size and type of mesh. Unable to orient and place mesh adequately to cover hernia defect. Does not know where to fix the mesh.
2.
3. Understands mesh size, type, orientation and adequate placement, but requires moderate guidance to perform the procedure and to fix and maintain mesh position. Able to demonstrate or describe hazardous areas where fixation might be dangerous.
4.
5. Expertly able to perform safe and appropriate introduction, positioning and fixation of the mesh with excellent final appearance.

KNOWLEDGE OF ANATOMY & FLOW PROCEDURE □
Understanding of inguinal anatomy and performance of steps of procedure safely and efficiently

1. Inadequate understanding of anatomy and steps of the procedure. Needs constant reminding to avoid dangerous areas. May require attending take over.
2.
3. Understands anatomy, needs occasional prompting about steps of the procedure. The steps are deliberate, but the operator is making progress.
4.
5. Clear understanding of anatomy and steps of the procedure.

TOTAL SCORE □ /25

図2 GOALS-GH スコアシート

第19章 外科教育とシミュレーション教育

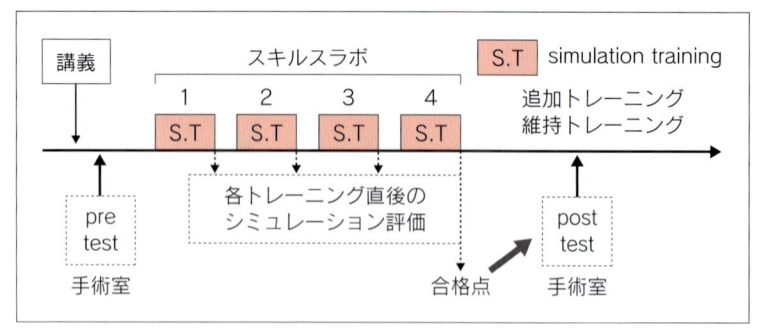

図3　腹腔鏡下鼠径ヘルニア修復術シミュレーショントレーニングの流れ

鼠径部の解剖，ヘルニア修復術の従来法，腹腔鏡アプローチとの比較，エビデンス，各手技のポイントについてである。

・pre-test, post-test
どのような手技のトレーニングであれ，その効果を測定するためにトレーニング前後での技能評価が必要である。シミュレーショントレーニング前後に，実際に手術室で研修医が行った腹腔鏡下鼠径ヘルニア修復術を前記 GOALS-GH を用いて点数化し比較することで，トレーニングによってどのレベルまで上達したのかを検証し記録できる。

・シミュレーショントレーニング
使用するシミュレーターは皮膚切開から TAPP 法(transabdominal preperitoneal repairs)であれば腹膜切開，TEP 法(totally extraperitoneal repairs)であればバルーンを使った腹膜前腔剝離，引き続きヘルニアサック処理，メッシュの固定まで全工程の練習が両側で可能である。指導医は研修医にシミュレーション手術を進行させつつ，各局面では解剖，手順や手技のポイントについて質問し，理解して行っているかを確認する。実際の手術と異なり，不明な点やうまくできない局面は納得するまで何度も練習させることが可能である。このシミュレーターでの練習は，初回は両側の修復で 40〜50 分を要するが，慣れてくれば 20〜30 分で終わらせることも可能である。

・評価・フィードバック
毎回のトレーニング最後には，指導医がその日のパフォーマンスを GOALS-GH スコアシートを用いて点数化し，その点数を見せながらどこがうまくできたか，どこの修正が必要なのか具体的にフィードバックする。

・トレーニング終了の基準
コンピテンシーベイスドトレーニングの場合，設定した目標を達成した時点でトレーニングが終了となる。このプログラムでは，過去のパイロット試験でスタッフ外科医のシミュレーターにおける平均点が 25 点満点中 24 点であったことから 24 点を合格点，すなわち，トレーニング終了の基準に設定した。シミュレーショントレーニング終了後は post test として，手術室でのパフォーマンスを GOALS-GH スコアで評価し，実際の腹腔鏡下鼠径ヘルニア修復術技能

がどれだけ向上したかをチェックする。

●なかなか上達しない場合の対策

手術手技上達のスピードは，研修医の学年や経験症例数によって異なり，また，学ぶ側のモチベーションにも影響される。ここで提示したトレーニングはコンピテンシーベイスドであるため，合格点まで到達するのにどれだけ時間を要したのかは問題とせず，最終的に合格点に達すればよいのである。とはいえ，外科研修医が学ぶべきことは鼠径ヘルニア手術だけではないため，効率よく上達させることに越したことはなく，そのために指導医はポイントをおさえた指導に努めなければならない。手術がよどみなく進行するためには「知識」「技術」「判断」「情緒」の4因子を調和させる必要がある。初心者が比較的難易度の低い手術を習得していく際に，まず指導すべきポイントは「知識」と「技術」の習得である。解剖（知識）がわからなければ手を動かすこと（技術）はできず，どこを剥離すればよいのか解剖を理解（知識）していても，腹腔鏡下の二次元の視野で両手の協調運動（技術）ができなければ先へ進めないのである。したがって指導医は，GOALS-GHのような客観的スコアを利用しながら「どこ」ができないのかを指摘し「何が原因でできないのか（知識か技術かそれ以外の因子か）」をフィードバックしなければならない。そのうえで，解剖のテキストを勉強し直さなければならないのか（知識），基本手技をもっと練習しなければならないのか（技術），改善への具体的な道しるべを示す必要がある。

シミュレーショントレーニングというと科学的，機械的なイメージを思い浮かべがちであるが，トレーニングの主役は人であり，教育現場で必要とされるのは個々の学習者への細やかな観察に基づく指導なのである。

…

外科手術は複雑な工程からなる。その手術指導にシミュレーショントレーニングを導入することは技術的な問題，人的・時間的制約を考慮すると多くの労力を必要とする。しかし，これからの外科教育には患者の安全性を確保しながら若手外科医へ外科の技術を継承していくことが求められ，その労力を惜しんではならない。指導・練習する十分な時間の確保が困難である我が国の外科研修施設において，"コンピテンシーベイスド"すなわち，能力に応じたトレーニングプログラムを導入することは簡単ではないが，トレーニングに明確な目標を定め，コースごとに評価を行い，目標に達した時点でトレーニングを終了するというトレーニング方法の概念を理解し，その一部でも参考にしてほしい。

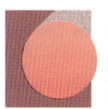

これからの外科領域におけるシミュレーショントレーニングの展望

外科教育の重要性の認識とシミュレーターの普及により，外科領域におけるシミュレーショントレーニングの役割は，ますます大きなものになっていくであろう。しかし，シミュレーターは教育に使う道具にすぎない。それを有効に使えるかどうかは指導医次第であり，それにはいかに明確な目標をもった実践的なカリキュラムにシミュレーショントレーニングを導入できるかに尽きる。これから外科教育にかかわる指導医はカリキュラム開発やシミュレーションを含めた研修にかかわるマネジメントについての知識が求められる。本書のような指導者向けのテ

キストに加え，我が国でも情報共有や教育研究をサポートする場として，外科教育にかかわる学会などの組織作りも必要であろう。日本の外科技術は世界トップレベルである一方で，その技術の海外への発信量は決して多くないのが現状である。近い将来，外科技術だけでなくシミュレーショントレーニングを効率的に融合させた日本式外科教育法も海外へ向けてアピールしていくことが望まれる。

まとめ

- 欧米の外科研修において，シミュレーショントレーニングは研修カリキュラムの一部として導入されており，その発展には内視鏡外科手術の普及が深く関与している。
- 外科シミュレーショントレーニングが普及することで生じた教育上の疑問点を解決するために発展したシミュレーション教育研究は，今日外科領域の研究対象として重要な位置を占めるに至った。
- 外科領域で実際に使用されている各種シミュレーターの特徴，利点欠点を示した。
- 欧米の外科シミュレーショントレーニングの主流である"コンピテンシーベイスド"トレーニングプログラムの1例を提示した。
- シミュレーショントレーニングは，目標を達成するまで繰り返すことが重要である。
- シミュレーショントレーニングは，明確な目標のもと実践的なカリキュラムに導入されることでその教育効果を発揮する。

文　献

1. Accreditation Council for Graduate Medical Education. ACGME Duty Hours. 〈http://www.acgme.org/acgmeweb/tabid/271/GraduateMedicalEducation/DutyHours.aspx〉 Accessed Apr. 4, 2014.
2. Korndorffer JR Jr, Stefanidis D, Scott DJ. Laparoscopic skills laboratories: current assessment and a call for resident training standards. Am J Surg 2006; 191: 17–22. PMID: 16399100
3. ACGME Program Requirements for Graduate Medical Education in General Surgery. 〈http://www.acgme.org/acgmeweb/Portals/0/PFAssets/ProgramRequirements/440_general_surgery_01012008_07012012.pdf〉 Accessed Apr. 4, 2014.
4. Seymour NE, Gallagher AG, Roman SA, et al. Virtual reality training improves operating room performance: results of a randomized, double-blinded study. Ann Surg 2002; 236: 458–63; discussion 463–4. PMID: 12368674
5. Sroka G, Feldman LS, Vassiliou MC, et al. Fundamentals of laparoscopic surgery simulator training to proficiency improves laparoscopic performance in the operating room—a randomized controlled trial. Am J Surg 2010; 199: 115–20. PMID: 20103076
6. Zendejas B, Cook DA, Bingener J, et al. Simulation-based mastery learning improves patient outcomes in laparoscopic inguinal hernia repair: a randomized controlled trial. Ann Surg 2011; 254: 502–9; discussion 509–11. PMID: 21865947
7. Kurashima Y, Feldman L, Al-Sabah S, et al. A novel low-cost simulator for laparoscopic inguinal hernia repair. Surg Innov 2011; 18: 171–5. PMID: 21307013
8. Kurashima Y, Feldman LS, Al-Sabah S, et al. A tool for training and evaluation of laparoscopic inguinal hernia repair: the Global Operative Assessment of Laparoscopic Skills-Groin Hernia (GOALS–GH). Am J Surg 2011; 201: 54–61. PMID: 21167366
9. Kurashima Y, Feldman LS, Kaneva PA, et al. Simulation-based training improves the operative performance of totally extraperitoneal (TEP) laparoscopic inguinal hernia repair: a prospective randomized controlled trial. Surg Endosc 2014; 28: 783–8. PMID: 24149850
10. 日本外科学会・日本解剖学会．臨床医学の教育及び研究における死体解剖のガイドライン．〈http://www.jssoc.or.jp/journal/guideline/info20120620.pdf〉 Accessed Apr. 4, 2014.

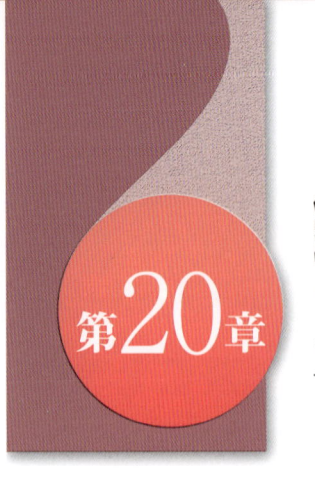

第20章 鏡視下手術ベーシックスキルトレーニング

万代 康弘

学習目標

- FLSの背景とその目的を理解する
- 日本におけるlaparoscopic surgeryトレーニングの現状について知る

本章では，米国において鏡視下手術の認定制度として定着しているFLS（Fundamental Laparoscopy Surgery）の紹介と日本における鏡視下手術ベーシックトレーニングについての最近の動向について紹介する。

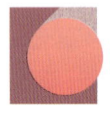

FLSの背景

米国でのFLSの背景には，国をあげての患者安全（patient safety）への取り組みがあるといえる。1999年に"To Err is Human"で報告された内容は，医療過誤（medical error）による死亡が年間44,000〜98,000人と発表され，全米に衝撃を与えた。その発表と同時に医療過誤を5年で50％以下に減らすという目標を打ち立てて，取り組みがなされてきた。この流れを受けて，FLSに限らず米国でのシミュレーション教育は，患者安全を強く意識しているといえるであろう。

シミュレーションを利用したトレーニングも，患者安全を目指した教育ツールとして発展してきた。特に，ベーシックスキルトレーニングが患者安全に寄与することは，2011年のJAMA誌の論文[1]でも明らかになっている。

外科手技についても同じ考え方で，ベーシックスキルトレーニングは患者安全を達成できるというエビデンスから考えると，うまくデザインされた認定制度といえる。ベーシックスキルトレーニングは研修医制度が確立した北米で，外科フェローを目指すレジデント向けの認定制度として定着し，その効果についても数々の研究が行われ報告がなされている。

FLS の目的

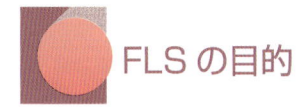

FLS は，基礎的な鏡視下手術手技の習得と基礎的な鏡視下手術知識を身につけることを目的としており，米国の Society of America Gastro-intestinal Endoscopic Surgery (SAGES) が公認する制度である。詳細はホームページ (http://www.flsprogram.org/) でも閲覧できる。この認定が効果的に機能するためには，やはり多くの施設の協力が必要である。この認定を受けなくても施設ごとの判断で鏡視下手術手技を行うことができれば，効果的な制度とはいえないであろう。2010年の時点では，外科フェローになるときには FLS 認定を受けていることが推奨される程度であったが，2013年現在では外科フェロー申請時に FLS 認定が義務となってきている。

このことから，外科の専門医になるためには，最低限この程度のことは身につけてほしいというコンピテンシーが示されているといえる。このような目標設定をすることで自主学習が可能となる。つまり，研修期間中にドライボックスで自ら修練を重ね，ハンズオントレーニングでのベーシックスキルの向上と，鏡視下手術に関する基礎的知識を身につけることができるので，モチベーションにもつながるものと思われる。そして，能力がある程度担保された状態で臨床現場に出ることになる。

この認定制度が成立するには，外科を目指す若い医師に到達目標と認識されることが必要である。その到達目標を設定することと，認定することをセットで考えて初めて制度として確立するといえる。つまり，モチベーションを上げることと，自己トレーニングに落とし込めること，そして目標設定を明確にすることが認定制度の要となる。現在存在する日本内視鏡外科学会認定の技術認定医制度はスペシャリストを認定する制度であるが，その前のステップとして，段階的な認定制度を設けることは，モチベーション，リクルートの面からも非常に重要と考えられる。

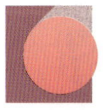

FLS とその効果

この認定制度は2本の柱からなっている。1つは，e-learning による基礎的な知識を習得し，試験を受けることである。2つ目は，5つのシンプルな手技を決められた時間内で正確に行えるかを評価するものである。

e-learning は5つのトピックスに分かれている(写真1)。

1. 術前に考えておくべき事項
2. 術中に考えるべき事項
3. 基礎的な腹腔鏡手術手技について
4. 術後のケアと合併症対策
5. スキルテストに向けてのスキルトレーニングの説明

■ 写真1　e-learning による自己学習

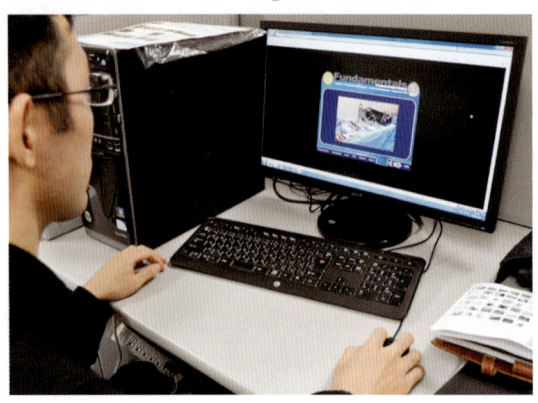

　スキルテストは，5つの手技を決められた時間で行う．正確さも評価されて点数化される（写真2）．

■ 写真2　スキルテスト

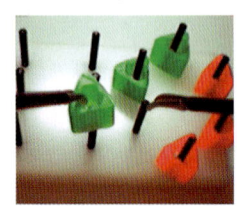

1. ペグの移動 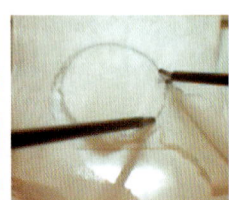
2. 円型の切り取り作業 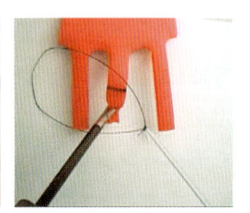
3. エンドループの正しい操作 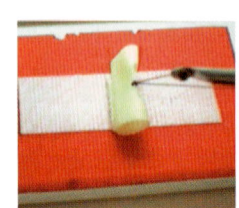
4. 体外結紮 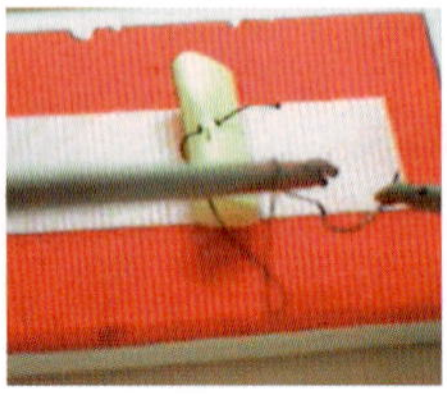
5. 体内結紮

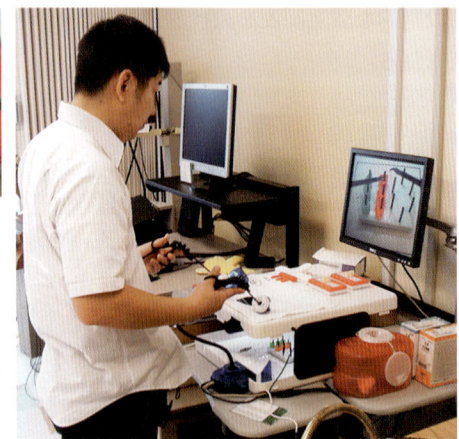

　以前は，FLSと同様のスキルトレーニングを行って技能改善が達成されたという報告[2]や，その評価は妥当であるかの研究などが多数発表されていた．多くの議論を経て，このような制度はトレーニングとして意味があるものとの認識されるようになってきた．
　2010年頃を境にトレーニングで改善された技能が，臨床でパフォーマンスの改善につながったとの発表が多くみられるようになってきた．トレーニングでの技能の改善から臨床でのパフォーマンスの改善へと段階を経て，この制度の臨床での有効性も示されているところである．

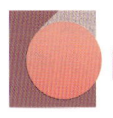

国内での内視鏡外科トレーニングの現状

日本においても，急速に鏡視下手術手技が普及してきたことで，それを行う医師の養成法および安全管理が大きな課題となっている。

2003年に起きた慈恵医大青戸病院事件以降の東京慈恵会医科大学での病院をあげての取り組みは，非常に興味深いものである。調査委員会において，現場の医師により提言された内容は「内視鏡外科手術を行う医師の教育・訓練を行うシステムを構築し，一定以上の知識・技術・経験をもった医師だけに，内視鏡外科手術の実践を許可する資格制度の導入」の要望であった。ポイントとなるのは，①教育・訓練を行うシステム，②臨床に出る段階や助手，術者と多段階の認定，の2点と考える。

国内での認定制度

現在，国内では，日本内視鏡外科学会が公認する技術認定制度がある。対象者は，消化器・一般外科領域，小児外科領域，産婦人科領域，泌尿器科領域，整形外科領域における経験豊富な術者である。これまでの外科専門医制度では，外科医の技術を直接評価することはなかった。しかし，この制度では，内視鏡手術の特性であるビデオ画像による正当かつ客観的評価が行いやすく，さらには，術者としての技術を認定するので，プロフェッショナルを認定する位置づけになっている。

日本整形外科学会，日本泌尿器科学会／日本泌尿器内視鏡学会，日本産科婦人科内視鏡学会などでも同様のプロフェッショナルを認定する位置づけの制度はあるが，FLSのようなベーシックスキルを認定する公認制度は国内にはなく，各施設がそれぞれの取り組みによってトレーニングを行っているのが現状である。

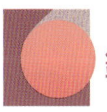

鏡視下手術のベーシックスキル認定の重要性

前述の東京慈恵会医科大学の取り組みも，FLSも患者安全を目指していることは明確である。患者安全を達成するための手段として何を用いるかに関して，エビデンスがあるのはベーシックスキルトレーニングである。今の本邦でその段階のトレーニングが存在していないことを考えると，日本への導入の必要性は十分にある。ベーシックスキルを身につけるべきなのは，臨床現場で実際に助手として活躍する前の段階と考えられるので，その段階での認定を行うデザインがなされると思われる。

モチベーションアップの側面

このとき注意しなければならないのは，認定はあくまで最低限度の知識やスキルを身につけたことを担保するものであって，このことは認定を受ける側も指導側もよく把握しておく必要がある。そのような位置づけにすることによって，認定を受ければ助手もできるし，段階的に術者もできるというモチベーションにつながると考える。臨床の場で若手外科医がなかなか手術に参加できないとの鬱憤があることが多いが，その解消の一助にもなると考える。技術もない

若者に手術は早い，という考えもあるかもしれないが，習熟度を把握したうえで，ここまでは参加させることができると判断する材料にもなるはずである．これは，指導医の判断にお任せすることになる．

■■■■教育にかかる負担の軽減

もう1つの側面として，教育にかかる負担の軽減がある．

　認定制度が増えてトレーニングが増えることで，指導者の負担も増加すると想像されるかもしれない．しかし，ベーシックスキルトレーニングは，シミュレーション教育の手法からも，多くは自己学習が可能となる．到達目標を明確にすること，その環境を整えることで逆に指導者の負担は軽減される．現状は，おそらく教育熱心なスタッフのいる施設では，学習者とともにドライボックストレーニングに張りついていなければならなかったり，道具を揃えたりと負担を強いられていると思われる．このように，教育理論の背景を考慮したうえであるが，自己学習の環境を整えることは，少なからず指導者の負担を減少させると考える．

● ● ●

このような制度を構築したとしても，成人学習の特徴でもある指導者と学習者のかかわりは重要であると日々臨床現場で教育をしていると感じる．教育をシステムに丸投げするのではなく，頼れるところはシステムに任せ効率的な教育制度を構築する必要があると考えている．

まとめ

- ベーシックスキルトレーニングは，患者安全を目指したトレーニングとして発展し，エビデンスに基づいた有効性も示されている．
- FLS をはじめとしたベーシックスキルトレーニングは，「専門医として習得すべき技能」を学習目標として提示し，学習のための練習法も併せて示すことで，自己学習を促し，ひいては，研修医のモチベーションの向上にもつながる．
- 臨床の場で実践する前のトレーニングとその成果を認定することで，一定以上の技量を担保することができる．
- 認定制度の導入により，教育の標準化がはかれる一方で，指導者の負担軽減にもつながる．

文　献

1. Cook A, Hatala R, Bryolge R, et al. Technology-enhanced simulation for health professions education: a systematic review and meta-analysis. JAMA 2011; 306: 978-88.
2. Gauger PG, Hauge LS, Andreatta PB, et al. Laparoscopic simulation training with proficiency targets improves practice and performance of novice surgeons. Am J Surg 2010; 199: 72-80. PMID: 20103969

参考図書

1. 衛藤 謙，浦島充佳，柏木秀幸ほか．本学における内視鏡外科手術トレーニングシステムおよび資格制度の導入．日鏡外会誌　2009；14：261-7.
2. 七戸俊明，近藤 哲，持田讓治ほか．「外科系医療技術修練の在り方に関する研究」についての報告．日外会誌　2009；110：304-9.

3. 木村泰三．外科医の技術と評価のあり方 日本内視鏡外科学会の技術認定．日外会誌 2009；110 臨時増刊号(3)：20-2．
4. 木村泰三，森 俊幸．内視鏡外科における技術認定制度．医のあゆみ 2007；220：617-20．
5. 木村泰三．認定制度発足と制度について—発足の経緯と展望．外科治療 2006；95：117-22．
6. Derossis AM, Fried GM, Abrahamowicz M, et al. Development of a Model for Training and Evaluation of Laparoscopic Skills. Am J Surg 1998; 175: 482-7. PMID: 9645777
7. Naylor RA, Hollett LA, Castellvi A, et al. Preparing medical students to enter surgery residencies. Am J Surg 2010; 199: 105-9. PMID: 20103074
8. Stefanidis D, Korndorffer JR Jr, Heniford BT, et al. Limited feedback and video tutorials optimize learning and resource utilization during laparoscopic simulator training. Surgery 2007; 142: 202-6. PMID: 17689686
9. Gagné RM, Wager WW, Golas KC ほか．鈴木克明，岩崎 信監訳．インストラクショナルデザインの原理．京都：北大路書房，2007．
10. Reiser RA, Dempsey JV 編．鈴木克明，合田美子監訳．インストラクショナルデザインとテクノロジ：教える技術の動向と課題．京都：北大路書房，2013．

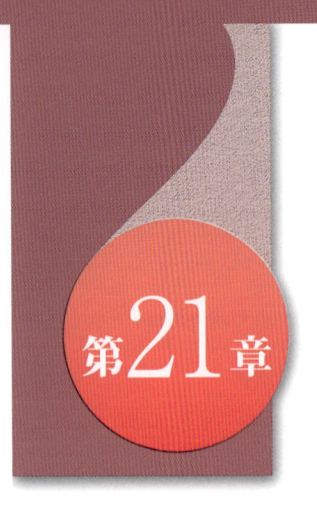

第21章 気道管理

中島 義之，志賀 隆

学習目標

- 気道管理の重要性とその背景を理解する
- シミュレーションを行ううえでの事前準備やシナリオについて知る
- 気道管理のシミュレーション導入におけるピットフォールと解決策を知る

　気道管理は医療者であれば，必須の手技である．もちろん，挿管の手技だけを覚えればよいというものではなく，患者の解剖学的特徴や呼吸予備能，原因疾患などにより，気道管理方法を大きく変えていかなくてはならない．また，手術室以外で挿管が必要になる場合とは緊急挿管であることが多く，難しい判断を迫られることになり，高い判断力が求められる．しかし，緊急時，医師の判断力は大幅に低下するといわれている．そのため，海外においては，救急医である Walls や Levitan らによる気道管理シミュレーションコースが開催されており，また，各施設でもトレーニングが行われている．実際に，気道管理シミュレーションは講義形式よりも，学習者の満足度，技術の習熟度，患者満足度において，優れているとする文献もある[1]．
　そこで本章では，気道管理の重要性について解説し，シミュレーションコースの実際を紹介する．

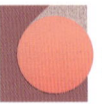

気道管理の重要性とシミュレーション教育の意義

　日本では，初期研修医時代に麻酔科や救急科で"on the job（training）"で気管挿管を経験し，その後，教科書や自施設での実践経験を通して，気道管理を研鑽するのが，一般的であろう．そのため，施設や医師によって使用薬物や器具，手技の習熟度が大きく異なっているのが現状だと思われる．これは，Japanese Emergency Medicine Network（JEMNET）の長谷川らによる日本救急分野の気道管理の研究[2]で，施設によって鎮静薬・筋弛緩薬を使用するかどうか，迅速気管挿管（rapid sequence intubation/induction：RSI）の施行頻度が大きく異なるこ

とが示されたことからも裏づけられている．RSIの施行が挿管の成功率を高めることが，日本でも米国でも証明されている[2~4]．有用性は証明されているにもかかわらず，施設によって施行頻度が異なることから考えても，RSIが日本で浸透しているかどうかは，議論が分かれるところである．

近年は声門上器具(SGA)やビデオ喉頭鏡などが数多く登場しているが，1つの施設であらゆる器具を購入・使用できるわけではなく，日常臨床の実践を通じて習熟できる器具は限られている．しかし，直接喉頭鏡で挿管できない症例があることは確かで，レスキュー器具としてのこれらの器具の学習は必須である．そういった最近登場した器具に習熟するためには，"on the job training"でいきなり使用するわけにはいかない．したがって，気道管理シミュレーションは必須である．

救急領域において，筆者の施設である地域医療振興協会シミュレーションセンター(SAMURAI–JADECOM Simulation Center)では，SHEAR(気道管理道場：Samurai High fidelity Emergency Airway management and Resuscitation)というコースを開催している．救急以外の分野では，集中治療・麻酔科を中心としたAMCA(Airway Management in Critical care medicine and Anesthesiology)による講習会や日本医学シミュレーション学会によるDAM(difficult airway management)コースなども開催している．しかし，まだまだ開催数は十分とはいえず，気道管理については各施設ごとの医師自身に修練を任されているのが現状だろう．そのため，各施設で継続的に行える気道管理のシミュレーション教育が今後は必要とされる．

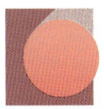

シミュレーションの実際

■■■■■事前準備・学習目標

気道管理のシミュレーションを行ううえでの事前準備は，「3章コース・シナリオ作成」でも触れたが，まずどのような学習目標を設定するかに大きく依存する．認知的領域(知識)，情意的領域(態度や感情の状態などのコミュニケーション能力)，精神運動領域(スキル)[5]のどこを中心としてシミュレーションを行うのか，あらかじめ明確にしておこう．

●認知的領域での学習目標の設定

例えば，認知的領域ならば，気道の解剖やRSIを使用するかどうかの考察についてなのか，もしくはSGAや気管支鏡のような挿管器具についての知識を教えたいのか，はたまた，使用する薬物の投与量や禁忌についてなど，多岐にわたる．特に，RSIを施行してよい解剖なのか，病態なのかなどに留意することは，非常に重要と思われる．例えば，SHEARや，当院の救急科後期研修医対象の気道管理シミュレーションでは，認知的領域として気道管理のABC(A：アセスメント，B：バックアッププラン，C：コールフォーヘルプ)(表1)を1つのコアとして指導している．

表1 気道管理のABC

A	assessment	RSIをしてよい患者か？
B	backup plan	挿管に失敗した時の次のプランは？
C	call for help	誰を手助けに呼んでおくか？

・気道管理のABC

A：アセスメント（assessment）

アセスメントの具体的な内容としては，挿管困難予測因子のLEMON（表2）や換気困難予測因子のMOANS（表3），外科的輪状甲状間膜切開困難予測因子のSHORT（表4）など[6]を用いて，気道管理アセスメントを行う。

また，病態を交えたアプローチとして困難気道グリッド（図1）[7]も有名である。このグリッドは4つの区画，正常気道＋適切な酸素化，正常気道＋不適切な酸素化，困難気道＋適切な酸素化，困難気道＋不適切な酸素化から成り立っている。それぞれのグリッドで，RSI使用の可否や適切な気道管理器具は異なるので，それぞれに合わせてアプローチする。

表2 LEMON 挿管困難予測因子

L	look externally	外からの観察
E	evaluate 3-3-2 rule	3-3-2の法則による評価
M	mallampati	Mallampati分類
O	obstruction	気道閉塞
N	neck mobility	頸部の可動性

表3 MOANS 換気困難予測因子

M	mask seal	マスクで覆えるか
O	obesity/obstruction	肥満/閉塞
A	age	55歳以上
N	no teeth	歯がない
S	stiff lungs	気道の抵抗性

表4 SHORT 外科的輪状甲状間膜切開困難予測因子

S	surgical scar	頸部手術歴
H	hematoma/infection	頸部血腫/感染症
O	obese	肥満
R	radiation therapy	放射線治療後
T	tumor	頸部腫瘍

Walls RM, et al. Manual of Emergency Airway Management. 3rd ed. Philadelphia: Lippincott, Williams & Wilkins, 2008より許可を得て転載

解剖学的に正常かどうか？

酸素化は適切か？	正常気道＋適切な酸素化	困難気道＋適切な酸素化
	正常気道＋不適切な酸素化	困難気道＋不適切な酸素化

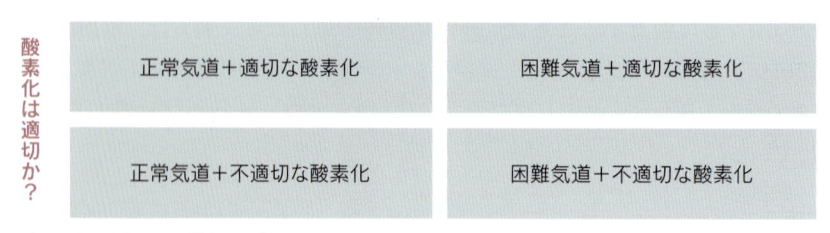

図1 困難気道グリッド

Vissers RJ, et al. The high-risk airway. Emerg Med Clin North Am 2010; 28: 203-17より許可を得て転載

B：バックアッププラン（backup plan）

最初に使用した気道管理器具で失敗した場合，次に何を用いて，どのように気道確保するかを事前に考えておくことである．例えば，1度目に直接喉頭鏡での挿管に失敗した場合には，次はガムエラスチックブジー（GEB）を使用する，RSI使用で挿管不能・換気不能（cannot intubate cannot ventilate：CICV）が生じた場合にはKingLT™を使用する，などの予備プランを準備しておくことである．

C：コールフォーヘルプ（call for help）

万が一の事態に備えて人手を確保しておくことである．RSI使用でCICVの発生の可能性があるので，輪状甲状間膜切開のためにあらかじめ外科医を呼んでおく，喉頭癌の手術後のため挿管困難が予測されるので麻酔科医を呼んでから挿管に臨むなどである．

…

このようなABC気道管理アプローチやアルゴリズムを使用して，気道管理の指導をする必要がある．以下は，具体例の1つとしてのLevitanによる困難気道管理のアルゴリズム（図2）[8]である．基本コンセプトは，上述のABCアプローチと同様で，RSI前にアセスメントを行って，RSI使用後のバックアッププランを考えるものである．

● 情意的領域での学習目標の設定

気道管理シミュレーションの情意的領域であれば，挿管時のリーダーシップやチームワーク，コミュニケーションについての学習がある．緊急気道時の多職種連携のチームワークやクローズドループコミュニケーションの訓練，リスクマネジメントは，やはり必要となる．

● 精神運動領域での学習目標の設定

精神運動領域は，直接喉頭鏡での挿管や気管支鏡，外科的輪状甲状間膜切開法などのスキルについてやexternal laryngeal manipulation[9]，apneic oxygenationなどの気道管理テクニックの学習がある．ただし，このような手技は一般的に，熟知して自分で使いこなしてほかの学習者に指導できるようになるには10〜20回のトレーニングが必要といわれている[10,11]．もちろん，学習者のレベルによっても内容を変える必要があるので，特にその点に留意してシミュレーションコースを計画する必要がある．初期研修1年目で臨床において，挿管を経験したことがないのに，困難気道について学習するのは，やや非現実的だからである．

…

いずれにせよ，気道管理のシミュレーションコースはある程度の知識が要求されるため，学習者の事前学習，もしくはシミュレーション前の講義が必要となることが多いと思われる．

このように多岐にわたる気道管理のなかで，麻酔科領域での気道管理で後期研修医が研修期間を通して学ぶべき基礎的な気道管理テクニック，基礎的なテクニックの習得後に学ぶべき上級の気道管理テクニックとして提案されている指標は，以下のものがある[10]．

A. 小児

100% 酸素投与，必要に応じてマスク換気

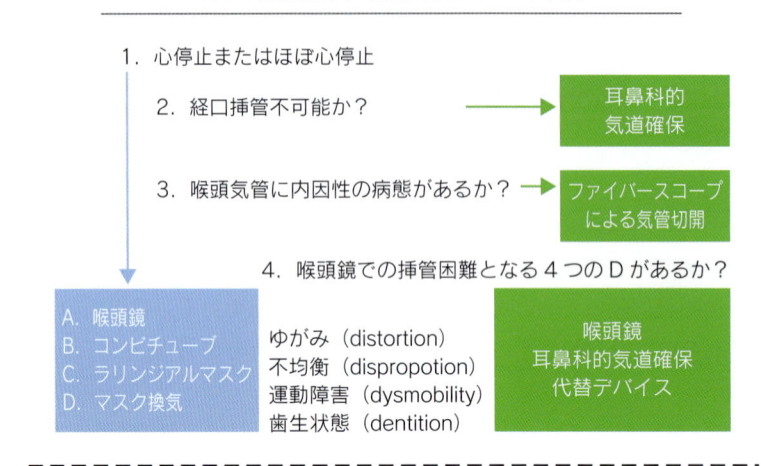

1. 心停止またはほぼ心停止
2. 経口挿管不可能か？ → 耳鼻科的気道確保
3. 喉頭気管に内因性の病態があるか？ → ファイバースコープによる気管切開
4. 喉頭鏡での挿管困難となる 4 つの D があるか？

A. 喉頭鏡
B. コンビチューブ
C. ラリンジアルマスク
D. マスク換気

ゆがみ（distortion）
不均衡（dispropotion）
運動障害（dysmobility）
歯生状態（dentition）

喉頭鏡
耳鼻科的気道確保
代替デバイス

B. 迅速気管挿管

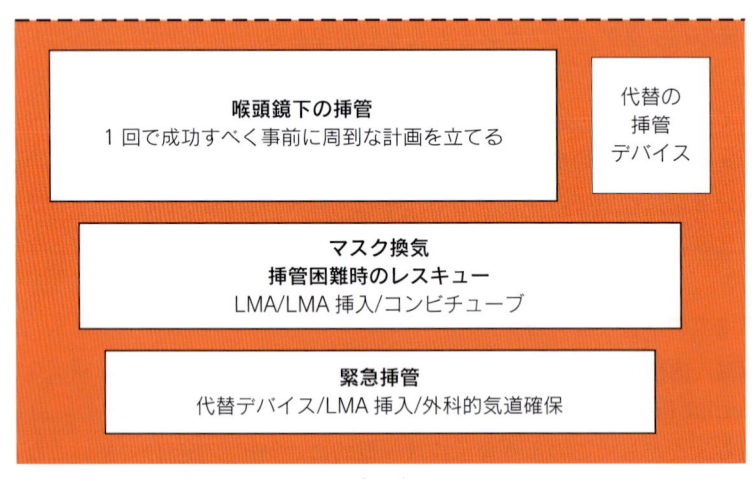

喉頭鏡下の挿管
1 回で成功すべく事前に周到な計画を立てる

代替の挿管デバイス

マスク換気
挿管困難時のレスキュー
LMA/LMA 挿入/コンビチューブ

緊急挿管
代替デバイス/LMA 挿入/外科的気道確保

図 2 困難気道管理のアルゴリズム

（Richard M. Levitan, MD Airway Cam Tech. Inc.; airwaycam. com. Emergency Airway Management.〈http://www.airwaycam.com/emergency-airway-algorithms.html〉より許可を得て転載）

基礎的なテクニック

- フェイスマスク換気と単純な気道開通のテクニック
- SGA
- 直接喉頭鏡を使用した経口挿管
- 単純な手技（optimal external laryngeal manipulation：OELM, backward upward rightward pressure：BURP）の使用による直接喉頭鏡の視野の改善
- スタイレットや GEB の使用
- RSI
- 挿管用ラリンジアルマスクの使用
- 経口エアウェイやラリンジアルマスクのような導管を使用したファイバー挿管

- 経皮的輪状甲状間膜切開/穿刺

上級のテクニック
- 経鼻挿管
- 代替手段のブレードの使用
- チューブ交換カテーテルの使用
- 覚醒下ファイバー挿管
- 経気管ジェット換気
- ダブルルーメン気管チューブ留置

シナリオ作成

シナリオ作成は，特に気道管理で限ったものはなく，ほかのシナリオを作成するときと，大きな違いはない。当院の救急科後期研修医向けのシナリオ例を210ページに示す。

デブリーフィング

シナリオトレーニングにおいて，挿管が失敗に終わった場合には，デブリーフィングで再度挿管を行わせ，成功体験で終了することは重要である。実臨床ベースのシナリオを作成する場合には，特に手技だけでなく，その手技を選択した思考過程がわかるようにデブリーフィングをするように心掛ける。

また，デブリーフィングのポイントとしては，共通の気道管理アルゴリズムについての理解，その評価に触れるように心掛ける。バックアッププランを含めた準備や使用する器具は慣れたものを使用すること（新しい器具の学習のシナリオではなく，シナリオを通して気道管理アセスメントを学ぶ場合），気道管理は危機管理が大事であること，繰り返しトレーニングする必要があること，事前の準備が重要であること，について学習者が気づけるように指導すべきであろう。

シミュレーター

シナリオトレーニングに使用するシミュレーターには，注意をしなければならない。やはり，実臨床に匹敵するシミュレーターは存在しないからである。シミュレーターそれぞれの限界と長所を把握し，学習目標に合ったものを選択し，また併用することによって，実臨床に匹敵するトレーニング環境を作ることができる。そして，特に困難気道のトレーニングをするときには，SGA，外科的輪状甲状間膜切開など直接喉頭鏡を用いた挿管以外の気道確保がシミュレーターで可能かどうか，事前に確認することが必要となる。そのような手技に関するコースの場合は，ほかの分野のシナリオよりも入念な準備をする必要がある。

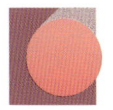

ピットフォールと解決策

ピットフォールとしてまず挙げられるのは，先ほども述べた，施設が保有するシミュレーターで，学習したい気道管理トレーニングができるとは限らないという点である。これは，事前の

確認をしておく必要がある。また，複数の指導者でコースを行う場合には，必ず事前に指導者間で手技のやり方や考え方を統一しておく必要がある。

また，そのほかの留意点として，指導者は学習者に継続的にトレーニングできる環境を作らなければならない。残念ながら，後期研修医の短い研修期間に体験できる気道管理は，難しさや使用する器具などが限られている。また，気道管理のスペシャリストになるためにも，継続的なトレーニングが必要である[10, 12, 13]。

そのほか気道管理シミュレーションコース導入のポイントとして推奨されているものは，以下である[9]。

- 学習者，指導者，運営陣，責任者の義務を明確にする
- 気道管理の「コアとなる知識」と「コアとなる手技」を定義する
- 気道管理トレーニング全体を通しての達成目標と必要条件を定義する
- コアとなる手技はすべて，トレーニング開始から正しく教育する
- 臨床的なトレーニングの機会と同程度の非臨床的なトレーニング形式を提供する
- 持続的なノンテクニカルスキルの教育に焦点を絞る
- 困難気道管理のアルゴリズムの理解と活用に焦点を絞る
- 臨床の達成度の記録と評価を行う
- 学習者も指導者もトレーニングに専念できる時間を確保する

● ● ●

気道管理のシミュレーション教育はアセスメントから手技まで非常に多岐にわたるものをトレーニングしなければならない。だが，患者安全や教育の面から考えるとやはり必須である。今後さらに大きな広がりを期待したい。

まとめ

・気道管理の知識や技術はどの分野でも必須で，シミュレーションによるトレーニングが必要とされる。
・気道管理にはアセスメントのトレーニングが必要である。
・コース全体で共通する気道管理アセスメントやアルゴリズムを用いる。
・手技のトレーニングでは成功体験で終了するようにする。
・適切なシミュレーターを用いた手技の練習が必要である。

文 献

1. Kennedy CC, Cannon EK, Warner DO, et al. Advanced airway management simulation training in medical education: a systematic review and meta-analysis. Crit Care Med 2014; 42: 169-78.
2. Hasegawa K, Hagiwara Y, Chiba T, et al. Emergency airway management in Japan: Interim analysis of a multicenter prospective observational study. Resuscitation 2012; 83: 428-33. PMID: 22155701
3. Sagarin MJ, Barton ED, Chng YM, et al. Airway management by US and Canadian emergency medicine residents: a multicenter analysis of more than 6,000 endotracheal intubation attempts. Ann Emerg Med 2005; 46: 328-36. PMID: 16187466
4. Tayal VS, Riggs RW, Marx JA, et al. Rapid-sequence intubation at an emergency medicine residency: success rate and adverse events during a two-year period. Acad Emerg Med 1999; 6: 31-7. PMID: 9928974
5. Bloom BS. Taxonomy of educational objectives: Book 1: Cognitive Domain. New York: D. McKa, 1956.
6. Walls RM, Murphy MF. Manual of Emergency Airway Management. 3rd ed. Philadelphia: Lippincott, Williams & Wilkins, 2008.
7. Vissers RJ, Gibbs MA. The high-risk airway. Emerg Med Clin North Am 2010; 28: 203-17. PMID: 19945607
8. Airway cam. Emergency Airway Management. 〈http://www.airwaycam.com/emergency-airway-algorithms.html〉
9. Levitan RM, Kinkle WC, Levin WJ, et al. Laryngeal view during laryngoscopy: a randomized trial comparing cricoid pressure, backward-upward-rightward pressure, and bimanual laryngoscopy. Ann Emerg Med 2006; 47: 548-55. PMID: 16713784
10. Goldmann K, Ferson DZ. Education and training in airway management. Best Pract Res Clin Anaesthesiol 2005; 19: 717-32. PMID: 16408543
11. Johnson C, Roberts JT. Clinical competence in the performance of fiberoptic laryngoscopy and endotracheal intubation: a study of resident instruction. J Clin Anesth 1989; 1: 344-9. PMID: 2627408
12. Braun U, Goldmann K, Hempel V, et al. Airway management. Leitlinie der Deutschen Gesellschaft fur Anasthesiologie und Intensivmedizin. Anästhesiologie und Intensivmedizin 2004; 45: 302-6.
13. Cheney FW. The American Society of Anesthesiologists Closed Claims Project: what have we learned, how has it affected practice, and how will it affect practice in future? Anesthesiology 1999; 91: 552-6. PMID: 10443619

シナリオ例

Patient Name
DOB

1A-TITLE
Page 1 of 5

気道管理シナリオ：血管性浮腫

1 対象者
    1.1 救急後期専修医

2 学習目標
    2.1 1次目標
        2.1.1 気道管理のABCのアセスメントが立てられる
    2.2 2次目標
        2.2.1 RSIの使用を避けられる
        2.2.2 GEBの適応を理解し、適切に使用できる
        2.2.3 EGDを選択する場合にはRODSを使用しアセスメントができる

3 チェックリスト
    3.1 ABCをチェックする
    3.2 Aの異常に気がつける　strider?
    3.3 バイタル測定指示
    3.4 点滴、採血指示
    3.5 挿管の適応を考慮できる　今後気道閉塞の恐れ
    3.6 SOAPMDを準備できる　喉頭浮腫があり挿管チューブは細めを選択
    3.7 気道管理のABCを言える
    3.8 Assessment　MOANS、LEMON、RODS、HOP
    3.9 Back up plan　GEB、EGD、fiberscope、cricothyrotomy
    3.10 Call for help　cricothyrotomyを第三者に依頼できる
    3.11 挿管に成功する
    3.12 挿管後の確認ができる

```
T; 36.8
P: 100
BP: 120/60
RR: 16
SaO2: 97%(RA)
```

Created on 3/22/14

Patient Name 1A-TITLE
DOB Page 2 of 5

4 環境
   4.1 人材
      4.1.1 患者：気道マネキン（できれば声門に輪ゴムやテープをつけて声門浮腫を再現する？）
      4.1.2 その他なし
   4.2 データ
      不要
   4.3 シミュレーションセットアップ
      4.3.1 ED bay with 1 beds
         4.3.1.1 救急カート、DAM カート、吸引、酸素マスク、薬剤シリンジ、モニター音

Patient Name 1A-TITLE
DOB Page 3 of 5

5 ケース概要

   5.1 シナリオ背景

      5.1.1 東京ベイ日勤帯

      5.1.2 コンサルトは何科でも可能

   5.2 初期病歴

      5.2.1 患者から最初に得られる病歴

      来院日当日朝にサバを食べた後３０分ほどしてから口唇および眼瞼の左半分が腫脹あり、呼吸苦あり救急車にて当院へ

      5.2.2 追加で得られる病歴

      アレルギー歴なし既往歴なしとのことだが半年前にも同じように半分顔だけがはれた事がある

      5.2.3 初期身体診察

      口唇および眼瞼が左半分だけ腫脹、strider あり　その他異常所見なし発疹なし

6 インストラクターノート

   6.1 オプション

      6.1.1 .今後の気道閉塞が予測➡挿管困難予測➡挿管の ABC

   6.2 シナリオのフローを達成するコツ

      6.2.1 .デバイスの選択に固執するのではなく、ABC のアセスメントを立てることができるかどうかに終止する

Created on 3/22/14

Patient Name 1A-TITLE
DOB Page 4 of 5

7 デブリーフィングプラン

    7.1 ABCSOAPMD にフォーカスをあてる

    7.2 LEMON MONS RODS HOP について理解を深める

8 参考文献

    MANAGEMENT OF THE DIFFICULT AND FAILED AIRWAY 4th ed

Created on 3/22/14

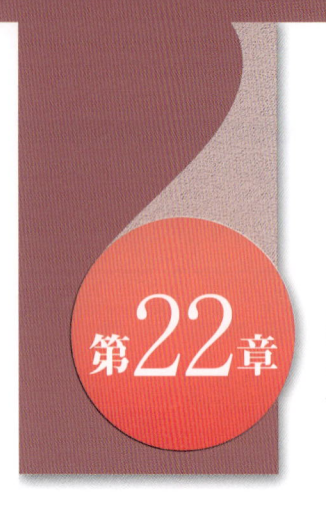

第22章 処置時の鎮静

乗井 達守

学習目標

- 処置時の鎮静の重要性とその背景を理解する
- シミュレーションを行ううえでの事前準備やシナリオについて知る
- 処置時の鎮静のシミュレーション導入におけるピットフォールと解決策を知る

　処置時の鎮静（および鎮痛）とは，痛みや不快感を伴う処置（例：骨折の整復，消化器内視鏡）を行う際に，短時間作用性の鎮静薬および鎮痛薬を使うことによって，効果的にそして患者にとって快適に処置が行えるようにすることである。米国では procedural sedation and analgesia（PSA）と呼ばれ，広く認知されている。以前は，"conscious sedation：意識下鎮静" と呼ばれていたが，実際には意識がない状態にすることも多いため，PSA という用語を使うことがすすめられている[1]。2002 年に American Society of Anesthesiologists（ASA）が発表した「非麻酔科医による鎮静／鎮痛に関する診療ガイドライン」[2]は，翻訳もされている[3]。これを皮切りに本邦でも，ここ数年 PSA に関するシミュレーションが行われるようになってきた。また最近では，医学雑誌などでも本手技の解説が掲載されるようになってきている[4,5]。ただ，PSA 自体はいまだに広く認知されておらず，系統立った教育を受ける機会も少ない。

　そこで本章では，PSA について解説し，実際にシミュレーションコースでどのように指導しているのかを紹介する。

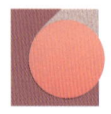

PSA を学ぶうえで，なぜシミュレーション教育が必要なのだろうか？

　麻酔科医以外の多くの医師にとっては，PSA は比較的まれな手技である。そのため，ベッドサイドでの実習だけでは，十分な症例を経験できない。また，安全に行えば PSA では深刻な有害事象が生じることはまれであり，さらに蘇生を要する事態に至ることは極めてまれである[6,7]。結果として，ベッドサイドでの学習だけでは，そのような有害事象への対応を十分経験できない。しかし，まれであったとしても有害事象への対応を誤れば，死亡につながること

もあり，PSAを実施する者は十分に対応に精通している必要がある。

　実際に，米国小児科レジデント(日本では後期研修医相当)を対象とした研究では，研修修了間近のレジデントでも，まったく有害事象を経験したことがないと答えた者が半数近くにのぼった[8]。そのような理由から，ベッドサイドの学習を補うものとして，シミュレーション教育が不可欠である。

　鎮静による有害事象は，誰が鎮静を行うかに関係なく発生するのに対して，それが重度の合併症(死亡，機能障害)につながるかどうかは，鎮静を行う者の技術に依存する[9]。ケタミンによる嘔吐や喉頭痙攣などは，個々の体質に依存するために，完全に防ぐことはできない。プロポフォールによる呼吸抑制も，注意していても発生してしまうことがある。しかし，迅速かつ適切に対処することで，それらが，重度の合併症になることを予防することができる。

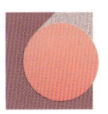

シミュレーションコースの実際

シミュレーションコースの目的・位置づけ

この領域におけるシミュレーションコースの目的は，机上の学習だけでは得られない，薬物の追加投与のタイミングの難しさ(time to peak effectまで待って追加投与を検討する)や，過鎮静のサイン(例：気道閉塞，無呼吸)を素早く察知し，それに落ち着いて対処することを学ぶことにある。本コースの学習目標を示す(表1)。

表1　PSAシミュレーションコースの学習目標

①十分な鎮静および鎮痛を行いつつ，過鎮静などの合併症を起こさないように処置時の鎮静(PSA)を実践できるようになる
　1-1. PSAの適応および禁忌を述べることができる
　1-2. PSAを行う際の処置前評価の要点を述べることができる
　1-3. 鎮静のレベルの違いについて述べることができる
　1-4. PSAのゴールを設定できる
　1-5. インフォームドコンセントを実施できる
　1-6. PSAに用いられるモニタリング機器の特性について述べることができる
　1-7. よく用いる薬物の適応，禁忌，半減期，time to peak effectなどの特徴について述べることができる
　1-8. 処置終了後の注意点について述べることができる
　1-9. 特殊な症例の注意点について述べることができる
②合併症が発生，もしくは発生しそうになった際に適切に対処ができる
　2-1. 低換気に対する適切な介入が行える
　2-2. 気道管理の手技(下顎挙上法，BVMによる換気，SGAの挿入，気管挿管)が適切に行える
　2-3. 拮抗薬の適応，限界について述べることができる

PSA : procedural sedation and analgesia, BVM : bag valve mask, SGA : supraglottic airway

どのような人がコースの対象者になるのだろうか？

対象はPSAを行う可能性がある医療従事者全般である。本邦では，多くの専門科の医師により，多様な場所で，PSAが行われているのが現状である。そのため，シミュレーションコースの対象は広い。

■■■シミュレーションコースのスケジュール

受講者にもよるが，PSA 自体がまずあまり認識されていないため，PSA とは何かを含めた知識の獲得がまず必要であることが多い．したがって，コースも前半を講義，後半を症例検討やシミュレーションに当てることが一般的である(表2)．Advanced Cardiovascular Life Support(ACLS)や Pediatric Advanced Life Support(PALS)のコースを経験している受講者の場合，基本的な蘇生の概念や手技の学習は省けるため，以下のようなスケジュールになる．ここに示すのは，1日で行う際のスケジュールだが，気道に関する知識の習熟も目指すならば，気道管理のコース(21章参照)と併せて行い，2日コースにアレンジするのもよい．

表2 スケジュール例(ACLS や PALS のコースを経験している受講者の場合)と学習目標上の対応

時間	内容	学習目標
8:30〜9:00	受付	
9:00〜9:15	講義①PSA の基本，事前評価	1.1〜1.5
9:30〜10:00	講義②モニタリングと医療機器	1.6
	休憩	
10:15〜11:15	講義③鎮静の薬理学	1.7, 2.3
11:25〜12:10	講義④合併症予防	1.8, 2.1〜2.3
12:10〜12:40	講義⑤特殊な領域：小児/高齢者	1.9
	昼食	
13:30〜13:45	午後のステーションブースのオリエンテーション	
	休憩	
14:00〜16:25	ステーションブース(各ステーション30分間＋休憩・移動5分間)	
	ステーション1：成人症例ディスカッション	全般
	ステーション2：小児症例ディスカッション	全般
	ステーション3：気道管理の実技	2.1, 2.2
	ステーション4：シミュレーション	全般
	休憩	
16:35〜17:00	まとめおよび質疑応答	

■■■スケジュール上の項目ごとのポイント

● PSA の基本

ICU における人工呼吸器管理中の鎮静や，手術室で手術をする際に使う鎮静とは，どのように違うのかを説明する．

　鎮静の深さ(レベル)については，必ず説明する．表3は，ASA による全身麻酔および鎮静・鎮痛レベルを示している．PSA で目標とするのは，行う手技にもよるが，中等度，深い鎮静であることが多い．

・事前評価

PSA を行う前に，系統立った事前評価を行うことが重要である．

　病歴では，よく外傷などの評価に使われる語呂(例：AMPLE)(表4)が，ここでも使用できる．アレルギー歴を聴取する際に，大豆，卵アレルギーなどがないか，既往歴を聴取する際には，これまでの手術歴，麻酔歴(過去の麻酔で大きな問題がなかったか)，また，睡眠時無呼吸の有無を確認することが重要である．身体所見では，通常の身体所見に加えて，3-3-2 rule, LEMON などを用いて気道に関して詳細に評価する．以上の詳細については，気道管理のシ

表3 American Society of Anesthesiologists の全身麻酔および鎮静・鎮痛レベルの定義

	軽度鎮静(不安除去)	中等度鎮静/鎮痛 (意識下鎮静)	深い鎮静/鎮痛	全身麻酔
反応性	問いかけに正常に反応	問いかけや触覚刺激に対して意図をもった反応	繰り返す刺激や疼痛刺激に対して意図をもった反応	疼痛刺激にも覚醒しない
気道	影響なし	介入必要なし	介入が必要なことがある	しばしば介入が必要
自発呼吸	影響なし	適切に維持	不十分なことがある	しばしば不十分
循環	影響なし	通常維持される	通常維持される	障害される可能性

PSAにおける主な鎮静レベルのターゲット

Green SM, et al. Procedural sedation terminology: moving beyond conscious sedation. Ann Emerg Med 2002; 39: 433-5 より作成

表4 AMPLEによるPSAの事前評価

A	allergy	アレルギー(特に大豆, 卵)
M	medication	服薬歴
P	past history	既往歴(手術・麻酔歴, 社会歴, 通院手段, いびき, 睡眠時無呼吸, 胃食道逆流症, 顔面異常), ASA-PS分類*
L	last meal	絶飲食, 最終飲食
E	event	最近のイベント, レビューオブシステム

＊American Society of Anesthesiologists による全身状態分類

ミュレーション教育と重複するので21章を参照していただきたい。

●モニタリングと医療機器

心電図モニター・血圧計・SpO$_2$モニターは必須である。KraussらによるとPSAに使われる薬物は国によって大きく異なるものの，心電図モニターやSpO$_2$モニターなど，PSAに使われるモニター機器には大きな違いはない[10]。それに対して，ETCO$_2$モニターの使用は現在ではまだ一般的ではない。ETCO$_2$モニターは，SpO$_2$モニターではわからない早期の呼吸抑制を検出でき[11]，今後使用が広がると思われる。時間があれば，ETCO$_2$モニターの有用性，特にそれが適している状況(側臥位や腹臥位などの処置や，肥満の患者における鎮静など，呼吸の評価が難しい状況)を説明するとよいだろう。

●鎮静の薬理学

PSAによく使われる薬物について最低限の知識をまず座学で獲得し，それを実際に使えるようになる必要がある。鎮静の薬理学を講義するにあたって最も留意すべきことは，受講者が主にどの薬物をPSAに使用しているか，または使用できる状況にあるかを，指導者側が十分理解してから講義を行うことである。

ケタミンは麻薬指定になってからは，使用しづらい状況にある施設も多い。また，モルヒネ，フェンタニルなどは救急外来に常備していない施設もある。ペンタゾシンはPSAには向かないが，使用せざるを得ない施設もあるだろう。そのような各施設，各受講者がおかれている状況を理解して講義を行う。

・time to peak effect

PSAを行ううえでtime to peak effect(最大効果到達時間)は，重要な概念である．薬物投与完了後，その薬物が最大の臨床効果を発揮するまでに必要な時間を示し，血中濃度がピークに達する時間や半減期とは異なる．表5は，日本でPSAに使われる代表的な薬物の効果とtime to peak effectである．理論的には，time to peak effectまで待たないと，その薬物の投与量が不十分か判断できない．したがって，追加投与もするべきではない．

表5 よく使われる薬物の主な効果と経静脈的に投与した場合のtime to peak effect

薬物	主な効果	time to peak effect（経静脈投与）
ミダゾラム	鎮静作用	3分
プロポフォール	鎮静作用	30秒
フェンタニル	鎮痛作用	2〜4分
ペンタゾシン	鎮痛作用	15分
ケタミン	鎮静および鎮痛作用	1分

● 合併症予防

本邦における初期研修医を対象にした調査では，呼吸抑制が最もよく経験する有害事象であると回答され，その次に多いのが循環抑制であった[12]．どのような薬物(または，薬物の併用)が呼吸抑制や循環抑制を起こしやすく，発生してしまった場合にはどう対処するかについて学ぶ．

● 特殊な領域

・小児

小児のケースでは，「すべての小児で気道リスクが高いこと」「薬物投与ルートの検討(小児では末梢静脈路確保が困難なことが多い)の重要性」を意識させる．また，小児の生理学についても簡単に説明する．健常の小児の場合(例：体重10 kg)は，酸素消費量が成人と比較して多いため，酸素飽和度の低下は体重127 kgの成人肥満の患者と同様の曲線になり(図1)，酸素飽和度が急降下するまでの時間が短いことなども知っておく必要がある．

・高齢者

薬物の投与量を少なめにすることを考慮する．オピオイドによる呼吸抑制は(16〜45歳と比べて)，61〜70歳では2.8倍，71〜80歳では5.4倍，81歳以上では8.7倍になるといわれている[14]．薬物に対して感受性が強いことも多く，また排出も遅延する．既往症や服薬が多いこともあり，十分に注意が必要である．身体所見をとる際も，義歯やぐらついている歯がないかなどの確認は重要である．

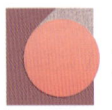

コースにおける実技実習に関して

PSAでは，意図せず過鎮静となってしまうことがある．過鎮静時の対応・手技が「実践できる」ことが，PSAを行う必要条件である．そこで実技は，過鎮静時の合併症として最も頻度

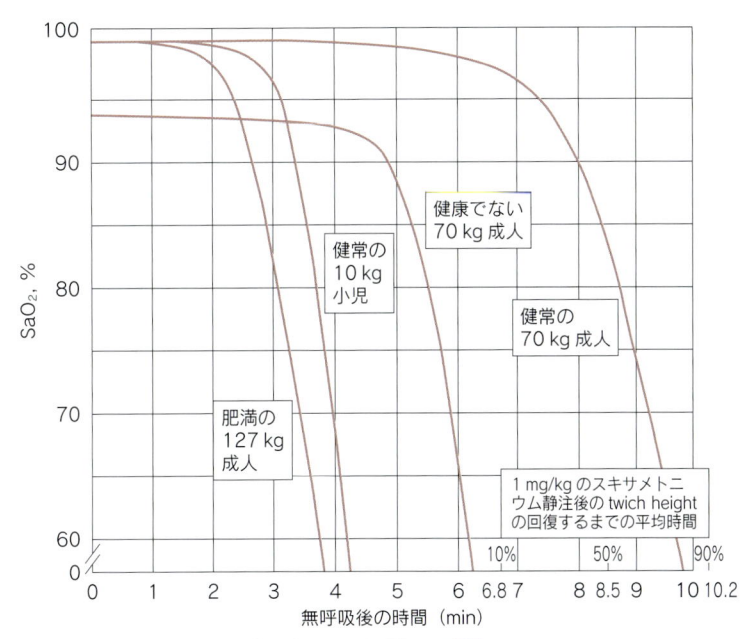

図1 無呼吸発生からと SpO₂ 低下の関係

(Benumof, JL, et al. Critical Hemoglobin Desaturation Will Occur before Return to an Unparalyzed State following 1 mg/kg Intravenous Succinylcholine. Anesthesiology 1997; 87: 979-82 より許可を得て転載)

の高い「気道管理」について気道管理シミュレーターを用いて確認する。

実際のPSAでは，挿管に至ることは少ないが，下顎挙上法などを行うことは頻繁にある。そのため「下顎挙上法」「経口／経鼻エアウェイの挿入」「バッグバルブマスク(bag valve mask：BVM)による換気」といった基本的な気道管理ができることは最低限求められる。

気管挿管は体得しているが，声門上器具(supraglottic airway：SGA)を使ったことがない，という受講者は意外に多い。「SGAを用いた換気」はマスク換気困難の場合に非常に簡便で有用な手法である。さらに，輪状甲状間膜穿刺／切開のデモンストレーションおよび実技ができれば，理想的である。

前述のとおり，上記のコース例では，ACLS(Advanced Cardiovascular Life Support)の知識や気道に関する基本的な技術がある者を対象としているため，手技を一から教えるというより，すでに身についた手技の確認の目的が強い。そのため，受講者2名に対して1〜2名の指導者がつき，30分という非常に短い時間で行うことが通常は可能である。医学生や気道管理に精通していない医師など，指導が一から必要な場合には，より長い時間を確保する必要がある。

以下は，この実技のステーションでの学習項目のまとめである。

①下顎挙上
②マスク換気(一人法・二人法)
③経口／経鼻エアウェイ挿入
④SGA挿入
⑤気管挿管
　(⑥輪状甲状靱帯穿刺／切開)

第22章　処置時の鎮静　219

■■■ コース中の症例ディスカッション

成人・小児それぞれにおいて，患者リスク・処置内容の異なる症例（下記）のディスカッションをとおして，PSA の基本的な考え方を身につけることを目標とする。

● 成人の症例
・睡眠時無呼吸・糖尿病のある 40 歳男性の肩関節脱臼徒手整復時の PSA
・狭心症・高血圧のある 58 歳男性の腹臥位・肛門部切開排膿時の PSA
・逆流性食道炎のある 75 歳女性の橈尺骨骨折徒手整復時の PSA

● 小児の症例
・既往歴なしのベッドから転落した 19 か月男児の緊急頭部 CT 検査時の PSA
・既往歴なしの 2 歳児の末梢循環障害を伴う肘部骨折時の PSA
・低酸素血症を伴う白血病疑いの 7 歳児の骨髄穿刺時（予定検査）の PSA

　具体的に「患者の鎮静リスク・ASA-PS 分類」「追加で評価すべき事項」「PSA のゴール（鎮静の必要性，手技の予想時間，目標の鎮静レベル）」「薬物の選択とその用量，投与経路」「立案した計画の利点と欠点」といった項目でディスカッションする。グループで 1 つの意見に集約させる必要はない。「答えは 1 つではない」ということを強調し，各人の PSA に対する考え方を引き出すことができれば，理想的である。
　症例において「この症例に PSA が本当に必要なのか？」から考え，PSA をしないという選択肢もあることを伝える。その判断力を養うため，リスクが高く麻酔科コンサルトが望ましい症例や全身麻酔が望ましいケースも敢えて取り上げている。

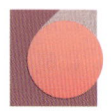

シミュレーションの準備および環境整備

● 人員
・スタッフ：最低 3 名（シミュレーターの操作役，ナレーター役，整形外科医役）
・シミュレーターが用意できない場合は，模擬患者も必要

● 機材
・高忠実度シミュレーター
・シミュレーターソフト
・SOAPME（PSA 施行時の必要物品）（表 6）[15]

表6 SOAPME（PSA施行時の必要物品）

S	suction	吸引：適切なサイズで機能しているもの
O	oxygen	酸素
A	airway stuff	気道確保器具：喉頭鏡・経口エアウェイ・経鼻エアウェイ・気管挿管チューブ・SGA・BVM
P	pharmacy stuff	薬物：鎮痛薬，鎮静薬，拮抗薬，蘇生用薬物
M	monitor	モニター：心電図モニター・血圧計・SpO_2モニターは必須，$ETCO_2$モニターもあれば望ましい
E	equipment	機器：除細動器，気道確保カート（挿管困難症に対応できる準備）

BVM：bag valve mask，SGA：supraglottic airway

シミュレーション前の受講者への説明

実際に起こり得る症例を提示し，PSAの一連の流れをシミュレーションしてもらいます．あなた（受講者）は医師役です．患者説明・評価・薬物の選択・投与量・時間経過など，実際の現場だと思って行動してください．

　バイタルサインはコンピュータ画面に提示しますが，基本的に重要な情報はシミュレーター（または模擬患者）が表現するので，"見て・聞いて・感じて"実際の患者に接するように対応してください．

　追加で知りたい情報・所見があれば，質問してください．また，行いたい手技はすべて口に出して言ってください．グループ内で看護師役を指名してください．看護師役はあなたの指示に従って介助してくれます．

実施

●役割分担

- 進行役：状況説明および医師役（受講者）の質問に対応する
  　　　　医師役（受講者）が戸惑っている場合には助言を与えて誘導する
- 整形外科医役：せっかち・威圧的
- 看護師役：医師役（受講者）の指示に従ってサポートをする
- シミュレーター操作役：バイタルサインの変動を行う（例：痛みを伴う処置があれば，心拍を上げる）．また，薬物の投与量や投与間隔に応じて過鎮静を再現する
- 患者役：高忠実度シミュレーターがない場合に，模擬患者を設ける
  * 高忠実度シミュレーターを使用する場合，進行役がマネキンの状況説明・医師役の問診への対応も兼ねる
  * バイタルサインを表示するシミュレーター機材がない場合は，口頭で伝える
  * 主評価者を設けるが，評価はスタッフ全員で行う

シナリオ①

あなたは ER 勤務中の医師です。ER にはあなたのほかに看護師が 1 名います。

そんななか，48 歳の女性が約 1 m の高さの脚立から転落し，右肩が痛いとのことで ER を受診しました。診察・検査の結果，右肩関節脱臼と診断しました。その他の部位に損傷はありません。

右上肢のしびれ感を伴っていたため，神経損傷の可能性も考え，整形外科医にコンサルトしたところ，整形外科医が駆けつけてくれました。

整形外科医：整復が必要です。
　　　　　　（患者に対して）肩の関節が外れているから，今からもとに戻しますね！
患　　者：もとに戻るのですか？　でも…それってすごく痛いのですよね？
整形外科医：まー，痛いですけど…，10 分も我慢すれば終わりますよ。
患　　者：無理です〜。すでに痛くて，これ以上我慢できません。それに，怖いです…。
進行役：あなたは整形外科医に，この患者の PSA を依頼されました。

シナリオ①の追加情報
・48 歳の女性（身長 157 cm，体重 54 kg）
・A：パイナップル（ラテックスの使用は避ける）
　M：なし
　P：虫垂炎の手術歴あり，麻酔トラブルなし
　L：5 時間前に少量の飲水
　E：受傷時間：来院直前
・気道(LEMON)：睡眠時にいびきをよくかく。それ以外に挿管困難，マスク換気困難の予測因子なし
・現在のバイタルサイン：洞調律，心拍数 68/min，血圧 118/63 mmHg，呼吸数 22 回/min，SpO_2 100%（室内気），体温 36.7℃
・末梢静脈路確保・酸素投与は行っていない

■■■■進行・指導のポイント

始める前に，シミュレーションが実際の時間の流れに従って行われることを強調する。これは，PSA を行う際にも，薬物の作用発現時間や time to peak effect を意識しながら追加投与を行う必要があるということに沿ったものである。脱臼整復の症例では，（意識的に）処置（整復）を行う医師が，鎮静を急かすような仕草をする。このように焦っている（焦らされている）状況は，実際にもよく起こり得ることではないだろうか？　別の患者が待っている，シフトの交代時間が近づいているなど，多様な状況が焦りを生む。そのような実際の状況を再現することがシミュレーション進行上の 1 つのポイントである。

追加投与を焦って行ったり，必要量以上の薬物を投与してしまったりした場合は，過鎮静による低換気の状況に陥る。実際の過鎮静の症例のように，疼痛刺激にも反応しない，無呼吸，舌根沈下などの状況をシミュレーターで再現する。酸素飽和度はすぐには低下しない。この時点で，受講者が下顎挙上などの処置を行えば，数分で状態は改善する。実際の症例でも，軽度の過鎮静であれば，下顎挙上自体が刺激になって，無呼吸自体も回復することも多い。

表7 シナリオの流れ（縦軸が時間経過）

受講者	進行役	患者役	整形外科医
患者評価，計画作成			
●追加で問診すべき項目 ・体重・身長 ・AMPLE ・気道リスク（LEMON） ●投与計画/実施 ・目標とする鎮静レベル ・使用薬物 ・投与経路 ・投与量 ・投与間隔 ●患者への説明と同意	●受講者から自発的に左記の質問がなければ，誘導する 例「この患者の危険因子はどんなものが挙げられますか？」 例「どの程度の鎮静を目指しますか？」 例「鎮痛は必要ですか？」 例「どの薬物をどのように使いますか？」 例「インフォームドコンセントを行い，実施に移ってください」	●痛がっている ●受講者の質問に答える	
実施			
●準備 ・モニター装着 ・酸素投与 ・末梢静脈路確保 ●開始 例「末梢静脈路を確保して，ケタミンを●mg (mg/kg)を静注します」 →チーム全体 「今から薬を点滴するので，眠くなります」→患者 「●●さん聞こえますか？」→患者	例「モニターをつけ，準備を開始してください」 例「実際の患者に接するように，簡単な声掛けもしながら行ってください」	●整形外科医による薬物追加投与（右記）を制することができなかった場合，いびきをかき『舌根沈下』する。 この段階で下顎挙上を行わないと，『SpO$_2$ 90%』へ。適切な介入がなければ，さらにSpO$_2$は低下していく。 ⇒患者をモニタリングしているか・気道トラブルへの適切な対応ができるかチェック 適切な介入が行われると，呼吸抑制が改善し，SpO$_2$も上昇	●投与薬物のtime to peak effectに達する前に，患者が寝ないことにイライラし，追加投与するように迫る。 例「いつになったら寝るんです？ 手術が控えているから，早くしてもらわないと困るんです。…もう，早くしてくださいよ」 ⇒整形外科医を制することができるかチェック 状況が安定してから再度手技を行い，無事終了する
処置終了後			
「処置終了後も呼吸抑制などの危険があるので，しばらく経過観察が必要です」→チーム全体			

第22章 処置時の鎮静

評価のポイント

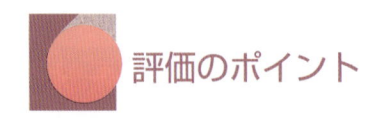

過鎮静に陥ってしまった場合は，その徴候にすぐ気づけるかが評価ポイントの1つである．シナリオの症例のような，予備能が大きい患者の場合，無呼吸や気道閉塞（ETCO$_2$モニターがあれば，異常を示す），その後，数分経ってSpO$_2$が低下してくる（図1）[2]．もし受講者が，SpO$_2$の低下に気づいてからアクションを起こした場合，事後のフィードバックで，過鎮静をもっと早い段階で気がつけた可能性がないか，問いかけてみることは重要である．下記に鎮静前，鎮静中，鎮静後の評価のポイントについてまとめる（表8）．

表8　評価のポイント

	理想的なパフォーマンス	評価のポイント
鎮静のリスク・ASA-PS分類	病歴および身体所見を系統立って評価できる．また，ASA-PSの分類が行える（この症例では1）	鎮静のリスクを系統的に評価できているかがポイント
鎮静のゴール	手技の予想時間は5〜10分程度．目標の鎮静レベルは中程度	目標としている鎮静レベルと，その特徴を理解しているかがポイント
薬物の選択（用量，投与経路）	正解はないが，ケタミン（1 mg/kg）静注や，ケタミンとプロポフォールを併用（それぞれ0.5 mg/kg）静注などがいいオプションとなる	高齢者やリスクが高い患者の場合は，用量の調整ができるかが重要（例：ケタミン0.5 mg/kgから投与）
準備	鎮静を始める前にSOAPME（表6）の準備ができる	忘れていれば指摘する．なぜそれが必要なのかを考えさせる
整形外科医に急かされた際の対応	薬物の追加投与を慌てて行わない．鎮静には時間がかかることを整形外科医に説明する	薬物の追加投与を行う際は，必ずtime to peak effectまで待ってから評価，投与を行うことを強調する
過鎮静の早期発見	無呼吸，低換気などに気づき，SpO$_2$が低下し始める前に対処を始める	SpO$_2$が低下し始めてから過鎮静に気づいた場合は，（モニターではなく）患者自身をよく観察し，早期に気づけるよう指導する
過鎮静の対処	声掛け，痛み刺激などを行う．それでも改善がみられない場合は，下顎挙上を行う．それでも改善がない場合はBVMによる換気をしつつ，さらに，悪化する場合に備えてSGAなどを準備する．また，整形外科医には手技を一時中止してもらう	対応に慣れていない受講者だと，いきなり気管挿管の準備をしたり，SGAを挿入しようとしたりすることがある．基本的なステップを確認させる
鎮静後	鎮静終了後もしばらく経過観察が必要なことを看護師に伝える（もしくは自分で行う）	鎮静終了後も合併症のリスクが高いことを指摘する

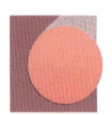

今後の展望

処置時の鎮静のシミュレーショントレーニングにおけるピットフォールとは何であろうか？下記に，よくあるピットフォールと解決策について説明する．

- 鎮静のシミュレーションを行う時間が十分に確保できない
  解決策：気道管理のコースなどと同時に行う．
  処置時の鎮静に関する手技的なことの大半は，気道管理に関することである．気道管理の

コースと同時に行うことで，重複する部分を省略して行うことができる。

・受講者のニーズを把握していない
解決策：事前にアンケートなどを行うことで，受講者のおかれている状況を把握する。
各施設，または，同じ施設内でも，科が異なれば処置時の鎮静に使う薬物，モニターなどの備品，スタッフの配置などは驚くほど異なる。おかれている状況に合わせたシミュレーション（薬物の講義なども）を行うことが理想である。消化器内科医で，消化管内視鏡を行う際の鎮静に関心がある受講者に対して，整形外科の脱臼のケースを行っても，得るものは少ないかもしれない。受講者の背景が異なる場合は，多様な症例を想定した机上のディスカッションをすることで，考え方を伝えるという方法もある。

まとめ

- 処置時の鎮静（および鎮痛）(procedural sedation and analgesia：PSA)とは，痛みや不快感を伴う処置を行う際に，短時間作用性の鎮静薬および鎮痛薬を使うことによって，効果的にそして患者にとって快適に処置が行えるようにすることである。
- PSAは比較的安全な手技ではあるが，まれに有害事象が生じる。また，過鎮静を避けることは非常に重要である。
- PSAのシミュレーションコースは，PSAそのものの解説，事前評価，time to peak effectなどについて座学で学んだのち，実技実習を行う。
- 実技実習は，シミュレーターなどを用い，時間の流れを意識して進行し，過鎮静にどのように対応するかを学ぶ。
- 評価のポイントは，「過鎮静にいつ気づいたか」「追加薬物投与は適切だったか」であり，モニターだけではなく患者の所見に注目するよう指導する。

文献

1. Green SM, Krauss B. Procedural sedation terminology: moving beyond "conscious sedation". Ann Emerg Med 2002; 39: 433-5. PMID: 11919531
2. American Society of Anesthesiologists Task Force on Sedation and Analgesia by Non-Anesthesiologists. Practice guidelines for sedation and analgesia by non-anesthesiologists. Anesthesiology 2002; 96: 1004-17. PMID: 11964611
3. 駒澤伸泰，中川雅史，安宅一晃．非麻酔科医による鎮静／鎮痛に関する診療ガイドライン：非麻酔科医による鎮静／鎮痛に関する米国麻酔科学会作業部会による改訂情報．医療の質・安全会誌 2012；7；162-81.
4. 駒澤伸泰，中川雅史，安宅一晃ほか．来たれ初期研修医！ 侵襲的処置に対するセデーショントレーニングコース始めました．LiSA 2012；19：530-3.
5. 乗井達守．処置時の鎮静および鎮痛(Procedural sedation and analgesia)．週刊医学界新聞 2013年09月16日．
6. Sacchetti A, Senula G, Strickland J, et al. Procedural sedation in the community emergency department: initial results of the ProSCED registry. Acad Emerg Med 2007; 14: 41-6. PMID: 16946280
7. Cravero JP, Blike GT, Beach M, et al. Incidence and nature of adverse events during pediatric sedation/anesthesia for procedures outside the operating room: report from the Pediatric Sedation Research Consortium. Pediatrics 2006; 118: 1087-96. PMID: 16951002
8. Schinasi DA, Nadel FM, Hales R, et al. Assessing pediatric residents' clinical performance in procedural sedation: a simulation-based needs assessment. Pediatr Emerg Care 2013; 29: 447-52. PMID: 23528514

9. Coté CJ, Notterman DA, Karl HW, et al. Adverse sedation events in pediatrics: a critical incident analysis of contributing factors. Pediatrics 2000; 105: 805-14. PMID: 10742324
10. Krauss B, Green SM. Procedural sedation and analgesia in children. Lancet 2006; 367: 766-80. PMID: 16517277
11. Miner JR, Heegaard W, Plummer D. End-tidal carbon dioxide monitoring during procedural sedation. Acad Emerg Med 2002; 9: 275-80. PMID: 11927449
12. 駒澤伸泰，中川雅史，安宅一晃ほか．初期研修医を対象とした鎮静に関する意識調査：侵襲的処置に対する鎮静トレーニングコースの意義．日臨麻会誌 2012；32；582-7.
13. Benumof JL, Dagg R, Benumof R. Critical hemoglobin desaturation will occur before return to an unparalyzed state following 1 mg/kg intravenous succinylcholine. Anesthesiology 1997; 87: 979-82. PMID: 9357902
14. Cepeda MS, Farrar JT, Baumgarten M, et al. Side effects of opioids during short-term administration: effect of age, gender, and race. Clin Pharmacol Ther 2003; 74: 102-12. PMID: 12891220
15. American Academy of Pediatrics, American Academy of Pediatric Dentistry, Coté CJ, et al. Guidelines for monitoring and management of pediatric patients during and after sedation for diagnostic and therapeutic procedures: an update. Pediatrics 2006; 118: 2587-602. PMID: 17142550

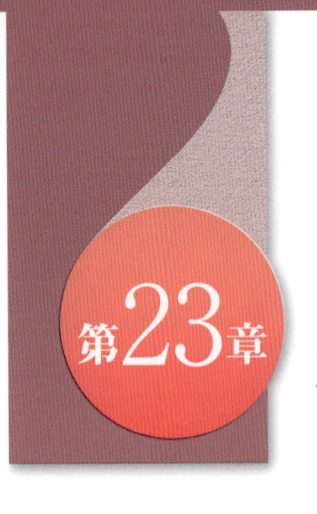

第23章 人工呼吸器

古川 力丸

> **学習目標**
> - 人工呼吸器シミュレーションの重要性とその背景を理解する
> - 人工呼吸器シミュレーションの事前準備やシナリオについて知る
> - 人工呼吸器シミュレーションの導入におけるピットフォールと解決策を知る

　一般的に，シミュレーション教育は，「現場での実践教育を行ったときに，当該行為が患者に与え得る危険が高い場合」や「頻度が低く，臨床での経験のみでは学習が困難な場合」に，その有用性が高いとされている。人工呼吸器は，生命維持管理装置に分類されるなかで，最も臨床での使用頻度が高い医療機器である。その使用には本来，系統立った教育と，その後の十分な経験研鑽が必須と考えられるが，日本の現状はそれとは大きくかけ離れた状態であろう。

　患者安全の面からも，人工呼吸器はシミュレーションでの学習が好ましいと考えられる。実際の臨床では，自発呼吸の存在や，鎮静深度の問題，器械の性能などによって，病態の把握が困難であったり，発展的な対応が必要となることがある。しかし，後述するように，人工呼吸器管理で遭遇し得る異常病態は人工肺などを用いることによって，比較的簡単に再現することができる。この点からも，人工呼吸器管理での積極的なシミュレーション教育が有用であるといえる(表1)。人工呼吸器管理のシミュレーションの需要は，医師のみならず，看護師や臨床工学技士，理学療法士など多職種にわたる。3学会合同呼吸療法認定士制度や呼吸サポートチーム(RST)などが普及し[1]，その需要は拡大する傾向にある。

　本章では，今後の人工呼吸器管理に関するシミュレーション教育を導入する際に参考となる，重要事項，注意事項について述べる。

表1　シミュレーション教育が人工呼吸器管理に有用な理由

- 生命維持管理装置であるため，臨床教育での危険性が高い（予備能の低い重症患者も多いため）
- 実際の臨床病態が複雑なことがあり，基本事項の学習には，シミュレーションでのシンプルな病態再現が好ましい
- 人工呼吸器管理の基本事項を網羅するために最低限必要な病態が複数疾患にわたり，臨床教育で経験するには間欠的で，断続的な長期間が必要となってしまう
- 人工肺装置やコンピュータソフトを用いれば，閉塞性肺疾患，拘束性肺疾患の再現ができ，基本事項の学習が容易．気道トラブルなどの再現も比較的容易

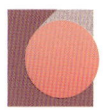

実際のシミュレーションコース

コースのいろいろ

本邦でも，コンピュータソフトを用いた人工呼吸器管理のシミュレーションや，人工肺装置（テストラング）を用いた人工呼吸器管理シミュレーション，生体（動物，主にブタ）を用いた人工呼吸器管理シミュレーション（摘出肺のみの場合もある），非侵襲的陽圧換気の体験実習などのシミュレーションが存在する．実習のみ（シミュレーション単体）での基本事項網羅は困難なため，通常，座学との組み合わせでコースは企画される．必須知識の詰め込みは座学で行い，理解にはシミュレーションを中心に利用することが多い．一般的に，座学はシミュレーション教育に比べて学習効率が劣るとされるが，対象と目的が明確になっていれば効率的な学習プログラムを組むことは可能である．

　実際のコース設計は座学，シミュレーション，ディスカッションなどをうまく組み合わせるとよい．企画段階では，学習目的，目標到達度を設定し，目的にあった座学項目，実習項目の選択と座学とシミュレーションの時間配分を決定する．

コースの対象者，目的を明確にする

シミュレーションの受講対象，目的，学習目標を明確にすることが重要である．人工呼吸器管理の基本を学習するのであれば，人工呼吸器と人工肺装置を用いたシミュレーションが好ましいと考えられる．個人的な学習（シミュレーションによる学習）では，人工肺装置，人工呼吸器を自由に使うことは難しいので，コンピュータソフトでのシミュレーションが手軽である．

　集中治療医や救急医など，人工呼吸器管理のスペシャリストを対象として，人工呼吸器管理と循環管理の関連を学習したいのであれば，ブタなどの生体を使用したシミュレーションでなくては，効果的な学習は困難である．このように，対象と目的を明確にすることによって，効果的なシミュレーション方法が決まってくる（表2）．通常，開催する会場や備品によって，コース設計の概要は多分に制限を受ける．

準備と環境整備

コンピュータソフトでのシミュレーションを除いて，人工呼吸器管理のシミュレーションでは，人工呼吸器を用いる．人工呼吸器の台数，コース開催会場の広さ，人工呼吸器で使用する電源（コンセントの数，位置，総アンペア数，OAタップ），人工肺装置，ホワイトボードなどを勘案し，手配が必要である．以下，物品準備，環境整備の詳細と注意点について述べる．

表2 対象者，目的に合わせた効果的な人工呼吸器管理シミュレーションの方法

シミュレーション内容	使用器具	適正人数
人工呼吸管理の基本～中級レベル	コンピュータソフト	個人
	人工肺装置＋人工呼吸器	
人工呼吸管理の基本～高度な内容	人工肺装置＋人工呼吸器	数人～十数人/1ブース
	動物肺＋人工呼吸器	
人工呼吸管理の高度な発展的内容	動物生態＋人工呼吸器	
ケアのシミュレーション（看護，理学療法など）	マネキン＋人工呼吸器	数人～十数人/1ブース
医療安全管理	マネキン＋人工呼吸器	

● 人工呼吸器

・必要台数，種類

受講者5名程度に人工呼吸器1台が標準的で，7名を超える場合はディスカッションの要素をうまく取り入れないと手持ち無沙汰な受講者が多くなる。人工呼吸器は各メーカーからレンタルすることもできる。実際に，各施設で臨床使用している人工呼吸器をシミュレーションに用いる場合は，使用後に臨床使用時の初期設定(立ち上げ設定，アラーム設定)になっているかどうかを必ず確認する。

　人工呼吸器は，できればグラフィック画面が搭載されていることが望ましい。できるかぎり，シミュレーションの内容をそのまま臨床で応用できるように，普段使用している人工呼吸器が使用できる場合は，機種を揃えて用意をするとよい。

・配管，電源

酸素や空気の配管がない部屋でシミュレーションを行う場合，コンプレッサーを内蔵している人工呼吸器を用意する必要がある。

　複数台の人工呼吸器を使用する場合，事前に総アンペア数が使用可能な会場かどうかを確認する。人工呼吸器単独では通常1台当たり7アンペア(A)程度，コンプレッサー付きの人工呼吸器では1台当たり約10.7Aの最大電力を必要とする。いっせいに電源を立ち上げない(電源立ち上げ時に最も電気量を使用する)，廊下などの異なる系統の電源から延長コードでつないでくる，人工呼吸器のバッテリーを使用する，などの工夫が必要となることがある。次項で述べる人工肺装置は人工呼吸器1台に1台用意する。

インストラクターの必要数が増えてしまうが，人工呼吸器の台数に制限がある場合や，会場が狭い場合など，受講者全体を2グループに分け，座学と実習を交互にすると効率的に運営できることもある。

● テストラング(人工肺装置)

臨床では，人工呼吸器を患者に接続する前に，正常作動を確認するために使用することが多い。さまざまな種類があるが，通常シミュレーション教育で使用するものは，ゴム製の単純な

ものではなく，TTL(training test lung)人工肺装置やSMS人工肺装置など，コンプライアンスとレジスタンスの調整ができるものを使用する(写真1)。コンプライアンスを低下させて拘束性肺傷害モデル，気道抵抗を上げて閉塞性肺傷害モデルというように，人工呼吸器管理で注意を要すべき病態の再現を行うことができ，有用である。

写真1 人工肺装置のあれこれ
A：TTL(training test lung)モデル肺，B：SMS lung simulator，C：米国イングマメディカル社製ASL5000人工肺装置

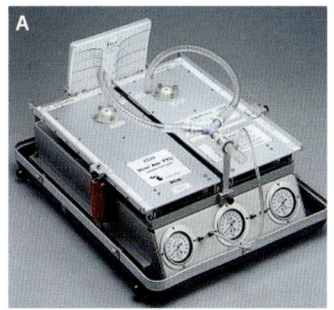

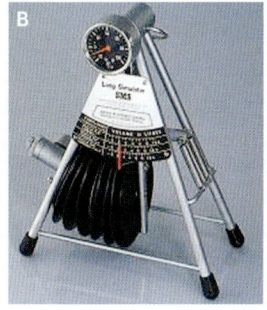

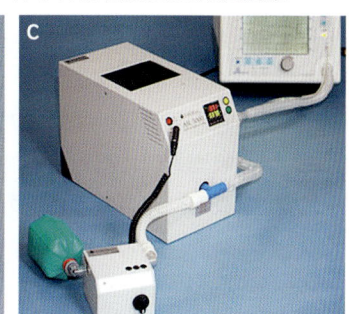

　これ以外にも，コンピュータ制御にて，拘束性肺傷害や閉塞性肺傷害，自発呼吸の付加などの複合的な病態を作り出すことのできるASL5000などの高機能なシミュレーターもある。

● 会場，備品など

人工呼吸器からの騒音やインストラクターの説明，受講者とのディスカッションなどの問題があり，大きな会場で複数のブースを作り実習を行う場合には，十分な配慮が必要である。可能であれば，人工呼吸器1台ごとの小部屋の確保が好ましい。

　1つの会場に複数ブースの設営を行うのであれば，できるかぎりブース間の間隔を広く取り，他ブースの騒音による実習の妨げがないように配慮する。電源コンセントの位置は会場により決まってしまっているため，騒音への配慮を優先できるよう，電源の延長ケーブルを複数用意することが好ましい(ブレーカーダウンの回避にもつながる)。

　前述のように人工呼吸器の台数制限から，受講者を2つのグループに分ける場合(半数を座学，半数を実習にすることによって人工呼吸器の必要台数が半減する)，講義会場と実習会場を交互に使用する。休憩時間や昼食休憩を利用して会場移動を企画するとよい。

　各ブースでプロジェクターを使用する場合，投影用の白いスペースが必要となるため，模造紙やホワイトボードを用意する。模造紙もしくはホワイトボードは，受講者からの質疑応答や補足説明にも使用できる。プロジェクターを各ブース数用意するのが難しい場合には，大きめの紙に提示するスライドをプリントアウトをしておくことによって，フリップとしても使用することができる。

● マンパワーの確保(インストラクター)

基本的には，人工呼吸器1台につき1名のインストラクターが必要である。機器のトラブル時や受講者の誘導，問題受講者の対処など，数ブースに1名のサポート役スタッフの配備が好ましい。まれに，人工呼吸器や人工肺装置のトラブルが生じることもあるので，このサポートス

タッフは臨床工学技士が最適であろう。

インストラクターは人工呼吸器管理に精通していることが好ましいが，シミュレーションコースでは普段使用しているものと異なる機種の人工呼吸器を用いる場合もある。シミュレーションの目的や，人工呼吸器管理の基本原則が変わるものではないが，機種によって設定項目の名称が異なっていたり，設定方法が異なっていることがある。そのため，使用する機種に精通しているサポートスタッフがいることが好ましい。特に，フクダ電子社製のサーボ・シリーズの人工呼吸器は，呼吸数，吸気時間（あるいは吸気流量），吸気：呼気比（I：E比）などの設定が他社製と大きく異なるので注意が必要である。

■■■■人工呼吸器管理の基礎学習を目的としたシナリオ例

対象：人工呼吸器管理に携わる医師，コメディカルスタッフ
目的：人工呼吸器管理の基本原則の学習
時間：座学2時間，実習2時間
人数：30名
物品：人工呼吸器6台，人工肺装置6台
インストラクター：7名（人工呼吸器1台につき1名，1名は統括）

シナリオ①
70歳の男性。入院2日前より，呼吸苦と39℃台の発熱を認めていた。入院同日，呼吸苦が増悪したため救急車にて来院した。来院時，リザーバー付きマスク10LにてSpO₂ 90%であった。救急外来にて気管挿管を行い，ICU入室となった。

●人工呼吸器管理の目的，気管挿管の適応などを議論
●人工呼吸器管理の初期設定，基本事項の実習

挿管後に酸素化は改善し，Assist/Control（A/C），F$_I$O₂ 1.0，呼吸数10回/min，1回換気量（TV）500 mL，呼気終末陽圧（PEEP）5 cmH₂Oであった。血液ガス分析結果は，pH 7.30, PaCO₂ 55 mmHg, PaO₂ 280 mmHg, HCO₃⁻ 25 mmol/Lであった。

●人工呼吸器設定の調節の実習

その後，呼吸状態は次第に悪化した。酸素化は悪化し，気道内圧は上昇傾向である。

●人工肺装置のコンプライアンスを下げ，急性呼吸促迫症候群（ARDS）モデルを表現する。
　プラトー圧の上昇について議論し，プラトー圧を制限するための換気量制限を学習する。

> **シナリオ②**
> 35歳の男性。気管支喘息の既往があるが，服薬コンプライアンスが不良。過去に何度も入院歴がある。当日朝からの呼吸苦で救急搬送された。救急外来にて，著しい呼吸困難を認め，血液ガス分析では PaCO$_2$ 90 mmHg であった。

●病態について議論。気管挿管の適応，非侵襲的陽圧換気の適応について議論

> 救急外来にて気管挿管を施行。A/C，F$_I$O$_2$ 1.0，呼吸数 12 回/min，TV 500 mL，PEEP 5 cmH$_2$O にて PaCO$_2$ は 65 mmHg まで低下した。その後，ICU 入室となった。救急外来では血圧 120/84 mmHg であり，ショック症状は認めなかった。

●人工肺装置の気道抵抗を上げ，閉塞性肺疾患を表現する。

> ICU 入室時，血圧は 74/50 mmHg と低下していた。

●低血圧性ショックの原因について議論する。
　気管挿管直後は挿管時の鎮静・鎮痛・筋弛緩にて問題のない人工呼吸器設定であったが，時間が経過し，自発呼吸が 30 回/min の頻呼吸で出現，頻呼吸による auto-PEEP を発生させる。閉塞性肺傷害に対する auto-PEEP 管理について実習する。

本シナリオの学習目標は，人工呼吸器管理の基本原則(酸素化，換気の管理)を学び，基本原則のみでは対応困難な病態として特殊疾患(拘束性肺傷害，閉塞性肺傷害)に気づき，対応ができるようになることである。

■■■学習項目

座学項目，実習項目の一例を記す(表3，4)。座学はある程度知識の詰め込みが必要となる場合も多いが，実習による記憶の増強も念頭におき，ポイントを絞ったプログラム作成を心掛ける。座学と実習で扱う内容は，一部重複させつつプログラムを構築する。漫然と，教科書的に

表3　人工呼吸器管理の基礎学習：座学で扱う項目

- 人工呼吸器管理の目的
- 酸素化と換気
- 酸素化と換気の管理とモニタリング
- 1型呼吸不全と2型呼吸不全
- PEEP の役割
- コンプライアンスとレジスタンス(気道抵抗)
- 拘束性肺傷害と閉塞性肺傷害
- 拘束性肺傷害の基本的管理
- プラトー圧管理と換気量制限
- 閉塞性肺傷害の基本的管理
- auto-PEEP の作用とその管理
- 高二酸化炭素血症許容(permissive hypercapnia)療法

表4　人工呼吸器管理の基礎学習：実習で扱う項目

- 症例のシミュレーションによって以下項目を学ぶ
- 呼吸の評価(酸素化と換気，呼吸仕事量)
- 気管挿管の適応
- 酸素化と換気の調節
- PEEP と F$_I$O$_2$
- 拘束性肺傷害管理の基本
- プラトー圧管理と換気量制限
- 閉塞性肺傷害管理の基本
- auto-PEEP の認知と管理
- 高二酸化炭素血症許容(permissive hypercapnia)療法

項目を羅列するのではなく，コース内での緩急をつけたプログラムを意識し，起承転結をもってプログラムを組み立てるとよい．

● シナリオ進行のポイント

シナリオを進めるうえでのコツは，常に「思ったよりも簡単で，これならできる」と思わせることである．酸素化と換気の管理という基本原則をシンプルに伝え，普遍的な対応であることを説く．そして，拘束性肺傷害や閉塞性肺傷害であっても，この基本原則が適応できることを示す．その後に，拘束性肺傷害ではプラトー圧が高く，肺傷害が進行し，死亡率が上がってしまう．閉塞性肺傷害では，auto-PEEPにより胸腔内圧が上昇し，ショック状態となってしまうことを認識させる．

シンプルで普遍的な酸素化，換気管理の原則とともに，注意を要する特殊病態を合わせて学ぶことで人工呼吸器管理の基本を網羅したことになる．この特殊疾患管理が，起承転結の「転」に当たり，受講者の注意を引き，人工呼吸器管理の面白さを体験してもらう重要なポイントとなる．

このように，コース内のところどころに受講者に応じた驚きや気づきをちりばめ，記憶を増強するとともにモチベーションの向上をはかる．

・シナリオ進行のピットフォール

シナリオを進行するうえでのピットフォールは，抑揚や緩急をつけずにシナリオを進めることである．知識の羅列をシミュレーションで確認しても，受講者には人工呼吸器管理の面白さは伝わらない．酸素化，換気管理の基本を学習したのちに，シミュレーション教育だからこそできる失敗（プラトー圧の上昇による死亡，auto-PEEPによるショック）をしてもらい，振り返りを織り交ぜつつ，特殊疾患の対応策を学ぶことが重要である．

臨床での実際の人工呼吸器管理は，シミュレーションで基本事項を学んだからといって，すぐに対応できないことも多い．コース中に得たモチベーションこそが，コース参加後の受講者の人工呼吸器管理のレベルを向上する原動力となる．

・受講者に知識や経験の差がある場合

このようなシナリオでシミュレーションを行っていると，時折，経験の豊富な受講者が参加し，グループ内で受講者の経験や知識に差が出てしまうことがある．このような場合には，このシミュレーションの目的は，基本事項の理解にあることを事前に伝え，受講者のターゲットを初学者に合わせることが重要である．

経験豊富な受講者には，後半の特殊疾患管理の部分でディスカッションに積極的に参加してもらい，シミュレーションと実臨床のギャップを埋めるような，経験談などを問うようにするとよい．受講者の発言や役割は，質問を当てる順番やシミュレーションでの役割順序などで，ある程度コントロールすることができるため，受講者の背景，職種に応じて調節をはかる．

■■■■医療安全のためのプログラム一例

対象：人工呼吸器管理に携わる医師，看護師，臨床工学技士，医療安全管理者など
目的：人工呼吸器のトラブル対応（危険予知とトラブル対応）

時間：座学2時間，実習3時間
人数：32名（8名×4グループ）
物品：人工呼吸器・人工肺装置，マネキン，患者監視モニターそれぞれ1〜2台，ホワイトボード，模造紙，付箋
インストラクター：5名

シナリオ③
ICU入室中の経口挿管患者。経鼻胃管による経腸栄養，動脈ラインによる循環モニター管理中，末梢静脈ライン，中心静脈ラインが確保されている。鎮静薬を使用した調節呼吸管理が行われ，身体抑制もされている。

●上記状況におけるケア上のリスクをマネキンと人工呼吸器を用いてシミュレートする。

　KYT（危険予知トレーニング）（9章参照）の手法を用い，「○○が△△なので，□□する（例：四肢抑制が緩んでいるので，気管チューブを自己抜去する）」という形式で起こり得るリスクをグループ内で列挙していく。筆者らは，本手法をシチュエーションKYTと呼んでいる。実際に危険度の高いケアを実施し，どのような事象が起こるのかを確認してみてもよい。KYTの目的は，臨床現場における危険予知の感性を磨くこととされており，日々のケアに潜むリスクを知ることにより，医療安全上の有用性が高いと考えられる。

　医療機器に関する医療事故のなかで，人工呼吸器に関する事故は全体の1〜2%と最多であり[2]，インシデント・アクシデントレポートの数も多く，医療安全上も極めて重要なトピックスである。前述のように，人工呼吸器管理は医療安全上の問題も多く含み，シミュレーション教育による効果の高い項目である。

シナリオ③続き
その後，気がつくと気道内圧上限のアラームが頻回に鳴っていた。SpO₂は次第に低下し，ついに血圧が低下し始める（人工呼吸器の気道内圧上限アラームに達するように，人工肺装置の気道抵抗を上げる。実質の1回換気量が設定した1回換気量の3割程度に下がるように調節する）。

●KYTを行ったあとに，上記のようなシナリオを提示し，有害事象の起こった原因とその対応についてディスカッションを行ってもよい。

　原因分析には付箋を用いた根本原因分析（root cause analysis：RCA）の手法を用い，事故に対する対策立案を検討する。RCAとは，なぜなぜ分析とも呼ばれ，起こった事象の原因を，「それはなぜ？」を繰り返して掘り下げていく手法である。

　KYTを行ったあとに，失敗モード・影響解析（failure mode and effect analysis：FMEA）などの手法を用いて，既存のマニュアルの改善をはかってもよい。FMEAは，エラーの発生頻度（起こりやすさ）と事故発生時の影響度の側面から，既存の作業過程への効果的なアプローチを行う項目を選定するものである。

　臨床家にとって，発生頻度と影響度という二面性を理解することは極めて重要であり，このようなシミュレーションにより容易に実感することができる。医療安全向けのシミュレーションは，前述の基本事項の学習などに比べて，物品やマンパワーが少なくて済み，施設ごとでの

実施が容易である。

　同シナリオに対しては，DOPE 法(Displacement：チューブの位置異常，Obstruction：チューブや回路の閉塞・狭窄，Pneumothorax：気胸・緊張性気胸，Equipment：医療機器の異常，の頭文字であり気管挿管中のトラブル発生時の系統立ったアプローチとされる)によるトラブル対応の実習を行うこともできる。

本シナリオは，医療安全管理の面から分析法の題材として取り上げることもできるし，現場スタッフの医療安全の意識を高めるためにも使用できる。コースデザインの段階で，対象，目的を明確にして時間配分などを決定する。

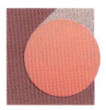

評価のポイント

シミュレーション教育の最終目標は，日々のプラクティス一つ一つを変えるというよりは，医療者のスタンスを変えることを目標としているものが多い。トレーニングコースそのもので扱っている項目は非常に限られたものであり，コースの存在意義は扱う項目以上に臨床へのインパクトがあると考える。そのため，シミュレーションコースで扱う項目の選択に関しては，十分な検討が必要であり，臨床現場に戻ったとき，特に，困難な状況に直面したときに前向きに戦うことができるようにモチベーションを上げることを真の目標にする必要がある。以下に，人工呼吸器管理に関するシミュレーション教育の評価について述べる。

■■■■受講者の評価

実習の時間に制限があるため，筆者らは実技の評価を行わないことが多い。前述シナリオ①のように，基本事項を扱う場合は，座学と組み合わせて実習を行うため，筆記試験をもって評価を行うことが多い。

　シナリオ②のような，医療安全管理実習などでは，実習で作成した成果物(RCA の根本原因分析表や FMEA の作業過程表，模擬事例の報告・改善書など)をもって評価とする。成果物は 1 グループで 1 作品となってしまうため，成果物の複写や，受講者からの質問への応答などは後日追加配布資料として，インストラクターからのメッセージなども添えて送付している。

■■■■インストラクターの評価

受講者からのコース終了時のアンケート結果を中心に，評価を行うことが多い。アンケートには，ベストインストラクターを指名してもらい，コース終了後にインストラクター間での表彰を行うこともある。ベストインストラクターは，単に新しい知識を教えてくれたり，ギャグがうまい，トークがうまいだけで選ばれることは少なく，受講者に対する熱意や明日からのモチベーションを上げてくれるなどの総合評価が高い人が選ばれることが多い。この手法は，インストラクター間での切磋琢磨を引き出すだけではなく，自然とインストラクター同士の教育体制の成立や，投票されたことによるインストラクターのモチベーション向上にもつながる。また，コース運営責任者が実習風景を観察し，受講者の実習参加態度を適時フィードバックする。

■■■■コース企画・運営

コースの内容，目標，対象の設定が適切であったかなどを個別に評価する必要がある．コースの目的によっては，必ずしも需要(応募者数，受講者からの満足度，要望など)に従う必要はないが，需要の把握と，対象に対するより効率的なアプローチについては十分に検討をする必要がある．

いくつかのシミュレーションコースを運営した経験から，通常の実習を中心としたシミュレーションコースでは，座学中心に比べて，コースの質のいかんにかかわらず，アンケート結果はポジティブな結果になる．これは，学習方法としてシミュレーション教育が優れているということも，多少影響しているかもしれない．しかし，実習でインストラクターと受講者の距離が縮まるため，互いに顔の見える間柄になることによりネガティブな内容のフィードバックがしにくくなるためと思もわれる．この点に注意を払い，アンケート結果が良好であっても，コースの質のさらなる向上に努力すべきである．

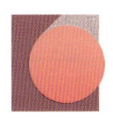

今後の展望

人工呼吸器管理のシミュレーション教育は，医療安全面からも，呼吸管理のさらなる向上のためにも今後の普及が期待される．対象となる職種も多く，相当数の需要が見込まれる．現在も数多くのシミュレーションコースが存在し，その多くは，似通った内容となっている．今後は職種に合わせたアプローチ法の修正や，学会レベルでのシミュレーション内容の統合，標準化が必要であろう．

まとめ

- 人工呼吸器管理は臨床現場での教育ではリスクが高く，シミュレーションでの学習が好ましい．
- 人工呼吸器管理シミュレーションの企画にあたっては，コースの対象者と目的を明確にする．
- 人工呼吸器管理シミュレーションは，コース会場，人工呼吸器，人工肺装置などハード面での制約を多分に受けるため，事前に十分な準備を行う．
- 人工呼吸器は，できればグラフィック機能の搭載されているもの，受講者が普段使用しているものを用意するとよい．当該人工呼吸器の扱いに慣れたサポートスタッフを配備する．
- 受講者，インストラクターの評価にあたっては，コースの目的と到達目標を勘案する．

文献

1. 春田良雄，市橋孝章，小山昌利ほか．「人工呼吸器安全使用のための指針　第2版」とRSTは呼吸療法の安全にいかに寄与するか？人工呼吸　2012；29：31-7．
2. 独立行政法人国立病院機構．平成23年度　医療事故報告の概要．In：国立病院機構における安全対策への取り組み：医療安全白書〜平成23年度版〜．2013；51．〈http://www.hosp.go.jp/files/000007195.pdf〉Accsessd Apr. 22, 2014.

参考資料

1. 島宗 理．インストラクショナルデザイン—教師のためのルールブック．千葉：米田出版，2004．
   シミュレーションコースの構築にも重要な，効率的な学習のための基本概念を知ることができる．
2. Hess DR, Kackmarek RM．新井正康監訳．人工呼吸ブック．東京：メディカル・サイエンス・インターナショナル，2007．
   人工呼吸器管理の標準的知識を得ることができる．
3. 丸川征四郎，福山 学．人工呼吸器ハンドブック2014．東京：医学図書出版，2014．
   人工呼吸器についての詳しい特性などが機種ごとに網羅されている．
4. Dräger社ホームページ．〈http://www.draeger.com/sites/enus_us/Pages/Hospital/Draeger-Evita-Infinity-V500-ventilator.aspx〉Accessed Apr. 22, 2014.
   ページ中段のService & SupportのDownloadsから，ドレーゲル社製人工呼吸器エビタシリーズのシミュレーションソフトEvita Trainerが無料でダウンロード可能．2014年4月1日現在．エビタシリーズのトレーニング教材ではあるが，製品にとらわれない，人工呼吸器管理の基本事項の机上シミュレーションが可能．

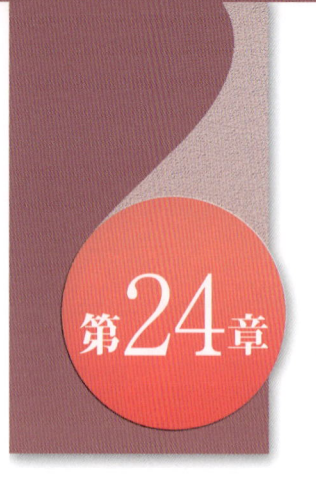

第24章 血液浄化療法

大森 正樹

学習目標

- 透析シミュレーションの重要性とその背景を理解する
- シミュレーションを行ううえでの事前準備やシナリオについて知る
- 透析シミュレーション導入におけるピットフォールと解決策を知る

本章では，Hemodialysis Life Support（HDLS）コースについて解説し，読者が勤務する施設で本コースが開催できるようになることを目的としている。

HDLS コースとは，血液浄化療法室に勤務する医療従事者が，透析患者の軽度な合併症発症時に標準的な処置が行えるようになること，さらに，透析患者の心肺停止時には，チームで迅速対応ができるようになることを目的に学習設計されているシミュレーションコースである。HDLS コースに必要な資器材，トレーニングの進め方，また，使用するシミュレータ「SimMan®」へプログラミングする内容も詳細に記載した。HDLS コースを開催するにあたっての参考となれば幸いである。

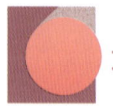

本邦における透析療法の現状とシミュレーション教育の意義

本邦における慢性透析療法については，全国の透析療法施設数が 4,233 施設，慢性透析患者は 309,946 人という調査結果[1]となっている。また，最長透析歴が 44 年 9 か月という結果[1]は，本邦の血液浄化療法技術が世界的にもみて高水準であることを裏づけている。

しかし，透析療法に限らず，多くの医療行為には常にリスクが伴う。予期せぬ合併症の発症，医療従事者のテクニカル・ノンテクニカルエラー，装置のトラブル，また，地震などによる自然災害と多種多様なリスクが潜んでいるのは間違いない。予期せぬ事態に備えること，また，その事態に対応できるようになることは医療従事者に課せられた責務である。ただし，日常的に頻発する事態への対応は「経験する」という，最も学習効果の高い学習形態で習得でき

るが，ごくまれな事象に対しては，通用しない。そこで有用となるのがシミュレーション教育である。

筆者らは血液浄化療法，特に透析中に発生した合併症（血圧低下，不整脈の発生，心肺停止）に迅速対応ができるように学習設計したシミュレーションコースを考案し，実践している。

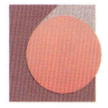

HDLSコースの実際

■■■■目的・位置づけ

学習対象：透析室に勤務する看護師・臨床工学技士で，経験年数は不問。
参加人数：1コース6名，看護師・臨床工学技士の内訳については不問。
学習目標：・透析中に発生した血圧低下に対してアセスメントと原因検索を行い，標準的処置が行えるようになる。
・改善がみられない血圧低下において，透析中断の判断と生体情報モニターの装着が行えるようになり，心電図の変化を含めたバイタルサインの評価を「ISBAR」にて主治医へ報告できるようになる。
・透析中，あるいは透析中断中に発生した心肺停止患者へ，自動式体外式除細動器（AED）を用いたチームによる一次心肺蘇生法が実施できるようになる。

■■■■準備と環境整備

●ファシリテーターについて

1コースに2名のファシリテーターを配置することが望ましい。

ファシリテーターの選考基準としては，透析療法合同専門委員会が認定する「透析技術認定士」の資格を保有していること。また，American Heart Association（AHA）のBLSインストラクター，もしくは日本救急医学会ICLSインストラクターの資格を保有していることが望ましいと考える。

ほかにシミュレーターのオペレーターを1名配置する。

●高忠実度患者シミュレーターの選定

HDLSコースでは，高忠実度患者シミュレーター「SimMan®（レールダルメディカル社）」を用いている。このSimMan®を透析患者へと変貌（写真1）させる必要がある（詳細な方法については文献[2]を参照）。

写真1　透析患者を模した「SimMan®」

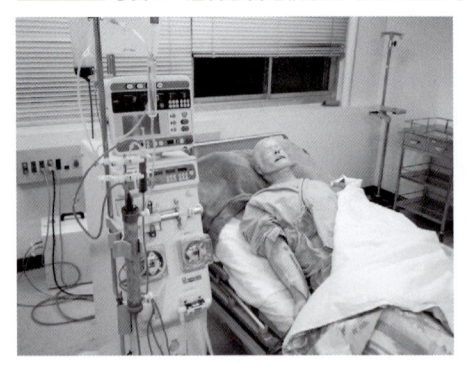

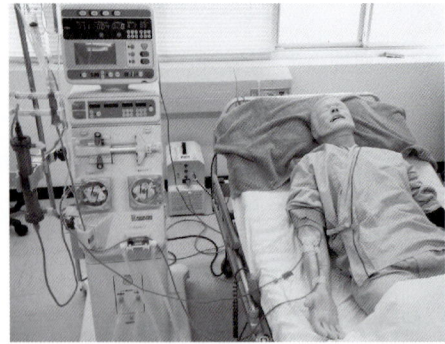

ワンポイントアドバイス：脱血不良アラームの発生方法

透析中（＝体外循環中）なので，心肺停止時には「脱血不良アラーム」が発生するはずです。写真2に記載されているような工夫をすると「脱血不良アラーム」が再現され，より忠実性が向上するでしょう。

写真2　「脱血不良アラーム」発生方法の工夫

まず，透析装置本体の「静脈圧口」へ三方活栓を取り付ける（A）。続いて，三方活栓の一方は「透析回路静脈圧側」へ接続する（Bの実線方向）。もう一方は，陰圧をかける側（シリンジなど）に接続する（Bの点線方向）。

心電図が"cardiac arrest"となったと同時に，シリンジを軽く引くだけで装置に陰圧がかかり「脱血不良アラーム」が発生する。また，透析回路静脈圧側の回路は通常クレンメなどで閉じておくことを推奨する。これにより，陰圧をかけた際に，静脈側チャンバーの液面上昇を抑えることができる。

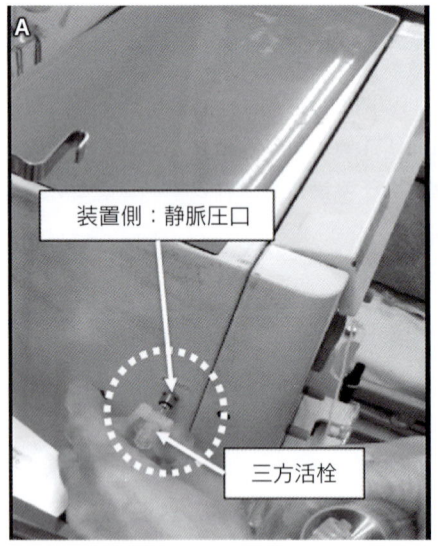

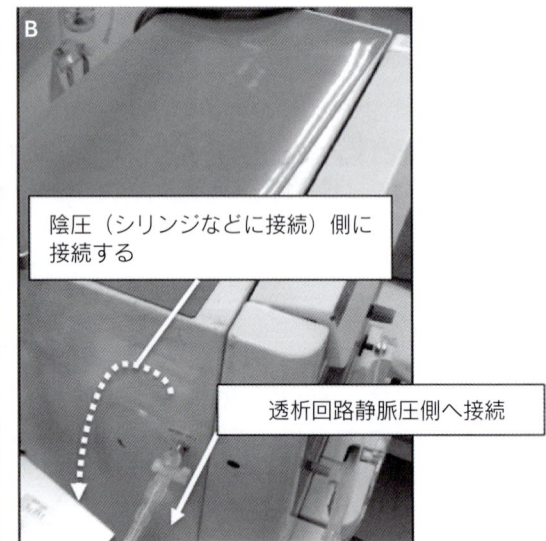

A　装置側：静脈圧口／三方活栓
B　陰圧（シリンジなどに接続）側に接続する／透析回路静脈圧側へ接続

●そのほかの必要資器材

・救急カート（バックバルブマスク，バックボード含む）：一式
・自動体外式除細動器（AED）トレーナー：1台
・アコーディオンカーテン：1台
・患者用ベッド（ギャッジアップ可能なもの）：1台
・個人用透析装置：1台

- プロジェクター，スクリーン，コンピュータ，スピーカー：各1台
- PHS：2台

ほか，必要に応じて準備する。

■■■コースアジェンダ

コースのアジェンダを表1に示す。コースは全4時間である。

なお，コースに参加するにあたっては，事前テストを用意し，コース当日までに終了しておくことを義務づけている。

コースの前半「シナリオトレーニングA」では，「ISBAR」を用いた報告のトレーニングを，後半の「シナリオトレーニングB」では透析中に発生した透析患者の心肺停止に対するチーム対応トレーニングを学習する。

表1　コースアジェンダ

時間	内容
9：00～	受付開始，プレテスト回収
9：10～	自己紹介，オリエンテーション，コース概要説明 透析患者シミュレーターの概要・透析装置の取扱い説明 アイス・ブレイク，動機づけ
9：30～	シナリオトレーニングA：透析患者アセスメントと主治医へのISBARトレーニング
10：30～	シナリオトレーニングB：透析患者心肺停止対応チームシミュレーショントレーニング
12：30～	コース全体の振り返り，修了証の授与
13：00～	コース終了

ワンポイントアドバイス：ビデオ教材の活用

スライドを用いた講義スタイルも必要ですが，模範的な対応を示したビデオ教材を作成し，コースに取り入れるのもよいでしょう。ビデオ教材と自分たちの行動を対比させ，自らの考えで改善点を見いだす学習方法は学習意欲を向上させます（写真3）。

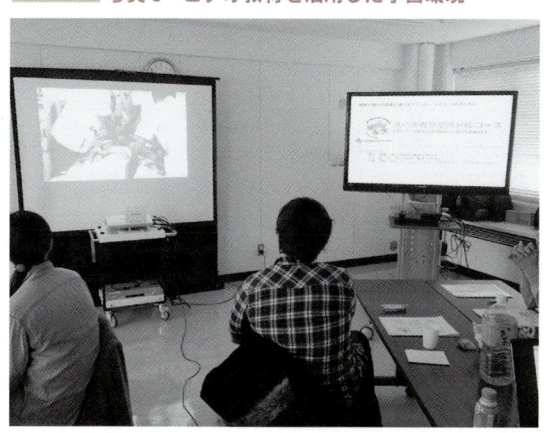

写真3　ビデオ教材を活用した学習環境

■■■シナリオ例

●シナリオトレーニング A：透析患者のアセスメントと主治医への ISBAR トレーニング

患者氏名：山田　虎次郎(仮名)　67 歳の男性。身長 166 cm，体重 56 kg
患者背景：糖尿病性腎症にて透析導入中，透析歴は 15 年。特に合併症などはなく，状態は安定している。現在，外来透析にて通院中。
患者設定：現在，透析室にて透析療法中。透析条件は血液流量 200 mL/min，除水速度 1.0 L/hr 透析開始約 1 時間後に「血圧低下のアラーム」が鳴るところからトレーニング開始。

● SimMan® のプログラミング

シナリオトレーニング A のプログラム（参考資料①，251 ページ）を参照。

●シナリオトレーニング B：透析患者心肺停止対応チームシミュレーショントレーニング

患者氏名：山田　虎次郎(仮名)　67 歳の男性。身長 166 cm，体重 56 kg
患者背景：糖尿病性腎症にて透析導入中，透析歴は 15 年。特に合併症などはなく，状態は安定している。現在，外来透析にて通院中。
患者設定：本日，透析開始 3 時間目に状態が不安定となり，透析を一時中断した。患者の状態が安定してきたので，透析を再開。透析条件は血液流量 100 mL/min，除水速度 0 L/hr で，除水は行っていない。担当医の指示によりモニター装着(心電図，SpO$_2$)がされている。
自動血圧計が測定開始したが，血圧計の測定値が表示されない。ここからトレーニング開始となる。

● SimMan® のプログラミング

シナリオトレーニング B のプログラム（参考資料②，252 ページ）を参照。

ワンポイントアドバイス：「ハンドラー® 機能の活用」

「フレーム® 機能」を増やす方法でも問題ありませんが，「ハンドラー® 機能」を活用すると全体的にシンプルとなりシミュレーターの操作が簡便となります（参考資料③-1，2，参考資料④）。

フレーム® 機能・ハンドラー® 機能とは？

両機能とも SimMan® のソフトフェア「シナリオエディター®」でシナリオプログラムを作成する際に使用する機能です。

・フレーム® 機能

「フレーム」と呼ばれる四角い表示部分，ここはシミュレーターの状態（バイタルサイン）を反映します。**参考資料①**において最初のフレームには「初期状態：Sinus，63/分，SpO$_2$：96%，呼吸回数：18，血圧：150/80」と記載されています。シナリオ開始時，シミュレーターはこの内容を反映している状態です。

続いてフレーム内の下にある3つの小さな欄，ここを「実施項目」と呼びます。その名の通り，さまざまな医療行為を，この実施項目内に設定します。その行為を学習者が実施した場合に，次のフレームに移ります。**参考資料①**では，学習者が「血圧測定」を実施すると次のフレームへ移動するプログラムになっています。

　フレームはシミュレーターの状態を反映し，その状態から次のイベント（フレーム）へ移動させるためには，実施項目の設定が必要となるわけです。

・ハンドラー® 機能

ハンドラー® 機能とは，設定した実施項目が実施された場合の，シミュレーターの状態をあらかじめ設定しておくことができる機能です。

　参考資料③-1 を見てみましょう。フレームに似た枠が表示されています。その上段が「実施項目」，下段が「患者情報」となります。

　参考資料③-1 では，「意識確認」・「下肢挙上」・「血流量の変更」・「除水速度の変更」・「Head Down」が実施項目として設定されています。ただし，それぞれの実施項目での下段には「患者情報」を設定していません。つまりこの実施項目を学習者が実施しても，シミュレーターには反映されないプログラムになっています。

　そこで筆者は，この「ハンドラー® 機能」を「チェックリスト」として活用しています。「ハンドラー® 機能」で設定した「実施項目」は，シナリオトレーニング中，SimMan® ソフトフェア画面の「実施項目」欄に表示されますので，学習者が実施した項目をチェックすると，その結果が，デブリフィビューアー® で再生した際に「実施記録」として表示されますので，デブリーフィング時に有効活用できます。

シナリオエディター® でシンプルなシナリオプログラムを作成するには，「フレーム® 機能」と「ハンドラー® 機能」をうまく組み合わせることを推奨します。

　参考資料①では，最初のフレームで血圧測定を実施すると，2つ目のフレームへ状態が変更されます。この状態で学習者に実施してもらいたい評価項目を「ハンドラー® 機能」を用いて設定してあります。2つ目のフレーム内に「ハンドラー　HDLS1開始」と記入されています。このフレームの「患者情報」が学習者に実施してもらいたい「実施項目」となるわけです（**参考資料③-1**）。

■■■■進行・指導のポイント

●コース全体の進行

コース全体は，ARCSモデル[3]を参考にして進行する（表2）。

　コース参加者のほとんどが，参加当日までに「イメージトレーニング」を行っている点に注目し，コース開始冒頭（アイス・ブレイク後）に，透析患者の心肺停止シナリオを体験させている。つまりこの体験で，イメージトレーニングと現実との差を実感してもらう。「知っている≠よくできる」を参加者全員で共感（注意喚起）するのが目的である。

表2　ARCSモデル

A	attention	注意〈面白そうだなあ〉 目をパッチリ開けさせる：知覚的喚起 好奇心を大切にする：探究心の喚起 マンネリを避ける：変化性
R	relevance	関連性〈やりがいがありそうだなあ〉 自分の味つけにさせる：親しみやすさ 目標に向かわせる：目的指向性 プロセスを楽しませる：動機との一致
C	confidence	自信〈やればできそうだなあ〉 ゴールインテープをはる：学習欲求 一歩ずつ確かめて進ませる：成功の機会 自分でコントロールさせる：コントロールの個人化
S	satisfaction	満足度〈やってよかったなあ〉 むだに終わらせない：自然な結果 ほめて認める：肯定的な結果 裏切らない：公平さ

　続いて，これまでの開催実績から得たコース受講前後の成果を参加者へ供覧する。内容は受講前後の評価（表3）と，臨床面での急変時対応の効果であり，トレーニングに効果があること，また臨床の患者急変時にも学習成果が発揮されることについて述べる。HDLSコースが透析患者の急変時に活用できること（動機づけ），またトレーニングの前後で行動変容が期待できること（やればできること）を参加者へ周知する。

表3　HDLSコース受講前後でのトレーニング効果

	心肺停止（シミュレーター上）から	
	心肺停止と見極めまでの時間	心肺蘇生までに要した時間
トレーニング前	医師役到着まで見極められない	70.5±38.1 秒
トレーニング後	6.5±5.7 秒	20.2±12.6 秒

虎の門病院に勤務している臨床工学技士のうち，血液浄化療法業務に従事している23名の臨床工学技士を対象とした結果。
　HDLSコース受講前後での，「心肺停止と見極めまでの時間」と，そこから「心肺蘇生までに要した時間」を比較した。トレーニング前後で，明らかな行動変容があることが証明されている。

　コース終了時には，冒頭でも述べたコース開始直後に体験した急変時対応の模様を撮影したビデオと，コースの最後で撮影した急変時対応のビデオを参加者全員で確認する。コース受講前後でいかに自分たちのチームパフォーマンスが向上したかを確認し，参加者が学習目標に達したことを自分たち自身の目で確認し，学習できてよかったという「満足感」を参加者全員に感じてもらう。
　このようにコース全体の進行に関しては，ARCSモデルを活用して進行している。

> **ワンポイントアドバイス：ARCS モデルの「R」(relevance：関連性)**
> 「動機づけ」の教材として，トレーニングの効果が発揮された自施設における臨床事例は，集計しておくことを習慣づけしておきましょう。事例を提示することで，トレーニングへと臨む参加者の学習意欲向上に寄与することができるでしょう。

> **ワンポイントアドバイス：コース中の学習環境としてグループ協議を採用**
> 参加者 6 名を 2 つのグループに分け，グループに 1 名のファシリテーターを配置します。ファシリテーターを中心にしてグループ内で協議しながら学習目標を検討していく方法も，コースの進行をスムーズにします。（写真 4）
> 　特にこの手法は，後述するシナリオトレーニング A で有用です。

写真 4　グループで学習目標を協議している模様

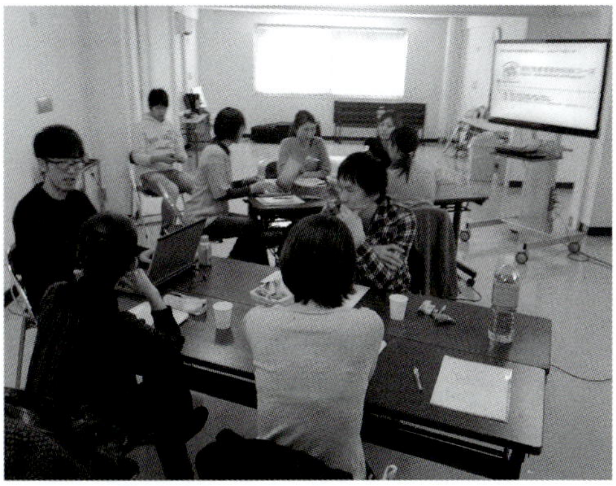

● シナリオトレーニング A の進行と指導のポイント

先のワンポイントアドバイス「グループ協議の採用」で述べたように，3 名ずつの 2 グループに分けてトレーニングを実施する。1 つのグループがトレーニングを実施中，もう一方のグループは報告を受ける担当医役を担う。3 名全員が報告のトレーニング，そして担当医役も 3 名全員が担当する。全員がトレーニングを実施したあと，双方の役割を交代しトレーニング再開となる。

> **ワンポイントアドバイス：トレーニングの環境と PHS を用いた情報伝達**
> 環境が許せば，トレーニングする部屋とは別室に報告を受けるグループ（医師役）を待機させます。また，連絡手段として，実際の PHS を使用するのもよい手段であり，より忠実性が向上するでしょう。

● シナリオトレーニング B の進め方と指導のポイント

6 名の参加者全員でのトレーニングとなる。質の高い心肺蘇生法の実施はもちろんのこと，

「透析室」という環境下，すなわち，ほかの透析患者への配慮という特別な環境下での心肺蘇生法の実施について指導する必要がある。

さらには透析中，すなわち体外循環中の環境下での心肺蘇生，AEDの施行になる。このような場合は，返血操作よりもまず胸骨圧迫を最優先し，AEDの施行にあたっては，返血操作中であれば返血操作をいったん中断することを指導する必要がある。また，このシナリオトレーニングは6名全員のチームパフォーマンス向上を目標とするため，ノンテクニカルスキルについても重要な指導ポイントとなる。

■■■評価のポイント

2つのシナリオトレーニングともチェックリストを用いる評価方法もよいが，ハンドラー®機能を活用するのもよい(**参考資料③-1，2，④**)。

SimMan®の付属デブリフィビューアー®機能に実施項目として反映されるので，デブリーフィング時には非常に有用である。以下に2つのシナリオトレーニングの評価ポイントを述べる。

●シナリオトレーニングAの評価ポイント

チーム内での患者状態の情報共有と，ISBAR(表4)を用いた担当医師への報告ができているかを評価する。不整脈の種類については，名称が出てこないケースが多々ある。しかし，そこに評価の重点をおくのではなく，心電図が変化していることに「気づき」，その旨の報告ができることが肝心である。ただしファシリテーターは，テキストや参考資料などを用いて，その不整脈が何であるかはきちんとデブリーフィングしておく必要性があることを忘れてはならない。

トレーニングの最後は，報告者が担当医役へ報告を行い，別室などで控えていた担当医役が現場に到着した時点でシナリオトレーニング終了。その後，デブリーフィングとなる。

表4　報告の形式『ISBAR』

I	I am	報告者の所属と氏名
S	Situation	患者の状態 ・患者の同定：病態，部屋，患者氏名 ・急変の徴候，急変に結びつく危険な徴候：最重要1つ
B	Background	臨床経過 ・急変に結びつく危険な徴候　列挙
A	Assessment	状況評価の結論 ・「急変に結びつく危険な徴候と考えます」
R	Recommendation	具体的な要望・要請 ・至急，応援お願いします

●シナリオトレーニングBの評価ポイント

心肺停止の判断から胸骨圧迫の開始と，AEDの1ショック施行までの時間を評価する。この点は，先に述べたデブリフィビューアー®機能が有効活用される。さらには，チームパフォーマンス評価，リーダーシップ，フォロワーシップなどのノンテクニカルスキルについても評価する。

トレーニングは，AEDにより1ショック施行，直ちに胸骨圧迫を再開し1サイクル完了後にシナリオトレーニング終了。その後，デブリーフィングとなる。

> **ワンポイントアドバイス：デブリーフィングのコツ，その主役は参加者**
> 2つのシナリオトレーニングとも，デブリーフィングは参加者自ら，ないしはチーム内から建設的意見が出るようにすることが重要です．次のトレーニングに向けての課題を，参加者自らが見いだし，設定し，トレーニングを行うほうが学習効果の向上が期待できます．ファシリテーターはあくまでも脇役に徹して，参加者の学習支援を行ってください．

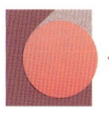

今後の展望

事前テストを"e-learning"へと移行させることを計画中である．さらには，コース終了後でもインターネット環境さえあれば，いつでもどこでも再学習ができる学習管理システム(learning management system：LMS)を構築したいと考えている．これは，参加者が過去のトレーニングの模様，具体的にはデブリフィビューアー®ファイルを自施設にいながら閲覧できるシステムである．このシステムが構築できれば，例えば，コース参加後の自施設内における反復トレーニング開催時に，コース参加中のトレーニング模様を閲覧しながらトレーニングを実施することが可能となる．自施設での再トレーニングの参考資料，そしてトレーニング内容の質が保たれることが期待される．

このように，積極的に情報通信技術(information and communication technology：ICT)を活用して，コースに参加していないときでも学習できる環境の構築を目指していく．

まとめ

- 血液浄化療法中にはさまざまな合併症(血圧低下，不整脈の発生，心肺停止)が発生するが，まれな事象であるほど，実臨床で「経験する」ことができず，シミュレーション教育に意義がある．
- コースの開始時と終了時の実技の様子をビデオで撮影し，両者を比較することで，コース前後でいかにチームパフォーマンスが向上したかを確認し，学習できてよかったという「満足感」を感じてもらう．
- 「透析室」という，ほかの透析患者への配慮をしながら心肺蘇生を実施しなければならない特殊性について指導する必要がある．
- 本コースでは，SimMan®を使用しているため，付属するハンドラー®機能を活用すると，デブリフィビューアー®機能に実施項目として反映されるので，デブリーフィング時には有用である．
- デブリーフィングは参加者自ら，ないしはチーム内から建設的意見が出るようにすることが重要である．

文　献

1. 日本透析医学会　統計調査委員会．図説　わが国の慢性透析療法の現況．〈http://docs.jsdt.or.jp/overview/pdf2013/p002.pdf〉Accessed Apr. 20, 2014.
2. 大森正樹，柴田奈美，浦野哲也ほか．高機能患者シミュレーターを用いた透析患者シミュレーターの作成．医療機器学 2009；79：27-31．
3. 鈴木克明．教材設計マニュアル独学を支援するために．京都：北大路書房，2002：176-9．

参考資料①

シナリオトレーニングAのプログラム
※シナリオ6症例のうち1症例を紹介

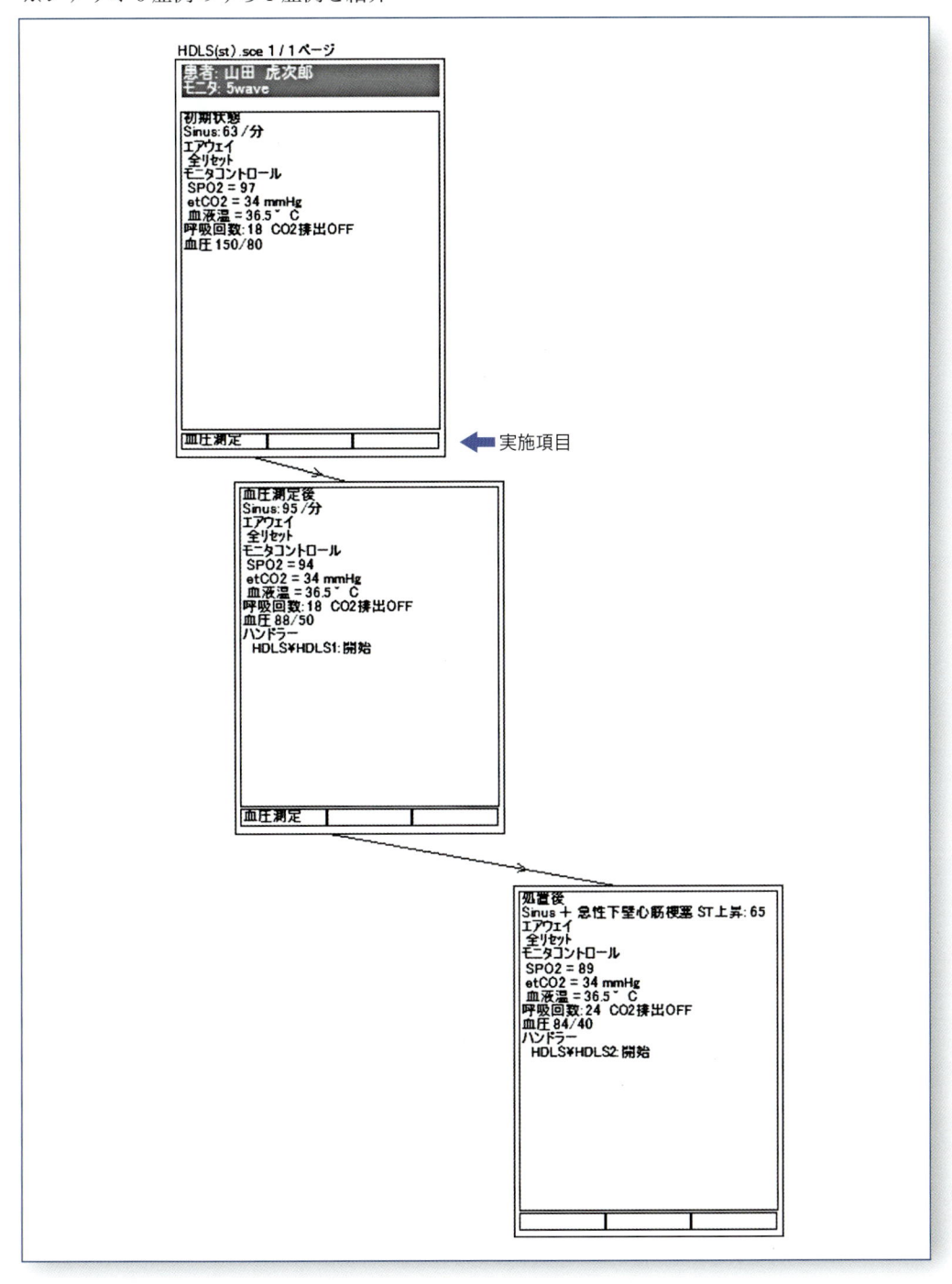

```
HDLS(st).sce 1/1ページ
患者: 山田 虎次郎
モニタ: 5wave

初期状態
Sinus: 63/分
エアウェイ
全リセット
モニタコントロール
 SPO2 = 97
 etCO2 = 34 mmHg
 血液温 = 36.5℃
 呼吸回数:18 CO2排出OFF
 血圧 150/80

[血圧測定]
```
← 実施項目

```
血圧測定後
Sinus: 95/分
エアウェイ
全リセット
モニタコントロール
 SPO2 = 94
 etCO2 = 34 mmHg
 血液温 = 36.5℃
 呼吸回数:18 CO2排出OFF
 血圧 88/50
ハンドラー
 HDLS¥HDLS1:開始

[血圧測定]
```

```
処置後
Sinus ＋ 急性下壁心筋梗塞 ST上昇:65
エアウェイ
全リセット
モニタコントロール
 SPO2 = 89
 etCO2 = 34 mmHg
 血液温 = 36.5℃
 呼吸回数:24 CO2排出OFF
 血圧 84/40
ハンドラー
 HDLS¥HDLS2:開始
```

参考資料②

シナリオトレーニング B のプログラム

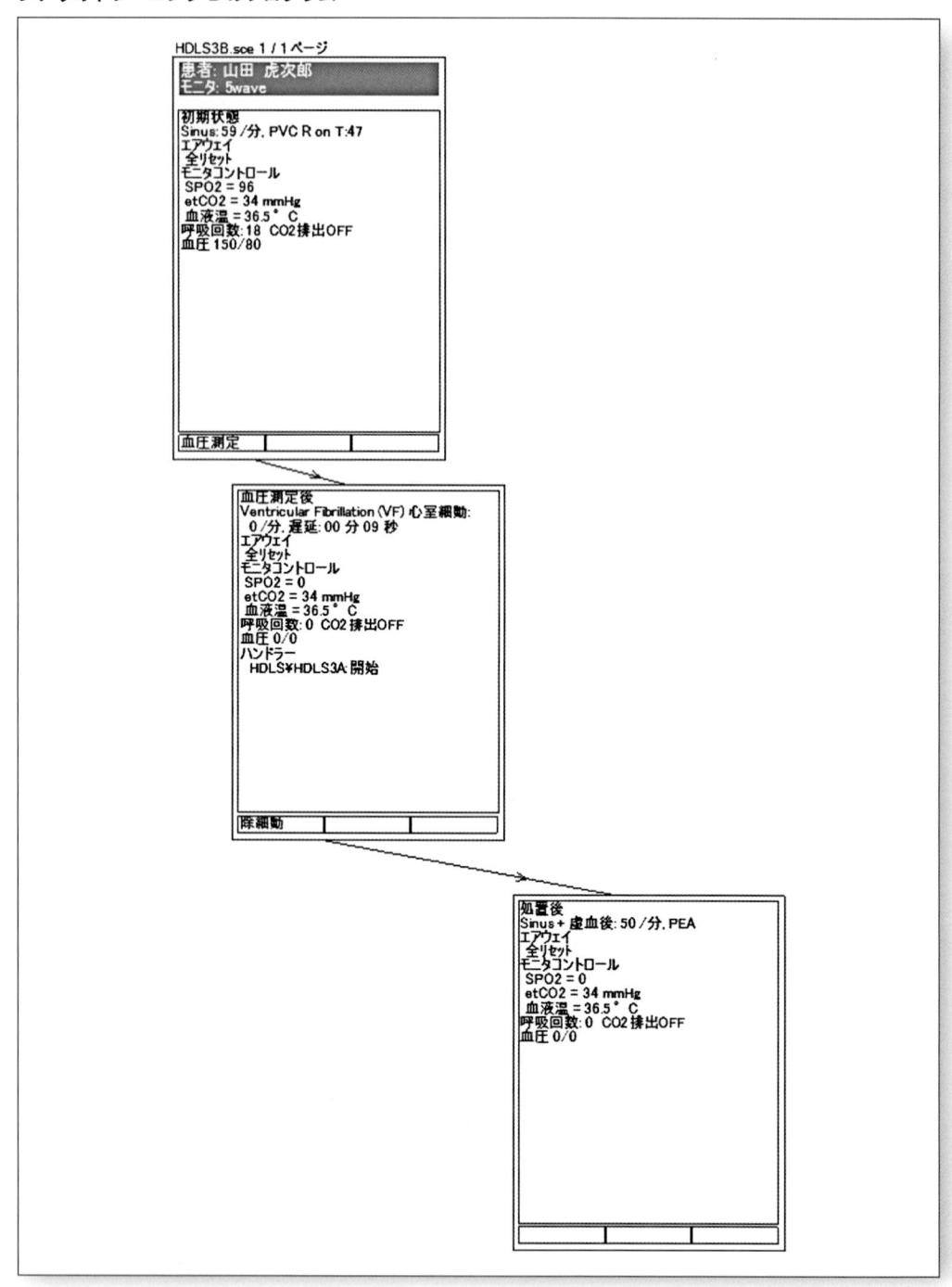

```
HDLS3B.sce 1/1ページ
患者：山田 虎次郎
モニタ：5wave

初期状態
Sinus:59/分, PVC R on T:47
エアウェイ
 全リセット
モニタコントロール
 SPO2 = 96
 etCO2 = 34 mmHg
 血液温 = 36.5℃
 呼吸回数:18  CO2排出OFF
 血圧 150/80

[血圧測定]
```
↓
```
血圧測定後
Ventricular Fibrillation (VF) 心室細動：
 0/分, 遅延:00分09秒
エアウェイ
 全リセット
モニタコントロール
 SPO2 = 0
 etCO2 = 34 mmHg
 血液温 = 36.5℃
 呼吸回数:0  CO2排出OFF
 血圧 0/0
ハンドラー
 HDLS¥HDLS3A 開始

[除細動]
```
↓
```
処置後
Sinus + 虚血後: 50/分, PEA
エアウェイ
 全リセット
モニタコントロール
 SPO2 = 0
 etCO2 = 34 mmHg
 血液温 = 36.5℃
 呼吸回数:0  CO2排出OFF
 血圧 0/0
```

参考資料③

1　ハンドラー名「HDLS1」

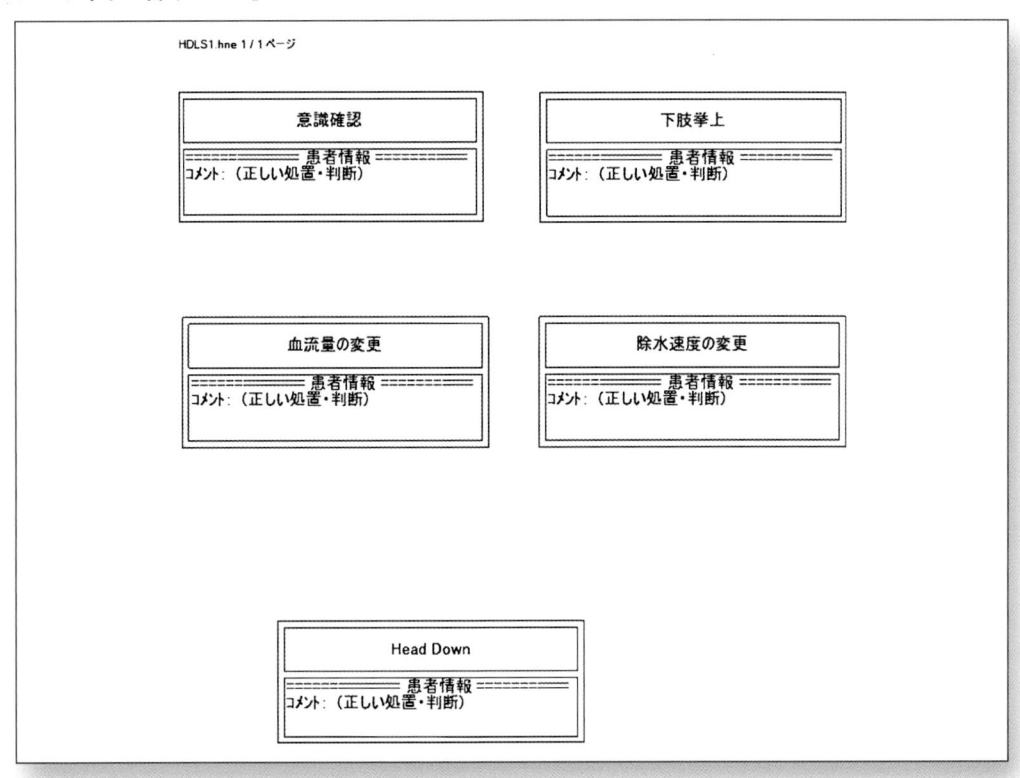

```
HDLS1.hne 1/1ページ
```

意識確認
========患者情報======== コメント：（正しい処置・判断）

下肢挙上
========患者情報======== コメント：（正しい処置・判断）

血流量の変更
========患者情報======== コメント：（正しい処置・判断）

除水速度の変更
========患者情報======== コメント：（正しい処置・判断）

Head Down
========患者情報======== コメント：（正しい処置・判断）

2　ハンドラー名「HDLS2」

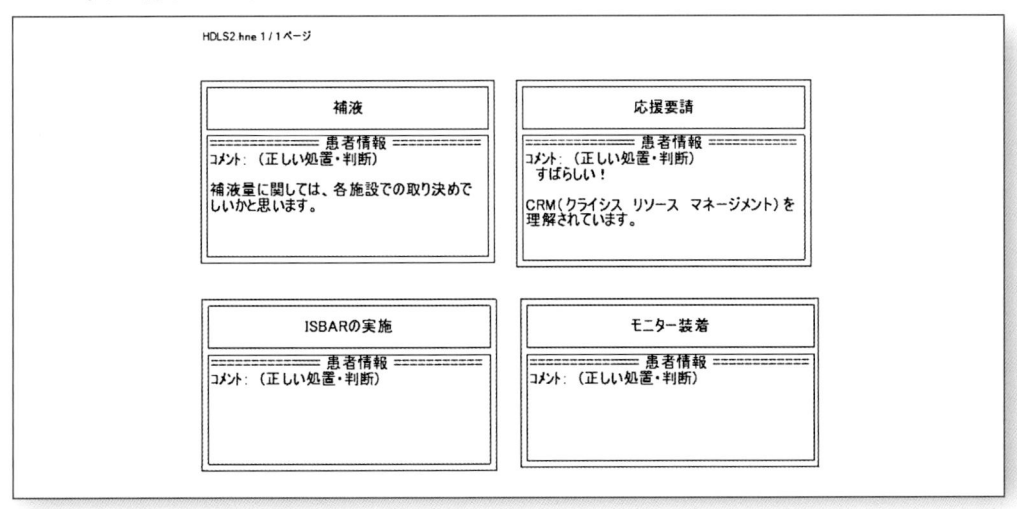

```
HDLS2.hne 1/1ページ
```

補液
========患者情報======== コメント：（正しい処置・判断） 補液量に関しては、各施設での取り決めでしいかと思います。

応援要請
========患者情報======== コメント：（正しい処置・判断） すばらしい！ CRM（クライシス リソース マネージメント）を理解されています。

ISBARの実施
========患者情報======== コメント：（正しい処置・判断）

モニター装着
========患者情報======== コメント：（正しい処置・判断）

第24章　血液浄化療法

参考資料④

ハンドラー名「HDLS3A」

HDLS3A.hne 1/1 ページ

意識確認
========= 患者情報 =========
コメント：（正しい処置・判断）

応援要請
========= 患者情報 =========
コメント：（正しい処置・判断）

脈拍の確認、シャントでも可
========= 患者情報 =========
コメント：（正しい処置・判断）

呼吸の確認
========= 患者情報 =========
コメント：（正しい処置・判断）

CPR 30：2
========= 患者情報 =========
コメント：（正しい処置・判断）
Hands onlyでも可です

環境整備
========= 患者情報 =========
コメント：（正しい処置・判断）

背板の挿入
========= 患者情報 =========
コメント：（正しい処置・判断）

返血操作の指示と実施
========= 患者情報 =========
コメント：（正しい処置・判断）
心肺停止時は胸骨圧迫が優先されるべきですが、返血操作を遅らせてもいけません。

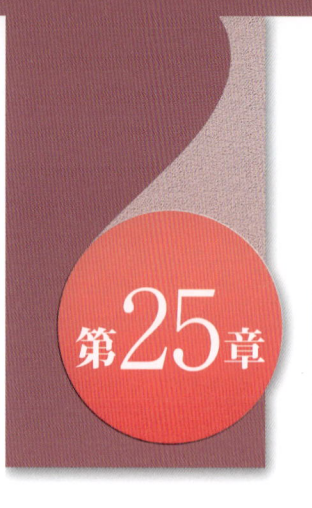

第25章 ECMO (extracorporeal membrane oxygenation)

青景 聡之，竹田 晋浩

学習目標

- ECMOシミュレーションの重要性とその背景を理解する
- シミュレーションを行ううえでの事前準備やシナリオについて知る
- ECMOシミュレーションの指導における留意点について知る

体外式膜型人工肺(extracorporeal membrane oxygenation：ECMO)は，急性呼吸不全や急性心不全患者に対して用いられる，血液ポンプと人工肺を用いた一時的な体外式生命維持装置であり，技術的に最も複雑な治療の1つである。患者の生命が完全にECMOに依存している場合，ECMOの機械不全は死に直結する。そのため，ECMOに従事するスタッフは，迅速に問題点を見いだし，トラブルに対応する能力が要求される。しかしECMO適応患者数は少ないため，実臨床のみでその技術を習得・維持することは難しい。そのため，少ない経験を補うべくシミュレーショントレーニングが活用されている。本章ではECMOプロジェクトが開催しているコースを例に挙げ，解説する。

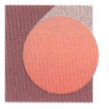

ECMOトレーニングにおけるシミュレーション教育

海外のECMOセンターでは，"ECMOシステムを管理し，ECMO患者の治療において，要求される特殊な技術や能力を保持したコメディカルスタッフ"をECMOスペシャリストと呼び，欠かせない存在となっている。Extracorporeal Life Support Organization(ELSO)は，ECMOスペシャリストの教育・トレーニングに関するガイドラインや，適切なECMO教育プログラム[1]を提示しているが，ELSO自体がECMOスペシャリストに関する標準化された認定制度をもっているわけではない。個々の施設が独自のECMOプログラムに従って，ECMOスペシャリストの教育カリキュラム，認定制度，技術維持のための定期的なトレーニングを行っている。

従来の教育方法としては，ハンズオンとしてのwater-drillトレーニングと，動物を用いた

トレーニングを行っていた．しかし，water-drill トレーニングは，実際のトラブルを再現することが難しく，判断力・チーム力を養成するには不十分である．動物を用いたトレーニングは費用や倫理的側面より，十分な回数を行うことができない．ECMO シミュレーショントレーニングは，実在した症例をシナリオとして再現することで，より実践的な技術やチームワークを習得・評価することができる．

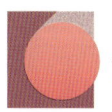

シミュレーション教育の実際

■■■■シミュレーションコースの目的・位置づけ

ECMO シミュレーションの目的は，ECMO 治療の原理とトラブルシューティングの技術を習得することであり，ECMO スタッフ教育の一環として行われる．シミュレーションは，実際の患者ではなく，マネキンを用いるため，必要な技術や知識を繰り返し体系的に効率よく学習できる．ECMO は適応症例数が少ないために，実際の患者管理のみで知識やトラブルに対応する技術を維持していくことは難しいため，一度技術・知識を習得した ECMO スペシャリストであっても，定期的に再確認する必要がある．

また，シミュレーショントレーニングでは，個人の知識や技術だけではなく，チーム内のコミュニケーション能力やチームパフォーマンスも評価対象となる．よって，同じ施設の医師，臨床工学技士，看護師のバランスのとれたチームで，シミュレーショントレーニングを行うほうがよい．

■■■■準備および環境整備

シミュレーションコースで重要な 3 つの要素は，インストラクター，場所，そして予算である．物品は，予算が少なければその範囲内で準備するしかないし，インストラクターが設定したシナリオに応じて準備する物品も異なってくる．最近のシミュレーションセンターでは，マネキンから生体情報モニターほか，必要物品の多くが備わっているところもあり，その場合には自ら準備するものは少なくて済む．ECMO シミュレーションに必要とされる代表的な物品を，表 1 に記載した．

インストラクターは，ECMO に習熟しているだけではなく，トレーナーとしての十分な知見を有するべきである．シミュレーションコースの質を維持するためには，参加者数に応じてインストラクターを配置すべきであり，筆者は参加者 4 名に対してインストラクター（助手を含め）1 名程度が適切と考えている．

場所は，あらかじめ物品やノウハウが備わっているシミュレーションセンターが理想的である．備えつけの物品を使用することで，費用を抑えることができ，インストラクターの人件費や消耗品に費用をかけることができる．

■■■■実際の流れ

2013 年 10 月に開催した ECMO シミュレーションコースの実際の時間経過を提示する（表 2）．このコースは，日本呼吸療法医学会と日本集中治療医学会が共同で行っている「ECMO プロジェクト」の一環として定期的に開催されているシミュレーションコースである[2]．

表1 ECMOシミュレーションの必要物品

マネキン関連
- マネキン(新生児・小児・成人)
- 患者用ベッド
- 生体モニター(コンピュータに接続)
- 人工呼吸器
- 基本的診察用具(聴診器・ペンライト)
- 喉頭鏡(新生児・小児・成人)・挿管チューブ(新生児・小児・成人)・固定用テープ
- ダミー血液・薬物・輸液
- シリンジポンプ・輸液ポンプ・輸液ライン・点滴台・クラッシュカート
- 蘇生用セット(酸素マスク・Ambuバッグ・緊急薬物・昇圧薬・除細動器)
- 無滅菌手袋・滅菌手袋・ガウン・ドレープ
- その他備品(バケツ・ブルーシート・吸水シート・ビニールテープ)

ECMO関連
- ECMO回路(新生児用・小児用・成人用・人工肺プライミング回路)
- スペア人工肺・遠心ポンプ・ルアー付きコネクター
- ECMO架台(人工肺ホルダー・リザーバーホルダー・O_2ブレンダーを含む)
- カニューレおよび挿入キット
- 緊急セット(ECMOハンドクランク・プレッシャーバッグなど)
- モニター関連(静脈血酸素飽和度モニター・回路内圧計・流量計)
- チューブクランプ・ハサミ・タイガン
- ソフトリザーバー(マネキンの体内に埋め込む)
- その他器材(熱交換器・持続的濾過透析機器・ACT測定機器・血液ガス測定機器)

AV機材関連
- ビデオカメラ
- スクリーン・プロジェクター
- ワイヤレスマイクロフォン・マイク
- スピーカー

表2 ECMOシミュレーションコースの時間割

(2013年10月 ECMOプロジェクト主催のECMOシミュレーションコース)

時間	内容
12:00〜12:10	挨拶 自己紹介
12:10〜13:30	講義とwater-drillトレーニング(ルーム1) 12:10〜12:40 講義 12:45〜13:05 人工肺の交換 13:10〜13:30 CRRTの接続の仕方・回路内空気混入
13:30〜13:50	休憩 ローテーション*
13:50〜15:10	シミュレーショントレーニング(ルーム2) 13:50〜14:00 病歴と経過の提示 14:00〜14:50 シナリオ進行 　うち30分 病態の変化に対するディスカッション 　うち20分 トラブルシューティングなどのチームプレー
14:50〜15:10	デブリーフィング
15:10〜	まとめ アンケート

*参加者を2チームに分け1チームは、前半は「シミュレーショントレーニング」を行い、後半で「講義とwater-drillトレーニング」を行った。20分の休憩時間中に、部屋をローテーションした。

■■■ 写真1　ECMOシミュレーションの風景

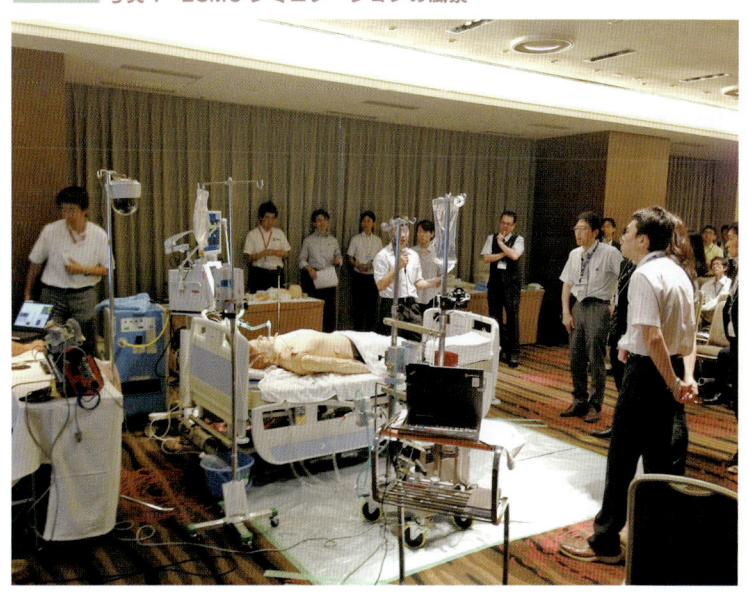

　このシミュレーションコースは，限られた予算と数少ないインストラクターのため，短期集中型の(日帰り可能)半日間のコースとして行われた(写真1)．時間が限られているため，すべてのトラブルや事象を系統的に学習することはできなかったが，時間配分は適切であったと考えている．これを叩き台にして，シミュレーションコースをより発展させていく予定である．

■■■ シナリオの例

病歴

1歳10か月の男児．急性呼吸窮迫症候群(ARDS)と診断のうえ，VV ECMOが挿入された．現在，ECMO導入10日目，肺は依然含気を認めない．カニューレは右内頸静脈から15 Fr Jostra製ダブルルーメンカニューレを挿入し，ECMO血流量は1.0 L/min @ 3000 rpmで送気，流量は1 L/minである．

- 心拍数 130/min，血圧 80/40(平均血圧 55)mmHg，SpO_2 83%，CVP 7mmHg，$ScvO_2$ 63%
- 血液ガス分析：pH 7.27，$PaCO_2$ 50 mmHg，PaO_2 45 mmHg，SaO_2 78%，HCO_3^- 25 mmol/L
- 心エコー(2日前)：肺高血圧の所見は認めない
- ECMO回路：1/4 inchチューブ回路，人工肺 Biocube 2000，遠心ポンプ Rotaflow
- 回路内圧：脱血圧−90 mmHg，人工肺前圧 360 mmHg，人工肺後圧 270 mmHg
- 薬物：モルヒネ 30 μg/kg/hr，ミダゾラム 0.1 mg/kg/hr，昇圧薬の使用はない

シナリオ

ECMOスタッフが，人工肺と回路内のコネクター部位に血栓付着を発見した．血清フリーヘモグロビン濃度を調べると，徐々に増加し，170 mg/dLまで達している．

第25章　ECMO(extracorporeal membrane oxygenation)

● 予想されるディスカッション
・何が起こっていると推測されるか？
「血栓が出現している。凝固線溶系バランスが崩れているのでは？」
「動脈側の回路に血栓はないか？ 塞栓症状はないか？」
「溶血→遠心ポンプに異音は認めないか？」
「脱血圧が過度に陰圧になっていないか？」

・問題点を知るために，行われるべき評価は？
「凝固機能の評価」「最近の回路内圧の変化は？」
→Dダイマーの上昇，APTTの延長，人工肺前後の圧較差の増大。ポンプに異音。脱血圧変化なし。

・対処方法は？
回路内血栓によって，ポンプ不全，人工肺凝血，線溶系亢進→「回路交換」

● 予想外のトラブル発生シナリオ
・参加者の反応や，チームワークを確認する
回路交換中に一時的に徐脈・血圧低下発生。心拍数 130 → 70/min，平均血圧 55 → 35 mmHg，SpO_2 83 → 50%。
→リーダーが「アドレナリン 10 µg 静脈内投与」を指示
→血圧上昇，そして回路交換後に，バイタルサインは徐々に正常化

■■■進行・指導のポイント
● 習得すべき手技は必要最低限とする
手技は，チーム全員が理解し，実行できることが重要である。トラブルシューティングは多くの場合，最も優秀なスタッフの能力ではなく，最も優秀ではないスタッフの能力に依存する。よって，どんなスタッフでも対応ができるシンプルさが手技には重視される。指導のポイントは，参加者に対して手技の完璧さを求めるのではなくて，決められた最低限の手技が問題なく施行できるかどうかを評価する。
「人工肺交換」を例にとると「交換後に回路内にごくわずかに気泡が残っていた」とする。これは非難されるべきか？ 確かに，わずかな気泡も完璧に取り除けたほうがよい。しかし，わずかな気泡にこだわって，外すクランプを誤ったり，手技に1分以上かかったりしたほうが，より患者にとって不利益である。細かい気泡も完璧に取り除くために，より手技を複雑にすることで，緊急時誰も手が出せない状態を作るべきではない。より難しいトラブルこそ，手技はよりシンプルであるべきである。

● マニュアル遵守は徹底する
知識不足は，しっかり指摘されなければならない。この場合の知識というのは，エビエンスではなく，チームであらかじめ議論し作成した「マニュアル」の理解である。「マニュアル」がエビデンスに沿っていないことはよくあるが，トラブル中にそれを議論すべきではない。トラ

ブル中には，チームが一致した考えで行動しなければならない。「マニュアル」を理解していない，実践できていない場合には，それを指摘しなければならない。

● コミュニケーション能力

コミュニケーション能力は，一致した考えで行動するための基本部分である。リーダーがどのように「状況認識」しているのかを，言葉で伝えなければチームは理解できない（「空気を読め」では伝わらない）。「意思決定」をチームに伝えなければ，準備も何も始まらない。リーダーは，はっきりした口調で，わかりやすい言葉で伝え，さらにチームメンバーからの意見に答えることが要求される。

■■■ 評価のポイント

シミュレーションでは，個人の知識・技術面だけではなく，チームとしてのコミュニケーション能力やチームパフォーマンスも評価対象となる。以下にそのポイントを示す。

● 知識・技術面
a．ECMO の原理について理解できているか？
b．ECMO デバイスの機能や特徴について理解できているか？
c．トラブルのメカニズムと対処法について理解できているか？

● チームパフォーマンス
a．「コミュニケーション」(適切な口調・言葉，双方向性)が適切になされているか？
b．「状況認識」が適切になされ，チームで共有できているか？
c．「意思決定」が適切になされ，チームで共有できているか？

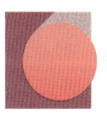

今後の展望

ECMO は適応患者数が少ないうえに，かなりリスクの高い治療法であるため，その器材に習熟したスタッフの養成が難しい。よって ECMO を保有する医療機関は，ECMO スタッフのトレーニングに割り当てる時間を確保するべきである。

　定期的なシミュレーショントレーニングは，必ず ECMO のリスクを軽減し，苦手意識を排除し，逆に自信をもたせることができるであろう。そして ECMO を自由自在に扱えるチームが確立すれば，今まで治療が困難であった重症患者を救命できるチャンスが生まれる。実際に，イタリアの ECMO グループ(ECMO net)は，実際の ECMO の経験数は少なかったにもかかわらず，シミュレーションを基盤とした教育システムを構築していたため，H1N1 パンデミックの際に良好な成績を収めることができた[3]。

　本邦における ECMO の成績向上を目的として，日本呼吸療法医学会と日本集中治療医学会が行っている「ECMO プロジェクト」は，定期的に ECMO シミュレーションコースを開催している。筆者は，定期的な ECMO シミュレーショントレーニングが必ず ECMO の成績向上に貢献すると信じている。

> **まとめ**
> - ECMO は適応症例数が少ないうえに，リスクの高い治療法であるため，専門スタッフの養成にシミュレーショントレーニングが有用である．
> - ECMO の手技は，チーム全員が理解し，実行できることが重要であるため，完璧さを求めるのではなく，最小限の手技が問題なく施行できるかどうかを評価する．
> - 緊急時には，チームが一致した考えで行動しなければならないため，マニュアル遵守の徹底が必要である．
> - 判断力・チーム力を養成するためには，シミュレーションを用いた教育を定期的に行う必要がある．

文　献

1. Short BL, Williams L. ECMO Speciallist Traning Manual, 3rd ed. Fort Myers: Perfusion, 2010.
2. ECMO project. 〈http://square.umin.ac.jp/jrcm/contents/ecmo/〉 Accessed Apr. 10, 2014.
3. Brazzi L, Lissoni A, Panigada M, et al. Simulation-based training of extracorporeal membrane oxygenation during H1N1 influenza pandemic: the Italian experience. Simul Healthc 2012; 7: 32-4. PMID: 22293665

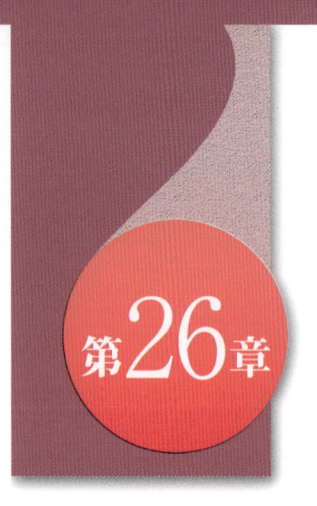

第26章 ショック—RUSH (Rapid Ultrasound in SHock)

舩越 拓

学習目標

- ショックのシミュレーションの重要性とその背景を理解する
- シミュレーションを行ううえでの事前準備やシナリオについて知る
- ショックのシミュレーション導入におけるピットフォールと解決策を知る

ショックを呈する患者のケアでは，患者の容態がめまぐるしく変化する状況において，医療者は短時間のうちに決断を下さねばならず，物理的・感情的に多くのストレスに曝される。複雑でダイナミックに変化するショックの患者のケアでは，複雑で重篤な疾患の知識を要求されるため，経験の少ない研修医が診療にあたるのは危険が高い。そのうえ，ショックの患者は疾患人口が少ないため十分な経験を積むのに時間を要する。したがって従来型の「見て，やって，教えて(See one, do one, teach one)」というトレーニングコンセプトは，患者が不利益を被る危険性という観点からは，かなり挑戦的と言わざるを得ない[1]。Landriganら[2]は，有害事象を防ぎ安全な医療を提供するために，追加の努力が必要と考えた。

そのなかで，シミュレーショントレーニングの有用性が数多く報告されており[3]，繰り返し経験できること，安全な環境で失敗できることがその利点として挙げられている。当初，シミュレーショントレーニングは外科的手技の習得を主な目的として用いられてきたが，現在では目標達成までの時間短縮やチームトレーニングなどにも有効であるとされている。本章では，ショックのシナリオにおけるトレーニングの実際を述べる。

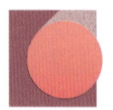

シミュレーションコースの実際

■■■ シミュレーションコースの目的・位置づけ

ショックの診療において，重要な要素は「ショックの早期の覚知」「ショックのタイプの同定」「正しい初期介入」である。そのためその3点に重点をおいたコースをデザインすることになる。また，今回はショックの原因検索に有用とされるRUSH(コラム)の習得を目指すことも

組み入れたシナリオとする。

> **コラム：RUSH(Rapid Ultrasound in SHock)について(表1)**
> ショックの原因を同定するための超音波のプロトコルであり,
> 1. The pump
> 2. The tank
> 3. The pipes
>
> の3ステップからなる。それぞれの要素を簡易的に評価することにより，ショックの原因を推定することができ，専門的な知識や技術を必要とする複雑な評価は省略されている。
>
> 　具体的な手順として，まずpumpとして，心臓超音波検査から開始する。心臓超音波検査では心囊水の有無，左室の収縮能とサイズ，右室と左室の大きさの比較の3つに焦点を絞った評価を行う。
>
> 　次のステップはtankとして，血管内容量の評価を目的とした検索を行う。具体的には下大静脈のサイズや呼吸性変動，内頸静脈のサイズと呼吸性変動に加え，胸水，腹水の貯留を評価する。また，同時に肺野の評価で気胸の有無や肺水腫の有無などの判断をする。
>
> 　最後に，pipesとして，血管の評価を行う。つまり大動脈の解離や瘤破裂などがないか，深部静脈血栓症がないかをそれぞれ評価する。
>
> 　これらの手順を短時間で評価することによりショックの原因検索の一助とし，ショックの病態を推定することができる超音波手技である[7]。

表1　RUSHの評価項目

RUSHの手順	循環血漿量減少性ショック	心原性ショック	閉塞性ショック	血流分布異常性ショック
pump	心室の過剰収縮，心室容量減少	収縮力低下，心室の拡張	心室の過剰収縮，心囊水，タンポナーデ，右室の拡張，心腔内血栓	心室の過剰収縮(敗血症早期)，心室収縮力低下(敗血症後期)
tank	下大静脈虚脱，内頸静脈虚脱，腹腔内液体貯留，胸腔内液体貯留	下大静脈拡張，内頸静脈拡張，肺水腫を示唆する所見，胸水・腹水の貯留	下大静脈拡張，内頸静脈拡張，肺胞のslidingサインの消失	正常かやや虚脱した下大静脈(早期敗血症)，感染源としての腹水や胸水
pipes	大動脈瘤破裂，大動脈解離	通常は異常なし	深部静脈血栓	異常なし

■■■■準備および環境整備

ショックの治療には，挿管などの侵襲的手技を要する器材のほか，人工呼吸器や超音波，各種薬物の準備が重要となってくる。また，年齢や性別，病歴はショックの原因検索に重要なため，きめ細かい想定を考えておく必要がある。

■■■■実際の流れ・シナリオの例

以下に筆者の施設で実際に使用しているものを含めて3例のシナリオを示す。

● シナリオ 1

ケース：83 歳の女性

現病歴：糖尿病で当院通院歴のある 83 歳女性，受診の 2 日前から腰痛を自覚していた。受診の前日には寒気を訴えて臥床がちであった。受診当日に家人が様子を見に行ったところ，話のつじつまが合わないために救急要請となった。

救急隊現着時
バイタルサイン：心拍数 116/min，呼吸数 28 回/min，SpO$_2$ 90%，体温 38.8℃，血圧 102/74 mmHg
既往歴：糖尿病，高血圧
内服：アンギオテンシン変換酵素阻害薬，メトホルミン
アレルギー：なし

病院到着時
全身状態：つらそう
バイタルサイン：上記から著変なし
意識レベル：GCS E3V4M6
身体所見：じっとり汗をかいている，末梢は冷たい
項部硬直なし
右肋骨脊椎角の叩打で顔をしかめるほかは，腹膜刺激症状なし

シナリオ進行（表 2 参照）

表 2 シナリオ 1 のフローと求められる行動

時間経過	シナリオフロー	求められる行動
1〜15 分	初期評価	モニター装着を行う ABC 評価 酸素投与を適切なマスクで行う 静脈路確保を行う 血液検査を行う RUSH による評価 敗血症によるショックを疑う 生理食塩液の投与を行う 各種培養検体の採取が行える 適切な抗菌薬の投与を行える
15〜30 分	ショックが遷延する	中心静脈路確保を考慮する 昇圧薬の投与を検討する 患者の蘇生コードを確認する
30 分	やや容体安定	ICU 入室を検討する

・シナリオ 1 の学習目標
・ショックであることを覚知できる
・意識障害が重要臓器灌流不全の部分症状であることがわかる
・正しい手技で RUSH が行える

・適切な抗菌薬の種類と量を指示できる
・正しい蘇生と昇圧薬の投与量を指示できる

・進行のポイント
i 補液：初期評価に遅れ，大量補液までに15分以上を要したり，初期輸液製剤の選択が細胞外液でなかったりしたら血圧を下げる．初期輸液の経路は問わない．大量補液の指示がなく昇圧薬などの血管作動薬を用いた場合は，血圧が改善しないようにする．
ii 昇圧薬：補液を十分に行ったにもかかわらず低血圧が遷延する時に昇圧薬を開始できなければ血圧を下げ，それでも開始できない場合は無脈性電気活動(PEA)とする．

● シナリオ 2

> ケース：23歳の男性
> 現病歴：50 km/hrで走行中のバイクから自己転倒し，投げ出された．目撃者が救急要請．ヘルメットはかぶっていたが外れていた．救急隊現着時は頸部痛と両下肢の脱力を訴えていた．
> 救急隊現着時
> バイタルサイン：心拍数80/min，血圧70/40 mmHg，呼吸数14回/min，SpO$_2$ 99%（10 L 酸素投与），体温36.2℃
> 既往歴：なし
> 内服：なし
> アレルギー：なし
>
> 病院到着時
> 全身状態：やや不穏（両足が動かない！　首が痛い！と言っている）
> バイタルサイン：心拍数70/min，血圧70/35 mmHg，呼吸数14回/min，SpO$_2$ 99%（10 L 酸素），体温35.8℃
> 意識レベル：GCS 15点
> 身体所見：頸椎カラー，バックボード固定
>
> シナリオ進行（表3参照）

・シナリオ2の学習目標
・神経原性ショックのマネジメントが適切に行える
・頸髄損傷の初期評価と初期管理ができる
・頸椎CTの読影ができる
・神経所見から損傷された頸髄レベルが推定できる

・進行のポイント
・神経原性ショックと覚知できずに輸液が3 L以上投与される場合は，肺水腫の合併をきた

第26章　ショック—RUSH（Rapid Ultrasound in SHock）

表3 シナリオ2のフローと求められる行動

時間経過	シナリオフロー	求められる行動
1〜15分	初期評価	第一印象の評価を行う モニター装着を行う 頸椎カラーの装着継続を指示する ABC評価 酸素投与を適切なマスクで行う 静脈路確保を行う 血液検査を行う RUSHによる評価 胸部骨盤X線撮影の指示が出せ，問題ないことがわかる 外出血がないことを同定できる 生理食塩液の投与を行う
15〜30分	神経原性ショックが疑え，頸髄損傷の評価ができる	徐脈，低体温，蠕動音の低下，低血圧，弛緩性麻痺，腱反射の消失，感覚脱失，海綿球反射の消失などが評価できる 頸椎CTで頸椎骨折が指摘できる
30分	容体安定	Foleyカテーテルの挿入を指示できる ICU入室を検討する

し，陽圧換気が必要となる
・昇圧薬の投与が行われなければ，血圧上昇をきたさない
・Foleyカテーテルが挿入されない場合は，溢尿性尿失禁をきたす

● シナリオ3

ケース：5歳の男児
現病歴：来院2日前から咳嗽と発熱あり，今朝になって元気がないので，救急室に父親とともに来院
既往歴：なし
内服：なし
アレルギー：なし

病院到着時
全身状態：元気がない
バイタルサイン：心拍数150/min，血圧74/-mmHg，呼吸数26回/min，SpO$_2$ 90％（室内気），体温39.6℃
意識レベル：GCSE1V2M5
身体所見：ぐったりしている
　　　　　毛細血管再充填時間　3秒
　　　　　末梢冷たい，mottlingあり
　　　　　左肺クラックル聴取

シナリオ進行(表4参照)

表4 シナリオ3のフローと求められる行動

時間経過	シナリオフロー	求められる行動
1～15分	初期評価	意識状態の異変に気づく PATが不良であることがわかる 末梢に触れる バイタルサインを測定する 酸素，ルート，モニターの指示ができる
15～30分	ショックの初期評価，治療ができる	超音波検査を施行する 心電図を指示できる 胸部X線を施行できる 生理食塩液20 mL×20 kgを指示できる ボーラス投与後の血圧を再検できる 3回までボーラス投与が繰り返せる
30分	さらなる治療を進められる	血管作動薬の種類と具体的な量の指示が出せる 抗菌薬の種類と具体的な量の指示が出せる

PAT : pediatric assessment triangle

- シナリオ3の学習目標
- 小児のショックの対応ができる
- 敗血症性ショックであることが認識できる
- warmショックかcoldショックであるかの区別ができる

- 進行のポイント
- 処置が遅れるようであれば痙攣をきたす

■■■■シナリオ3の評価のポイント

敗血症性ショックのシミュレーショントレーニングに用いた評価表の例を示す(表5, 6)[4]。ショックの覚知，評価に続いて，適切な処置治療が施せたかが評価項目に挙げられている。しかし，評価表で重要となるのは，より具体的な行動で測定可能な項目を設定することにある。また，その評価された行動が知識や態度も含めた議論に発展するようなポイントとなっているかも検討しなければならない。

デブリーフィングの手法などは他章に譲るが，評価において，参考になる考えに「完全習得学習理論」がある。これはBloomや弟子のKimによって1960年代後半にモデル化された教育方法である。簡単に述べると，個々人によって学習ポイント，吸収の速さには差があり，全体一致で同じものを学習することを目指すのは非現実的である，とする考えである。だが，シミュレーションは多人数を対象に同一のシナリオで行われることが多く，そうしないとチームダイナミクスなどの評価ができないのも忘れてはならない側面である。

そのなかで，シミュレーション教育を現場でのパフォーマンスの向上に用いようとしているのであれば，評価は形成的であるのが望ましく，評価は今後の指導の足掛かりや課題の炙り出しと位置づけるべきであり，指導者はその観点を忘れてはならない。

表5　敗血症性ショックのシミュレーショントレーニングにおける評価項目①

評価項目	スコア
診断	敗血症を初期鑑別に含めた
支援の要請	指導医を呼んだり応援要請をした
ボーラス輸液	細胞外液のボーラス投与をした
末梢静脈路の追加	末梢静脈路の追加確保を行った
中心静脈路	確保を検討した
血管作動薬	血管作動薬を開始した
酸素代謝の評価	血液ガスと乳酸の測定をした
腎機能	尿量測定とクレアチニン値確認した
ヘマトクリット	ヘマトクリットを含めた採血を指示した
抗菌薬の使用	抗菌薬の投与を指示した
感染源検索	感染源の検索を行い，各種培養検体の採取をした
他の疾患の除外	ほかの血液分布性ショックの鑑別を検討した
コードの確認	code statusを確認した
昇圧薬の選択	超音波所見や静脈ガスから適切なカテコールアミンの選択ができた
血管ボリューム評価	超音波所見や中心静脈圧から血管ボリュームの評価を行った
再評価	ボーラス後の血管内ボリュームの再評価を行った

表6　敗血症性ショックのシミュレーショントレーニングにおける評価項目②

評価項目	1点	5点
プランニング	過ちが起きそうである 鑑別の吟味が不十分	優先順位を明確にしている チーム全体でプランを共有している
リーダーシップ	対立が生じている 方向性が定まっていない	冷静で強いリーダーシップを発揮している
情報の共有	根本的な問題の共有ができていない	根本的な問題と優先順位の共有ができている
役割の分担	活用できていないメンバーがいる。負担が過剰なスタッフがいる	能力に応じた役割を各自が与えられそれを遂行できている
コミュニケーション	優先順位や問題に関してのコミュニケーションがない 重要でない問題に注目が集まっている	優先順位や直面している問題を共有できている
情報の活用	情報はアクセスできるが無視されている 情報の活用に必要な支援の要請がされない	すべての情報を把握し支援の必要性を認識し補完できる

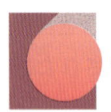

今後の展望

シミュレーション教育は設備や人員，時間がより多く必要とされる[5]が，ケースディスカッションなどと比べて学習効果が高いことが示されている。また，シミュレーションは個人の知識を評価するばかりでなく，知識を実践できるのかといったMillerの学習理論における「知っている」よりも高い次元のパフォーマンスがはかれることが知られている。さらに，チームワークなどの，いわゆるCrew (or Crisis or Coickpit) Resource Managementを評価できるのも長所とされる。

　しかしながら，シミュレーション教育が，従来型ではKirkpatrickモデルにおける知識レベルの変化(レベル2)までしか保証できなかったものが，行動変容につながったか(レベル3)を目指せるようになった[6]。しかし，さらに現場でよりよい結果につながった(レベル4)とする強いエビデンスはまだまだ不足しているため，ショックのシミュレーションにおいてもより高

い Kirkpatick モデルのレベルでの，エビデンスを求めた研究が望まれる。

　特にショックの患者のような短時間で不幸な転帰につながる可能性を秘めたケースを現場で目の当たりにすると，シミュレーション時のような守られた空間とは異なり，判断力は極端に低下するものと考えられている。そのためシミュレーションの場でどのように心理的な忠実性（fidelity）を確保するかも今後の課題となる。

まとめ

・ショックのようなめまぐるしく状況が変化し，早期に適切な介入が必要な病態にシミュレーショントレーニングは有用である。

・ショックのシミュレーションにおいては「ショックの早期の覚知」「ショックのタイプの同定」「正しい初期介入」の3点を考えたシナリオ作りが望まれる。

文　献

1. Springer R, Mah J, Shusdock I, et al. Simulation training in critical care: does practice make perfect? Surgery 2013; 154: 345–50. PMID: 23889961
2. Landrigan CP, Parry GJ, Bones CB, et al. Temporal trends in rates of patient harm resulting from medical care. N Engl J Med 2010; 363: 2124–34. PMID: 21105794
3. Schroedl CJ, Corbridge TC, Cohen ER, et al. Use of simulation-based education to improve resident learning and patient care in the medical intensive care unit: a randomized trial. J Crit Care 2012; 27: 219. e7–13. PMID: 22033049
4. Ottestad E, Boulet JR, Lighthall GK. Evaluating the management of septic shock using patient simulation. Crit Care Med 2007; 35: 769–75. PMID: 17235260
5. Littlewood KE1, Shilling AM, Stemland CJ, et al. High-fidelity simulation is superior to case-based discussion in teaching the management of shock. Med Teach 2013; 35: e1003–10. PMID: 23126242
6. Nguyen HB, Daniel-Underwood L, Van Ginkel C, et al. An educational course including medical simulation for early goal-directed therapy and the severe sepsis resuscitation bundle: an evaluation for medical student training. Resuscitation 2009; 80: 674–9. PMID: 19395143
7. Perera P, Mailhot T, Riley D, et al. The RUSH exam: Rapid Ultrasound in SHock in the evaluation of the critically Ill. Emerg Med Clin North Am 2010; 28: 29–56, vii. PMID: 19945597

第27章 急性心不全症候群

遠藤 智之

学習目標

- 急性心不全のシミュレーションの重要性とその背景を理解する
- シミュレーションの事前準備やシナリオについて知る
- 急性心不全のシミュレーション導入におけるピットフォールと解決策を知る

2008年にMebazaaらは，病院前から救急部門における急性心不全症候群の診断と治療に関して，初期収縮期血圧とほかの症状をベースに5パターンの病型分類を行い（表1），「クリニカルシナリオ（CS）」という新たな治療戦略を提唱した[1]。急性心不全診療にかかわるすべての医療従事者が，CSの全病型の診断と治療を等しく臨床で経験することは困難であり，シミュレーション教育によって補填できる可能性がある。

筆者は，このCSに基づく診療能力の習得を目的として，2012年8月より「急性心不全症候群シミュレーション」を独自に企画した。2013年10月までの14か月の間に18回開催し，計126名の医療従事者が参加した。現在は，東北大学大学院医学系研究科総合地域医療研修センター教育事業の一環として開催しており，東北地域に限らず公募かつ参加費無料で，本シミュレーションコースを継続開催している。

筆者がどのようにして急性心不全症候群シミュレーションコースを実践しているのか，シナリオ作成，シミュレーター設定，環境整備，インストラクション・ファシリテーションなどの観点から記載する。

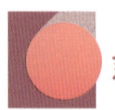

急性心不全症候群シミュレーションの実際

■■■到達目標

筆者が想定している参加者の到達目標は，「CSに基づいた急性心不全症候群の初期マネジメント能力を獲得すること」である。この目標を達成するためには，以下の副次項目についてのパフォーマンスを向上させる必要がある。

表1 クリニカルシナリオ分類

分類	CS1	CS2	CS3	CS4	CS5
基準	SBP＞140 mmHg	SBP 100～140 mmHg	SBP＜100 mmHg	ACS	右心不全
特徴	・急激に発症する ・主病態はびまん性肺水腫 ・全身性浮腫は軽度：体液量が正常または，低下している場合もある ・急性の充満圧の上昇 ・左室駆出率は保持されていることが多い ・病態生理としては，血管性	・徐々に発症し体重増加を伴う ・主病態は全身性浮腫 ・肺水腫は軽度 ・慢性の充満圧，静脈圧や肺動脈圧の上昇 ・その他の臓器障害：腎機能障害や肝機能障害，貧血，低アルブミン血症	・急激あるいは徐々に発症する ・主病態は低灌流 ・全身浮腫や肺水腫は軽度 ・充満圧の上昇 ・以下の2つの病態がある ①低灌流または，心原性ショックを認める場合 ②低灌流または，心原性ショックがない場合	・急性心不全の症状および徴候 ・ACSの診断 ・心臓トロポニンの単独の上昇だけではCS4に分類しない	・急激または，緩徐な発症 ・肺水腫はない ・右室機能不全 ・全身性の静脈うっ血所見
治療	・NPPVおよび硝酸薬 ・容量過負荷がある場合を除いて，利尿薬の適応はほとんどない	・NPPVおよび硝酸薬 ・慢性の全身性体液貯留が認められる場合に利尿薬を使用	・体液貯留所見がなければ容量負荷を試みる ・強心薬 ・改善が認められなければ肺動脈カテーテル ・血圧＜100 mmHgおよび低灌流が持続している場合には血管収縮薬	・NPPV ・硝酸薬 ・心臓カテーテル検査 ・ガイドラインが推奨するACSの管理：アスピリン，ヘパリン，再灌流療法 ・IABP	・容量負荷を避ける ・SBP＞90 mmHgおよび慢性の全身性体液貯留が認められる場合に利尿薬を使用 ・SBP＜90 mmHgの場合は強心薬 ・SBP＞100 mmHgに改善しない場合は血管収縮薬

CS：clinical scenario, SBP：systolic blood pressure, NPPV：non-invasive positive pressure ventilation, ACS：acute coronary syndrome, IABP：intra-aortic balloon pumping,

・適切な病歴聴取と注意深い身体診察を行う
・視診，聴診，触診により病態を適切に評価する
・非侵襲的陽圧換気(non-invasive positive pressure ventilation：NPPV)，硝酸薬，利尿薬，強心薬，経皮的体外循環補助装置の適応を知り，適切に使用する
・各シナリオにおける胸部X線所見，心エコー所見，血液データの特徴を理解する
・各シナリオの代表的疾患における専門的な治療戦略を知る
・治療に伴う症状，バイタルサイン，身体所見の動的変化に注意する
・チーム医療を実践し，適切な情報共有を行う

　現在利用可能な高忠実度シミュレーターと，実際の症例の臨床データを組み合わせれば，上記副次項目の多くをシミュレーションで疑似体験可能である．当然シミュレーターの限界として，頸静脈怒張，浮腫，四肢冷感などは表現することができないため，これらの所見に関しては，実際の症例の写真を提示したり，口頭で説明したりすることで補っている．
　本シミュレーションコースは，まさしく臨床現場を模したリハーサル型のシミュレーション

であり，チームとしての相互介入を容認しているため，参加者個人のコンピテンシーの評価は行っていない。このため，個人用のパフォーマンスチェックリストは用意していない。

■■■■準備および環境整備

●事前学習

参加者には，事前に日本循環器学会の急性心不全治療ガイドライン2011年度版[2]を参考資料として推薦し，自己学習を促している。日本循環器学会のウェブサイトからPDFとして無料ダウンロード可能である。

●環境整備・準備

現在，東北大学医学部シミュレーションセンターの一室を「救急蘇生シミュレーション室」と名づけて整備しており，人工呼吸器などは以前，臨床で使用されていたが現在では使用できない器械を安価に購入したり，無償で譲り受けたりするなどして，可能なかぎりリアルワールドを模した環境作りに努めている(写真1)。

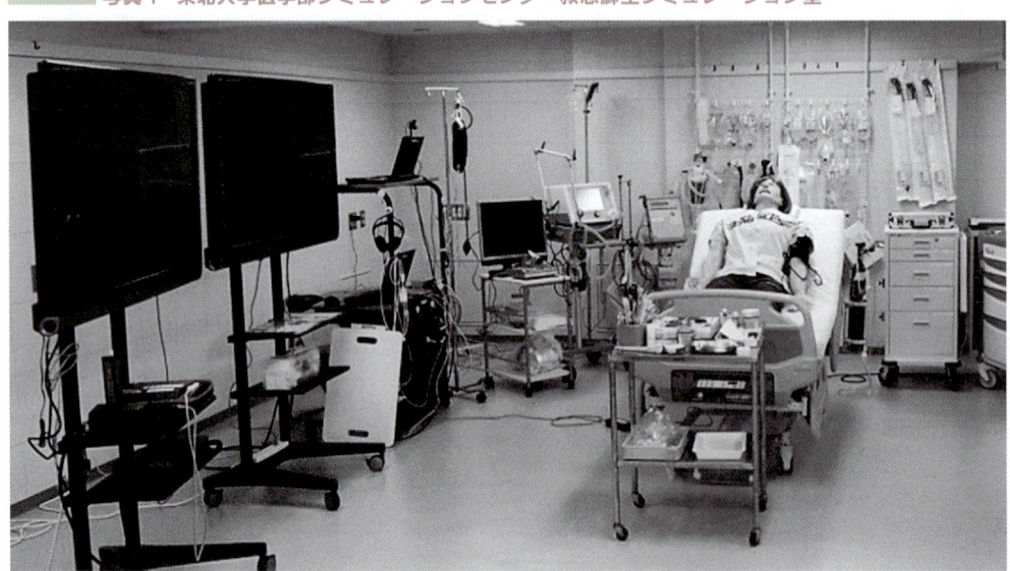

写真1 東北大学医学部シミュレーションセンター救急蘇生シミュレーション室

- シミュレーター：Laerdal社のSimMan3G®を使用している。CS1〜5まで，それぞれの初期状態を事前にプログラミングしている。バイタルサインのほか，心音，呼吸音，開眼状態，脈拍触知などについても症例に合わせてプログラムしている。
- ベッド：起座呼吸にするためギャッジアップ可能なベッドが理想的である。
- 経皮ペーシングが可能なマニュアル除細動器：症候性徐脈に対する経皮ペーシングや不安定頻脈に対する同期通電に使用する。
- NPPV：実際にシミュレーターに装着して設定を行う。シミュレーターには「吸気フロー」がないため，自発呼吸のトリガーを再現することはできない。NPPVを用意できない場合は，専用のマスクだけでも用意したい(写真2)。

- 人工呼吸器：気管挿管症例で使用する．実際に換気モードを設定する．
- シリンジポンプ：症例の体重をもとに，微量点滴の流量を計算し，具体的に指示を出す．実機である必要はなく，イメージできるものがあれば代用可能である．
- 救急カート：気道管理用具，緊急薬物などをまとめて用意しておく．
- 大型モニター：1台はシミュレーターの生体情報モニター表示用，1台は症例の画像情報提示用として使用している．クリアな画面で，参加者全員が情報を共有できるため非常に有用である．
- 霧吹き：冷汗の演出用として使用している．
- 輸液セット，点滴スタンド：静脈ラインは2本確保できるように用意する．
- 動脈圧ラインセット，尿道留置カテーテルなど：可能であれば備品として用意する．
- インストラクター用資料

　本シミュレーション用に，CS1〜5のスライドを用意している(図1)．各シナリオの画像情報は，実際にあった症例のものを使用している．心エコー所見も実際の症例で保存していた動画を用い，左室駆出率や右心負荷所見の推定などを実践してもらう．

■■■■プログラムデザイン
実習時間：4時間
参加人数：最大10名までとし，5名1グループを基本としている
事前推奨資格：米国心臓協会ACLSのプロバイダーカードを有していること
時間割：ミニレクチャー10分＋NPPVハンズオンセッション20分＋シナリオシミュレーション30〜40分×5

■■■■シナリオの具体例
CS1を具体例として示す．CS1は，高血圧性心肥大からの電撃性肺水腫の症例であり，NPPVと硝酸薬ですみやかに病態が改善し，利尿薬を要しない想定としている．

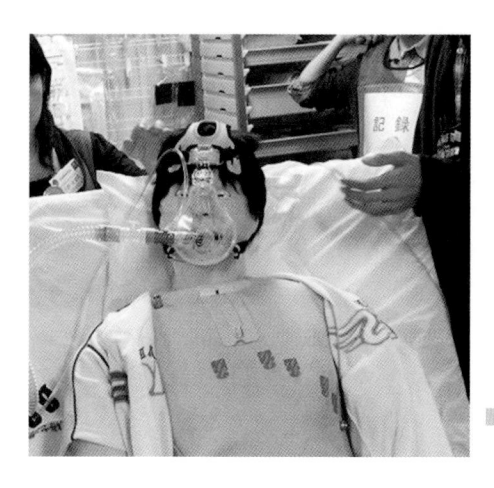

写真2　NPPVをシミュレーターに装着した様子

シミュレーターの身体所見：開眼状態：半開眼，肺音：両側湿性ラ音，心音：設定なし
シミュレーターの初期バイタルサイン：呼吸数40回/min，心拍数130/min・整，血圧250/130 mmHg，SpO₂ 78%（室内気），体温36℃
その他の情報（図1）：病院前情報，AMPLE，頸静脈，動脈血液ガス分析，12誘導心電図，胸部X線，心エコー，BNPを含む採血データ．

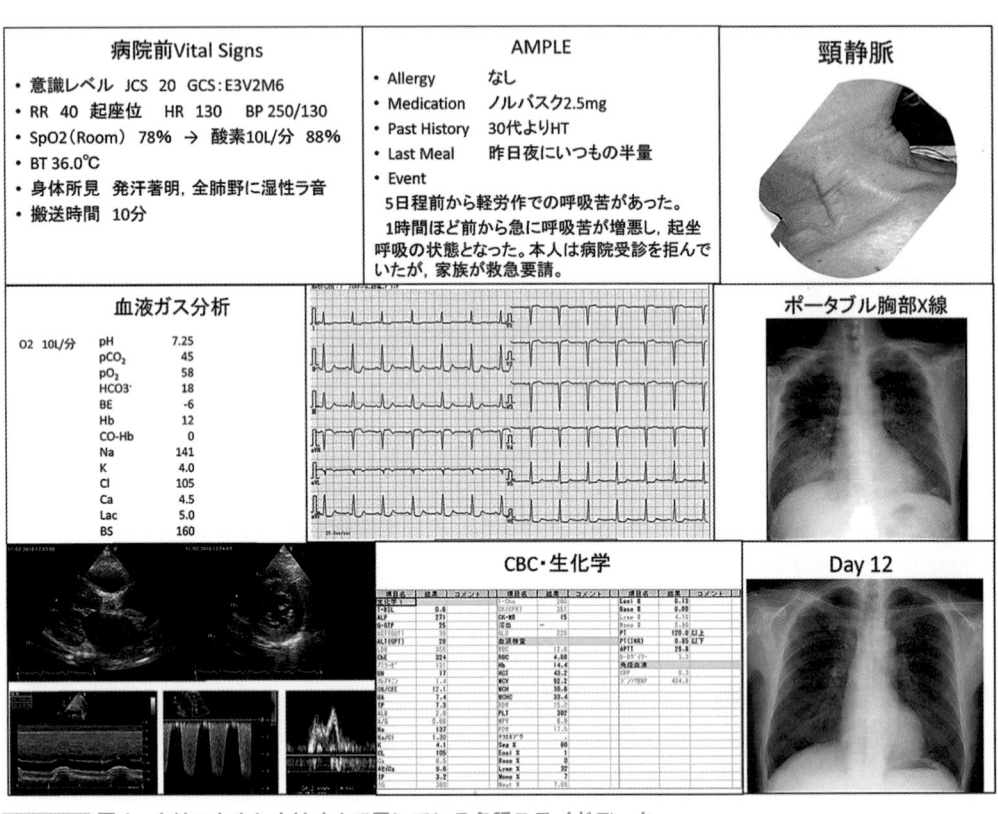

図1 クリニカルシナリオ1で用いている各種スライドデータ

　CS 2〜5に関しては，以下を用意している．詳細は，是非シミュレーションコースに参加し経験していただきたい．

CS 2：僧帽弁逆流を伴う虚血性心筋症→NPPV＋硝酸薬＋利尿薬

CS 3：急性心筋炎による心原性ショック→強心薬で心室頻拍（VT）誘発→同期通電，気管挿管，経皮的体外循環補助装置準備

CS 4：右冠動脈起始部閉塞による下壁梗塞＋右室梗塞ショック，徐脈→輸液負荷＋経皮ペーシング＋カテコールアミン→経皮的冠動脈インターベンション準備

CS 5：重症肺血栓塞栓症＋深部静脈血栓症→適度な輸液，カテコールアミン，気管挿管→造影CT，抗凝固療法など

■■■■進行・指導のポイント

原則として，臨床の場で実際に行うことを，できるだけ忠実に実施してもらうようにしている．トレーニングの時間は限られているため，時間経過や処置内容に関する多少の省略は必要だが，参加者が没入するために過度の省略は避け，一つ一つ丁寧に評価と処置を実施してもらうように心掛けている．このため，1シナリオ当たりの所要時間が長くなることを許容している．

最大5名で1チームとし，リーダーを1名指名し，チームでの診療を実践する．1名は記録係として，ホワイトボードに時系列での診療記録を行う．ガイドラインに沿った診療をリハーサルすることが目的であり，リーダー個人のパフォーマンス評価は行わない．実施にあたってはチームメンバーの相互介入を許容し，適切な診療手順を実践することを重視している．シミュレーションのゴールは入院前の呼吸・循環の安定化である．

● シミュレーターの操作

シミュレーターのバイタルサインや開眼所見，聴診所見などは，参加者のパフォーマンスを見ながら適宜操作している．CS1と2については，NPPVを開始した際に，心拍数，呼吸数，SpO_2，血圧が同時に改善していくアルゴリズムを作成し利用している．参加者に成功体験をもたせたいという意図があるため，増悪をきたす可能性のある処置・治療を選択しようとする際には，本当にその選択が正しいのか，チームでの再考を促し，適切な治療を選択するようにしている．

● 微量点滴

微量点滴については，実際の投与流量を体重換算で算出し，指示を出す．例えば，体重70 kgの患者に，ニトログリセリンを0.5 μg/kg/minで投与するのであれば，25 mg/50 mLの製剤では何mL/hrになるのかを算出する．この作業を行うことで，普段使用している薬物の投与量について，より深い意識づけができると思われる．

シナリオ進行の際には，シミュレーターを操作しつつ，スライドで用意した患者情報をタイミングよく大型モニターに表示する．提示した画像や血液データに関しては，できるだけ詳細な解釈を促し，チーム全員にそれぞれの臨床的意義を確認してもらう．直接的な指導は避け，できるだけチームで解決してもらう．また，ガイドラインやそのほかの資料を見ながらの診療を許容する．

これらシナリオ進行におけるシミュレーターやスライドの操作は筆者の臨床経験がベースになっているため，現時点では教育技法としての標準化がはかりにくい．

■■■■デブリーフィングのポイント

一連のシナリオシミュレーションが終了したら，シナリオごとにデブリーフィング(振り返り)とミニレクチャーを行う．参加者の多くは，急性心不全症候群診療にかかわっている医師，看護師であるため，シナリオ進行やデブリーフィングの際には，あまり参加者のバックグラウンドを考慮せず，インストラクション内容を均一に維持するようにしている．直後のデブリーフィングにおいて，参加者のこれまでの経験とシミュレーションでの経験を比較することで，より深い理解を促すように心掛けている．

具体的には，ホワイトボードに記録した診療内容から，実施された検査とその結果の解釈の妥当性，治療内容と実施タイミング，治療後の動的変化について確認していく．NPPV を用いた場合には，NPPV によってどのようなバイタルサインの変化が起きたのかに注意する．

CS の概念は，大まかに急性心不全症候群をカテゴリー化するためのものである．したがって，そのような病態を形成している個々の疾患（例：急性心筋炎，肺塞栓症など）に特異的な治療手順については記載がない．デブリーフィングを実施するうえでは，これらの個々の疾患についても掘り下げる必要がある．このため，これらに関しても日本循環器学会ガイドラインを参照し，標準的評価・治療についてミニレクチャーとして言及するように努めている．

しかしながら，実施したシナリオの流れと参加者の経験や所属施設の方針の間にギャップがある場合には，できるだけ参加者の意見を聞き，実臨床の多様性をほかの参加者と共有することにしている．

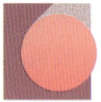

シミュレーション教育の効果

実際に本シミュレーションコースが参加者の行動変容をきたすことができたのかに関してアンケート調査を行っている．2012 年 8 月～2013 年 1 月の間に参加した 33 名に対して電子メールにて事後アンケートを行い，20 名(61%)から回答を得た．「参加前後で自分自身の急性心不全患者診療が変わったと思うか」という問いに対して，20 名中 15 名(75%)が「変わった」と回答し，シミュレーション教育の効果をうかがわせた(図 2)．

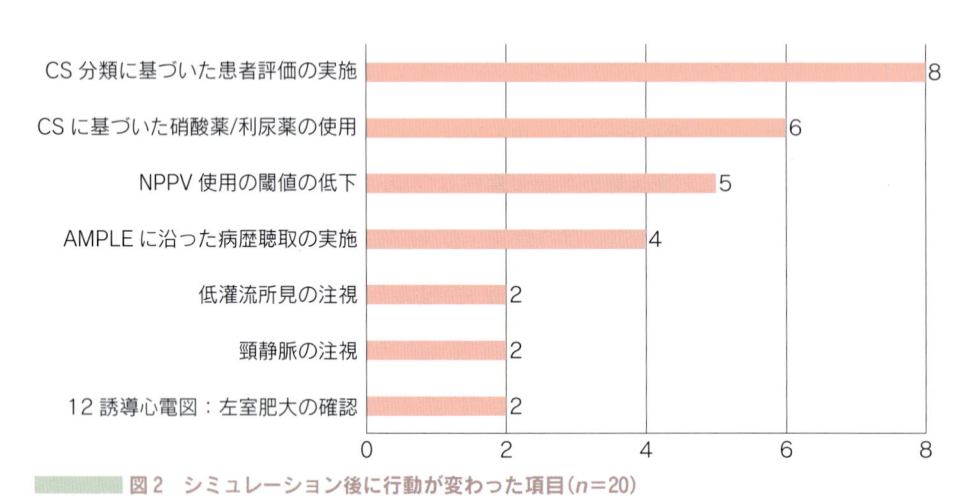

項目	人数
CS 分類に基づいた患者評価の実施	8
CS に基づいた硝酸薬/利尿薬の使用	6
NPPV 使用の閾値の低下	5
AMPLE に沿った病歴聴取の実施	4
低灌流所見の注視	2
頸静脈の注視	2
12 誘導心電図：左室肥大の確認	2

図 2 シミュレーション後に行動が変わった項目(n=20)

CS：clinical scenario, NPPV：non-invasive positive pressure ventilation, AMPLE：allergy, medication, past history, last meal, event

また，シミュレーションがもたらした効果に関するフリーコメントとして，以下のような意見が得られた．
・CS 分類を用いて治療を選択するようになった．
・曖昧だった知識の整理ができた．

- CSに基づく治療の機能性を確認できた。
- 病態把握がよりわかりやすくなった。
- 診療の流れがイメージしやすくなった。
- まずガイドラインを参照するようになった。

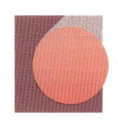

今後の展望

参加者に対する事後アンケートでは，本シミュレーションコースの効果が期待される結果であり，今後も継続的に広く医療従事者に提供していきたいと考えている。急性心不全症候群は日常臨床で遭遇する頻度が高く，初期治療を実施するのは必ずしも循環器専門医とはかぎらない。このため，本シミュレーションコースの需要は高いものと考える。

● ● ●

急性心不全症候群シミュレーションの実際について，環境整備，シナリオ作成，インストラクション・ファシリテーション，効果について，筆者の経験をもとに記載した。シミュレーション教育は，ガイドラインやアルゴリズムを効率的に体得するための1つのツールとして利用可能であり，学習効果を高めるためには，シミュレーターだけではなく，参加者が没入できる環境作りや実臨床に基づいたデータの提示が有効と思われる。

まとめ

- 急性心不全症候群のクリニカルシナリオとは，初期収縮期血圧とほかの症状をベースに病型分類を行い，それに基づいた治療戦略を提示したものである。
- シミュレーションコースでは，臨床で実際に行うことを，できるだけ忠実に実施してもらうため，参加者が没入できる環境作りや実臨床に基づいたデータの提示が有効である。
- チームで診療にあたることを想定しており，個人のパフォーマンスの評価は行わず，参加者全員の相互介入を許容し，適切な診療手順を実践することを重視している。
- デブリーフィングでは，記録した診療内容から，実施された検査とその結果解釈の妥当性，治療内容と実施タイミング，治療後の動的変化について確認する。その際，参加者のこれまでの経験とコースでの経験を比較させ，より深い理解を促す。
- アンケート調査を行ったところ，コースの参加前後で，「急性心不全患者診療が変わった」という回答は75%であり，シミュレーション教育の効果がうかがわれる。

文献

1. Mebazaa A, Gheorghiade M, Piña IL, et al. Practical recommendations for prehospital and early in-hospital management of patients presenting with acute heart failure syndromes. Crit Care Med 2008; 36(Suppl 1): S129–39. PMID: 18158472
2. 和泉 徹，磯部光章，伊藤 浩ほか．急性心不全治療ガイドライン 2011年改訂版〈http://www.j-circ.or.jp/guideline/pdf/JCS2011_izumi_h.pdf〉Accessed, Mar. 12, 2014.

第28章 麻酔科

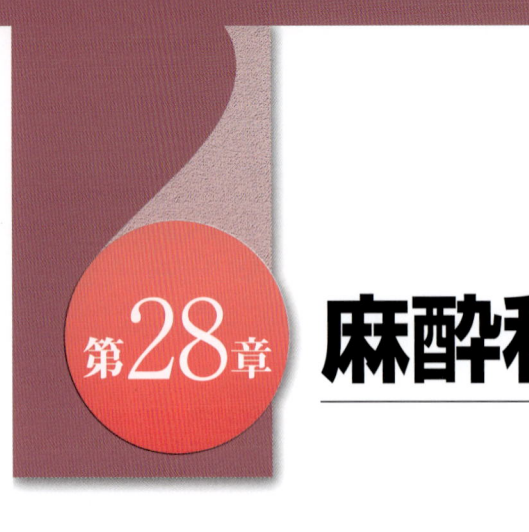

鹿瀬 陽一

学習目標

- Maintenance of Certification in Anesthesiology(MOCA)における麻酔科シミュレーションの重要性とその背景を理解する
- 麻酔科シミュレーションの導入におけるピットフォールと解決策を知る

米国では，専門医の質の担保と患者安全のための専門医の更新制度が厳格に定められている。米国の麻酔科専門医は，American Society of Anesthesiologists(ASA)が認定するのではなく，学会とは別の専門医を認定するためだけの専門医認定機構(American Board of Anesthesiology：ABA)が設置されている。米国のレジデントから専門医資格を獲得するまでの道のりは，非常に厳格に定められており，ほぼどの診療科においても，その質の担保に重点がおかれている。

各診療科の専門医の質を維持するために，米国の24診療科の専門医認定機構の連合(American Board of Medical Specialties：ABMS)が，各診療科の専門医認定に共通の基準を勧告し，その勧告に合わせた専門医の認定の機構ができあがっている。この専門医認定制度の麻酔科版がMaintenance of Certification in Anesthesiology(MOCA)である。筆者は，日本で麻酔科医としての教育を受けていたので，米国留学中にMOCAのシミュレーションコースに参加をすることができた。コースの内容を事細かに紹介することは，守秘義務に反することにもつながるので，本章では，概要とそのコンセプトを紹介する。

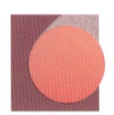

MOCAが定める麻酔科専門医が達成すべき目標

MOCAによる専門医の質の維持は，2000年以降に麻酔科専門医の資格を得た者が専門医の更新をする際には，必須の条件となる。2000年より前に専門医資格を得た専門医は，MOCAへの参加は必須ではなく，推奨とされている[1]。

麻酔専門医の質を担保するために，MOCAには6つの大きな目標が掲げられている。そ

れらは，①医学知識，②患者のケア，③症例に基づく学習とその実施，④コミュニケーション能力，⑤プロフェッショナリズム，⑥系統立った治療の実施となる。これらの6つの目標を実現するために，麻酔科専門医の質を保証するMOCAの条件は，4つの要件を10年ごとに満たすことで認められる。第1の要件は米国あるいはカナダでの医師として有効期限内の資格を有すること。第2に生涯学習を継続することで，規定されたCME(Continuing Medical Education)の単位を獲得すること。第3にオンラインでの試験に合格することで保証される医学知識の保持。第4に臨床能力の評価および臨床能力の改善を確認することになる。この第4の要件の臨床能力の評価および改善をはかるためにシミュレーションコースが導入されている[2]。

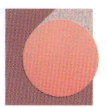

MOCAにおけるシミュレーションの役割

MOCAにおけるシミュレーションの役割は，シミュレーションを通じて，危機的な状況などでの自身の臨床能力を把握し，改善していく機会を得ることである。MOCAに必要なシミュレーションコースは，ASAに準拠しているシミュレーションセンターで受講することができる。筆者が留学をしていた米国のピッツバーグにあるUniversity of Pittsburgh Medical Center(UPMC)および，ピッツバーグ大学のシミュレーションセンターであるPeter M. Winter Institute for Simulation Education and Research(WISER)は，ASAの基準に準拠するシミュレーションセンターとして認定されており，MOCAのシミュレーションコースが頻回に開催されていた(写真1)。ASA基準に準拠しているシミュレーションセンターは，ホームページ上に一覧があり，受講生は最寄りのシミュレーションセンターに受講を申し込むようになっている。MOCAはABAの管轄であるが，シミュレーションコースはASAの管轄になっている。

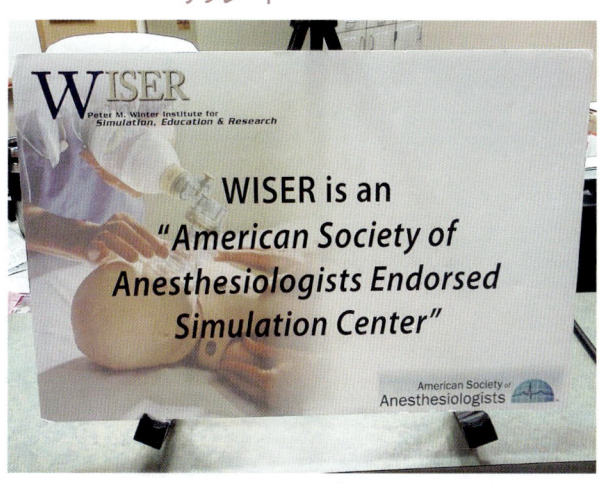

写真1 WISERがASAの認定を受けていることを示すプレート

Crew(or Crisis or Cockpit)Resource Management

一般的に，医学シミュレーションは，Crew(or Crisis or Cockpit)Resource Management (CRM)を経験するための有効な手段とされている。この概念は，航空業界のCRMから導入

されている。危機的な状況で的確に行動ができるようにフライトシミュレーターでのトレーニングが有効であることが認識されてきた。この概念が医療界にも導入され，麻酔科医のCRMにもシミュレーションの利用が有効であることが報告されている[3]。

MOCAのシミュレーションコースでは，麻酔科医に危機的な状況を経験させ，麻酔科医の望ましいCRMとは，どのようなものであるか確認することがコースの主たる目的である。コースの時間割を表1に示す。コースは手術室を再現したシミュレーションルームで行われる（写真2）。受講生は，普段着ている麻酔科のスクラブを持参することになっている。模擬手術室には本物の最新の麻酔器，薬物，麻酔器具が用意されている。患者は高忠実度マネキンの場合も，模擬患者である場合もある。外科医，外回りの看護師，器械出しの看護師も配置される。麻酔科医が毎日勤務している手術室の状況がほぼ再現されている。受講生は，交代で担当症例の責任麻酔科医となる。

コースの所要時間は最低6時間，インストラクターと受講生の比は1：5以下でなければならない。受講料は，施設により異なるが1,300ドルほどである。

表1 WISER MOCAコースの時間割

7：30～ 8：00	朝食 自己紹介，コース内容の確認
8：00～ 9：30	シミュレーションセッション1，デブリーフィング，マネキンの説明，シミュレーションの実際の説明，Crew (or Crisis or Cockpit) Resource Managementの説明
9：30～10：45	シミュレーションセッション2
10：45～11：00	休憩
11：00～12：15	シミュレーションセッション3
12：15～13：00	昼食
13：00～14：15	シミュレーションセッション4
14：15～15：00	シミュレーションセッション5
15：00～15：30	コース全体のデブリーフィング，質問，MOCA実績の登録方法

写真2 模擬手術室

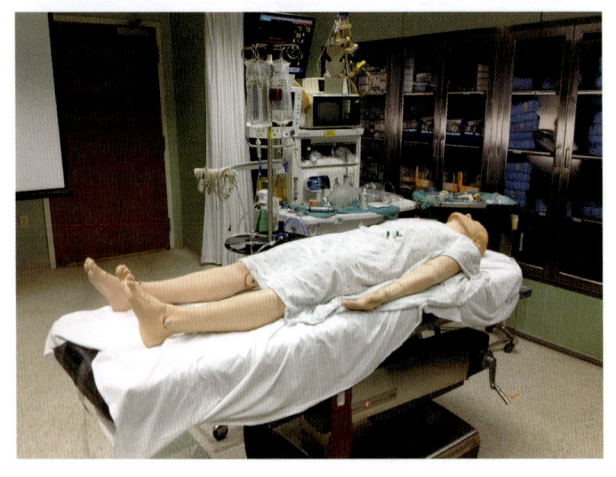

ノンテクニカルスキルのトレーニングとしてのMOCA

コースのなかでは，日常的によく経験する麻酔症例のシナリオにおいて，何らかの危機的状況が発生する。しかし，危機的状況のなかで問われることは，医学知識というよりは，リーダー

シップの取り方，リーダーシップ権限の委譲，対人関係およびスタッフとのコミュニケーションの取り方，指示の出し方，チーム医療といったノンテクニカルスキルが主たるものとなる。麻酔科医としての医学知識，処置技術のスキルを確認する部分も存在するが，重点はおかれていない。医学知識はオンラインの試験で確認をしているので，シミュレーションコースでは医学知識の有無を問題とすることは主題ではない。また，麻酔科専門医を10年もしていれば，臨床のスキル，心肺蘇生のスキルなどのテクニカルスキルは身についているので，この部分に関しても，シミュレーションコース中に事細かく確認する必要がない。10年以上の臨床経験のある麻酔科専門医に医学知識の有無，テクニカルスキルをシミュレーションで確認させるのでは，受講を忌避するであろう。

ところが，10年以上麻酔科専門医として毎日のようにノンテクニカルスキルを使用していながら，実際にはできているようで，できていないことが多い。ノンテクニカルスキルに対する関心が，潜在的に麻酔科専門医は必ずある。コースが進行するにつれて，受講生もノンテクニカルスキルの重要性に共感をしてくるので，受講に伴う緊張感は薄れ，積極的にコース中の議論にかかわっていく姿を見ることができる。インストラクターは，ノンテクニカルスキルに注目する重要性に気づくようにコース中およびフィードバックで誘導していくことに努め，医学知識やテクニカルスキルを確認することがコースの重点ではないことを強調する。

MOCAのシミュレーションコースで，ノンテクニカルスキルの重要性を受講生に教えることに重点がおかれているのには理由がある。航空事故調査の結果からも，医療事故の調査の結果からもノンテクニカルスキルの欠如が原因であることが判明し，ノンテクニカルスキルを身につけることで，患者安全をはかることが世界的な潮流となっている。英国では，麻酔科医のノンテクニカルスキルの習得のためにAnaesthetists' Non-Technical Skills(ANTS)という評価スケールまで開発されている[4](表2)。ANTS以外にも米国のチーム医療実践のためにノンテクニカルスキルを教えるTeamSTEPPS®というコース(詳細は17章参照)も日本で行われ始めているので，ノンテクニカルスキルへの関心が日本でも高まってきている。

表2 Anaesthetists' Non-Technical Skills(ANTS)

分類	要素
タスクマネジメント	計画と準備 優先順位づけ 標準的なものの提供と維持 資源の確認と利用
チームワーク	チームメンバーとの協働 情報交換 主張訓練と権威の活用 能力の評価 他者の支援
状況認識	情報収集 認知と理解 予測
意思決定	選択肢の確認 選択肢とリスクの均衡をとる 再評価

Reprinted with permission from Flin, R., Fletcher, G., Glavin, R., Martan, N. & Patey, R. (2003) Anaesthetists' Non-Technical Skills (ANTS) System Handbook v1.0. Aberdeen: University of Aberdeen.

●医療事故防止の観点

麻酔科医による医療事故の80%はノンテクニカルスキルの欠如に由来するとされ，航空機，原子力発電所と同じような，小さなミスが重大な事象に結びつく状況にある。

　ノンテクニカルスキルは，大きく2つに分類される。1つは，認知にかかわるスキルである。現在起きている状況は異常であるのかを認識するスキルで，意思決定(decision making)，計画立案(plannnig)，状況認識(situation awareness)というスキルである。もう1つのノンテクニカルスキルは，社交性，対人関係に関係するスキルで，チームワーク(team working)，コミュニケーション(communication)，リーダーシップ(leadership)とされている[6]。これらのスキルを，通常の臨床業務でモニタリングし，改善していく，ということもできるが，シミュレーションを使用したほうが，簡単である。シミュレーションで手術室の状況を再現して，何か問題が起こったときに，受講生の行動を詳細に把握できるので，どのようなノンテクニカルスキルの欠如が状況を悪化させたのかを認識することが容易だからである。また，場合によっては，シミュレーション中の様子を撮影したビデオを見ながら振り返ることで，問題点を受講生も明確に把握し，有効なデブリーフィングがしやすくなる，ということもある。

　ノンテクニカルスキルの詳細な説明は，成書[7]で確認をしていただきたいが，さまざまな項目や評価法があるので，その国の文化や，専門分野，職種に合ったものを構築する必要がある。今後は日本の麻酔科専門医の更新制度にノンテクニカルスキルの習得を取り込んでいくことも考慮すべきであろう。

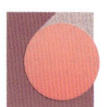

麻酔科関連のシミュレーションコースの作成に向けて

麻酔科のシミュレーションコースを作成するうえで，考慮すべきプロセスを説明する。まず，シミュレーションで麻酔科医の教育をすることは，シミュレーションを用いないで教育するよりは，高い効果を期待できるとされている[8]。

　できる範囲で麻酔科のシミュレーション教育を始めるのが重要である。麻酔科のテクニカルスキルは，シミュレーターで行うことができる部分が多いことは，先ほども述べた。そこで，①テクニカルスキルの獲得に限定したコース，②シナリオに基づく麻酔シミュレーションで手術中に経験するトピックスをシナリオで教育するコース，③ノンテクニカルスキルの獲得を目指すコースの3つに分けてシミュレーションを作成していくとよい。

■■■テクニカルスキルの獲得に限定したシミュレーションコース

テクニカルスキルの獲得は，気管挿管，ファイバー挿管，DAM(difficult airway management)，中心静脈カテーテルの挿入，超音波ガイド下神経ブロックなどのシミュレーションコースである。WISERではこれらのコースはすべて完成している。なかには，受講生が1人で，スキルが獲得できるようになるまでひたすら練習し続けるコースもあり，自分でフィードバックしながら，スキルを獲得していく。このようなシミュレーションはmastery learningという理論に基づいている[3]。

■■■ シナリオに基づく麻酔シミュレーションコース

シナリオに基づく麻酔シミュレーションコースの作成は，手術中に経験するトピックスをシナリオで教育するものである．例えば，手術中の低酸素への対応というシナリオを作成し，シミュレーション，デブリーフィングの過程で，低酸素の原因，対応を学習していく．ある程度簡単なカリキュラムを作成して，シナリオ作成を進める．この理由については，最後に述べる．

■■■ ノンテクニカルスキルの獲得を目指すシミュレーションコース

ノンテクニカルスキルの獲得を目指す必要性については，すでに説明をした．WISER では，ノンテクニカルスキルのための専門コースもあるが，普通のシナリオベースのシミュレーションでも，デブリーフィングの最後にノンテクニカルスキル的な側面からは，うまくできたのか必ず受講生に質問を投げかけている．ファカルティが，ノンテクニカルスキルの重要性を，受講生に認識させることから始めるのも1つの方法である．

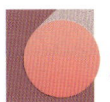

麻酔シミュレーションコース作成の今後の課題

■■■ curriculum development and integration

麻酔科医の診療は，テクニカルスキルを獲得し，維持しないとできないことが多いので，シミュレーションコース作成の目的が明快である．そのため，いち早く，シミュレーションが麻酔科医の教育に組み込まれてきた．WISER も，麻酔科のシミュレーションから発展したので，麻酔関連のコースは，麻酔科専門医，麻酔科レジデント，麻酔看護師を対象にするものまで，多岐にわたっている．学習目的も同様で，困難気道コース，気管支ファイバーの操作などの技術の習得を目指すものから，手術室でのリーダーシップの取り方を訓練するノンテクニカルスキルの訓練のためのコースまでさまざまである．おそらく，シミュレーションによる学習が適しているあらゆる事項についてシミュレーションコースが作成されている．

しかも，麻酔関連のコースは，個々のコースが関連なく行われているわけではない．麻酔科の教育カリキュラムと整合性を保つようにそれぞれのコースが作成されている．WISER には，麻酔科部門のシミュレーション部門のファカルティが配属され，UPMC の麻酔科教育カリキュラムとの整合性を調整している．麻酔看護師も，教育部門のファカルティとして WISER のディレクターの1人になっているので，教育カリキュラムのうち，シミュレーション教育に置き換えられるものは，シミュレーションが積極的に取り込まれている．

麻酔科のレジデントが専門医資格を取得するまでのカリキュラムは，Accreditation Council for Graduate Medical Education(ACGME)という全米で共通の卒後教育の規定により厳密に決められていて，ACGME に沿った教育カリキュラムを作成しなければならない．ACGME の規定にも最低，年に1回は，シミュレーションでの教育を受けることが定められている[9]．ACGME が存在するので，全米での麻酔科レジデントの教育の質が担保される．米国の麻酔科レジデント教育に，シミュレーションによる学習は必須項目であるので，本邦の専門医認定に至るプロセスとはかなり次元の違う状態になっている．

● ● ●

米国には，共通の麻酔科教育の規定があるので，自施設で教育するべきカリキュラムも明確に

設定ができる。そして，教育専属の医師と医学シミュレーションのファカルティが存在するので，カリキュラム内にシミュレーションコースを組み込み，全体として整合性が取れるのである。このようなシステムを作り上げるには，数十年の歳月を要している。日本でも将来的には，カリキュラム開発・整合性というコンセプトに基づき麻酔科のシミュレーションコースを開発していくことが望ましい方向であろう。

まとめ
- MOCAとは米国の麻酔科専門医の質を担保するためのシステムである。
- ノンテクニカルスキルの訓練がMOCAシミュレーションに組み込まれている。
- 麻酔科のシミュレーションは，テクニカルスキル，ノンテクニカルスキル，シナリオベースの訓練など，目的に応じてデザインする。
- 麻酔科のシミュレーションにノンテクニカルスキルの訓練が重要視されてきている。
- 我が国においても専門医教育のプログラムにシミュレーションを取り込んでいく必要がある。

文 献

1. American Board of Medical Specialties. ABMS Maintenance of Certification. 〈http://www.abms.org/Maintenance_of_Certification/ABMS_MOC.aspx〉 Accessed Apr. 10, 2014.
2. American Board of Anesthesiology. Maintenance of Certification in Anesthesiology (MOCA). 〈http://www.theaba.org/Home/anesthesiology_maintenance〉 Accessed Apr. 10, 2014.
3. McGaghie WC, Issenberg SB, Petrusa ER, et al. A critical review of simulation-based medical education research: 2003–2009. Med Educ 2010: 44: 50–63. PMID: 20078756
4. Fletcher G, Flin R, McGeorge P, et al. Anaesthetists' Non-Technical Skills (ANTS): evaluation of a behavioural marker system. Br J Anaesth 2003; 90: 580–8. PMID: 12697584
5. University of Aberdeen. Framework for Observing and Rating Anaesthetists' Non-Technical Skills. 〈http://www.abdn.ac.uk/iprc/uploads/files/ANTS%20Handbook%202012.pdf〉 Accessed Apr. 10, 2014.
6. Fletcher GC, McGeorge P, Flin RH et al. The role of non-technical skills in anaesthesia: a review of current literature. Br J Anaesth 2002; 88: 418–29. PMID: 11990277
7. Flin R, O'Connor P, Crichton M. Safety at the Sharp End: A Guide to Non-Technical Skills. Surrey: Ashgate, 2008.
8. Lorello GR, Cook DA, Johnson RL, et al. Simulation-based training in anaesthesiology: a systematic review and meta-analysis. Br J Anaesth 2014; 112: 231–45. PMID: 24368556
9. ACGME Program Requirements for Graduate Medical Education in Anesthesiology. 〈http://www.acgme.org/acgmeweb/Portals/0/PFAssets/ProgramRequirements/040_anesthesiology_f07012011.pdf〉 Accessed Apr. 10, 2014.

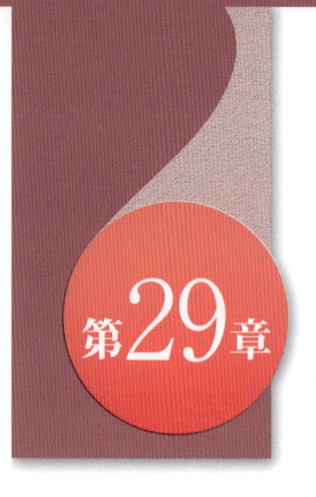

第29章 プレホスピタル

小山 泰明

学習目標

- プレホスピタルでのシミュレーション教育の重要性とその背景を理解する
- プレホスピタルでのシミュレーション教育の内容を知る
- 日本におけるプレホスピタルでのシミュレーションの問題点を知る

日本におけるプレホスピタルのシミュレーションコースは，蘇生ならICLS，BLSやACLS，小児ならPEARS®やPALS，外傷ならJPTEC™やITLS，意識障害や脳卒中ならPCECやPSLS，内科疾患全般ならAMLS，妊婦対応ではBLSO®，災害ならMCLSなど，さまざまなコースが開催されている（表1）。本章では，上記のような数多くのシミュレーションコースが生まれた背景を解説し，シミュレーションを用いたチームトレーニングの実際について解説する。

表1 プレホスピタルのシミュレーションコース

ICLS	Immediate Cardiac Life Support
BLS	Basic Life Support
ACLS	Advanced Cardiovascular Life Support
PEARS®	Pediatric Emergency Assessment, Recognition, and Stabilization
PALS	Pediatric Advanced Life Support
JPTEC™	Japan Prehospital Trauma Evaluation and Care
ITLS	International Trauma Life Support
PCEC	Pre-Hospital Coma Evaluation & Care
PSLS	Pre-Hospital Stroke Life Support
AMLS	Advanced Medical Life Support
BLSO®	Basic Life Support in Obstetrics
MCLS	Mass Casualty Life Support

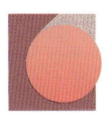

プレホスピタルのシミュレーション教育の意義

なぜ，プレホスピタルの現場にいる人々は，これらのコースを受講するのであろうか？　それは，実際に現場で正しい活動を行えずに，悔しい思いをしてきているからである。人を救えず，涙を流してきているからである。

現場では，さまざまな患者や家族，環境のなかで活動しなければいけない。暑さや寒さや天候，夜間や狭い空間など，病院とは比較にならないほどの過酷な環境での活動である。過去の経験と同じ条件での活動というのは皆無に等しい。このような現場で実力を発揮するためには，常日頃からシミュレーションを取り入れたチームトレーニングが不可欠である。知識や技術やチームワークを向上させるとするエビデンスは十分ではないものの，シミュレーショントレーニングは有意義であるとする報告[1]は多い。種田ら[2]もチーム医療にはチームトレーニングが必要と謳っている。また，ドクターヘリやドクターカーで医療従事者が現場に行くことが多くなった。現場で救急隊とともに活動するに当たり，共通言語でコミュニケーションができると，有利に働く。そのためにも，プレホスピタルでのシミュレーショントレーニングは，救急隊だけでなく医師や看護師など医療従事者も含めたチームトレーニングで行うことが必要である。

そして，近年，メディカルラリーが各地域で開催されるようになった。メディカルラリーとは，できるだけ現場に近い環境で，プレホスピタルやインホスピタルのシミュレーションをチームごとに行い，競い合う競技大会である。この参加者の約80％が，プレホスピタルでもチームワークが必要であると認識している[3]。また，メディカルラリーは，まれな症例だが，現場で誰かが実際に経験して悔しい思いをした症例をもとに作成されていることが多い。その症例に対しどのように対応するかを，客観的に採点，評価，フィードバックされることで，不足している分野を認識でき，今後の学習について方向性を確認することができる[3]。

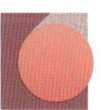

シミュレーションコースの実際

本章では，プレホスピタルのシミュレーションコースとして普及している蘇生以外のコースであるJPTEC™，ITLS，メディカルラリーについて説明する。

■■■ JPTEC™

●目的・位置づけ

救急搬送され，病院で死亡が確認された症例の40％近くが防ぎ得た外傷死(preventable trauma death：PTD)であることから，「外傷システム」の整備と「外傷初療標準化」が重要との認識が広まった。それを受け，2003年に日本救急医学会公認の病院前外傷教育プログラムとしてJPTEC™が始まった[4]。医師向けのJATEC™(Japan Advanced Trauma Evaluation and Care™)との整合性を保ち，各地域のメディカルコントロール体制構築の一環として普及している。全国で約7万人が受講している。現在，参加者の職種は，救急隊のみならず，医師・看護師・救助隊，また，警察や自衛隊にまで及んでおり，日本の病院前外傷救護の基本スキルと

して普及している。

●準備および環境整備

資器材はプレホスピタルで通常使用しているものを使い，主に各地域の救急隊がボランティアで指導にあたっている。コース開催要件を満たしたうえで，JPTEC™協議会に開催申請を提出し，承認を受ければコース開催ができる。受講生とほぼ同人数のインストラクターが必要である。しかし近年は，受講生が減少してきており，今後の救急救命士の処置拡大に併せて内容の検討が必要である。

●実際の流れ（表2）

表2　JPTEC™時間割の例

時間	内容
8：30〜	受付
9：00〜	開会・オリエンテーション　開会挨拶，コース内容，施設利用説明
9：10〜	講義とデモンストレーション
10：10〜	ユニバーサルブース（中立位，ネックカラー，ヘルメット離脱，ログロール，全脊柱固定）
11：20〜	スキルステーション1（状況評価，初期評価，気道管理）
12：10〜	スキルステーション2（全身観察，緊急処置）
13：30〜	スキルステーション3（詳細観察，継続観察，車内活動）
14：15〜	スキルステーション4〔車外救出・KED（kendrick etrication device）〕
15：00〜	シナリオステーション
16：15〜	試験（前半）
17：10〜	試験（後半）
18：10〜	修了式・講評
18：30	解散

●シナリオの例

> **バイクの単独事故で現場出動**
> 状況評価：現場安全，受傷者は1名
> 初期評価：意識―会話可能，気道―開通，呼吸―浅く速い，循環―弱く速い，右下腿活動性出血あり
> 全身観察：左胸部フレイルチェスト，腹腔内出血疑いの所見あり
> 　　　　　→半周固定および下腿を圧迫止血，全脊柱固定施行
> 車内活動：病院連絡および継続観察（詳細観察）を行う

●ファシリテート，デブリーフィング

JPTEC™は，救急救命士だけでなく，警察や自衛隊，医師や看護師まで受講する。受講生の背景により理解度が異なるため，それぞれのゴールも異なる。なぜJPTEC™を受講しようと思ったのか，JPTEC™を受講することで何をもち帰り，現場にどう役立てるのかを考えながら，わかりやすくファシリテートやデブリーフィングをする必要がある。また，救急救命士以外は，日頃聞き慣れない名称や用語が飛び交うため，最初のうちは受講生の背景に合わせて慣染みのある用語で説明することも必要である。

■■■■ ITLS

●目的・位置づけ

世界初の病院搬入前の外傷処置教育訓練コースである。ITLS は，パラメディック（救急救命士）や救急医療関係者向けに American College of Emergency Physicians（ACEP）アラバマ支部が 1982 年から開始した。導入時の ITLS は，ATLS（Advanced Trauma Life Support）に基づいて作られた。ITLS は，その後，ACEP と National Association of EMS Physicians によって後援され，現在 70 か国，33 万人もの救急救命士をはじめ，病院前救護の専門家たちが受講している。また，最新の高度な知識を提供する目的のもとに，年に一度，国際会議を行い，研究発表などを行う。ここで発表されたデータは American Heart Association や International Liaison Committee on Resuscitation に提供され，救急蘇生の方針に反映される。もちろん日本の救急蘇生指針にも反映される。

日本では，2001 年からコースを開催しており，約 2 万人の医師，看護師，救急救命士などの病院前救護にかかわる専門職が受講している。

ちなみに，JPTEC^{TM} は，この ITLS をモデルに日本の状況に合わせて修正し，ボトムアップを目的に作られたものである[5]。

・コースの種類

コースの種類は，Basic プロバイダーコース（1 日コース），Advanced プロバイダーコース（2 日コース），Pediatric（小児）プロバイダーコース（1 日コース），Access プロバイダーコース（1 日コース）がある。

Basic プロバイダーコースは，JPTEC^{TM} に併催されている。併催している JPTEC^{TM} 修了後に，ITLS に関する追加講習も同日受講すると ITLS の認定を受けることができる。

Advanced プロバイダーコースは，米国のコース内容と同様に，観察だけでなく，病態の理解，気管挿管や輸液や胸腔内減圧などの処置まで行う。また，高齢者や妊婦や熱傷のシナリオも経験する。現状では，日本の救急救命士ができない処置も含まれるが，ドクターヘリ，ドクターカーに乗る医師・看護師や，将来の処置拡大を見越して勉強したいという救急救命士が多く受講している。

Pediatric プロバイダーコースは，世界初の小児外傷に特化したコースであり，小児の観察および処置を患者家族対応も含めて学ぶことができる。「苦手意識の強い小児対応を勉強したい」という受講生が多い。

Access プロバイダーコースは，米国のファーストレスポンダーが交通事故救出に必要なスキルを，ITLS の系統立った観察を行いながら，迅速かつ適切な対応を学ぶためのコースである。複数の負傷者などを想定し，実際の車両を破壊するなどして，より現実に近い状況を再現したコースである。日本でも救助隊の受講生が多く，救助隊も医療従事者と共通言語で話せるように普及活動をしている。

●準備および環境整備

プレホスピタルで通常使用しているもの，およびビデオ喉頭鏡や駆血帯，小児専用のバックボードなど，まだ日本で普及していない資器材も使う。開催にあたってはコース開催要件を満たしたうえで，日本支部に申請し，承認を受けることでコース開催ができる。インストラク

ターの多くはボランティアであり受講生よりも少し多い人数が必要である。本コースで学習する処置には日本では特定行為として認められていないものが含まれており，まだ普及していない地域が多い。

●実際の流れ（表3〜5）

表3　Advancedプロバイダーコース

1日目

8：30〜	受付・オリエンテーション
8：50〜	講義(Scene Size Up & MOI & ITLS Survey)
9：30〜	デモンストレーションと解説
9：55〜	講義(呼吸・気道管理)&(ショック・循環管理)
10：55〜	Scenario Station 1(Assessment Check/ITLS Primary Survey)
13：05〜	Skill Station1(Advanced Airway 1・2/$_{ET}CO_2$ GEB/Difficult Position)
14：20〜	Skill Station2(DIV/IOI/Chesteedle Decompression)
15：35〜	Skill Station3(SMR1&2 & MOI/KED/Rapid Extrication)
16：55〜	Scenario Station2(ITLS Primary Survey〜Secondary Survey)
18：25〜	オリエンテーション

2日目

8：30〜	オリエンテーション
8：40〜	講義(頭部外傷)&(小児)
9：50〜	Case Based Learning1(高齢者)
10：25〜	Case Based Learning2(妊婦)
11：00〜	Case Based Learning3(熱傷)
11：40〜	Scenario Station3
14：10〜	Written Test&OSCE
17：35〜	修了式

表4　Pediatricプロバイダーコース

8：10〜	受付・オリエンテーション
8：35〜	講義(総論)
9：05〜	デモンストレーション
9：30〜	講義(アセスメントスキル)
10：05〜	Assessment Skill Station
11：35〜	講義(各論)
12：20〜	Skill Station1(気道管理)
12：55〜	Skill Station2(輸液療法)
13：30〜	Skill Station3(脊柱運動制限 1)
14：05〜	Skill Station4(脊柱運動制限 2)
14：45〜	Scenario Station
15：55〜	Written Test & OSCE
18：55〜	修了式

表5　Accessプロバイダーコース

8：00〜	受付・オリエンテーション
8：30〜	講義(状況評価)
9：30〜	講義(状況の判断)&(事故車両の安定化)
10：20〜	講義(評価)
11：10〜	講義(傷病者の安定化)&(離脱)&(パッケージングと搬出)
11：50〜	デモンストレーション
13：00〜	救出基本手技1(車両の安定化，レシプロソー，切断，ガラス破壊，消火)
14：10〜	救出基本手技2(ラッチ，ヒンジ，ルーフの開放と切断)
15：20〜	応用救出手技&シナリオステーション
17：00〜	修了式

● シナリオの例
・Advanced プロバイダーコース

交差点での車両同士の衝突事故
Scene Size Up：ガラス飛散あり，オイル漏れなし，エアバック作動，シートベルト着用
Initial Assessment：坐位，活動性出血なし，意識混乱，呼吸深く速い，SpO_2 95％，橈骨動脈よ
　　　　　　　　　く触れ脈は 120/min で発汗あり
Rapid Trauma Survey：左胸部フレイルチェスト，腹腔内出血
　　　　　　　　→観察中 SpO_2 低下，陽圧換気が必要だが坐位のため迅速救出
　　　　　　　　→仰臥位＋補助換気
Ongoing Survey：施行中に呼吸浅く 40 回/min，SpO_2 低下→気管挿管，静脈路確保
Secondary Survey：施行中に橈骨動脈触知不可で左鼓音著明
　　　　　　　　→緊張性気胸にて胸腔内減圧施行

・Pediatric プロバイダーコース

10 か月乳児が意識障害で救急要請
Scene Size Up：傷病者は 1 名，家は散らかっていて，母親が泣きながら抱っこ
Initial Assessment：ガリガリで動かず，シーソー呼吸，SpO_2 80％，橈骨動脈弱く速い
　　　　　　　　→バッグバルブマスク換気開始
Rapid Trauma Survey：大泉門膨隆，両側大腿変形
　　　　　　　　→観察中嘔吐頻回で SpO_2 低下→気管挿管，$ETCO_2$ 40 mmHg
Ongoing Survey：静脈路確保，施行中に徐々に $ETCO_2$ 波形が平坦に
　　　　　　　　→事故抜去にて再度気管挿管
Secondary Survey：ショックにて，輸液ボーラス投与しながら施行

・Access プロバイダーコース

自動車同士の衝突事故で，車両は電柱に衝突
状況評価：別車両の運転者(軽症)が関係者で，交通量多く未遮断→交通遮断
　　　　　エンジンルームから白煙→消火
車両の安定化：エンジンがかかっておりエアバック未作動，ドアは片側開放不可能
　　　　　　→エンジンキー抜く，バッテリー端子外す
患者評価：運転手はハンドルに両側大腿部を挟まれている，ショックで意識レベル低下
　　　　　→ハンドル切断，迅速救出

● ファシリテート，デブリーフィング

ITLS は，医師・看護師・救急救命士の受講が多い。また，日本の法律上，救急救命士の施行が認められていない処置も含まれている。しかし，現場に出る医師・看護師は，救急救命士と共通言語で話せるようになること，現場での限られた資器材で行う処置を学ぶことを目的に受

第29章　プレホスピタル　293

講している。救急救命士も，処置拡大を見越して医師や看護師が現場で行っている処置を勉強したい，より詳しい病態を勉強したいという目的が多い。そして，彼らが，次代の日本の病院前救護を担う人材となるよう，処置拡大をふまえた観察と病態に対する現場で行える処置の理解をしてもらえるように，ファシリテートやデブリーフィングを行っている。また，JA-TEC™やJNTEC™(Japan Nursing for Trauma Life Surpport™)と混乱される医師・看護師もいるため，その違いも含めて指導する必要がある。

■■■メディカルラリー
●目的・位置づけ

メディカルラリーは，もとは1997年にチェコで行われた国際大会[6]が始まりである。日本では千里救命救急センターが12年前から始めた[7]。その後，各地域で開催されており，地域のプレホスピタル，インホスピタルの標準化された観察処置の技術向上に貢献している。また，地域住民への救急の啓発活動の一環としてマスコミに報道されることもある。近年は，学会主催での全国大会，研修医を対象とした全国大会，学生を対象とした大会なども行われている。

●準備および環境整備

資器材はプレホスピタルおよびインホスピタルで通常使用しているものを使う。開催にあたっては，全国のメディカルラリーの参加経験者がボランティアでスタッフとして参加している。競技には約6〜20チームが参加し，その3倍程度のボランティアが集まり，運営している。また，JPTEC™やITLSなどの標準化コースの内容が基本となるため，ほかの標準化コースと開催日が重複していると，開催が難しい現状がある。開催にあたって多数のボランティアが必要な点も，開催を難しくしている。

●実際の流れ（表6）

表6　時間割の例

8：30〜	受付
9：15〜	開会式＆抽選会
10：10〜	競技スタート：各シナリオを15〜20分で行い，その後フィードバック5分程度
18：00〜	各シナリオ解説
19：00〜	懇親会

●シナリオの例

活動は6名，3名先着隊，3名は応援要請により後着隊として活動する。
　工事現場で足場が崩れたことによる墜落外傷患者に対して，ドクターカーの出動を要請した。ドクターカーは走行中に，2人乗りの自転車と交通事故を起こしてしまう。
場面1：自転車運転手は自力歩行可能で頭部打撲のみだが，興奮状態。自転車後部にいたもう1名は，下腿骨折で自力歩行不可。
　　　　→誰がどのように対応するのか。
場面2：事故発生してから1時間経過，要救助者が現場に2名いる。救助隊も到着している。1名は心肺停止状態で，救助隊が心肺蘇生を施行中。もう1名は，足場に下半身が挟まれて動け

ない。
　　→誰がどのように対応するのか。

●**ファシリテート，デブリーフィング**

メディカルラリーは，基本的な症例からまれな経験をもとに作られた症例まで，多彩な内容になっている。競技時間が決められているため，競技者に何を伝えたいか，明日から使えるどのようなことをもって帰ってもらうか，それをぶれないように伝えなければならない。また，集団災害や多数傷病者事案など，前述のJPTEC™やITLSなどで経験できないシナリオを，模擬患者を使って経験できる貴重な場である。一方，ファシリテート側は同じシナリオを参加チームの数だけ（場合によっては10回以上）行わなければならないので，シナリオセッションの質を保つのが重要である。

　十分な現場活動ができず悔しい思いをし，涙する競技者もいる。それを糧に，現場では悔しい思いをしないようなデブリーフィングをする必要がある。

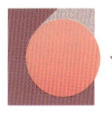

今後の展望

現在多くの標準化コースが開催されているが，受講生がなかなか集まらない，各コースのインストラクターをできる者が限られており，人的資源が不足しているなどの課題に直面している。ボランティアは休日返上して活動しており，指導する側の負担は少なくないのが現状である。しかし，標準化コースの普及は，地域救急医療のレベルアップに必ずつながると信じている。今後は，若い医療従事者もインストラクターとなり，普及活動に従事してもらえるように，インストラクターにとってのよりよい環境整備を行い，多くの患者が恩恵を受けられるように努力していきたい。

まとめ

- プレホスピタルであっても，救急隊，看護師，医師という多職種からなるチームトレーニングが不可欠である。
- 多職種が同じコースを受講することで，プレホスピタル活動における共通言語を身につけることができ，実際の現場で役立つ。
- プレホスピタルのシミュレーションコースの多くは，実際の資器材を用い，できるだけ現場の状況を再現して行われる。
- 海外で考案されたコースには，日本国内では救急救命士が行うことができない手技も含まれているが，将来の処置拡大を見越して受講する人も多い。
- JPTEC™やITLSなどの標準化コースが普及することで，地域における救急医療のレベルアップにつながっていくため，若い世代も普及活動に従事してもらいたい。

文　献

1. 岡田和夫，丸川征四郎ほか．第7章　普及・教育のための方策．In：日本蘇生協議会，日本救急医療財団監．JRC蘇生ガイドライン2010．東京：へるす出版，2011：333-8．
2. 種田憲一郎．チームとしてのよりよいパフォーマンスと患者安全を高めるためのツールと戦略．医療安全 2010；24：38-44．
3. 林 靖之，谷 暢子，明石浩嗣ほか．第3回大阪千里メディカルラリーの開催について．日臨救急医会誌 2005；8：413-9．
4. JPTEC™協議会．〈http://www.jptec.jp/〉Accessed Mar. 29, 2014.
5. ITLS–Japan．〈http://www.itls-japan.com/〉Accessed Mar. 29, 2014.
6. チェコメディカルラリー．〈http://rallye-rejviz.com/〉Accessed Mar. 29, 2014.
7. 大阪千里メディカルラリー．〈http://www.senri.saiseikai.or.jp/sccmc/medical_larry/〉Accessed Mar. 29, 2014.

COLUMN 1

プレホスピタルシミュレーション：実際の現場から

北田 博

救急救命士が出動する現場はさまざまであり，慌ただしい119番通報内容から得る限られた情報をもとに現場を推測し，活動内容を決定していくことから始まる。現場に到着し，通報者からあらためて情報を得ると，内因性疾患との通報だったのが実は外傷だったり，傷病者1名という通報だったのが複数名であったりと千差万別である。

このように想定してない事態が目の前で起こった場合，どのように観察し判断，処置を行い，評価をしながら医療機関へ搬送するかについて，あらゆる場面を想定したシミュレーション訓練が必要である。

シミュレーションによる訓練は，事前に想定される条件を取り入れたうえで，実際の現場に近い状況を作り出し，与えられた場面に対応できる能力を身につけるためのものであり，繰り返し行う必要がある。

厚生労働省が発表した，平成24年の主な死因の年次推移[1]をみると，第1位は悪性新生物，第2位は心疾患，第3位は肺炎，第4位は脳血管疾患，第5位は老衰，第6位は不慮の事故となっている。この順位に該当するシミュレーションコースは，

- 第2位　心疾患(心肺停止含む)：BLS，ACLS，ICLS
- 第4位　脳血管疾患：PSLS，PCEC
- 第6位　不慮の事故：JPTEC™，ITLS

となり，プレホスピタルの現場に医師や看護師がいない状況下で重症傷病者の救命率を上げるため，学会などが認定しているさまざまなコースが全国各地で開催されている。

JPTEC™ とは

これまでの外傷に関する研究から，傷病者が死に至るまでの経過や病態が解明されており，容体の悪化を防ぐための救護法が適切に施されなかった場合には"防ぎ得た外傷死(preventable trauma death：PTD)"に陥ることが指摘されている。さらに有効な治療が行えるのは受傷後1時間以内であることから，救急隊には限りある時間のなかで，的確かつ迅速な活動が求められていることが明らかになった。これらの概念に基づいてJPTEC™(Japan Prehospital Trauma Evaluation and Care™)が生まれた。

JPTEC™は，我が国のすべての病院前救護にかかわる人々が習得すべき知識と体得すべき技能が盛り込まれた活動指針である。生涯教育のプログラムとして活用できる内容として構成されている。

現場から病院までの一連の過程，あるいはメディカルコントロール体制下で，関係するすべての職種が一貫した認識に基づいて職務をまっとうすることが理想である。このことから，JPTEC™協議会ならびに指定地域組織は，地域における救急医療の円滑な連携とその普及をはかることを目的として活動している。

COLUMN 1

JPTEC™ プロバイダーコース開催回数

地域メディカルコントロール体制下のもと，年次計画でプロバイダーコース，資格更新コースを開催している。開催回数は平成15年7月～平成25年7月までの10年間で延べ20回，資格取得者は640名に及ぶ。

JPTEC™ プロバイダーコース受講前後の訓練風景

受講前の訓練

プロバイダーコースでのシミュレーションは，状況評価，初期評価，全身観察，車内活動，（詳細観察，継続観察），車外救出，シナリオステーションと1日を通して系統立てて学べるコースカリキュラムが組まれている。

1日では学びきれない部分をフォローするために，プロバイダー資格取得前は，付加想定を入れずにコース開催時と同じ環境下でシミュレーションを所属する署などで行う（写真1）。このことにより，現場から病院までの一連の過程を知ることができる。事前にシミュレーションを行うことで，コース受講時に余裕が生まれ，不安を取り除くことができる。

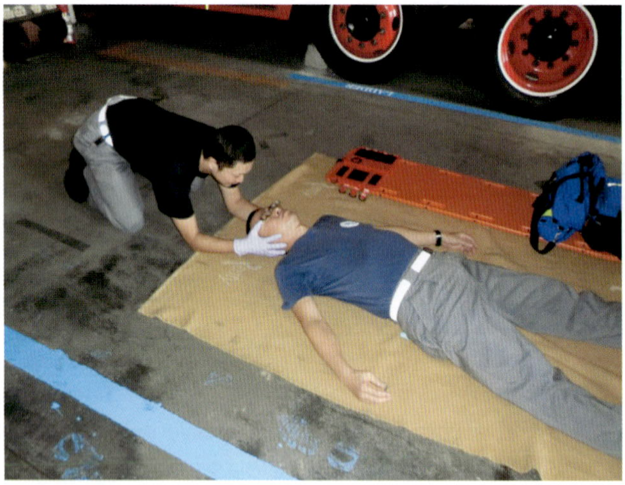

写真1
事前シミュレーションの様子

受講後の訓練

資格取得後も，事前シミュレーションと同様の環境下で復習を行うと，比較的スムーズに活動することができる。

基本的な活動がまだできない場合には，このように反復したシミュレーション訓練を行い，隊員に理解させることが重要である。

訓練による隊活動がスムーズにできる要因として，以下が挙げられる。

・プレッシャーがない
・どうしても訓練と思ってしまう
・付加想定がない

・事前に想定しているシミュレーション内容と同じ
・周囲の環境に惑わされない

　そこで基本的な活動ができるようになったら，実践に向けた環境を作り，付加想定を与えてシミュレーションを行う。
　少しずつ現場の環境に近づけた付加想定をシミュレーションに組み入れ(写真2)，プレッシャーを与えると，周囲の環境からか，今までできていた活動が時折止まってしまう。事前に想定していない事象が目の前で次々起こるので，頭の中が真っ白になるのだ。ここで，ネガティブにフィードバックをすると隊員の意識低下となるため，ポジティブになぜできなくなったかを問いただし，一つ一つ解決させることで，このような環境下でも，活動がスムーズにできるように指導する。この時，指導者も実際の現場で得た知識を含めて話すと，隊員の理解度が上がる。
　このように，事前訓練から資格取得，その後のシミュレーションを少しずつ変化させて行うことで，実践で対応できる能力を身につけることができる。

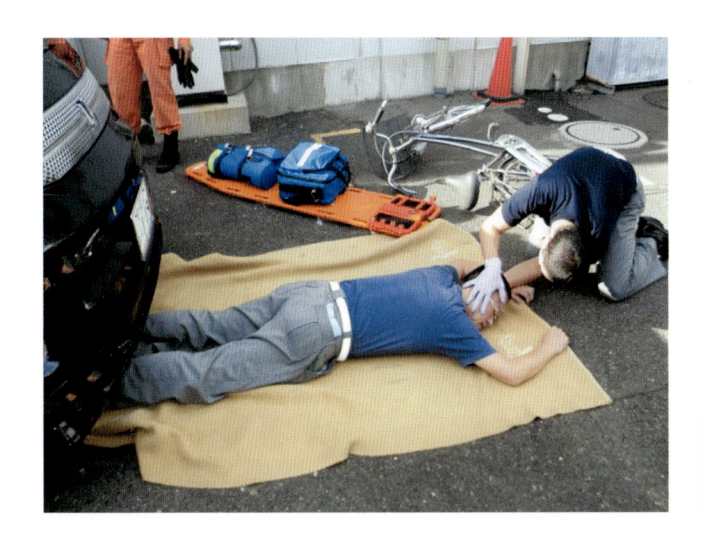

写真2
付加想定（車両を使い事故現場を再現した）を入れたシミュレーションの様子

資格取得後のフォローアップ研修
各消防本部での対応であるが，当市では救急隊全隊を対象に年1回計画でフォローアップ研修を行っている。指導医監督のもと，各隊がその場で提示される想定(ブラインド型)でシミュレーションする。評価シートを用いて個人スキルのチェックと口頭試問を行い，合否を判定する。不合格の場合はフィードバックと再試験が行われ，これに合格しなければならない。これにより質を保つことができる。また，各消防本部で自主的勉強会が開催されており知識技術の習得を行っている。

自己研鑽（資質維持の責任）

救急医療とともに医療機器の進歩も急速であり，救急救命士もその進歩に十分対応する必要がある。そのためには，定期的な講習会への参加，実習や研修への参加，学会発表などで資質の維持・向上に努め

COLUMN 1

なければならない。専門職として生涯教育の必要性が強調されるゆえんである。

● ● ●

救急救命士は専門性をもった職種である。専門職として組織を形成し，教育し合い，自主的に進歩していくこと，すなわち，自律的(autonomic)であることが重要である。救急救命士がプロフェッショナルであるためには，まさにこの自律的生涯教育を必須のものと自覚し行動していく必要がある。

文　献
1. 厚生労働省．結果の概要．In：平成24年人口動態統計月報年計(概数)の概況．〈http://www.mhlw.go.jp/toukei/saikin/hw/jinkou/geppo/nengai12/dl/kekka.pdf〉Accessed Mar. 29, 2014.
2. 一般社団法人　JPTEC™協議会．JPTEC™の概念．In：JPTEC™ガイドブック．東京：へるす出版，2010：2．
3. 救急救命士標準テキスト編集委員会編．救急救命士の役割と責任．In：改訂第8版　救急救命士標準テキスト第2巻．東京：へるす出版，2012：33．

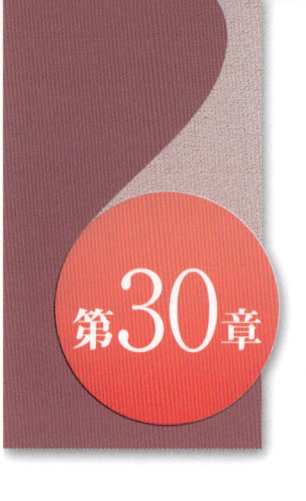

第30章 救急医療

加藤 陽一

学習目標

- 救急シミュレーションの重要性とその背景を理解する
- シミュレーションを行ううえでの事前準備やシナリオについて知る
- 救急シミュレーション導入におけるピットフォールと解決策を知る

「先生，自発呼吸がかなり弱くなっています」
「挿管の準備をして！！」
慌ただしく，研修医が器具のチェックをする。
準備が整ったところで，リーダーの医師は薬物の投与を指示し，ゆっくりと，しかし確実に気管チューブを進める。「入った！」看護師がすかさずカフにエアを入れ，研修医が呼吸音をチェックする。リーダーの医師の額にはうっすらと汗が光る。

皆さんはこれを救急外来の日常の光景と思うかもしれない。しかし，誰一人として白衣やスクラブをまとってはいない。ここは救急外来から離れた会議室の片隅。高度な技術で患者のさまざまな所見を再現するマネキンがストレッチャーに横たわっている。少しして拍手とともにシナリオが終わり，皆に笑顔が戻る。救急医療従事者にとって，シミュレーションを用いた教育に参加し学ぶこと，あるいはそこで指導をすることは，今や日常の光景になりつつある。ほんの10年，20年ほど前までは明らかに非日常であった救急医療におけるシミュレーション教育は，いかにしてここまで到達したのであろうか。その発展の背景および重要性についてまず話を進めていきたい。

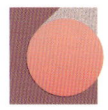

救急医療におけるシミュレーションの重要性とその背景

■■■■救急医療の弱点を補う強力なツールとして

「救急医療は地場産業である」とは至言である。確かに，解剖学や，病態生理学に基づかない分野横断的な救急医療というものは隣の病院とでさえも大きく異なる。しかし救急医療が以下のような特徴をもつことに異論はないであろう。

・緊急性が高い患者を診療することが多く，医療者は時間をかけて調べたり，十分なディスカッションや指導をしたりしながら診療をするのが困難であることが多い。
・頻度は低いが，確実な判断と治療介入を行わなければ，致命的になる病態を扱うことがある。
・救急外来には落ち着いて教育する場所が少なく，指導中であっても別のタスクが発生し，教育が中断することが多い。
・時間に追われる状況で，各職種が協力し効率的，効果的に目標を達成するというチーム医療が強く求められる。

安全や教育という視点からは，上記のような特徴は救急医療の弱点といえるかもしれない。しかしこれらは，実はシミュレーションによってもたらされる恩恵を大変多く享受できる側面でもある。救急医療の特徴とそれに対応したシミュレーションの特性を表1に示す。

救急医療の「緊急性」に対してのシミュレーションの「再現性」「低頻度・高リスク」に対しての「反復性」など双方の特性は，その本質として非常にマッチしており，シミュレーションは救急医療の弱点を補うまたとない魅力的なツールとしてクローズアップされるようになったのである。

表1 救急医療の特徴とシミュレーションの特性

救急医療の特徴	シミュレーションの特性
緊急性 迅速に対応せねばならず，学習や検討のための機会になりにくい	再現性 学習したい（させたい）部分だけを取り出したり，レベルに合わせての再現が可能
低頻度 実診療における頻度だけでは，緊急性を要する高度な判断，行動の練度を保つのは困難	反復性 学習が十分になるまで繰り返し，内容を反復できる
教育・学習の時間的，空間的不安定性 救急外来には，落ち着いて教育する場所がそもそも少なく，あってもすぐに別のタスクが発生し教育が中断する	安心，安定したシミュレーション，デブリーフィングの提供 ファシリテーターを中心に，落ち着いて振り返り，学習する場を提供できる
チームダイナミクスの必要性 その時々で変わるメンバー（多職種）が，瞬間的にチームを編成し，効率的かつ効果的に動かなければならない 自学自習での体得は困難	複数同時学習 多職種からなるチーム全員が参加するシナリオにおいて，コミュニケーションや役割分担などの訓練が可能 現実では困難な別の職種を経験し，ほかのメンバーの役割を体験的に理解することも可能

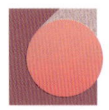

シミュレーションコースの実際

現在，救急医療に関連するシミュレーションコースは多岐にわたる。BLS(Basic Life Support)，ACLS(Advanced Cardiovascular Life Support)，PALS(Pediatric Advanced Life Support)などの各種コース，日本救急医学会が主催するICLS(Immediate Cardiac Life Support)，日本救急医学会と日本外傷学会が共同で開発したJATEC™(Japan Advanced Trauma Evaluation and Care™)をはじめ，院内の急変対応や，災害医療まで幅広く一般に公開され，医療従事者が受講可能である。ここからは，高忠実度マネキンを用いた救急外来での患者対応シミュレーションコース開催のためのポイントについて述べていく。

■■■■救急医療シミュレーション教育を行うための準備

後期研修医：先生，先ほどの三環系抗うつ薬中毒の患者，私，うまく対応できませんでした…。痙攣したり，不整脈が出たり…。頭のなかがパニックになってしまって。治療に炭酸水素ナトリウムを使うというのは，教科書で読んだことがあったんですけど…。

指導医：よく頑張っていたと思うけど，知識として知っていても実際に目の前で起こったときには，体が動かないことってよくあるよね。先生も後期研修医としてだいぶ腕を上げてきたから，今度の勉強会の時間を使って，シミュレーションでもう一度しっかり学んでみようか？

後期研修医：是非お願いします！！

■■■■シナリオを作っていこう

●学習目標の設定

シナリオ作成の一般的な方法については「3章ケース・シナリオ作成」に詳細が述べられているため，本稿では上述のショートストーリーに則り，具体的に救急後期研修医のためのシミュレーション教育を準備していく過程を述べる。

今回，学習者はすでに決まっている。三環系抗うつ薬中毒の初療に関して，ある程度知識はあったが臨床では適切に対処することができなかった救急科後期研修医である。

次に，シミュレーションを通して何を学んでほしいのか，すなわち，学習目標を設定することになるが，これはとても重要なプロセスである[1]。なぜならば，これがシミュレーションとデブリーフィングの方向性を決め，その土台となっていくからである。

学習目標の設定は，主に2つのニーズからアプローチするのがわかりやすい。救急医療に従事する者のニーズすなわち，学習者のニーズと，世間や医療界が救急医療に求めるニーズすなわち，一般のニーズである。また，作成した学習目標が適切かどうかは「3章ケース・シナリオ作成」に述べられている"SMART"でチェックするとよいだろう。

学習目標は一般的に3，4項目以内が適当といわれており，より具体的な目標や補助的な目標などは二次目標として定めることになる。

今回は救急科後期研修医の「頻繁に遭遇することはないが，緊急度，重症度が高い三環系抗う

つ薬中毒の初療を学びたい」という学習者のニーズと，全身管理と中毒診療をしてほしいという救急医療に対しての一般のニーズをもとに，主に認知的領域と情動的領域を中心に以下の学習目標を策定した．

①三環系抗うつ薬中毒に特徴的な心電図所見を指摘できる
②三環系抗うつ薬中毒の主要症状（中枢神経系，循環系）を理解する
③治療法（特に炭酸水素ナトリウム）を理解し，使用できる

あわせて，二次目標も以下のように定めた．
①中毒患者において，心電図をチェックする習慣を身につける
②状況（病歴および心電図所見）から三環系抗うつ薬中毒と疑うことができる

● 症例と経過を作成する
・STEP 1

まず，すでに定めた学習目標，二次目標に合う形で，シミュレーションに用いる症例を作り上げていく．その際，観察したい行動を学習者がとるように設定する．
　ここでは，病歴と心電図所見から三環系抗うつ薬中毒と診断させ，出現する各種中毒症状に対処しながら，拮抗薬である炭酸水素ナトリウムを投与するように導く．実際に筆者がシミュレーションで使用した患者背景と来院までの病歴は以下のとおりである．

> 23歳の女性．うつ病の診断で精神科クリニックに通院中．母親と口論したあと，4種類ほど処方されている内服薬を大量に服用し，自室で朦朧となっているところを発見された．両親が抱えて車に乗せ，当院救急外来受診．トリアージナースから連絡が入った．

　この4種類の内服薬のうちの1種類が三環系抗うつ薬であるアミトリプチリンで，心室性不整脈などの症状を出現させるのに十分な量の内服をしているが，情報として学習者に示されるのは，学習者が母親に服薬内容を尋ねた際に渡される「お薬手帳」のみである．

・STEP 2

次に経過を作る．開始時のバイタルサイン，学習者がオーダーすると思われる検査の結果などの数値を決め，さらに，急変や侵襲的処置が必要な事態いわゆるシナリオの「ヤマ」となる部分の設定を行う．その際，バイタルサインや症状などの変化や，それを打開すべく学習者が試みるさまざまな介入に対しての患者の反応やシナリオの変化などの設定も含まれる．

1. トリアージナースから連絡が入り，患者をストレッチャーに乗せ，初療室に移動．
2. 初期バイタルサインは，血圧75/40mmHg，心拍数120/min，SpO_2 91%，呼吸数9回/min，体温37.3℃．
3. 呼吸抑制に対して，気管挿管を選択してもよい．
4. SpO_2低下に対して酸素投与をした場合，SpO_2を上昇させる．

5. 血圧低下に対して静脈路確保＋細胞外液輸液を行った場合，血圧を上昇させる。
6. 付添いの母親に対して病歴聴取をした場合，患者設定の範囲内で情報提供する。服薬内容は，「お薬手帳」で提供する。
7. 胃洗浄，活性炭の選択をしてもよいが，気管挿管後でなければ誤嚥が発生したとみなしSpO_2を著明に低下させる。
8. 一般血液検査，心電図，血液ガス，胸部X線などのオーダーに対して，適宜結果を与える。
   - 血算，生化学検査では大きな異常を認めない。
   - 心電図ではQRS幅が0.12秒，aV_R誘導でR波増高を認める。
   - 血液ガス分析では代謝性＋呼吸性のアシドーシスを認める。
   - 胸部X線で明らかな異常を認めない。
9. 痙攣(全身間代性)が出現する。
   - 長く放っておくと，アシデミアの悪化からVT(心室頻拍)→Vf(心室細動)。
   - ベンゾジアゼピン系薬の投与がなされると，すみやかに停止。
10. 痙攣停止後，少しして再度痙攣(強直性)。モニターはVT→Vf。
    - 放っておくと死亡。
    - ACLSで対処し，除細動が施行されると，すみやかに停止。
11. 炭酸水素ナトリウムの投与に対して
    - 投与量初回1mEq/kg(50mEq程度)，2回の投与でQRS幅短縮し，安定。
    - 投与されない，投与量が少ないと再度痙攣，心室性不整脈発生。
12. 学習者がICU管理の指示を出した時点で終了。

・STEP 3

最後に，どの程度までファシリテーターがセッション中の介入を行うか，何をもってシナリオセッションを終了とするのかなども明確にしておく必要がある。

　一般的に学習者のレベルがシナリオのレベルまで達していない場合には，スムーズな進行と効果的な学習のために進行のヒントとなる介入(神の声)を行うことがある。シナリオセッションの終了は，時間の経過とシナリオの転帰の2つが主な決定要素で，時に組み合わせて行うこともある。使用できる時間の制限，デブリーフィングとの時間配分なども考慮する。

…

何度かシナリオを作り，シミュレーションコースを開催していくうちにさまざまな準備に慣れてくるであろう。それぞれの施設にあったシミュレーションコースを一から作り上げていくことは，楽しくもあるが，やはり労を要する作業である。

　そこでシナリオ作りに活用できるもう一つのアプローチが，すでにでき上がっているシナリオを利用する方法である。以下に英語ではあるが，誰でもアクセスできる救急医療におけるシミュレーション用のシナリオや，シナリオ作成のためのテンプレートがダウンロードできる2つのサイトを紹介する。

・Emergency Medicine Simulation Resources Online(http://www.emedu.org/sim/)
Society for Academic Emergency Medicine(SAEM)という，米国の救急医の学会に属する

シミュレーショングループのページ。Case Library やシナリオに使える心電図，画像，ケースのもとになるテンプレートなどもある。

・CORD Teaching Cases: Oral Board & Simulation Cases（http://www.cordem.org/i4a/pages/index.cfm?pageid=3403）
Council of Emergency Medicine Residency Directors（CORD）という，米国の救急レジデンシープログラムのディレクターの組織が提供している。米国救急医の専門医試験では，口頭試問として，机上シミュレーションを行う。その練習問題として，シナリオが公開されているという側面もある。
（ともに 2014 年 4 月時点でアクセス可能）

また，救急医療のためのシミュレーションシナリオを集めた書籍も販売されている（参考文献を参照）。

■■■■環境整備
●物品
シナリオにある程度めどがついたら，次は環境の準備である。今回のシナリオで，1 回のセッションに必要な物品として以下を選定した。

・マネキン（モニター連動型でなければ，別にモニター用のラップトップコンピュータなども必要）：1 台
・救急ストレッチャー：1 台
・救急カート（気管挿管セット，バッグバルブマスク一式，アドレナリンなどの心肺蘇生用薬物など）：1 台
・半自動式除細動器：1 台
・点滴セット（輸液製剤，ルート，点滴針，固定用テープなど）
・投与薬物およびシリンジ（実物が望ましい）：一式
・検査結果（心電図，血液ガス検査結果など。場合によってはコンピュータでの提示も可）

合わせて人的資源についても考えなければならない。

・ファシリテーター（モニター操作，マネキン操作，採点など，場合によっては介入も）
・母親役（状況の説明，お薬手帳の提示など）
・看護師役（指示受け，静脈路の確保，挿管の補助，検査結果の提示など）
（人的資源が豊富でない場合には，母親役および看護師役もファシリテーターが兼任する）

上記は最少限である。複数グループがブースをローテーションする形式での開催であれば，グループを誘導するスタッフ，タイムキーパーなど，さらに人的資源を要する。

●場所

シミュレーションを行う場所として，スキルスラボがあればもちろん使わない手はないが，会議室などでも十分に活用できる．筆者は，今回のシナリオを実際の勤務で使用している救急外来の一室で行った．これは in situ simulation（＝just in place simulation）という手法で，実際の場所，物品を使用するので，学習効果が高いのはいうまでもない．さらに，シミュレーションのために用意された会場で行われる学習では当たり前に用意されていた物品が，自分たちの働く救急外来になかったり，あっても仕様が異なるために操作法がわからなかったり，という医療安全上の問題点の発見能力にも優れているという点が特筆に値する[2]．しかし，一般的な救急外来は，24時間365日稼働しており，多くの施設ではあらかじめ時間を決めて in situ simulation を行うのは困難かもしれない．患者の少ない早朝に行う，シミュレーターなどを救急外来にあらかじめ配備しておき，患者が少なくなったときを見計らって施行する，などの工夫が必要である．

■■■■評価法

高忠実度シミュレーターを用いたシミュレーション学習の場合，評価法としては，チェックリスト方式が最も一般的である．critical action と呼ばれる学習者に必ずやってもらいたい行動をリストアップし，ファシリテーターがそれを観察して，その行動を行ったかどうかの有無を見ていく．例えば「炭酸水素ナトリウムを投与する　3点」「投与終了の目安を指示する　1点」など，行動そのものの重要度やその達成度に応じて傾斜配点をつけたりすることもできる．また，患者を危険に曝すような行為には「気管挿管せずに活性炭投与を行った　−3点」のように減点するという方法もある．チェックリストの総得点とファシリテーターが実感した「全体のでき栄え」は，時に一致しないことがあり，全体的な達成度を別に評価することもある．

　三環系抗うつ薬中毒シミュレーションのチェックリストの一例を示す（表2）．

■■■■ブリーフィングとデブリーフィング
●ブリーフィング

「デブリーフィングの準備」ではあるが，このなかにはシナリオセッションに先立って行うブリーフィング（オリエンテーションと呼ぶこともある）の準備も含まれる．

　ブリーフィングにおいて，状況設定やルール（思考過程やオーダーを必ず口に出してもらうなど）の説明は必須である．しかし，学習目標の確認やスモールレクチャーをこの段階で行うかどうかは，総合判断が必要である．

　例えば救急科後期研修医であっても，三環系抗うつ薬中毒に関してあまり知識がなければ，レクチャーを受けてからシミュレーションを行ったほうが，学習効果は高いかもしれない．一方で，より経験のある後期研修医には学習目標の確認を行うだけであったり，時にはまったく事前の情報なしにシミュレーションセッションを行うこともある．後者の場合には，デブリーフィングのなかで，学習目標を確認したり，レクチャーを行って知識を整理したりすることになる．

表2　三環系抗うつ薬中毒シミュレーションのチェックリスト

受講生名：				年月日：			
評価項目				点数			
				2	1	0	−3
A. 初期の緊急度評価と状態安定化							
1）モニターをつけながら，ABCDを確認する							
□気道　□呼吸　□循環　□意識（すべて：2点，一部：1点）				□	□	□	
2）SpO₂低下に対して酸素投与をする					□	□	
3）血圧低下に対して静脈路確保＋輸液					□	□	
4）気管挿管を行う（あとの施行も可）					□	□	
B. 情報収集							
5）基本的な病歴の聴取							
服薬内容				□		□	
本日の時間経過				□		□	
基礎疾患					□	□	
6）諸検査をオーダーする							
心電図				□		□	
血液ガス検査					□	□	
胸部X線					□	□	
血液検査					□		
C. 診断および治療							
7）病歴および心電図所見から三環系抗うつ薬中毒を疑う				□		□	
8）気管挿管下で胃洗浄，活性炭投与を考慮する					□	□	
9）炭酸水素ナトリウムを投与する							
□投与量がいえる（2点）　□薬品名のみ（1点）				□	□	□	
10）炭酸水素ナトリウム投与の終了の目安がいえる					□	□	
11）ICUでの管理を選択できる					□	□	
D. 合併症への対応							
12）痙攣に対してベンゾジアゼピン系薬を投与する					□	□	
13）心室性不整脈に対してACLSで対応する					□	□	
E. 禁忌項目							
14）フルマゼニル（ベンゾジアゼピン拮抗薬）を投与する							□
15）気管挿管せずに胃洗浄，活性炭の投与を行う							□

総得点　　　点／　　　点　＝　　　％
全体評価（優　−　良　−　可　−　不可）　　　　　評価者名：

● デブリーフィング

ブリーフィングに比べると，デブリーフィングは学習者の反応によって変わってくるので，すべてを準備することは不可能である．だからこそ，デブリーフィングの質を保ち，学習効果を高めるためにも，ファシリテーター全員で学習目標を確認したり，どのような方法でデブリーフィングを行っていくのかを事前に決めておくことは重要である．種々のデブリーフィングの方法に関しては4章に記載されているので参照いただきたい．

筆者は「どのような症例でしたか？」などの質問で，学習者の行動や思考の振り返りから始めることが多い．シナリオセッション中に，進行状況や学習者の指示や行動を逐一書き留めたホワイトボードを使用し，振り返りの助けにしている．もちろん，ビデオで動画を撮影し，それを利用することも有用である．

本シナリオでは血圧低下や，意識レベルの低下（＝換気の低下），痙攣，不整脈などの問題点が個々に把握されているのみで，学習者がこれらを系統的にとらえていることは少ない。そこで，第二段階として，最も致死的である心室性不整脈を中心におき，血液のpHと不整脈発生の関係，すなわち，アシデミアであるほど不整脈が発生しやすいことを確認する。そのうえで，三環系抗うつ薬中毒の各症状のpHに与える影響を学習者に考えてもらう。このような段階を経ることで，各症状がアシデミアの悪化につながることに気づき，自ずと各症状に対処する意義，治療法・拮抗薬としての炭酸水素ナトリウムの意味を理解していく。最後に，知識を系統的にもう一度まとめて終了する。このような流れをファシリテーター全員で確認するようにしている。

・環境

　これらブリーフィング・デブリーフィングを行う部屋の確保も重要な準備の1つである。シナリオセッションを行った空間とは距離的に近いが，静かで座ることのできる別の部屋であることが望ましい。シミュレーションの余韻やストレスが残る部屋ではなく，いったん気持ちをリセットし，落ち着いた空間を作り出すという意味でも，別の部屋を用意する意義がある。

　シナリオとシミュレーターを準備したところで安心してしまいがちであるが，学習のなかで最も重要なデブリーフィングの準備については，これらの方法を参考にしながら十分な時間をかけて欲しい。

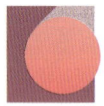

救急シミュレーション導入におけるピットフォールと解決策

　救急医療シミュレーションを進めるにつれ，何度も問題点に直面することになるだろう。表3に代表的なピットフォールを示した。特にそのうちの何点かについて具体的に述べる。

表3　救急医療におけるシミュレーションの起こりやすいピットフォールの例

要素	問題点	事例
学習目標	・未設定，多すぎる項目 ・レベル設定の誤り	・実際の症例を忠実に再現してしまったため，本番と同様に学習者には理解できなかった
シナリオ	・長すぎる ・ストレスが強すぎる	・受講者が薬物の投与量を思い出せなかったので，患者を心肺停止にしたところ，受講者が泣き出してしまった
シミュレーター	・管理責任者の不在	・高忠実度シミュレーターを購入したが，院内に専任の担当者がおらず，故障したまま放置されている
学習者（参加者）	・意欲不足 ・レベルが違う	・参加者を公募したらレベルの差が大きく，満足度が下がってしまった
ファシリテーター	・デブリーフィングが自己流 ・学習目標を理解していない	・ファシリテーターの得意分野にだけに目がいき，その話題ばかり強調されてしまった
デブリーフィング	・安心して学習できる環境でない	・議論が一受講者の行動を非難するような雰囲気で進行してしまった

■■■■学習目標の詰め込み過ぎ

一般的に主要な学習目標は3, 4項目が適当といわれている。特に救急診療では「興味深い」「シミュレーションを通して学習してみたい」と思わせる症例は，気道，呼吸，循環の管理，中枢神経系の評価など，複合的な学習要素を多く含んでおり，そのまま再現すると学習者は現実と同様に混乱してしまう。シミュレーションでは忠実な再現がよいシナリオとは限らない。学習者に合わせて，気道管理や血圧低下だけに学習目標を絞り，実際の症例をアレンジすることによって，より効果的な学習を導くことができる。

■■■■適切でない処置に対しての不幸な転帰

シナリオセッションでは，学習者によって適切でない処置が行われることが当然ある。救急医療では，患者の緊急度，重症度が高いため，適切でない処置に対しての患者の反応として死亡や後遺症，患者から訴訟を起こされた，などの不幸な転帰をたどることが現実にはあり得る。このような事象をシミュレーションのシナリオ内で起こすことには議論がある。学習者が，以後シミュレーションに対して，拒否反応を示すようになってしまうかもしれないからである。シミュレーションの目的はあくまでも効果的な学習であり，間違った行為に罰を与えるものではないことを認識する必要がある。

一方で，デブリーフィングでのストレスケアと，繰り返し学習の体制が十分であれば，むしろシミュレーションでの不幸な転帰はより効果的な学習を導く，という論もある[3]。いずれにせよ，学習者のレベルやファシリテーターの力量も十分考慮し，安易に不幸な転帰を導くことは避けるべきである。

■■■■デブリーフィングにおける学習目標からの逸脱

救急医療は分野横断的な領域であるため，シナリオのトピックスだけでなく，ファシリテーターのバックグラウンドも多岐にわたる。そのためファシリテーターが，学習目標にはない自分の得意分野の解説に力を入れすぎ，つい時間をとってしまうことが散見される。ファシリテーターは常に学習目標を見失わず，中立的な姿勢をとることが要求される。

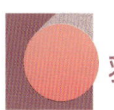

● 救急医療におけるシミュレーション教育の未来

シミュレーション教育による救急医療教育が，今後も普及を続けることは間違いない。知識と実際の行動との乖離が大きく，救急現場でのストレスやスピードに合わせた学習が困難な医学生や研修医など，いわゆる「研修中」の医療従事者への教育では，さらに重要性が増してくると思われる。チームダイナミクス構築のためのツールとしては，プレホスピタルや災害医療への応用が期待できる。今後，質的な充実と各種教育法のなかでの安定した役割の確保のためには，デブリーフィングの成熟とファシリテーターの効果的，効率的な養成がカギとなってくるであろう。

> **まとめ**
> ・救急医療がもともともっている緊急性や低頻度・高リスクなどの特徴がシミュレーションのもつ特性とうまく結びついたことで，救急医療におけるシミュレーション教育が広く普及した。
> ・シミュレーション教育を計画するうえで，しっかりとした学習目標の策定と，デブリーフィングの準備が最も重要である。
> ・救急医療におけるシミュレーションでは，その緊急性などからほかの分野以上に学習者にストレスがかかることがある。学習者のレベルに合わせてシナリオを工夫し，デブリーフィングでは十分に配慮を行い，自ら気づき，安心して学習できる環境を積極的に作り出す必要がある。

文 献

1. Szyld D, Jenny W. Rudolph. Debriefing with Good Judgment. In：Levine AI, DeMaria S Jr, Schwartz AD, et al. eds. The Comprehensive Textbook of Healthcare Simulation. New York：Springer, 2013：85-93.
2. Wheeler DS, Geis G, Mack EH, et al. High-reliability emergency response teams in the hospital：improving quality and safety using in situ simulation training. BMJ Qual Saf 2013；22：507-14. PMID：23457361
3. Demaria S Jr., Bryson EO, Mooney TJ, et al. Adding emotional stress to training on simulated cardiopulmonary arrest enhances participant performance. Med Educ 2010；44：1006-15. PMID：20880370

参考文献

1. Thoureen TL, Scott SB. Emergency Medicine Simulation Workbook：A Tool for Bringing the Curriculum to Life. Hoboken: Wiley-Blackwell, 2013.

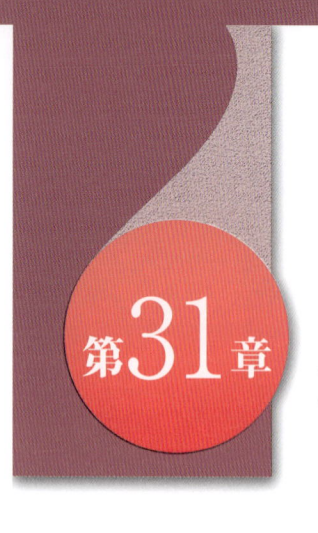

第31章 災害医療

児玉 貴光

学習目標

- 災害医療シミュレーションの重要性とその背景を理解する
- シミュレーションの事前準備やシナリオについて知る
- 災害医療シミュレーションの導入におけるピットフォールと解決策を知る

災害医療の大原則は「生存の見込みがある最大多数の傷病者に対して，最良の医療を提供すること」である。災害時には，医療の需要が供給を大きく上回るため，日常と同等の診療を提供することは不可能となる。そのため，Crisis Standards of Care（CSC）の概念を理解したうえで，災害時に実践可能なシステムの再構築と医療レベルを学習することが求められる。本章では，災害医療の訓練としてのシミュレーション教育の意義について解説し，その種類と実際の流れについて紹介する。

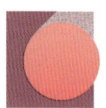

災害医療におけるシミュレーション教育の意義

シミュレーション教育が医療従事者の能力と診療技術を向上させることについては，これまでに本書でも触れてきたとおりである。この有用性は，とりわけ「一般的には起こりにくいまれな事象」において顕著であり，その代表として，災害医療が挙げられる。

災害時に迅速に適切な医療を提供するためには，事前対応計画の立案とそれに沿った準備，そして実践的な訓練が最良の対策と考えられている。実際，我が国の災害医療体制の指針ともいうべき「災害医療等のあり方に関する検討会報告書」[1]においても，定期的な訓練を実施することの重要性と，事前訓練の開催によって大規模災害における救護活動が奏功した事例が紹介されている。災害時に必要とされる個々の医療処置に関する知識や技術はon the job trainingで培うことが可能である。しかしながら，傷病者（患者）の数が膨大なうえに，医療資源が著しく制限される災害時に，それらを応用することは容易なものではない。このギャップを埋

めるために，必然的に災害訓練は大規模なものになるか，あるいは特殊な環境で行われることが多くなる．すなわち，有効な教育を実施するためには，シミュレーションを行わざるを得ないことを知っておくべきである．

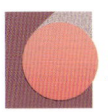

災害医療シミュレーション訓練の種類

学習を促進するためには，採用する教育法と達成すべき学習目標を一致させる必要があることを忘れてはいけない．災害医療に関する総合シミュレーション訓練は，以下のように分類されている[2]．

① disaster drill
　各機関における防災計画全体のなかの限定された場面での対応活動を監査するための訓練
② tabletop exercise
　各機関における防災計画全体の有効性を評価するための書類と口頭によるシナリオ訓練
③ functional exercise
　現実に人間や資器材を移動させることなく，可能なかぎり実際の医療を模し行う訓練
④ field exercise
　可能なかぎり多くの現実の人間や資器材をリアルタイムで移動させることによって，それまでに行われてきた訓練の成果を確認する総合演習

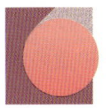

災害医療シミュレーション訓練の実際

■■■■目的

災害は，台風・地震・洪水・津波などの自然災害，電車の脱線・航空機の墜落事故などの人為災害，あるいは自然災害に便乗したテロリズムなどの複合型災害に分類されるが，その種類は多岐にわたる．それぞれに対して，個別に対応策を学ぶことは現実的に不可能であるため，まずは all-hazards approach の基本となるフレームを学習することがすすめられている．

英国では Major Incident Medical Management and Support(MIMMS)によって，"CS-CATTT" という概念にまとめられており[3]，このフレームは我が国にも導入されている．これは，災害時に対応すべき事案を表1のごとく7領域に分割することで，円滑な診療を可能にすることを目的にしている．同様に米国では National Disaster Life Support™(NDLS™)によって，「PRE-DISASTER パラダイム™」という概念にまとめられている[4](表2)．

各コースの目的は，シミュレーションをはじめとした種々の学習手段を用いて，このようなフレームを習得することにある．

表1　MIMMSにおけるフレーム

C	command and control	指揮と統制
S	safety	安全
C	communication	情報伝達
A	assessment	評価
T	triage	トリアージ
T	treatment	治療
T	transport	搬送

表2　NDLS™におけるフレーム

P	planning and practice	計画と実践
R	resilience	回復力
E	education and training	教育と訓練
D	detection	覚知
I	incident management	指揮系統
S	safety and security	安全と保安
A	assess hazards	危険性の評価
S	support	支援
T	triage and treatment	トリアージと治療
E	evacuation	搬送・避難
R	recovery	復興

■■■■位置づけ

近年，災害は世界的に増加傾向にはあるが，一人一人の医療従事者の経験は，決して多くはない。しかも，マンパワー・資器材・時間が厳しく制限されたなかでの医療提供となるため，通常の状況とは異なるコンセプトを採用しなければいけない。さらに，災害時であっても医療は地域の保健医療システムと法規に則って提供されなければいけない。

これらの知識が欠落した状態では，たとえどれほど素晴らしいシミュレーション訓練が行われたとしても，災害現場では無力となってしまう。そのため，学習者はシミュレーション訓練に先立って座学や事前学習などによって，社会システムのなかの災害医療体制，災害医療の原則を理解しておくことが前提となる。実際に日本のDisaster Medical Assistance Team (DMAT)研修やMIMMSでもコースのなかで，多くの時間が座学にあてられている。NDLS™においては，座学による知識獲得は，原則としてBasic Disaster Life Support™(BDLS™)に委ねられており，各種シミュレーションはAdvanced Disaster Life Support™(ADLS™)で学習するように区分がなされている。このように，シミュレーション訓練は，獲得した知識の効果判定と理解の促進ツールという位置づけが明確になっている。

■■■■準備と環境整備

災害医療は，社会医学の側面を含む総合医療であるため，学習目標によって選択するシミュレーションが変わってくる。当然，準備するべき物品についても，大きく異なることに注意を要する。

また，シミュレーターと模擬患者を用いた場合の教育効果については，ほぼ同等との報告がある[5]ことから，シナリオ上は大多数の傷病者であっても自由に設定することができる。

●①disaster drill

訓練の中心となる部署によって，準備するべき物品は異なる。傷病者への医療行為に焦点を絞る場合は，シミュレーターの使用が望ましい。

また，医療資器材の準備や運用を確認する場合は，実際の診療と同じように現実の資器材を用いるべきである。特にトリアージタッグについては，我が国では1996年以降に全国で標準化が進められるなど，災害医療に不可欠な資器材となっている[6]ため，災害現場で躊躇なく使用できるように，シミュレーション学習の段階で繰り返し使用して，慣れ親しんでおくことが不可欠である。

● ②tabletop exercise

傷病者として，模擬患者やシミュレーターを準備する必要はない．多数傷病者を取り扱うことを目的とした訓練であるため，患者はカードなどで代替することが一般的である．ただし，現実に要する診療時間の問題を無視して患者を移動させると，負荷がかかる災害医療の現場を再現できなくなる危険性がある．そのため，患者の処置に一定の時間経過を設ける，あるいは意図的に患者フローを遅延させるなどのファシリテーターの工夫が必要となる．

また，各関係機関との連携を確認するためにはよい訓練であるが，それぞれが隣接している状況ではコミュニケーションが容易になってしまう．このため，一部の学習者を物理的に隔離するなどして，現場を再現する工夫も有用であろう．

● ③functional exercise

可能な範囲で実際の傷病者を模した模擬患者かシミュレーターを用いる．訓練は，実際の救急外来・処置室・屋外テントなどを用いる．よりアドバンスな訓練では，照明が不足した夜間，暑熱・寒冷環境などの通常とは異なる状況での訓練を行うことも考慮する．

● ④field exercise

総合演習として，多くの模擬患者やシミュレーターを用いて多数傷病者を再現する．不足する場合は，死亡，もしくは救命不可能な傷病者を人形で代替する工夫も必要である(写真1)．また，シミュレーション教育で重要視される「正確性(忠実性，fidelity)」「有効性(validity)」「信頼性(reliability)」[7]を担保するためにも，傷病者役にはムラージュ(傷病メイク)を実施したほうが臨場感を増して効果的な訓練につながる(写真2)．さらに，医療者間や各関係機関とのコミュニケーションでは，無線を採用するなど実際の災害医療を再現するための準備が必要となる．

写真1 人形の模擬患者

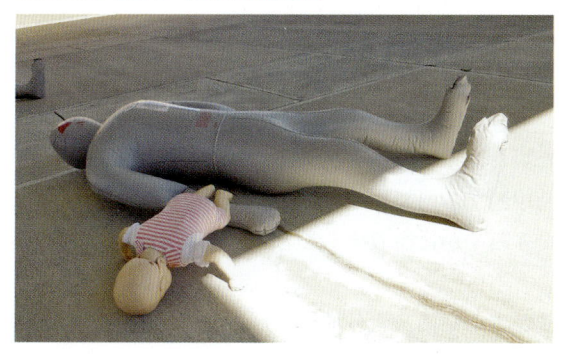

写真2 ムラージュを施された模擬患者とトリアージをする参加者

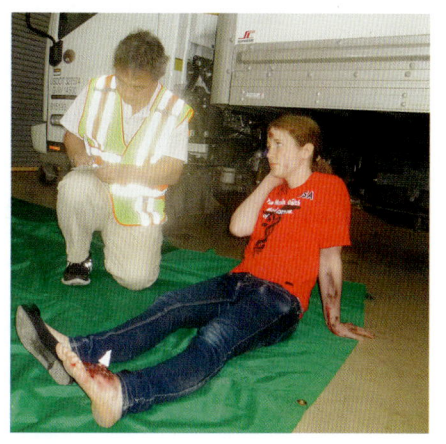

■■■ 実際の流れ

災害医療全体を学習するコースにおいては，個々の傷病者診療やトリアージの手法を学ぶモジュール・シミュレーションを経たうえで，最終的にこれらを組み合わせた①〜④のいずれか

のシミュレーション訓練が行われることが多い．また，チームとして機能することを確認するためにも，個人シミュレーションだけではなく，チームシミュレーションも行うことが望ましい．

ここで重要なことは，チームシミュレーションを行う場合には，事前にチームビルディングの時間を設けておくことである．確かに災害は突然起きるが，発災直後から見ず知らずの医療従事者だけで医療活動を長く継続することは，考え難い．多くの場合は，日頃から業務をともにしている仲間で対応することになると思われる．そのため，シミュレーション教育前に「顔の見える関係」を構築して，チームメンバーの役割(表3)を事前に決定し，救護活動に必要とされる資器材を選定する時間(ブリーフィング)を準備するべきである．ADLS™におけるfield exerciseでは3時間のカリキュラムのうち，約1時間をブリーフィングにあてることにしている．

表3 field exerciseにおけるチームビルディング*

役割	人数	チーム数
コマンダー	1名	
アシスタント	1～2名	
安全管理者	1～2名	
トリアージ	2名	2～3チーム
救護所診療	2名	3チーム
搬送担当	3名	1～2チーム

＊ADLS™におけるfield exerciseを行う際の学習人数の例を示した

また，シミュレーション開始前にインストラクターは，模擬患者を含む全参加者に対して下記のごとく各種注意事項を与える．

①体調不良をきたした場合は，すみやかに自己申告のうえで，シミュレーションから離脱すること．また，参加者同士で配慮しあうこと．
②安全にシミュレーションを行うために，傷病者の搬送にバックボードを使用しない．ただし，搬送には最低3名の学習者がついて護送することで，担送したと見なすこと．
③訓練中の想定は，チーフ・ファシリテーターが拡声器などを用いて付与することと，その想定を厳守すること．
④訓練途中で参加者の健康障害が危惧された場合，インストラクターにより事前に決められた合図(例：笛を2回吹くなど)によって一時中断する可能性があること．
⑤訓練終了の合図(例：笛を3回吹くなど)ですみやかに撤収すること．

また，夏季の屋外訓練では，日射し除けテントの準備，水分補給のためのボトルウォーターの準備と配給するためのスタッフを配置しておくことが望ましい．同様に，冬季の訓練においては，暖をとるための資器材や飲料の準備，トイレの場所について，事前指示が必要となる．

■■■デブリーフィング

シミュレーション終了後にはデブリーフィングを行う．災害医療において，ミッション終了後のafter-action review(AAR)は重要不可欠なものとされている[8]．シミュレーション教育におけるデブリーフィングは，AARと同様の意味合いがあるため，模擬傷病者も含めた全員が参

加するべきである．この場で，模擬傷病者からも意見や感想を述べてもらい，学習者は謝意を伝える．なお，ADLS[TM]ではデブリーフィングには約1時間をかけている．デブリーフィングにおいて，議論すべき具体的な項目については，ニューヨーク州が策定しているツールキット[9]が参考になるだろう(表4)．

表4　デブリーフィングで議論すべき項目

学習目標を意識した大まかな質疑内容
1. 災害時に高まる特殊なニーズについて意識が高まったか？
2. 災害時に傷病者のための資器材，スタッフ，診療スペースを動員する計画は十分だったか？
3. このシミュレーション訓練は，災害医療を専門としない学習者に対して満足度と達成感を与えたか？

より具体的な検討項目
1. トリアージ戦略は具体的に指示されていたか？
2. 災害対策本部は多数傷病者を受け入れるための限界を設定したか？
3. 対応チームは指揮命令系統を確立したか？
4. 蘇生，気道・循環管理のために必要とされる資器材や薬物の量を十分に把握できていたか？
5. 災害対策本部は傷病者対応に必要とされる人員配置とスタッフ総数を正確に決定できたか？
6. 重症傷病者と非重症傷病者の治療スペースが準備されていたか？
7. 傷病者家族・関係者やメディアが集う場所が準備されていたか？
8. スタッフは汚染患者をスクリーニングする必要を認識していたか？
9. スタッフは傷病者の転院搬送に関する必要性を認識していたか？
10. スタッフは傷病者に対して最良の治療を提供したか？

Center for Pediatric Emergency medicine for New York City in collaboration with the New York City Department of Health and Mental Hygiene Healthcare Emergency Preparedness Program. Pediatric Tabletop Exercise Toolkit for Hospitals 2nd Edit. 〈http://www.nyc.gov/htmL/doh/downloads/pdf/bhpp/hepp-peds-tabletoptoolkit-010709.pdf〉より作成

災害医療シミュレーションにおけるピットフォール

コンピテンシー向上のために

今日では，災害時における標準化された救急医療を提供することを目的に，我が国でも多くの災害医療シミュレーションコースが導入されている．1979年の第1回緊急被ばく医療救護訓練課程を皮切りに，災害やmass gathering eventを経験するたびに，必要とされるパートを補うように開発と発展を継続してきた歴史がある(表5)．

表5　我が国における災害医療教育の歴史

1979年	緊急被ばく医療救護訓練課程
1996年	災害医療従事者研修
1998年	日本集団災害医学会セミナー
1998年	国際緊急援助隊医療チームリーダー研修
2003年	MIMMS
2004年	東京DMAT研修
2005年	日本DMAT研修
2006年	NBC災害・テロ対策セミナー
2006年	緊急被ばく医療セミナー
2007年	統括DMAT研修
2007年	Hospital MIMMS
2008年	NDLS
2011年	FDM
2011年	MCLS

FDM：Fundamental Disaster Management, MCLS：Mass Casualty Life Support, NBC: nuclear biological chemical

ここで重要なことは，それぞれのコースが対象とする災害に関して，特徴ある教育を行っている場合でも，災害医療の基本は all-hazards approach である[10]ことを強調することである。例えば，緊急被曝医療に関するコースは，核・放射線災害に特化したものであるが，そこでもあらゆる災害に応用可能となる基本フレームを理解できるように，カリキュラムを組む必要があることを忘れてはいけない。Subbarao らの Expert Working Group(EWG)は，災害医療教育を7つの学習領域に分類し，それらを19のコアコンピテンシーに，さらに73の特定のコンピテンシーに分類している[11](表6)。災害医療のシミュレーション訓練にあたっては，このうちどのコンピテンシーを含んでいるかを明確にする必要がある。

表6　災害医療における7つの学習領域

準備と計画
覚知とコミュニケーション
指揮命令系統と応援体制
安全と保安
臨床/公衆衛生学的評価と介入
緊急事態対応・対応継続・復興
公衆衛生学的法規と倫理

Subbarao I, et al. A concensus-based educational framework and competency set for the discipline of disaster medicine and public health preparedness. Disaster Med Public Health Prep 2008; 2: 57-68 より作成

●模擬傷病者のケア

　災害医療シミュレーションにおける模擬傷病者は，実際に恐怖の感情賦活によって，訓練の体験が記憶されることがあると報告されている[12]。これは，訓練中の感作や訓練後の負の記憶消去の失敗によって起こると考えられている。こうした危険を回避するために，訓練の目的を明確に説明するとともに，自由に途中離脱ができることをブリーフィングで伝えておくことが必要とされている。

■■■災害医療シミュレーションのシナリオ例

tabletop exercise 用のシナリオを紹介する。

> **想定**
> 休日のショッピングモールで爆発事故が発生し，数十人の買い物客が負傷した。最先着で現場に駆けつけた学習者は，どのように救護活動を展開するべきか？

■■■進行と指導

　本項では，確実な活動を行うために，NDLS™ で採用されている DISASTER パラダイム™ に基づいた進行方法を紹介する(表7)。DISASTER パラダイム™ は，時系列に沿ったフレームであるため，進行にあたってはできるだけこの順序を崩さないようにファシリテートする必要がある。この際，記憶のみに頼ったシミュレーションを行うのではなく，時間が許すかぎり学習者の所属施設や地域が実際に使用しているマニュアルやアクションカードを参照しながら進行することが望ましい。災害医療において，PDCA(Plan-Do-Check-Action)サイクルの確立

表7 tabletop exercise の進行例

検討項目		検討内容
D	detection	発生した事象の評価 傷病者の総数や重症度の予測
I	incident management	コマンダーを含めたチームビルディング 関係各機関との連携確立
S	safety and security	適切な個人防護服の選択 ゾーニングの実施 パニック・コントロール
A	assess hazards	現存する危険性の認識 二次被害の可能性を考慮
S	support	必要資器材の選定 追加応援の要請
T	triage and treatment	トリアージ方法と場所の選択 現場救護所の設営と治療
E	evacuation	搬送順位に関するトリアージ 搬送方法の選択
R	recovery	救護活動終了のタイミングと引き継ぎ AAR の実施

は不可欠[13]であり，学習者が自身の知識と技術の到達度を測定するだけではなく，マニュアルの評価と改善につなげられるように配慮するとよい。

また，指導の際には，我が国の災害医療システムとの齟齬が生じないようにしなければいけない。特にキーワードとして重要視されている METHANE[3]（表8）による報告スタイルなどは，リーフレットなどにして配布し，シミュレーション中でも参照できるように配慮する。

表8 METHANE 報告

M	my call sign/major incident	所属と氏名／大規模災害の「宣言」，もしくは「可能性報告」
E	exact location	正確な現場位置
T	type of incident	災害の種類
H	hazards	存在する，もしくは潜在する危険性
A	access	現場への進入経路
N	number of casualties	傷病者の数と重症度
E	emergency services	現着している救急医療関係者と今後必要と見込まれる数と種類

MIMMS で提唱され，日本 DMAT でも採用されている災害現場の状況を報告するためのメモニクス

■■■■評価

災害医療は，特殊な環境下で提供される医療であるため，常に絶対的な正解が存在するわけではない。重要なことは，学習者が「生存の見込みがある最大多数の傷病者に対して，最良の医療を提供すること」を意識・理解しているかどうかである。ただし，多数の傷病者を救命するためには時間軸が重要であり，迅速で正確な決断ができているかどうかを評価する[14]ことを忘れてはいけない。

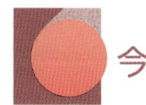

今後の展望

大規模災害を想定した災害医療シミュレーションは有効な学習手段ではあるが，訓練に時間や

資金を要するほか，安全面の問題もあり，標準化教育のツールとして全関係機関に拡大していくには，障壁があると考えられている．この問題を解決するために，近年ではバーチャル・リアリティーに基づいた訓練方法が開発されて浸透しつつある．

米国では Department of Homeland Security(DHS)や Centers for Diseases Control and Prevention(CDC)をはじめとした種々の教育機関でも，この教育法が採用されている[15]．その教育効果は，従来のシミュレーション訓練と比較しても，トリアージや治療の成績，スピードの面において，遜色のないことが報告[16]されており，今後さらなる開発と検証が望まれている．

まとめ

- 災害医療は，特殊な環境下で，限られた資源をもとに，多数の傷病者の治療にあたるため，日常の医療と大きく異なる．このため「まれな事象」の学習に適しているシミュレーション訓練が効果的となる．
- 災害医療で対象となる災害の種類は多岐にわたるため，それぞれを個別に学習することは現実的に不可能であり，基本となるフレームを学習することがすすめられる．
- 災害時であっても，医療は保健医療システムと法規に則って提供しなければならないため，シミュレーション訓練であっても災害医療体制，災害医療の原則を学ぶ座学や事前学習は重要である．
- シミュレーション訓練では，災害医療に不可欠となっている資器材に慣れ親しむことは，特に重要である．
- 評価にあたって重要なことは，学習者が「生存の見込みがある最大多数の傷病者に対して，最良の医療を提供すること」を意識・理解しているかどうかであるが，限られた時間での診療が求められるため，迅速で正確な決断ができているかどうかも評価する．

文　献

1. 災害医療等のあり方に関する検討会．災害医療等のあり方に関する検討会報告書．〈http://www.mhlw.go.jp/stf/shingi/2r9852000001tf5g-att/2r9852000001tf6x.pdf〉Accessed Mar. 20, 2014.
2. American College of Surgeons. Disaster Management and Emergency Preparedness. In: Advanced Trauma Life Support® Student Course Manual. 9th ed. Chicago: American College of Surgeons, 2012: 325-38.
3. Advanced Life Support Group. Major Incident Medical Management and Support: The Practical Approach at the Scene. 3rd ed. River Street Hoboken: John & Wiley & Sons, 2012.
4. Swienton RE, Subbarao I, Markerson DS. Basic Disaster Life Support® 3.0 Course Manual. Chicago: American Medical Association, 2012.
5. Gillett B, Peckler B, Sinert R, et al. Simulation in a disaster drill: comparison of high-fidelity simulators versus trained actors. Acad Emerg Med 2008; 15: 1144-51. PMID: 18717651
6. 山本光昭，山本保博．トリアージ・タッグ標準化への取組み―その考察と今後の展開．日救急医会誌 1996；7：208-12.
7. Zimmerman JL ed. Fundamental Critical Care Support. 4th ed. Mount Prospect: Society of Critical Care Medicine, 2007.
8. Tami G, Bruria A, Fabiana E, et al. An after-action review tool for EDs: learning from mass casualty incidents. Am J Emerg Med 2013; 31: 798-802. PMID: 23481154

9. Center for Pediatric Emergency medicine for New York City in collaboration with the New York City Department of Health and Mental Hygiene Healthcare Emergency Preparedness Program. Pediatric Tabletop Exercise Toolkit for Hospitals. 2nd ed. 〈http://www.nyc.gov/html/doh/downloads/pdf/bhpp/hepp-peds-tabletoptoolkit-010709.pdf〉 Accessed Mar. 20, 2014.
10. U.S. Department of Homeland Security. National Incident Management System. 〈http://www.fema.gov/pdf/emergency/nims/NIMS_core.pdf〉 Accessed Mar. 20, 2014.
11. Subbarao I, Lyznicki JM, Hsu EB, et al. A consensus-based educational framework and competency set for the discipline of disaster medicine and public health preparedness. Disaster Med Public Health Prep 2008; 2: 57-68. PMID: 18388659
12. 新美綾子，堀井直子．大規模災害訓練の看護基礎教育における活用の検討―負傷者役として参加した看護学生の体験から．日看医療会誌 2004；6：23-32.
13. Okada N. Urban Diagnosis and Integrated Disaster Risk Management. Journal of Natural Disaster Science 2004; 26: 49-54.
14. Russel R, Hodgetts TJ, Mahoney PF, et al. Disaster Rules. London: BMJ Books, 2010.
15. Hsu EB, Li Y, Bayram JD, et al. State of Virtual Reality Based Disaster Preparedness and Response Training. PLoS Curr 2013; 5. PMID: 23653102
16. Vincent DS, Sherstyuk A, Burgess L, et al. Teaching mass casualty triage skills using immersive three-dimensional virtual reality. Acad Emerg Med 2008; 15: 1160-5. PMID: 18699829

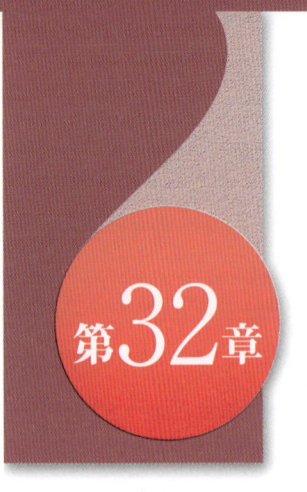

第32章 ALSO®(Advanced Life Support in Obstetrics®)

伊藤 雄二, 新井 隆成

> **学習目標**
> - 産科・周産期におけるシミュレーション教育の重要性とその背景を理解する
> - シミュレーション教育を行ううえでの事前準備や実際のコース運営について知る
> - 導入の意義とインストラクションのポイントを知る

Advanced Life Support in Obstetrics®(ALSO®)とは,医師やその他の医療プロバイダーが,産科・周産期救急に効果的に対処できる知識や能力を発展・維持するためのシミュレーションに基づく教育コースである。また,産婦人科医だけでなくプライマリケア医(家庭医・総合診療医)や救急医,研修医,助産師など産科医療にかかわる,いわゆる「産科医療プロバイダー」すべてを対象とした訓練でもある。

周産期領域,特に産科領域におけるシミュレーション教育は,ほかの分野に比べて普及が遅れていた。その理由はおそらく「産科」あるいは「分娩」という特殊な領域での教育であることや,「産科」医療自体が標準化されにくいこと,また一般成人や小児の「心肺蘇生」という概念とは異なったシミュレーションを必要としたためかもしれない。しかしながら妊産婦ケアは,プライマリケアとして重要な分野であり,また「分娩」自体が,時に生命にかかわるような急激な変化を伴う救急医療の側面を有している。さらに母体と胎児・新生児という2つの生命にかかわる緊急事態を想定した対応が求められることから,さまざまなケースに適切に安全に対処するためには,シミュレーション教育が不可欠である。本章では,このような産科・周産期救急のシミュレーションコースであるALSO®について成り立ちから解説し,実際のコースの様子を紹介する。

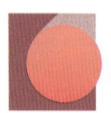

ALSO®の起源と世界的普及

ALSO®は米国ウィスコンシン州のプライマリケア医2名が考案したコースであり,産科医療プロバイダーを対象とした「プロバイダーコース」と,このコースのインストラクターを養成

するための「インストラクターコース」の2種類がある。1993年にはAmerican Academy of Family Physicians(AAFP)によって認可された。現在，全米では多くの分娩施設において分娩にかかわる産科医療プロバイダーには，ALSO®の受講が義務づけられている。また，ALSO®コースは世界的に普及活動が行われており，ALSO® international meeting 2013での報告によると，63か国でプロバイダーコースが開催され，16万人以上が修了している。

■■■■チーム医療・チーム力の強化を重要視

ALSO®コースでは，受講者個々の知識・技能のレベルアップだけではなく，チーム医療の必要性とチームとしてのスキルアップを強調していることも，その特徴の1つである。したがって，産婦人科医以外の医師のみならず，受講者はすべて職種にかかわりなく共通の内容を学習し，参加者全員が同じ実技を行う。それは分娩にかかわるあらゆる医療行為にすべてのチームメンバーが精通することによって，チーム力が最大限に引き上げられるという考えに基づいている[1]。

また，「マタニティケアにおける安全性」科目が，リスクマネジメントや医療安全について概説するために2000年からコースに導入されている。そのため，日本のコースにおいても必修科目として講義のみ行っていた。しかしながら，2010年より，ALSO®コース全体を通して，チームや医療システムというレベルで，医療安全，リスクマネジメントに取り組むことに重点がおかれた。これにより，特に重要ワークショップでは一貫してこの主旨を適用し，チームとしてのスキルアップを実技講習に取り入れ，コースの冒頭でレクチャーするようになった。ALSO®で強調している，TeamSTEPPS®(17章参照)プログラムは，それまでのコースで重要視されていたスキルの向上と緊急時対応の訓練に加え，チームワークとコミュニケーション能力を高めるために作られたプログラムである。ALSO®では元来実技のワークショップや症例検討において，語呂合わせを用いた共通認識の強化によるチーム医療の確立を重要視してきた。本プログラムでは，さらにALSO®の重要ワークショップにおいて，TeamSTEPPS®の主要構成要素であるチームビルディング，リーダーシップ，状況モニター，相互支援，コミュニケーションといった要素を取り入れている。

日本のコースにおいてもインストラクターが一堂に会し，TeamSTEPPS®の導入についての研修会を行った。さらに近年のインストラクターコースでは，本プログラムをどのように重要ワークショップに取り入れて指導するかに重点をおいたコース内容となってきている。またプロバイダーコースの受講者に講義・実技を通した指導ができるだけでなく，自らが継続的に学習し，さらに受講生による議論が進むようなファシリテートができるように，"teaching"と"coaching"の要素を取り入れるなど，毎年工夫・改善がなされている。

その結果，プロバイダーコースは，冒頭に講義のみならずグループワークを行ってアイスブレイク(ice break)の場を設けることで，受講者同士が1つのチームであるという意識をもたせるようにしている。さらに，コース全体の内容もチームワークとコミュニケーション能力を高めて，チームとしてのスキルアップを意識できるような構成となっている。最近のアンケートでは，受講者の満足度，目的達成度も向上している。

■■■■日本におけるALSO®の普及

2008年に，金沢大学周生期医療専門医養成支援プログラムグループが，AAFPから日本での

ALSO®セミナー運営権を取得。2008年11月に金沢大学医学部にて初めてプロバイダーコース，インストラクターコースを開催し，日本国内のみならず米国からも筆者を含めた23名が参加した。

その後，日本におけるALSO®普及活動は，2009年4月1日よりNPO法人周生期医療支援機構〔以下，機構(本部：石川県金沢市)〕[1]が，ALSO-Japan®として運営を行っている。また，筆者が所属する公益社団法人地域医療振興協会(以下，協会)も地域，特にへき地・離島などの地域における産科医療問題に対する取り組みとして，機構と協力して普及活動を行っている。

ALSO®は，産科救急に対処する知識と技能を系統的に習得するためのコースであり，技能のみならずチーム医療の確立を重要視した教育ツールである。しかし，それとともに救急医やプライマリケア医など産婦人科医以外の医師にマタニティケアだけでなくウィメンズヘルスケアに興味をもち，さらにその分野に継続的にかかわるきっかけとしても，非常に有用である[2]。また，へき地・離島などで分娩にかかわりながらも，その件数が少なく，分娩や関連する産科救急に遭遇する機会の少ないスタッフに対しても，継続的な教育を提供する有用なツールであると考えている。

日本においては，2008年11月初回コースが開催されて以来，2013年11月15日現在2,495名が受講している(図1)[1]。これまでの受講者の内訳をみると産婦人科医，助産師が約半数を

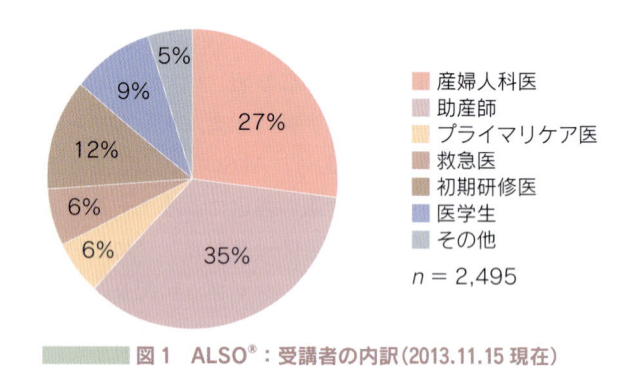

図1 ALSO®：受講者の内訳(2013.11.15現在)
(NPO法人周生期医療支援機構ホームページ〈http://www.oppic.net/〉より引用)

表1　ALSO-Japan® 結成目的
- Goal：産科医療危機打開を目指す！
- 産科医療の意識改革
  - 「特殊」から「一般」へ
- 産科研修を充実させる
  - 「単に経験/見学する」から「身につける」へ
- 新たな医療連携の提案
  - 産科診療に精通したプライマリケア医の養成
  - プライマリケア医と産婦人科医の協力体制を確立
  - コメディカルとのチーム医療体制をさらに強化
- 経験からエビデンスへ
  - 経験に頼りがちな産科医療の標準化
  - 経験の少ない人でもベストプラクティスができるように

占めている一方で，プライマリケア医，救急医，あるいは初期研修医，医学生もバランスよく受講しており，ALSO-Japan®の結成目的に沿って本コースの運用と普及が進んでいることがうかがわれる[3]（表1）。

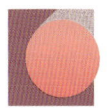

実際のコースの流れ

■■■■準備・環境整備

コースの事務的作業は機構が中心となり，各主催者からの開催申請の受付，開催の許可，講師の公募，受講生の教育提供サイト（ALSO®セミナー受講に当たり，マニュアルのダウンロードやアップデート情報および会員更新などを知らせる専門サイト）への登録，受講料や会員資格の管理，AAFPとの連絡，マネキンをはじめとした資器材の貸与などを行っており，各主催者に対して円滑な開催のサポートを行っている。なお，個人での開催申請は許可されない。施設あるいは団体からの申請を受け付けたあと，資器材，講師の配分などを考慮して，開催を許可することになっている。さらに，コースの責任者であるコースディレクターはALSO-Japan®の認定インストラクターでなければならない。開催までの概略を示す（表2）[1]。

　受講者数は，おおよそ20～30名程度で開催されることが多い。また，学会でのプレコングレスコースをはじめとして，50名程度の受講生で開催するコースも行われるようになった。コース開催の規定上，インストラクターは受講生6名につき最低1名となっていたが，教育内容の質の維持，時間配分などの観点から，現在はコースディレクターを除き受講生5名につき最低1名のインストラクターを配置することが必要となっている。

表2　ALSO®プロバイダーコース開催までの概略

開催申込締切	開催4か月前まで（例2014年10月開催希望の場合，2014年6月末まで）
開催申請手続き	所定の開催申請書に必要事項を記入して申請 申請が受理されると，機構のホームページにコース開催予定を掲載
講師募集	開催3か月前に入ると，受講者予定数に応じた講師を全国公募 公募によって講師数が確保されると，コース開催が正式決定 機構のホームページにコース開催決定発表
受講者募集	受講者の応募開始
受講者決定	主催者側から，受講者に連絡
受講手続き	コース開催1か月前までに，受講者が所定の手続き完了 規約同意書の提出，受講料の支払いが不備の場合，受講取り消し
ALSO®会員メンバーサイトへの登録	所定の手続きを済ませた受講者は，このサイトへのアクセス権が与えられる
予習	上記サイト内にあるシラバス（ALSO®の教科書）に従って受講者各自が予習
開催	

■■■■ ALSO®コースの実際

コースの構成は，シラバス（教科書）をベースにしたレクチャー，実地訓練のためのマネキンを使用したワークショップ（WS）である。ALSO®は分娩室における産科の救急的対処に重点をおいているが，そのほかに出産前のリスク評価，妊娠初期の性器出血，患者－医師関係，そして医療過誤リスクの軽減や医療安全といった講義に加え，筆記試験とマネキンによる実技試験

(メガデリバリー)が含まれている。

　産婦人科医などの一般の受講者を対象とするプロバイダーコースは2日間である。基本的なコース内容は，重要レクチャーとして①妊娠初期の合併症，②難産，③妊娠後期の性器出血，④早産・前期破水，⑤妊婦の蘇生法，そして⑥マタニティケアにおける安全性の6つ。少人数グループによる重要WSは，①肩甲難産，②プレゼンテーション異常・ポジション異常，③鉗子・吸引分娩，④分娩後大出血，⑤分娩中の胎児監視と症例検討，⑥妊婦の内科的合併症と症例検討の6つ。さらに，会陰縫合，帝王切開，超音波検査，出産危機における妊婦夫婦への対処，そして新生児蘇生の5つのオプショナルWSによって構成されていた。

　しかしながら，日本において新生児蘇生は，日本周産期新生児医学会によって新生児蘇生法(NCPR)普及事業が確立されているために，実際にはオプショナルWSとして会陰縫合，超音波検査を，講義としては，出産危機における妊婦夫婦への対処などが主に行われており，さらに妊婦の蘇生は少人数グループによる重要WSの1つに含まれている。

　ALSO® プロバイダーコースを修了すれば，参加者は5年間有効の認証を受けることができる。実際のコーススケジュールの例を示す(表3)。

表3　ALSO-Japan® プロバイダーコース　基本スケジュール

1日目(土)	
8:00〜 8:30	受付
8:30〜 8:45	オープニング
8:45〜 9:35	L: Safety in Maternity Care　マタニティケアにおける安全性
9:45〜11:25	E: Intrapartum Fetal Surveillance　分娩時胎児監視と症例
11:35〜12:30	ランチ
11:55〜12:25	ランチョンレクチャー：F: Labor Dystocia(難産)
12:30〜13:50	H: Assisted Vaginal Delivery(補助経腟分娩)
14:00〜15:15	I: Shoulder Dystocia(肩甲難産)
15:25〜17:00	J: Post Partum Hemorrhage(分娩後大出血)
17:10〜17:40	C: Vaginal Bleeding in Late Pregnancy(妊娠後期の性器出血)
17:50〜18:40	K: Maternal Resuscitation(妊婦の蘇生)
2日目(日)	
8:30〜 9:40	G: Malpresentations(プレゼンテーション異常・ポジション異常)
9:50〜10:20	A: First Trimester Complications(妊娠初期の合併症)
10:30〜11:50	OB Cases & B: Medical Complications(内科的合併症と症例)
11:50〜 0:50	ランチ
0:10〜 0:40	ランチョンレクチャー：D: Preterm Labor & PROM(早産と前期破水)
13:00〜14:00	オプションセミナー(オプショナル・ワークショップまたは講義)
14:50〜17:30	Megadelivery & Written Exination(実技試験，筆記試験)
17:30	クロージング

実技WSと実技指導の要点

重要な実技WSにおいては，コース内容の質を維持するため，実技指導マニュアルが作成されている。また，マニュアルは年2回のインストラクターコンセンサスミーティングにおいて，議論を経て，ブラッシュアップがなされる。またAAFPによるシラバス改訂[4]に伴うシラバス翻訳後は，それに沿った内容にマニュアルも改訂することになっている。

　また，各コースの事前ミーティングにおいて，実技指導マニュアルの確認，およびそのコース受講者の職種や経験によって指導の要点，議論の方向性などを確認する。

●補助経腟分娩（鉗子分娩／吸引分娩）

補助経腟分娩は通常の分娩においても，胎児および母体適応により必要となる頻度の高い手技である．一方で，母体および児の安全性の確保の観点から，理論に沿った訓練が必要な手技でもある．日本においては，鉗子分娩の技術を継承できる医師が減っており，限られた医師および施設においてのみ施行されている．このような状況から，本章では吸引分娩を中心に述べることとする．

・吸引分娩

吸引分娩において，重要なことは，吸引分娩の適応，および児頭の位置，回旋の把握によって吸引分娩が可能かどうかの判断，吸引カップ装着の位置と牽引の方向，合併症予防のための安全性の確認，さらに吸引分娩を中止し，帝王切開などのほかの娩出方法に切り替える基準とその判断である．これらの点について語呂合わせを用いて系統的に一つ一つの手技を習得することを目標としている．さらに，チーム全体として同じ意識をもち，実際の場面において，それぞれ自分の役割を果たすことができるようになることを目標とした指導を行っている．

このときの実技指導のコツを，以下に示す．

- 語呂合わせの単語を最低でも1つ記憶し，実技の漏れがないように指導する
- 実際の分娩の現場で母体・胎児に対して手技を行っていると意識させるため，適宜講師が演技をする
- 上記に述べたポイントを声に出して言ってもらうことで，それぞれの手技の意義や安全性を確認し，手技を習得できるようにする
- 同じグループのほかの受講生にも同じ認識を共有させる

●肩甲難産

肩甲難産の頻度はそれほど高くはないが，分娩中に予期せず起こる重大な胎児・新生児救急であり，産科医療プロバイダーは新生児死亡や合併症予防のために，その対応方法を知っておかなければならない．ここでも語呂合わせを用いて，その対応方法や手技を系統的に学習し習得する．特に，本WSではプロバイダー1人では施行できない手技が含まれ，またサポートするメンバーもプロバイダーが何をしているか理解していないと，有効なサポートができないことを認識することが重要である．さらには，妊産婦本人の協力が得られないとできない手技もあり，チームとしての対応がより重要となる．また，いくつかの手技を習得する必要があるが，実際の場面ではそれぞれの手技に費やせる時間は限られており，全体の流れ，次の手技を試みる基準と判断を習得させる．それとともに，手技を習得することはもちろんのことだが，それが最終目標ではなく，その手技によっていかに肩甲難産が解除され，児が安全に娩出されるかを体験し，それが目標であることを理解させることが重要である．

ここでの実技指導のコツを示す．

- 補助経腟分娩と同様に語呂合わせの単語を最低でも1つ記憶させる
- 実技を行う際にリアリティーをもたせるために適宜講師が演技をする
- 実技をしている受講者以外の受講者にも，手技の介助者としての役割を担わせてチームで対応することを促すこと

肩甲難産のWSでは，ほかのWSにも増して手技の名前とそれぞれの手技の意義を正確に認識させ，的確かつ安全に手技が施行できるようにすることが重要である。

●産後大出血

産後大出血は最も多い分娩合併症で，世界的には妊産婦死亡の原因の第1位である。日本をはじめとした先進国においても，血栓・塞栓症に続く死亡原因となっている。したがって，出血リスクのある場合はもちろん，リスクの少ない通常の分娩でも起こり得ることを想定した対応を学ぶ。

具体的にはエビデンスに基づいた予防，そして予防をしたにもかかわらず起こってしまった際には蘇生措置と並行して原因検索を行うこと，蘇生にはチームで対応すること，また，代表的な4つの原因を"4T(tone, trauma, tissue, thrombin)"として語呂合わせ[5]で覚え，さらにそのなかで最も頻度の高い弛緩出血(tone)への分娩介助者としての対応，薬物の種類と使用量，投与方法，さらには禁忌についてシナリオに基づいて習得する。また，実際の分娩においては，出血量が過小評価されがちであり，出血量の正確な把握が困難である。そのため，妊産婦のバイタルサインをはじめとした臨床症状，特に心拍数/収縮期血圧で示されるショック指数(shock index：SI)の意義と実際にSIに基づいた出血量の推測，蘇生と輸血の指示および開始を含む迅速な対応を習得する。このシナリオでは基本的な知識，チームワーム構築を学ぶが，受講生の経験，職種などによってアレンジすることも可能である。

このWSでの指導のコツは，手技そのものの習得だけではなく，児娩出後の分娩第3期における予防的対応と大出血によってバイタルサインが変化した場合の対応の違いやさらに深刻な状態である産科危機的出血との状態や対応の違いを明確に認識できるようにすることである。それぞれの状況における対応の違いにメリハリをつけて実演させ，薬物の的確な使用はもちろんのこと，それぞれの状況においてどのような母体の全身管理を行うかを習得させる。それとともに，1人の受講生がリーダーとなってほかの受講生を巻き込んで対応にあたれるように指導する。そして，最終的にはTeamSTEPPS®のコンテンツを使いながら，講師が指示を出さなくてもチームで産後大出血に対応できるようにすることが，重要なポイントである。

●妊婦蘇生

American Heart Association(AHA)ガイドライン2010[6]では，2万人に1人の割合で妊婦の心肺停止が起こるとされている。その内容についても同ガイドラインでは2005年版に比して多くのページを割いて「死戦期帝王切開」の概念が述べられている。それをふまえて本コースでは通常の成人の心肺蘇生と妊婦の生理学的変化を考慮した心肺蘇生との相違や，各施設で死戦期帝王切開を含めた対応がどこまで可能か，それを可能とするために各施設で確認するべきこと，他部署との連携をどのようにして構築するかなどについて，WSで実演しつつ議論を通して受講生に考えさせる。

具体的には死戦期帝王切開が可能であるか，妊婦の蘇生にどのように対応できるか，そのための確認事項は何か，さらには死戦期帝王切開が可能であるならば麻酔科，救急科，新生児科などとの連携をどのようにして構築するかといった議論を，各施設にもち帰って進めることを主目的としている．
　基本的手技の習得と妊婦の生理学的変化を考慮した対応を学ぶだけでなく，コース後に受講生が各施設で連携のための議論ができるようにすることが指導の要点である．

●プレゼンテーション異常・ポジション異常

米国における lie, presentation, position と，日本における胎位・胎向・胎勢の定義の違いと，それぞれどのように対応するか，さらに骨盤位妊娠の管理，分娩方法と帝王切開の適応，禁忌を学ぶ．
　しかしながら日本の現状では，骨盤位経腟分娩を積極的に推奨することはなく，むしろ突発的に骨盤位経腟分娩に遭遇した場合に，いかに安全に対応するかをWSで習得することを目標としている．さらに，経験の多い受講者がいれば，その意見をふまえた議論を行うこと，としている．

●分娩時胎児監視

分娩時胎児監視(持続胎児心拍数陣痛モニタリング)は，広く分娩中の胎児監視の方法として用いられており，特に日本においてはほぼすべての分娩において施行されていると言っても過言ではない．また，分娩時のみならず，分娩前においても，特に高リスク妊娠を対象に行われる検査でもある．この講義では，分娩時の持続胎児心拍数陣痛モニタリングの特徴と適応，胎児の状態による変化，判読に用いられる定義と解釈および対応について日米の対比も交えながら学ぶ．症例検討では，語呂合わせを用いて系統的に小グループで判読，その評価と対応までを議論したうえで，さらに全体での議論を行う．
　インストラクターは基本的な定義の確認のみならず，その判読されたパターンの生理学的意義，経時的変化をふまえた対応を議論できるようにファシリテートすることが重要である．

●妊娠に伴う内科合併症

妊娠に伴う合併症のなかで，特に生命にかかわるような重篤な合併症4つを学ぶ．実際のコースでは，そのなかでも高血圧と血栓・塞栓症に関連した疾患および診断，対応，治療を学ぶ．特に頻度の高い合併症について，症例検討を通して緊急時，母体と胎児の双方の状態を念頭においた管理と対応，帝王切開を含めた分娩のタイミングと方法について議論し，知識を深める．
　ここでも，インストラクターは知識の確認・整理と，管理のポイントについて議論が深められるようファシリテートすることが重要となる．

■■■必須講義

「難産」「早産・前期破水」「妊娠初期の合併症」「妊娠後期の出血」が必須講義である．重要な疾患のリスクと産科管理，救急対応についてエビデンスに基づいたシラバスの内容を講義によって提供している．今後は，講義だけではなく症例を通して重要な知識を習得するような工夫が必要かもしれない．

■■■■オプショナルWS

講義と実技を含む内容として「会陰裂傷と縫合」「超音波診断」，講義のみとして「出産危機」が行われる．特に実技を含む内容では，会陰縫合用の簡易なシミュレーターを用いてII度までの会陰裂傷の縫合のシミュレーションを行うが，実際に豚肉の肉塊を使って作成されたIV度会陰裂傷モデルを用いてさらに困難な状況のシミュレーションを行うこともある．また，超音波診断もシミュレーターを使った実技によって，より実際に近い状況でのシミュレーションを行っている．

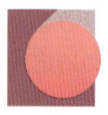

評価のポイント

コースをすべて受講したあと，筆記および実技試験を行い，最終評価を行う．

　筆記・実技試験ともに70%を合格ラインとしているが筆記・実技試験ともに教育提供サイトから入手した教材と受講前の予習手順に従って予習をきちんと行い，コースで実際の講義およびWSに積極的に参加していれば，合格できる内容となっている．

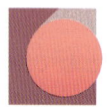

今後の展望

■■■■病院前周産期救急シミュレーション教育(Basic Life Support in Obstetrics® : BLSO®)プロバイダーコース

加藤ら[7]の報告により，全国684消防本部の約半数である341本部において，年間743件の病院前分娩事例があることが明らかとなった．この報告では，これらのデータをもとに日本で年間約1,200件の病院前分娩があると推計している．すなわち，救急医療の現場では日常的に産科医療に従事する者がいない状況でも，分娩介助や出生した児の管理，出血など周産期救急への対応が求められている．そして，昨今の事情から，このような非産婦人科医や救急救命士が対応せざるを得ない場面は，増加傾向にあると推察される．しかしながら，上記の報告[7]では，過半数の消防本部において，病院前周産期救急教育は行われていないにもかかわらず，大半の消防本部がその必要性を感じていると回答していた．

　このように，病院前周産期救急に携わる救急救命士のみならず，頻繁ではないが周産期救急に遭遇する可能性のある救急医などの医療従事者を主な対象としたBLSO®プロバイダーコースを2011年6月より導入した．初回コース開催以来，2013年11月までに30回のコースが開催され，531名が受講している(図2)[1]．BLSO®コースは1日コースであるが，ALSO®以上に実技のワークショップを重要視している．内診といった手技を行わないことを前提に，日常的に産科診療にかかわらない受講者を対象とした内容となっている(表4)．受講者に対するアンケートでも，高い満足度と評価を得ている[8]．

　また，最近ではプライマリケア医向けにアレンジしたコースや，病院前でも特に非医療従事者がかかわることがあり得る，災害時における妊産婦救護のための教育コースとしての取り組みも始まっている．

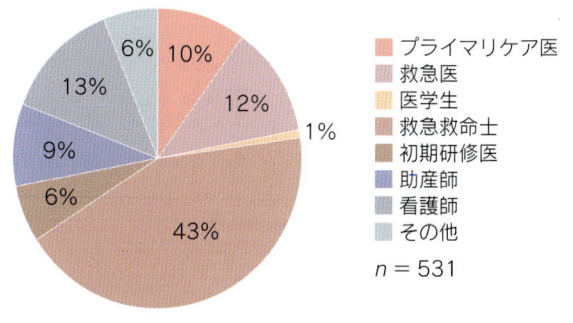

図2 BLSO®：受講者の内訳（2013.11.15 現在）

（NPO法人周生期医療支援機構ホームページ〈http://www.oppic.net/〉より引用）

表4 BLSO®コーススケジュールの1例

時間	内容	
8：00〜 8：30	受付	
8：30〜 9：30	イントロダクション / 妊婦の評価（講義・実技）	
9：40〜10：40	正常分娩介助 / 肩甲難産（講義・実技）	
10：50〜11：50	新生児蘇生（講義・実技）	
11：50〜12：40	昼食	
12：40〜13：40	産後大出血 / 妊婦蘇生（講義・実技）	
13：50〜14：30	救急車内分娩実技	
14：40〜15：40	筆記試験 症例検討	手技練習 実技試験
15：50〜16：50	手技練習 実技試験	筆記試験 症例検討

ウィメンズヘルスケアおよび産科専門医に対するシミュレーション

　日本において，周産期医療の崩壊，地域医療の崩壊は産科医療のみならず，女性のライフステージに応じた健康管理と疾病管理であるウィメンズヘルスケアの危機にほかならない。すなわち，ウィメンズヘルスケアの担い手として産婦人科医のみならず，プライマリケア医，あるいはコメディカルスタッフを含めたチームとしてのフォローアップ，予防戦略が重要であることは明らかである[9]。しかしながら，ウィメンズヘルスケアは，プライマリケアとしても重要な領域であるにもかかわらず，我が国においては産婦人科診療の一環とされてきた。今後は，総合診療専門医制度の確立に伴い，ウィメンズヘルスケアプロバイダーとしてのプライマリケア医の診療の幅を広げることが必要となってくることは明らかである。ALSO®・BLSO®は，産科救急に対処する知識と技能を系統的に習得するコースで，技能のみならずチーム医療の確立を重要視した教育ツールである。それのみならず，救急医やプライマリケア医など，産婦人科医以外の医師がウィメンズヘルスケアに興味をもち，さらに継続的にかかわるきっかけとしても，非常に有用なコースである。そしてプライマリケア医が習得すべき基本的な手技や知識を身につける産婦人科トレーニングコースを構築する必要性があり，今後検討される予定である。

　一方で，本来の意味でのスペシャリストとしての産婦人科専門医，産科（母体・胎児）専門医の育成のためにもALSO®は有用な教育ツールであり，さらに深刻な疾患，状況での緊急対応を想定したシナリオを含んだコースも計画されている。

さらに，より質の高い教育ツールとして ALSO® を普及させていくために，ALSO® プロバイダーとしてだけではなく，さまざまな世代でインストラクターとして活動するメンバーを増やしていくことが必要である(図3)。

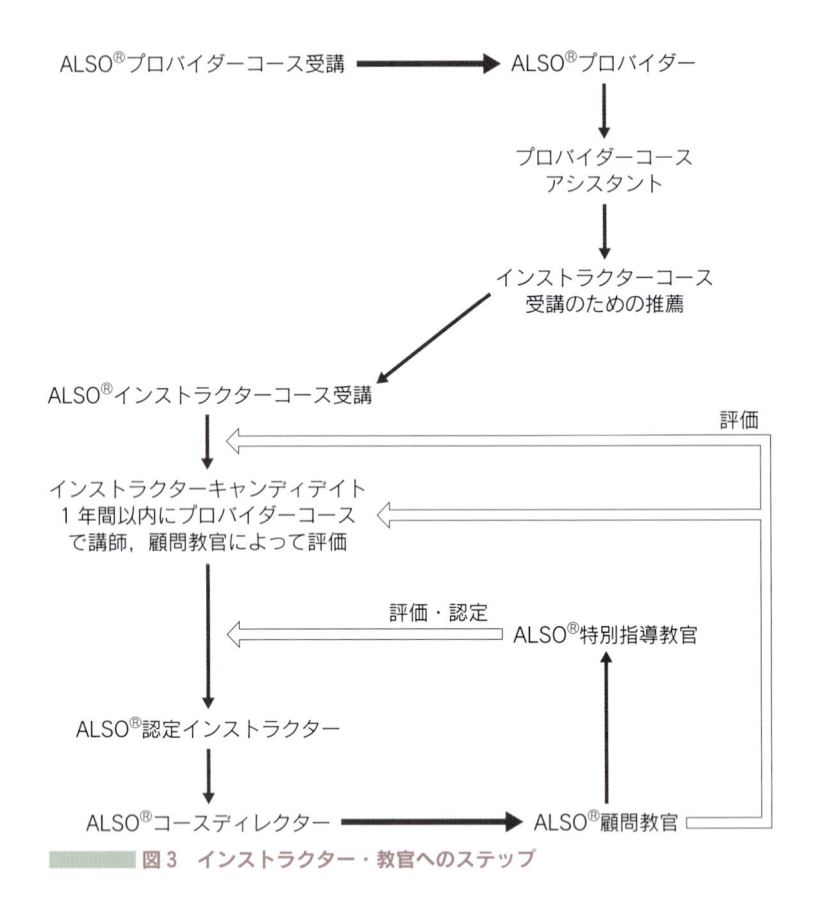

```
ALSO®プロバイダーコース受講 ──→ ALSO®プロバイダー
                                        │
                                        ▼
                                  プロバイダーコース
                                  アシスタント
                                        │
                                        ▼
                                  インストラクターコース
                                  受講のための推薦
                                        │
ALSO®インストラクターコース受講 ←────────┘         評価
          │                           ←──────────────┐
          ▼                                           │
インストラクターキャンディデイト                          │
1年間以内にプロバイダーコース  ←──────                  │
で講師，顧問教官によって評価                              │
                          評価・認定                    │
                        ←──────── ALSO®特別指導教官     │
          │                                             │
          ▼                                             │
ALSO®認定インストラクター                                 │
          │                                             │
          ▼                                             │
ALSO®コースディレクター ──────→ ALSO®顧問教官 ──────────┘
```

図3 インストラクター・教官へのステップ

まとめ

- ALSO® の目的は，産科救急に対処する知識と技能の習得とチーム医療の推進である。
- 産婦人科医以外の医師・コメディカルが，産科・周産期救急にかかわっていくための継続的な教育ツールとしても有用である。
- コースの構成は，講義と実技演習からなるが，その全体をとおして「チーム医療の確立」を意識しており，TeamSTEPPS® などの手法も応用されている。
- 実技指導にあたっては，手技の習得だけでなく，背景にある病態生理を理解すること，その手技が分娩の場で何を成し得るかを体験させることが重要である。
- 実技演習においては，手技を行わない受講者にも介助者としての役割を担わせ，チームで対応することを促すことがポイントとなる。

文　献

1. NPO法人周生期医療支援機構.〈http://www.oppic.net〉Accessed Feb. 18, 2014.
2. Taylor HA, Kiser WR. Reported comfort with obstetrical emergencies before and after participation in the advanced life support in obstetrics course. Fam Med 1998; 30: 103-7. PMID: 9494799
3. 新井隆成.ALSOの普及をめざして　周産期救急チームを担う人材育成に向けて.助産誌 2010；64：674-9.
4. Advanced Life Support in Obstetrics (ALSO). American Academy of Family Physicians (AAF).〈http://www.aafp.org/about/initiatives/also.html〉Accessed Feb. 18, 2014.
5. American College of Obstetricians and Gynecologists. ACOG Practice Bulletin: Clinical Management Guidelines for Obstetrician Gynecologists Number 76, October 2006: postpartum hemorrhage. Obstet Gynecol 2006; 108: 1039-47.
6. Vanden Hoek TL, Morrison LJ, Shuster M, et al. Part 12: cardiac arrest in special situations: 2010 American Heart Association Guidelines for Cardiopulmonary Resuscitation and Emergency Cardiovascular Care. Circulation 2010; 122 (18 Suppl 3): S829-61.
7. 加藤一朗，新井隆成，伊藤雄二ほか.全国の病院前周産期救護の現状調査と教育コースの必要性.日臨救急医会誌 2011；14：259.
8. 伊達岡要，新井隆成，飯塚 崇ほか.BLSO(Basic Life Support in Obstetrics)プロバイダーコース導入の現状.日臨救急医会誌 2012；15：529-35.
9. 安日一郎.妊婦ケアに関連したウィメンズヘルスケア：妊娠糖尿病をモデルとしたチーム医療としてのウィメンズヘルスケア.地域医学 2012；26：405-11.

第33章 小児

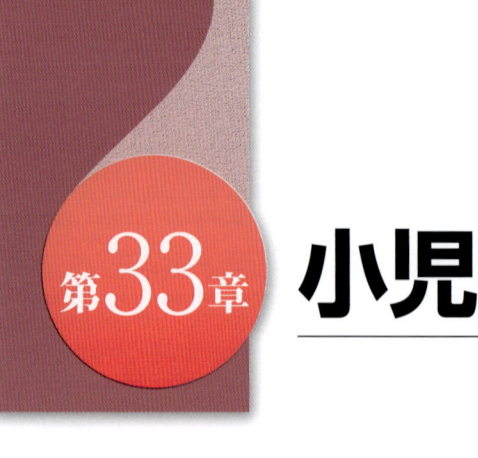

黒澤 寛史

> **学習目標**
> - 小児シミュレーション教育の重要性とその背景を理解する
> - 小児シミュレーション教育を行ううえでの事前準備やシナリオについて知る
> - 導入におけるピットフォールと解決策を知る

ほとんどの子どもは健康である。だからこそ小児シミュレーションが生きる。非常に緊急度の高い小児患者を診る頻度は低く，医療従事者一人一人の経験値はなかなか上がらない。頻度が低いために知識を維持することは容易でなく，まして，さまざまな判断力や判断のスピード，種々の手技を滞りなく実施するスキル，チームをリードし動かすスキルの習得・維持は困難である。しかも小児患者の場合には，その体格に合わせてさまざまな面で細やかな調整が必要であり，その表れとして，薬物に関するエラーは成人の場合よりも有意に多い[1]。患者家族への対応，特に蘇生時に家族にどのようにかかわってもらうかにも，ひときわ配慮が必要である[2]。また，蘇生を成功させるためにはその患者背景の理解も重要であり，先天性疾患や，年齢によって異なる疾患の表現型（例えば，百日咳，RSウイルス感染症）なども，小児特有の側面である。

緊急度の高い小児を適切に管理するスキルを身につけ，そしてそのスキルを維持するためには相当な努力が必要である。その需要に応えるため，と同時に重篤な小児患者がより安全・適切な管理を受けられるようにするため，シミュレーショントレーニングが世界的に広がりをみせている。本章では，小児科領域におけるシミュレーション教育について紹介する。

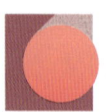

小児医療のシミュレーション教育

北米の小児救急部門66施設へのアンケート調査では，回答があった51施設（77％）のすべてでシミュレーショントレーニングが行われており，うち63％が高忠実度シミュレーターを用いていた。それらの小児救急部門のディレクターは，忠実度の高いシミュレーションは臨床経験

を補い，また，手技のトレーニングの補助としても有用であると述べている[3]。

　小児シミュレーション教育においては，幸い PALS(Pediatric Advanced Life Support)という優れた教材がある[4, 5]。自施設でシミュレーションコースを作るに当たっては，PALS を軸とし，その強みと弱みを理解したうえで，受講者や施設のニーズに合わせたプログラムやシナリオを設定することが現実的であろう。特に，PALS コースは，小児救急医療全体の底上げを目的としており，各施設に合わせたものではないことに留意すべきである。知識や技術，チームとしての行動の基本を学べる場であるが，それを各臨床現場に生かすためには，各施設に合わせてカスタマイズした，実際に一緒に働くスタッフによるシミュレーショントレーニングが有用であろう。

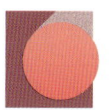

シミュレーションコースの実際

■■■■シミュレーションコースの目的・位置づけ

小児シミュレーションの需要はどこにあるか。対象は研修医，小児科医，新生児科医，小児外科医，産科医，救急医，麻酔科医，集中治療医，小児科病棟看護師，小児科外来看護師，救急外来看護師，集中治療室看護師，救急救命士など，多岐にわたる。

　これからプログラムを組むコースが誰を対象としたコースなのか。彼らが，臨床現場で必要としていることは何かを見極めることから始める(ニーズアセスメント)。学習者の背景・ニーズに関しできるかぎり事前に情報収集する。

　背景が異なるとどのような違いが生じるか，例えば，除細動器のトレーニングを考えてみよう。小児科医を対象とする場合，じっくり時間をかけて練習する必要がある。なぜなら小児科医が除細動器に触れる機会はまれだからである。一方，救急医を対象としたコースであれば，おそらく小児特有の事項にフォーカスを当てることが，そのセッションの学習目標となり，実技は比較的短時間でよいだろう。

　つまり，誰に何をどう教えるかという思考過程ではなく，学習者が必要としていることは何か，そのためにどのようなセッションをどう時間配分して，どのようにその学ぶ過程をファシリテートするか，という視点で考えることが大切である。学習者のニーズに合わせたトレーニングができたときに学習効果は最大となる。

●学習目標の設定

おのおののセッションの学習目標を設定する際には，①認知的領域(cognitive skills)，②精神運動領域(technical skills)，③情意的領域(behavioral skills)のいずれかに分類すると有用である。例えば，気管挿管のスキルをいくつかの項目に分類することができる(表1)[6, 7]。このように整理することはファシリテーションの助けとなり，環境整備やプログラムの組み方を考えるうえでも有用である。

■■■■準備および環境整備

学習者が手技やシナリオに集中し，学習効果を高めるためには，シナリオそのものだけでなく環境整備が非常に重要である[8](2章参照)。

表1　学習目標の分類例：小児の気管挿管成功のためのリストの一部

認知的領域（cognitive skill）：頭でわかっていること
小児の気管挿管の適応を知る
上記の適応があるときに，どのようにそれを認知するかを知る
気管挿管するためにどの器具（気管チューブ，喉頭鏡ブレードのサイズ）が必要かを知る

精神運動領域（technical skill）：手を動かしてすること
喉頭鏡をどのように組み立てるかを実施できる
喉頭鏡の持ち方を実施できる
気道の視野を得るためにどのように喉頭鏡を使うかを実施できる
気管チューブをどのように気道に挿入するかを実施できる
気管チューブが気道に適切に位置しているかどうかの評価法を実施できる
気管チューブをどのように固定するかを実施できる

情意的領域（behavioral skill）：現実的なプレッシャーのもとで患者を診る際，知識・手技をどう使うか
気管挿管の必要性や，ある器具の使用に関して，チームメンバーと効果的にコミュニケーションをとる
タスクが最も成功に近づくように，仕事負荷をチームメンバーに分配する
責任を委譲し，適切に監督・指導する
必要な時は助けを呼ぶ

Halamek LP, Yaeger KA. Simulation in paediatrics. In: Riley RH. Manual of simulation in healthcare. New York: Oxford University Press, 2008: 337-49 およびHalamek LP. Teaching versus learning and the role of simulation-based training in pediatrics. J Pediatr 2007; 151: 329-30 を参考に作成

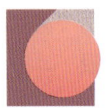

シナリオの例

具体的なシナリオを2例提示する（シナリオの作成法は3章参照）（表2）。

〔シナリオ1：上室性頻拍〕
●対象：小児科後期研修医
●学習目標：1．心原性ショックを認知・管理する
　　　　　　2．上室性頻拍をアルゴリズムに沿って認知・管理する
　　　　　　3．流量膨張式バッグ，除細動器を適切に使用する

■■■進行・指導のポイント

●時間設定
シナリオに10分前後，デブリーフィングに20分程度かける設定とした。

●シナリオ進行
高忠実度シミュレーターを使う場合には，心電図を含むバイタルサインやある程度の身体所見をモニター画面とシミュレーターから読み取れる。迷走神経刺激やATP投与，除細動器も，実際に患者に使う場合と同様に手順をシミュレートしたい。高忠実度シミュレーターがない（一次救命処置練習用のマネキンなどを用いる）場合は，何らかの形でバイタルサインを表示させると「神の声」を最小限に抑えられる。シミュレーション教育用に，バイタルサインをタブレット端末に表示させるアプリケーション（Sim Monitor）があり，有用かもしれない。

　また，このシナリオでは3つの学習目標を設定したが，それぞれに関してファシリテーター用のチェックリストを作成しておくと，シナリオ進行やデブリーフィングの際に有用である。

表2　上室性頻拍のシナリオ例

症例	期待される学習者の行動
4か月の男児。既往歴に特記事項なし。急性細気管支炎の診断で救急外来から入院してきたところ。救急外来で30分前にβ刺激薬吸入(体重6 kg)。	1. 役割分担 2. 気道・呼吸・循環の評価 3. バイタルサイン確認 4. モニター装着
最初のバイタルサイン	
呼吸数70回/min，SpO$_2$ 95％，心拍数255/min，血圧76/50 mmHg，体温37.6℃。 初期評価：蒼白，網状チアノーゼ，ぐったりしている 気道：開通 呼吸：頻呼吸，肋間陥没，鼻翼呼吸，両肺野下肺野に湿性ラ音，両肺野に喘鳴聴取 循環：頻拍，毛細血管再充満時間　4秒，中枢の脈強く触れる，末梢の脈弱い，皮膚は冷たく網状チアノーゼあり 神経：呼び掛けに反応あり	1. 気道開通を確認 2. 酸素投与 　・非再呼吸式マスク10 L/min以上あるいは流量膨張式バッグで 3. 有効な換気と適切な酸素化を確認 4. 代償性ショックと認知 5. 末梢静脈路(骨髄路)確保 6. 細胞外液10 mL/kgを20分で投与 7. 末梢静脈路(骨髄路)確保時に血液検査(血糖，血液ガス分析，生化学など)
追加の病歴(学習者から聞かれたら)	
ここ3日間哺乳不良が次第に増悪していた。入院当日に鼻翼呼吸と陥没呼吸が出現し，口唇の色が悪くなることが何度かあった。 呼吸数68回/min，SpO$_2$ 100％(酸素投与下)，心拍数255/min，血圧70/53 mmHg 肋骨弓下に肝臓を3 cm触知 血糖61 mg/dL	1. 上室性頻拍の認知，洞性頻拍との鑑別 2. 迷走神経刺激を試みる(気道を塞がないように顔にアイスバッグ。眼球圧迫や頸動脈洞マッサージをしない) 3. ATP 0.1 mg/kgを2シリンジ法で投与 4. 同期電気ショックの準備をする
ATP投与後	
呼吸数65回/min，SpO$_2$ 100％(酸素投与下)，心拍数160/min，血圧76/56 mmHg 心電図：洞性頻拍	1. 洞性脈に戻ったことを認知 2. 小児循環器科医へコンサルト
シナリオ終了，デブリーフィングへ	

学習目標：1. 心原性ショックを認知・管理する
- 迅速に心肺機能を評価する
- 心原性ショックを認知する
- 末梢静脈路(骨髄路)を確保する
- 酸素投与する
- 心原性ショックへの輸液ボーラス投与は慎重にすることを理解する(5〜10 mL/kgを10〜20分かけて)

2. 上室性頻拍を認知・管理する
- 洞性頻拍と上室性頻拍を鑑別する
- 迷走神経刺激の適応と適切な方法を理解する
- ATPの薬理，適切な量と投与法を理解する
- 同期電気ショックの適応とエネルギー量を知る

3. 以下の機器を適切に使用する：流量膨張式バッグ，除細動器
- 流量膨張式バッグの利点と欠点を知り，実践する

・除細動器の操作法を知り，実践する

■■■■デブリーフィング

今回紹介したシナリオの学習目標では，主に小児科後期研修医を対象に知識と手技の習得に重きをおいた。デブリーフィングでは，これらの学習目標とチェックリストに沿ってディスカッションを導く。デブリーフィングの全体的な流れは4章で述べられているが，その具体例として，このシナリオで心原性ショックを認知しなかった場合を想定して，デブリーフィングの実際を紹介する。

● 心原性ショックを認知しなかった場合（心肺機能の評価が不十分）

このシナリオで陥りがちな誤りは，患者の心肺機能の評価が不十分なままに，上室性頻拍の治療に飛びついてしまうことである。しかし，このような場合に，直接的に心肺機能の評価が不十分だったことを指摘するのはよくない。こちらがそう意図していなくても，受け止める側は，ともすれば非難されたと感じ，あるいはプライドが傷つき，それ以後自らを冷静に，客観的に振り返ることが困難となってしまうからである。こうなってしまうと，この学習者のその後の行動を変える（この例では，今後同様な状況におかれたときに，心肺機能の評価をできるようになる）ことはできない。

では，どのようにアプローチすれば，プライドを傷つけることなく，心肺機能の評価に関するディスカッションに導けるか。例えば，なぜ複数の治療オプション（迷走神経刺激，ATP，同期電気ショック）からその治療が選ばれたのかを聞いてみてはどうだろうか。この質問をするタイミングは，4章で述べられているGAS法でいう，analyzeの段階である。

> デブリーファー：最初にATPを選択していましたが，ほかにも上室性頻拍の治療オプションはありましたか？
> 後期研修医：迷走神経刺激とか，同期電気ショックがありました。
> デブリーファー：そうですね。ではそのなかから，ATPを選んだのはなぜですか？

この後のディスカッションは必然的に，治療選択の根拠となる心肺機能評価へと移っていく。リーダー，あるいはグループの誰かがこの時点で自らの行動を振り返り，心肺機能の評価が不足していたことに気づければ，あとは活発なディスカッションが期待できる。ここまでくれば，患者の心肺機能がどうであったか，それに基づく治療の選択が妥当であったかどうか，というところまで議論を発展させるのはさほど難しいことではない。そしてGAS法のsummarizeの段階でもう一度，なぜ心肺機能の評価が重要なのかを強調することで，さらに強く印象づけることができるだろう。

…

ここに挙げた例では，デブリーファーの2つの質問が，後期研修医が自ら気づくきっかけを与えた。この質問をするときのポイントは，上記の質問を個人にではなくグループ全体にすることである。個人への過剰なストレスや，答えられない場合にプライドを傷つけてしまうことを避けるためである。安心して学べる安全な環境を提供することは，デブリーファーのとても重

要な役割の1つである．また，グループ全体でディスカッションを進めることは，同僚の意見や考えを聞くよい機会になるというメリットもある．

〔シナリオ2：上室性頻拍〕
同じシナリオを用いても，学習目標の設定とデブリーフィングによって，その学習内容が大きく変わることを知っておくと有益である．次のシナリオで，具体的にはどのような応用が可能か見てみよう．ここでは，同じシナリオを用いながらも「認知的領域」「精神運動領域」のみでなく「情意的領域」にも着目する．

●対象：小児科の中堅医師と小児科病棟の看護師
●学習目標：1．心原性ショックを認知・管理する
　　　　　　2．上室性頻拍を認知・管理する
　　　　　　3．チーム内で効果的なコミュニケーションをとる
●シナリオ：同上
●デブリーフィング：学習目標3に関しては，医師間，看護師間，医師-看護師間のコミュニケーションやリーダーシップに関するディスカッションを導く．コミュニケーションエラーはなかっただろうか，より効率的・効果的に患者を診ていくために改善できる点があっただろうか，といった点がディスカッションポイントとして挙げられる．

■■■■評価

小児シミュレーション教育において，学習者の知識・技術を評価するツールとしては，Clinical Performance Tool が有用である．すでに PALS のシナリオにおいて，その信頼性と妥当性が評価されている[9, 10]．行動を評価するためには Behavioral Assessment Tool を用いられることが多いようである[11, 12]．

　研究目的の評価という観点からは，これまでに小児シミュレーション教育の効果が臨床に反映されることを示した研究がいくつかある．Andreatta らは，月1回以上のシミュレーショントレーニングにより，小児心肺停止症例の生存退院率が有意に改善したことを示した[13]．また，Scholtz らは，小児病院において，中心静脈カテーテルのドレッシング交換をシミュレーショントレーニングすることにより，実際の患者への処置が改善し，さらに中心静脈カテーテル関連血流感染率が減少したと報告している[14]．

　今後の研究の方向性としては，Cook ら[15]のシステマチックレビューとメタ解析が参考となる．彼らによれば，これ以上シミュレーション群と介入なし群とを比較する研究は不要（シミュレーション群が明らかに優れているため）であり，今後の重要な研究課題は，いつどのようにシミュレーションを用いるのが最も効果的で，コスト面でも優れるかを明らかにすることである．小児領域に関していえば，PALS の知識は1年経てば忘れてしまうし[16]，小児一次救命処置のスキルは3か月経てば質が落ちる[17]．短時間のトレーニングを頻繁に行ったほうが効果が高いかもしれない[18]．

今後の展望

■■■ファシリテーター不足

小児シミュレーションプログラムを構築するうえでの大きな障壁の1つは，ファシリテーターの養成，確保である．机上で学ぶほかに実践トレーニングが必須であるが，そのようなトレーニングコースは非常に限られている．その1つの解決策として遠隔シミュレーションがある[19]（13章参照）．これは，遠隔地からファシリテーターが参加し，現地のファシリテーターと共同してシミュレーショントレーニングを行うものである．この遠隔シミュレーションによって，①ファシリテーターの相互補完，②ファシリテーター数が限られた現場におけるファシリテーターの負担軽減，③経験の少ないファシリテーターを遠隔地からサポートする，といった効果が期待できる．この遠隔システムは低コストであり，ファシリテーターの移動コストと時間も節約できるため，よりフレキシブルなプログラムを組むことが可能となる．

■■■コスト

高忠実度シミュレーターは30,000～250,000ドルで，米国における大きなシミュレーションセンターの初期投資のコストは200,000～1,600,000ドルともいわれている[20]．この多大なコストを削減する策としては，*in situ* simulation（2章参照）や，次に述べる地域連携といった方法がある．

■■■地域連携

ファシリテーター不足，コストの問題を同時に解決し得る策として，地域でシミュレーターを共有する，あるいは合同でシミュレーショントレーニングを行う方法がある．PALSコースのように広く公募するのではなく，普段から連携のある病院間の合同トレーニングである．本邦の救命救急センターの救急外来における重症小児患者は全体の受診患者のわずか0.1％であり，その半数以上が小児高次医療機関へ転院となっている．したがって，適切なトリアージ，初期治療，小児高次医療機関との連携，そのためのスタッフ教育が必要である[21]．このような地域の小児救急医療体制をより強固にするために，地域合同でのシミュレーション教育は有用であろう．病院間連携を核として教育プログラムを発展させ，さらに各施設それぞれのニーズに合ったトレーニングをも組み込んでいければ理想的である．

まとめ

- 緊急度の高い小児を適切に管理するスキルを身につけ，そしてそのスキルを維持するためには，シミュレーショントレーニングが有用である．
- 小児シミュレーションの対象者は多岐にわたるため，受講者が，臨床現場で必要としていることは何かを見極めることから始める．
- 学習目標のそれぞれに関して，ファシリテーター用のチェックリストを作成しておくと，シナリオ進行やデブリーフィングの際に有用である．
- 安心して学べる安全な環境を提供することは，デブリーファーのとても重要な役割の1

つであるため，デブリーフィングにおいては受講者個人を非難していると受けとられるような言動は慎む。
- 小児シミュレーション教育において，学習者の知識・技術を評価するツールとしては，Clinical Performance Tool が有用である。
- 小児シミュレーション教育を構築するうえで，ファシリテーター不足，コストなど，解決すべき課題は多い。地域連携が解決のカギである。

文 献

1. Kozer E, Seto W, Verjee Z, et al. Prospective observational study on the incidence of medication errors during simulated resuscitation in a paediatric emergency department. BMJ 2004; 329: 1321–5. PMID: 15454495
2. McQueen AA, Mitchell DL, Joseph-Griffin MA. "Not Little Adults" : pediatric considerations in medical simulation. Dis Mon 2011; 57: 780–8. PMID: 22153735
3. Eppich WJ, Nypaver MM, Mahajan P, et al. The role of high-fidelity simulation in training pediatric emergency medicine fellows in the United States and Canada. Pediatr Emerg Care 2013; 29: 1–7. PMID: 23283253
4. American Heart Association. PALS プロバイダーマニュアル AHA ガイドライン 2010 準拠．東京：シナジー，2013.
5. American Heart Association. PALS インストラクターマニュアル AHA ガイドライン 2010 準拠．東京：シナジー，2013.
6. Halamek LP, Yaeger KA. Simulation in paediatrics. In: Riley RH. Manual of simulation in healthcare. New York: Oxford University Press, 2008: 337–49.
7. Halamek LP. Teaching versus learning and the role of simulation-based training in pediatrics. J Pediatr 2007; 151: 329–30. PMID: 17889060
8. Rudolph JW, Simon R, Raemer DB. Which reality matters? Questions on the path to high engagement in healthcare simulation. Simul Healthc 2007; 2: 161–3. PMID: 19088618
9. Donoghue A, Ventre K, Boulet J, et al. Design, implementation, and psychometric analysis of a scoring instrument for simulated pediatric resuscitation: a report from the EXPRESS pediatric investigators. Simul Healthc 2011: 6: 71–7. PMID: 21358564
10. Donoghue A, Nishisaki A, Sutton R, et al. Reliability and validity of a scoring instrument for clinical performance during Pediatric Advanced Life Support simulation scenarios. Resuscitation 2010; 81: 331–6. PMID: 20047787
11. Cheng A, Hunt EA, Donoghue A, et al. Examining pediatric resuscitation education using simulation and scripted debriefing: a multicenter randomized trial. JAMA Pediatr 2013; 167: 528–36. PMID: 23608924
12. LeFlore JL, Anderson M. Alternative educational models for interdisciplinary student teams. Simul Healthc 2009; 4: 135–42. PMID: 19680079
13. Andreatta P, Saxton E, Thompson M, et al. Simulation-based mock codes significantly correlate with improved pediatric patient cardiopulmonary arrest survival rates. Pediatr Crit Care Med 2011; 12: 33–8. PMID: 20581734
14. Scholtz AK, Monachino AM, Nishisaki A, et al. Central venous catheter dress rehearsals: translating simulation training to patient care and outcomes. Simul Healthc 2013: 8: 341–9. PMID: 24061335
15. Cook DA, Hatala R, Brydges R, et al. Technology-enhanced simulation for health professions education: a systematic reciew and meta-analysis. JAMA 2011; 306: 978–88. PMID: 21900138
16. Grant EC, Marczinski CA, Menon K. Using pediatric advanced life support in pediatric residency training: does the curriculum need resuscitation? Pediatr Crit Care Med 2007; 8: 433–9. PMID: 17693910
17. Sutton RM, Niles D, Meaney PA, et al. Low-dose, high-frequency CPR training improves skill retention of in-hospital pediatric providers. Pediatrics 2011; 128: e145–51. PMID: 21646262
18. Kurosawa H, Ikeyama T, Achuff P, et al. A randomized, controlled trial of in situ pediatric advanced life support recertification ("pediatric advanced life support reconstructed") compared with standard pediatric advanced life support recertification for ICU frontline providers. Crit Care Med 2014; 42: 610–8. PMID: 24231759
19. Ikeyama T, Shimizu N, Ohta K. Low-cost and ready-to-go remote-facilitated simulation-based learning. Simul Healthc 2012: 7: 35–9. PMID: 22228281
20. Dull KE, Bachur RG. Simulation in the pediatric emergency department. Clin Pediatr (Phila) 2012; 51: 711–7. PMID: 22826503
21. 志賀一博，木部哲也，岡田眞人ほか．ER 型救急外来における重症小児患者診療の実情と課題．日小児会誌 2013；117：1652–7.

COLUMN 2

Breaking bad news：「伝える」から「ともに歩む」へ

岸本 早苗，清水 直樹

　救命・集中治療領域においては，転帰不良な医療情報の苦渋に満ちた提示や，終末期をめぐる治療方針の微妙な話し合いを，避けることはできない。また，この領域は，医療事故が多く発生する環境下にあり，そうした本意でない情報提示を余儀なくされる局面が，一定頻度で発生する。小児救命・集中治療にあっては，重篤な疾病と闘病中の我が子を抱えた，精神的に極めて不安定な両親を相手に話すこととなり，なおさら困難感が増強する。こうした話題は，誰もが苦手であろうし，それを乗り越える術については，思い起こせば上司から習った覚えもない。

　中心静脈穿刺，心肺蘇生，各種病態への対応，こうしたさまざまなシミュレーションは，本書にも掲載されているとおり，幅広く実践されている。しかし，患者・家族との関係構築・コミュニケーションについてのシミュレーション教育は，我が国では未発達である。北米においては，こうしたコミュニケーションもスキルの１つとして認識され，先進的なシミュレーション教育の対象となっている。

　小児救命・集中治療領域においても，ようやく「重篤な疾患をもつ子どもの医療をめぐる話し合いのガイドライン」[1]が提示された。しかしながら，こうしたガイドラインなどを臨床現場でいかに運用するかについては，具体的に示されているわけではなく，現場現場の閉ざされた経験則に立脚しているにすぎない。

　こうしたせっかくの貴重なガイドラインなどが「仏作って魂入れず」に陥らないよう，ここに述べられるコミュニケーションスキルのシミュレーションも，我が国に広く認識されることを願っている。

PERCS 誕生の経緯

　ハーバード医学校関連病院のChildren's Hospital Boston小児集中治療部での終末期ケアにおいて，現場スタッフらが，倫理的にも難しい意思決定に直面し，患者および家族との対話の難しさや重要性を痛感するなかで，2002年，小児集中治療部でチーフを務めていた医師のTruog（現ハーバード医学校医療倫理学教授）と，臨床心理士のMeyer（現ハーバード医学校精神科准教授）が，Program to Enhance Relational and Communication Skills（PERCS：関係構築およびコミュニケーションスキル向上プログラム）を立ち上げた。

　PERCSが扱う範囲は，小児終末期ケアからやがて拡大し，2007年にはInstitute for Professionalism & Ethical Practice（IPEP：プロフェッショナリズム＆倫理実践機関）として組織化された。IPEPでは，以下の３つの側面が統合（integrate）されている。

1. プロフェッショナリズム
2. 患者および家族の視点
3. 日々の臨床場面で直面する倫理

　表面的なスキルではなく「関係」を築く力に焦点を絞り，患者や家族，医療者らが，難しい意思決定

を共有していくプロセスに重きをおいている。多様な専門職がともに学ぶ，チーム医療におけるコミュニケーション教育である。

ハーバード関連医療機関の医療過誤保険を扱うCRICOは，日常の臨床場面における患者，家族と医療者のコミュニケーション教育は，医療における安全および質の向上につながるとし，PERCS立ち上げ当初より，PERCSの目的に賛同し，資金を一部支援している。

□ PERCSの目的
PERCSでは，参加者が体験型学習を通じ，主に以下の点について気づきを得ることをプログラムの目的としている（表1）[2]。

表1　PERCSの目的

- 患者，家族との難しい会話（difficult conversations）への準備，自信を高める
- 自分のもつ価値観，考え，感情について内省的に自己認識を深める
- 完璧ではないことや，曖昧さ，弱さを許容する
- 1人の人間として誠実であることと，自分の専門職のもつ役割とを統合する
- 患者，家族が抱える難しい意思決定の重荷を共有する
- 患者，家族の立場を共感的に理解する
- 患者，家族との難しい会話における独自性を理解する

Browning DM, et al. Difficult conversations in health care: Cultivating relational learning to address the hidden curriculum. Acad Med 2007: 82; 905-13. より作成

□ 対象範囲
教育プログラムの対象は，小児集中治療室での終末期医療分野から始まり，現在では小児神経科，新生児集中治療室，放射線科，母胎医療，プライマリケアの分野などのシナリオやファシリテーターも加わるようになった。また，臓器ドナー家族との対話や，医療過誤における謝罪，緊急侵襲治療中に同席している家族への説明，各国の教育者を対象とした教育プログラムなども展開されている。

いずれのプログラムも，異なる経験年数をもつさまざまな職種（医師，看護師，臨床心理士，メディカルソーシャルワーカー，呼吸療法士など）の専門職が集い，日々の戸惑いや悩みを共有しながら学ぶ。研修医を対象としたプログラムも始まり，神経科，麻酔科，プライマリケアなどの分野で開発されている。

PERCSワークショップの実際

□ メンバー
ワークショップは朝から夕方までの1日間で完結している。参加者は15名ほどで，医師，看護師，臨床心理士など，多様なバックグラウンドをもつ参加者で構成される。ファシリテーターは，医師，臨床心理士，そして実際に自身の子どもが治療を経験した家族[3]の計3名からなり，この三者が対等な立場で，医療，心理社会，家族の視点を学びの場に提供する。三者ともに，PERCSのファシリテー

COLUMN 2

をするに当たりトレーニングを受けており，模擬会話の際のケースシナリオ作りにも参画している．模擬会話およびデブリーフィングでは模擬患者家族も重要な役割を担う．

□模擬会話とデブリーフィング
小児集中治療室の終末期ケアのプログラムでは，模擬会話は時系列で3回に分かれている．ビリーくんという少年が家族との海水浴で溺れ，瀕死状態で運ばれてきたシナリオを例に挙げる．

入院初日に行われる　　第1回目の会話：予後が極めて厳しい状況を家族に伝える．
　　　　　　　　　　第2回目の会話：人工呼吸器を依然使用したまま神経機能は確認できず，死か植物状態を迎えるであろう状態を受け，治療の選択について家族と話し合う．
　　　　　　　　　　第3回目の会話：家族との前回の会話を受けて，参加者が内容を決めることができる．

□模擬会話
患者および家族役は，PERCSのトレーニングを受けて模擬会話に参加している模擬患者家族が担う．参加者のなかから，有志で模擬会話の体験に参加してもらい，2，3名ずつ，無人ビデオ中継されている別室にて患者，家族との模擬会話を行う．患者および家族をより理解し，彼らの難しい意思決定をサポートするため，医師と看護師あるいは臨床心理士といった組み合わせで行われる．ワークショップの部屋に残った参加者らは，実況ビデオ映像を通じて，模擬会話がどのように行われているかを観る．

□デブリーフィング
模擬会話後は，模擬会話に入った参加者が部屋に戻り，家族役を務めた俳優陣も加わり，ファシリテーターとともに全員が参加して，デブリーフィングを行う．デブリーフィングは，模擬会話ごとに時間をかけて行い，模擬会話とデブリーフィングのセットは計3回である．デブリーフィングでは，まず，模擬会話を行った参加者と俳優に，会話のなかで感じたこと，苦慮したことなどを話してもらう．その後，具体的な場面を振り返り，どのように対話することができそうか，普段の現場で悩んでいる場面も織り交ぜながら，それぞれの職種の視点から参加者間で共有する．

　ファシリテーターや俳優は，参加者に恥ずかしい思いをさせたり，間違ってはいけないといったプレッシャーを感じさせたり，罰するような学びの雰囲気を作らないことを厳守し，参加者のコミュニケーションのスタイルを否定したり責めたりしてはいけない．コミュニケーションのスタイルは人それぞれ違っていいと伝えている．そして，倫理的にも意思決定の難しい会話では，明確なたった1つの答えややり方があるわけではなく，医療者もそのような局面において，時には完璧でなく，もろくなることがあってもいいと伝えている．

　また，参加者がすでにできているコミュニケーション能力を見つけて，それらを肯定的に伝え，自信を高めさせる．もしも，改善したほうがいいかもしれない点があった場合には，その時の会話について参加者自身がどう感じ，もし違うようにするとしたらどのような方法があるかを，ファシリテーターが聞く．また，そのような難しい会話は誰にとっても簡単なものではないため，同じように悩み得る参加者との話し合いの題材にあげることで，互いに気づきを深めることもある．

　模擬会話は，非常に迫真に迫り，リアルであることを強調したい．俳優役は意思決定に苦悩し，スタッフも彼らに寄り添い，向き合って，模擬会話に入った医師も涙を流すほど真剣に会話が深まる．

以上に加えて，IPEPに勤め，PERCSワークショップに参加していた筆者が，印象に残った点のうち2点を紹介する。

□心理的に安全な学びの文化をファシリテーター，参加者全員で作る

ファシリテーターは，参加者が「完璧でなければ」といった脅威を感じずに学べるようにするとともに，参加者にも明文化したResponsibilities for Collaborative Learning（協同して学ぶための責任）を伝えてコミットしてもらうことからワークショップを始める（以下，主な例）。

・ほかの参加者の発言をしっかりと聴き，職種や年齢などの異なる全員が，対等で，信頼，尊重されている学習の雰囲気作りに貢献する
・参加者の経験，感情，考えを共有し合う雰囲気を作る
・たとえあなたが同意できない意見であっても，多様な視点の表現，考えを聴く
・たとえほかの参加者が，あなたの考えに同意をしないかもしれないと感じられても，思い切って，あなた自身の視点を参加者に提示してみる

□自分がもつバイアスを知るとともに，多様な価値観があっていいことを許容する

参加者は，プロフェッショナルとして，人として，自分自身がもっている価値観への偏りに気づくことを促される。自分なりの信念や価値観をもつことは自然なことで，バイアスをもっていていい。ただし，自分がそういうバイアスをもっていると知っていることは大切で，それにより，自分でそのことを意識したうえで家族と会話ができたり，違った視点でアプローチする他科の医師や他職種を紹介したうえで，家族と一緒に考えることを提案することもできる。また，参加者が自分のもつバイアスを知ることで，答えはたった1つとは限らず，違った価値観や考え方があってもいい，家族がもつ価値観にもさまざまなものがあり得るという理解もさらに深まるのではないだろうか。

文献

1. 日本小児科学会倫理委員会小児終末期医療ガイドラインワーキンググループ．重篤な疾患をもつ子どもの医療をめぐる話し合いのガイドライン．〈http://www.jpeds.or.jp/uploads/files/saisin_120808.pdf〉Accessed Apr. 15, 2014.
2. Browning DM, Meyer EC, Truog RD, et al. Difficult conversations in health care: Cultivating relational learning to address the hidden curriculum. Acad Med 2007; 82: 905-13. PMID: 17726405
3. Browning DM, Comeau M, Kishimoto S, et al. Parents and interprofessional learning in pediatrics: Integrating personhood and practice. J Interprof Care 2011; 25: 152-3. PMID: 21043555

第34章 看護

阿部 幸恵

学習目標

・看護シミュレーションの背景，特色を理解する
・看護シミュレーション実践のピットフォールと解決策を知る

21世紀に入り，医学や医療技術の進歩はめざましい。新しい診断法や治療法が次々に開発され，高度医療の提供が行われるようになっている。そのような高度な医療は，さまざまな職種の医療者や，最新の高度な医薬品・医療機器の活用によって支えられており，その結果として医師・看護師をはじめとした医療者が行う手技や業務が，多様化，複雑化している。

こうした背景から，多職種間の密接な連携がより重要になるとともに，医療者は膨大な専門的知識を学び，また，安全に医療を提供するための専門的手技の向上に生涯にわたって努めていかなければならない。さらに，医療を受ける側の，生命・生活・人生に対する価値観も多様となっている。医療者は，医療を受ける個人やその家族の価値観を受けとめ，彼らにとっての最善の医療を提供できるような倫理観をもち得なければならない。

このような医療を取り巻く社会の変化に伴い，看護師に求められる役割も，大きく変化している。その社会の変化に即して，看護の専門性を高め，場に応じた実践力を発揮できる人材が求められている。そこで本章では，看護師の実践力を養うためのシミュレーション教育の意義と実際について解説する。

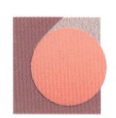

看護師に求められる実践力とそれを支える能力

看護師に求められる実践力とは，専門的な知識に，技術や態度が統合され，状況に応じた適切な看護を提供していく能力のことである。それらは，基礎教育と新人教育のみのものではない。むしろ，卒後2年目以降，リーダー的な役割，指導的役割，管理者的役割を担う看護師の実践力をいかに向上させるかが，重要な課題であると考える。したがって看護学生や看護師が，基礎教育・新人教育・生涯教育という一連の流れのなかで，確実に実践力を身につけてい

くことのできる教育や指導の展開が求められている。
　各教育段階で看護学生や看護師が備えるべき実践力の基盤となるのが，以下の5つの能力であると筆者は考えている[1]。

①情報を的確に収集する能力：五感を使った患者の観察，生活者としての患者の把握，多職種から情報収集ができる。
②根拠に基づき看護を判断する能力：常に新しいエビデンスの獲得に向かう。
③専門職者として看護技術を実践し，評価する能力：平時から有事まで発揮できるように，常に技術の練磨を行うことができる。
④チームメンバーや患者・家族との円滑なコミュニケーション／要点をとらえたプレゼンテーションを行う能力(看護師間のみでなく他職種間も含む)
⑤専門職者として，生涯にわたり研鑽し続ける能力：自己の課題，チームの課題を抽出し，自ら学習課題を見いだして研鑽し続けることができる。

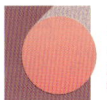

シミュレーション教育で効果的に実践力を培うための導入のコツ

　実践力の基盤となる前述した5つの能力を培うためには，座学のみの学習や勉強会では難しい。また，集団での講義やデモンストレーションを行って，それを暗記し，再現するのにとどまるような技術教育では，実践力につながりづらい。基本的な知識や技術を理解したら，次に実際に専門的な知識や技術を応用しなければならない状況を経験し，個人やチームの学習課題を見いだし，主体的に学習していくことを繰り返すことで，真の実践力につながると考える。
　従来の教育や指導は，基本的な知識や技術を教えるのみにとどまり，それらをどのように個人やチームが応用していくかまでは見届けていない。シミュレーション教育は，そこを強化する効果的な教育方略の1つである。基礎教育では，2011年に発表された『看護教育の内容と方法に関する検討会報告書』[2]において，卒後教育では『新人看護職員研修ガイドライン』[3]のなかで，シミュレーション教育を評価し，導入をすすめている。この教育を導入する前におさえておきたいことは，単に技術をシミュレーターで練習するだけのものでも，手技をシミュレーターを使用して評価するものでもない，また，一次救命処置のように，ある一定のアルゴリズムを教え込むだけのものでもない，ということである。シミュレーション教育を効果的に看護教育に導入するための留意点を以下にまとめた。

①どのような実践力を向上させたいのかの学習目標を明確にし，従来のカリキュラムや研修計画で行ってきた教育方略を見直す。
②①での見直しから，どの部分にシミュレーション教育を導入するのかを検討し，教材を決めていく(シミュレーター購入ありきではない。ロールプレイ，模擬患者など，学習目標に最適な方法を具体的に検討する)。
③シミュレーショントレーニングの種類は，技術訓練(タスクトレーニング)，アルゴリズムの訓練(アルゴリズムベイスドトレーニング)，臨床のあらゆる状況を題材にして知識・技術・態度を統合する訓練(シチュエーションベイスドトレーニング)がある[4]。バランスよくカリ

キュラムや研修に配置し，テクニカルスキル，ノンテクニカルスキル双方を向上できるようにする。
④シミュレーション教育における指導法の基本を指導者が学び，指導にあたる。
⑤指導者が臨床での実践力を研鑽しつつ，シミュレーション教育を展開する。

　看護教育は，臨床での実践で評価される。極端なことをいえば，すべてが患者にとってよい看護を提供できたか，に尽きる。臨床のないところに看護学はなく，臨床につながらないシミュレーション教育もない，ということを強調しておきたい。

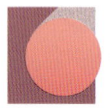

シミュレーション教育の具体的実践例

■■■■基礎教育―反復訓練！ 100本ノック採血編―

ねらい：基礎教育期間で反復練習を行う機会や，実際の患者での体験が乏しい技術をシミュレーションによって，できるだけ多く繰り返し練習することで，技術の定着をねらう。このような技術の反復を行う場合には，必ず患者役を設けて，説明，観察，処置後の説明など，患者へのかかわりも含めた一連の流れとする。

学習者：採血の手技の一連の流れ，解剖を含めた基本的な知識の試験を事前に受けて合格した卒業前の学生を想定。

目標：採血を安全に行うことができる。
　　　採血を行うための基本的な知識について説明できる。

方法：①学習者は2人ペアになる。
　　　②学習者は実施者と患者(評価)役を交代で行う。
　　　③教員の「始め」の合図で，実施者が静脈採血用のシミュレーターで採血を実施。採血は，患者への説明から止血までの一連の流れとする。患者(評価)役は，シミュレーターのそばに座り，実施者の声掛け(例えば「気持ち悪くないですか？」などの)に対して「大丈夫です」などと答えながら，手順に基づいたチェック表を患者の立場でつける(実施時間6分)。
　　　④教員の「終わり」の合図で，実施および評価を終了。途中でも終了する。
　　　⑤終了後30秒，患者(評価)役からのチェック表に基づいてフィードバック。
　　　⑥実施者と患者(評価)役を交代して③，④，⑤を時間のあるかぎり繰り返す。

　このトレーニングは，反復させることが最大のねらいである。しかも，患者がまるでそこにいるかのようにかかわりをもちながら行う。はじめのうちは，制限時間内に手技が終わらない学生も，何十回と繰り返すと手順は自動化され，患者の顔を見て話したり，刺入中に患者の顔色を見て声を掛けられるまでになる。できるようになるまでとことん付き合うトレーニングである。

● 効果的に行うコツ
①シミュレーション時やフィードバックの時間に解説や指導は行わず，学習者が反復すること

を重視して展開する。
②学生個人が何回反復したのかがわかるように，スタンプや印鑑を個人カードに押すというのも，動機づけになる。

■■■■新人看護師対象検温トレーニング―情報収集とアセスメント能力の強化―

ねらい：新人看護師が，記録類や申し送りから的確に情報を収集する能力と，複数の患者の検温をする際に状態をアセスメントしながら，患者個々の状態に応じた観察ができる能力をつけていくことをねらう。

学習者：就職して，複数患者を1人で受け持つ時期の新人看護師。

目標：複数の患者の情報を的確に把握し，アセスメントできる。
　　　複数患者個々の状態に応じた観察ができる。
　　　SBARを（用語メモ）使ってリーダー看護師に報告ができる。

方法：①学習者は，複数患者の状態を記録類から情報収集する（15分程度）。
　　　②学習者は，指導者から患者の状態について申し送りを受ける（5分程度）。
　　　③病室にいる複数患者や，シミュレーションで使用する物品などの説明を指導者から受けたあと，1人ずつ患者の検温シミュレーションを行う。シミュレーターや模擬患者で表現できない値や状態については，ファシリテーターが口頭で学習者に伝える（10分程度）。
　　　④シミュレーション後のデブリーフィングは，デブリーフィングガイド（メモ）や課題の提示に沿って，学習者同士のディスカッションと資料を使っての学習を交えて行う（20分程度）。
　　　⑤学習者を交代して③と④を繰り返し，目標達成へと進む。

準備するもの：複数患者の記録類（施設で使用しているものと同じ形式），複数患者（模擬患者・マネキンタイプのシミュレーターどちらでもよい。患者の状態に合わせて，酸素マスクや点滴を装着しておく。ベッドネームやリストバンドも装着），検温に必要な物品，複数患者の疾患の資料など

用語メモ

SBARとは，わかりやすく相手に伝える枠組みである。
　S：Situation（状況）
　B：Background（背景）
　A：Assessment（アセスメント）
　R：Recommendation（提案）

デブリーフィングガイド

・記録類と申し送りから，各患者の状態をどのように把握し，アセスメントしたのかを振り返り，患者個々について疾患の知識を確認しながら，妥当性と改善点を抽出する。
・実際に検温した患者の順番と患者個々の観察を振り返り，観察項目と方法の妥当性と改善点を

- まとめる。
- リーダー看護師への報告の内容は，SBARの枠組みに沿って行えたのか，内容は簡潔明瞭で，リーダー看護師が患者の状態を理解できたかを検討し，改善点をまとめる。

●効果的に行うコツ

①複数患者の疾患についての事前学習を提示する。
②短時間で効果的に複数患者の情報を，記録類や申し送りから収集するコツをつかめるように，デブリーフィングを進める。

　どのように検温を行ったのかという，行動レベルの振り返りにとどめずに，複数患者のなかの1つか2つの疾患については，病態生理から診断治療についての専門的な知識を学習できるようなデブリーフィングとする。指導者が学習者を評価したり，疾患についてのレクチャーを行うことはせず，学習者同士で学習し，失敗や足りない知識に気がつけるように支援する。

　情報を的確に収集し，アセスメントする力を強化するのがシミュレーションのねらいであるので，複数の患者が同時に何かを訴えるなど，学習者を困らせるような状況を作らない。

　以上の2つの実践編はいずれも「おきなわクリニカルシミュレーションセンター」で開発したものである。「100本ノック」シリーズは，採血のみでなく「移送」「輸液ライン」「点滴作成」など，新人看護師が就職してすぐに実践しなければならない技術を揃えている。

　また「検温トレーニング」は，日勤編と夜勤編がある。夜勤編では，検温のみでなく，夜間の巡視も同じ複数患者でシミュレーションする。さらに「検温トレーニング」には，リーダー看護師編も備えている。これは，新人看護師が複数患者の検温中に急変に遭遇し，リーダー看護師に応援を求めるところから開始する。病棟にいるほかのスタッフをどのように配置するのか，新人看護師やスタッフに何を指示するのか，医師や管理者への報告，家族への連絡などリーダーとしての迅速な判断などリーダーシップを強化するシナリオになっている。

　筆者は，看護師用として「新人応援プログラム」「ICU新人看護師応援プログラム」「リーダーナース応援プログラム」「各病棟(部署)別オリジナルシナリオ」など，臨床のニーズに合わせて開発し，実践している。さらには，医師・看護師・薬剤師・臨床工学技士など多職種連携で急変に対応する「透析室での急変」「夜勤の病棟での急変」「診療所での急変」などのシナリオも展開している。いずれのシナリオを実践する場合でも，学習者が失敗を含めた経験を通して，知識や技術を強化したり統合していくようにかかわることが大切である。

　　　　　　　　　　　● ● ●

　特に，シナリオを提示してのシミュレーションの場合には，指導者がこのように動いてほしいと事前に想定した行動を正確に再現することを学習者に求めすぎないように注意する。学習者がデブリーフィングで自らの行動を振り返り，知識を再確認していくなかで，彼らが試行錯誤して作りあげていったものが，目標に到達することが大切であるというスタンスで学習者の学びを支援することが重要なコツといえる。

> **まとめ**
> - 看護師に求められる実践力とは，専門的な知識に，技術や態度が統合され，状況に応じた適切な看護を提供していくことのできる能力のことである。
> - 看護教育は，臨床での実践で評価され，患者にとってよい看護を提供できるかのみが評価の対象となる。
> - 繰り返しの手技訓練は，反復させることが最大のねらいであり，できるようになるまでとことん付き合うトレーニングである。
> - 臨床判断訓練のデブリーフィングの際は，行動レベルの振り返りにとどめずに，提示した疾患のうちいくつかについては，病態生理から診断治療についての専門的な知識を学習できるようなデブリーフィングを行う。
> - 臨床判断訓練は，情報を的確に収集し，アセスメントする力を強化するのがシミュレーションのねらいであるので，複数の患者が同時に何かを訴えるなど，学習者を困らせるような状況を作らない。

文献

1. 大滝順司，阿部幸恵．シミュレータを活用した看護技術指導．東京：日本看護協会出版会，2008：2-5．
2. 阿部幸恵編著．板橋綾香，臼井いずみ，志賀 隆ほか著．臨床実践力を育てる！看護のためのシミュレーション教育．東京：医学書院，2013：7-9．
3. 阿部幸恵．看護のためのシミュレーション教育はじめの一歩ワークブック．東京：日本看護協会出版会，2013：5．
4. 阿部幸恵．シミュレーション教育の構築．In：岐阜大学医学教育開発研究センター，鈴木康之，藤崎和彦ほか監．日本の医学教育の挑戦．東京：篠崎出版新社，2012：130-5．

参考図書

1. Ziv A, Wolpe PR, Small SD, et al. Simulation-based medical education: an ethical imperative. Acad Med 2003; 78: 783-8. PMID: 12915366
2. Dunn WF. Education Theory: Does Simulation Really Fit? In: Dunn WF ed. Simulators in Critical Care and Beyond. Mount Prospect: Society of Critical Care Medicine, 2004: 15-9.
3. Schumacher LB. Simulation in critical care nursing education: conceptual and practical perspectives. In: Dunn WF ed. Simulators in Critical Care and Beyond. Mount Prospect; Society of Critical Care Medicine, 2004: 114-8.
4. 厚生労働省．看護基礎教育の充実に関する検討会報告書．2011．〈http://www.mhlw.go.jp/stf/shingi/2r9852000001316y-att/2r98520000013lbh.pdf〉Accessed Nov. 11, 2013.
5. 厚生労働省．新人看護職員研修ガイドライン．2011．〈http://www.mhlw.go.jp/shingi/2009/12/dl/s1225-24a.pdf〉Accessed Nov. 11, 2013.
6. 大滝順司，阿部幸恵．シミュレータを活用した看護技術指導．東京：日本看護協会出版会，2008：62-3．

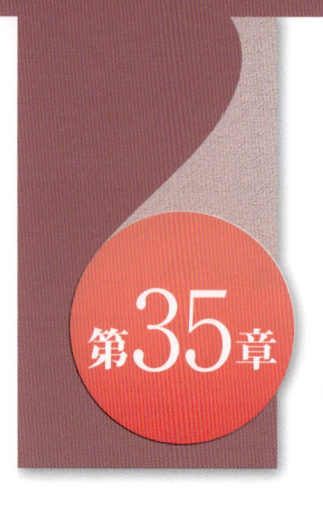

第35章 薬剤師：卒前教育

別生 伸太郎

学習目標

- 薬剤師の卒前教育におけるシミュレーションの重要性とその背景を理解する
- シミュレーションの事前準備やシナリオについて知る
- シミュレーション導入におけるピットフォールと解決策を知る

医療の高度化や複雑化，高齢化社会の到来，医薬分業の進展など，医療を取り巻く環境が大きく変化しているなかで，薬剤師についても最適な薬物療法の提供，患者主体の服薬指導，医療安全対策など幅広い分野において，医療の担い手としての役割を果たすことが一層求められることとなった。こうした社会的要請に応えるため，薬剤師には今まで以上に，医療従事者としての高い資質が求められている。そこで，2006年から薬学教育制度は従来の4年制から6年制に移行した。6年制の薬学教育では，医療薬学をはじめとする専門教育に加え，5年次に病院と薬局でそれぞれ11週間に及ぶ実務実習が義務化された。これらは従来の知識偏重型教育から，医療人としての知識や技能，態度の習得と，薬剤師としての倫理観と臨床的実践力を培う教育への移行を意味している。

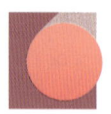

6年制薬学教育とシミュレーション

6年制薬学教育で導入された実務実習は，従来実施されていた見学型実習と異なり，実際の薬剤師業務を経験する参加型実習であることが大きな特徴である。ここで問題となるのは，実際の医療現場で，薬剤師免許を所有しない薬学生が参加型実習を行うということであった。そこで，実務実習を行う前に学内で十分な事前学習を行い，調剤や患者接遇に関する基本を学ぶことが義務づけられた。さらに，実務実習で薬学生が行う行為の相当性と患者の安全を担保するため，医学部および歯学部と同様に「認知的領域」「精神運動領域」「情意的領域」を評価する薬学共用試験であるCBT（computer based testing）および客観的臨床能力試験（objective structured clinical exammination：OSCE)が行われ，これに合格した者でないと実務実習を行えないことになっている。

■■■薬系大学における卒前教育の変革

このように各薬系大学では，5年次に実施される実務実習に備え，学内で十分な事前学習を実施している。その内容は，講義やスモールグループディスカッションを主体とした知識教育に加え，学内に調剤室，無菌室，医薬品管理室，投薬カウンターなど，病院や薬局を模倣した施設を設置し，薬剤の調製や調剤薬鑑査，注射剤の調製など，薬剤師として必要なタスクトレーニングを実施している。

また，単に技術に関する学習だけでなく，医師への疑義照会や患者接遇時の態度など，コミュニケーション能力を養う教育も行う(表1)。このようなシミュレーションによる事前学習実施のため，各薬系大学では模擬患者を独自に養成するなどして，患者接遇を想定した教育を行っている[1]。具体的には「病棟での面談」「薬局での患者応対」などの患者・来局者対応や「病棟での服薬指導」「薬局での薬剤交付」および「一般用医薬品の情報提供」といった服薬指導を模擬患者相手に行う。事前学習で習得したこれら調剤技術や患者接遇に関する態度は，先に述べた薬学共用試験のなかでも評価され，実務実習に臨むうえで，必須の能力となっている。このように事前学習ではシミュレーション教育を通し，従来の薬学教育では学習することの難しかった「患者の背景や患者の気持ちの理解」や「医療の担い手として薬剤師が責任をもつ姿勢」といった態度教育を可能にした。

表1　薬学教育のなかで実施されるタスクトレーニングの例

状況	学習項目
調剤室	●薬袋・薬札の作成　●内用液剤の調製　●計数調剤 ●散剤の調製　●軟膏剤の調製　●院内・薬局製剤の調製 ●処方箋監査　●調剤薬鑑査　など
無菌室	●衛生的手洗い　●クリーンベンチの取り扱い ●手袋・マスクの装着　●注射剤の調製　など
シチュエーションベイスドトレーニング	
医薬品管理室	●麻薬・毒薬・向精神薬などの管理　●医薬品の出庫・入庫管理　など
模擬病棟	●初回インタビュー　●服薬指導　●薬効の評価　●副作用の確認　など
模擬薬局	●患者応対　●服薬指導　●一般用医薬品の選定と販売 ●疑義照会　●居宅への配薬業務　など

■■■フィジカルアセスメント教育とシミュレーション

このように薬学教育が6年制へと移行してきたのを受け，2010年4月に厚生労働省医政局は「医療スタッフの協働・連携によるチーム医療の推進について」という通知を出し，薬剤師を積極的に活用することが可能な業務として9項目を示した[2]。そのなかで「薬物血中濃度や副作用のモニタリング等に基づき，副作用の発現状況や有効性の確認を行うとともに，医師に対して，必要に応じて薬物の変更等を提案すること」が挙げられた。副作用の発現状況や有効性の確認は，患者との会話を通して見いだすコミュニケーション能力だけでなく，薬学的見地から的確な状況把握をするためのフィジカルアセスメント能力が求められる。

そこで，各薬系大学では近年「医療安全の確保」と「医薬品の適正使用」に資する薬剤師の輩出を目的に，フィジカルアセスメントをはじめとする臨床技能教育が積極的に導入され，す

でに約70％の薬学部で実施されている[3〜5]。そしてこれら臨床技能教育を，単に技能の習得にとどめるのではなく，日本版共同薬物治療管理(collaborative drug therapy management：CDTM)の実施に向け，薬剤師の視点からアセスメントする能力を身につけるため，副作用の検知や薬効評価などを想定した，シミュレーターを用いたシナリオベースのシミュレーション教育が近年行われている。

シミュレーションの事前準備やシナリオについて知る

ここでは，実際に薬学教育で実施されているシミュレーションプログラムを2例紹介する。

■■■病棟での初回面談と服薬説明

学内での事前学習では，病院薬剤師業務について学習する。その一環として，薬剤管理指導業務について学ぶ。この一連の業務のなかで，薬学生は「初回面談」と「服薬説明」についてシミュレーション教育を受ける(図1)。

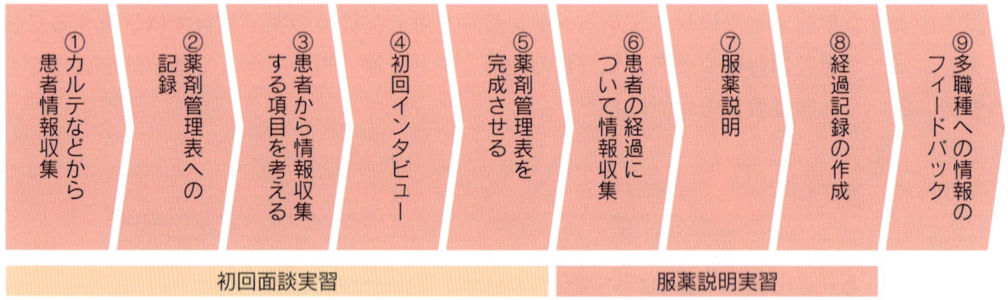

初回面談実習	服薬説明実習
①カルテなどから患者情報収集 ②薬剤管理表への記録 ③患者から情報収集する項目を考える ④初回インタビュー ⑤薬剤管理表を完成させる	⑥患者の経過について情報収集 ⑦服薬説明 ⑧経過記録の作成 ⑨多職種への情報のフィードバック

図1　薬剤管理指導業務の流れと事前学習内容との関係

　初回面談実習では，「初回インタビュー」に焦点を絞った実習構成をとっている。学習者はシナリオに沿った模擬カルテや模擬看護記録から患者情報の収集を行い，初回インタビューに向けて薬剤管理表を作成する。その後，問題指向型システム(problem oriented system：POS)の理念に基づき，患者の抱えている問題点について初回インタビューを行い，得られた情報を記録して薬剤管理表を完成させる。

　服薬説明実習では，初回インタビュー以降の患者の経過を模擬カルテなどから情報収集した後，薬剤交付に伴う服薬説明に必要な薬剤情報提供文書を作成する。その後，作成した薬剤情報提供文書を利用しながら服薬説明を行い，このとき新たに患者から得られた情報と服薬説明時のやりとりなどを薬剤管理表に記入する。

　これら初回面談と服薬説明のシミュレーションは模擬患者を相手に行われ，シミュレーション終了後は評価表(表2)をもとに学生間フィードバックが行われたあと，模擬患者からのフィードバックと教員がデブリーファーとなり振り返りが実施される。

■■■薬効の評価と副作用の確認

薬効評価・副作用実習でのシナリオは，臨床現場での遭遇頻度や薬剤師国家試験の出題傾向も

表2 初回面談実習および服薬説明実習で評価される項目例

評価項目	評価細目
身だしなみ	●ヘアスタイルと髪の色　●装飾品　●爪　など
面談の開始	●あいさつと入室許可　●自己紹介　●患者氏名の確認 ●来室の目的を伝え同意を得る　など
情報収集	●症状に関する質問(部位, 強さ・性質, 増悪・寛解因子, 随伴症状, 経過　など) ●過去の医学的情報に関する質問(既往歴, 家族歴, アレルギー歴, 副作用歴, 持参薬, 併用薬・サプリメントの使用, 飲酒, 喫煙　など)
服薬説明	●薬剤名と数量の確認　●薬効の説明　●用法・用量の説明 ●副作用の説明　●薬剤情報提供文書の活用　●副作用の再確認 ●生活指導　など
締めくくり	●質問や聞き忘れがないか尋ねる　●締めくくりの言葉を述べる　など
患者への配慮	●患者の気持ちや不安を聞き出す　●患者の気持ちに共感する ●開放的な質問を心掛ける　●わかりやすい言葉で話す　など

加味しながら，厚生労働省が作成する重篤副作用疾患別対応マニュアル[6]から選定した。

実習概要を図2に示す。限られた時間と教員数で教育を行う必要があるため，グループ単位での学習を基本とし，各グループにそれぞれ異なる症例を担当させる。また，症例調査とシミュレーターを用いた症例シミュレーションを交代制にすることで，実習時間と教員数の不足問題を解決した。グループ学習終了後「教えは最大の学び」の考えから，小グループに分け，グループで調査およびシミュレーションで学んだことを発表会形式で互いに教え合う機会を学習者全員に与えることで，他グループの症例についても学習できるようにはかった。

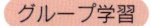

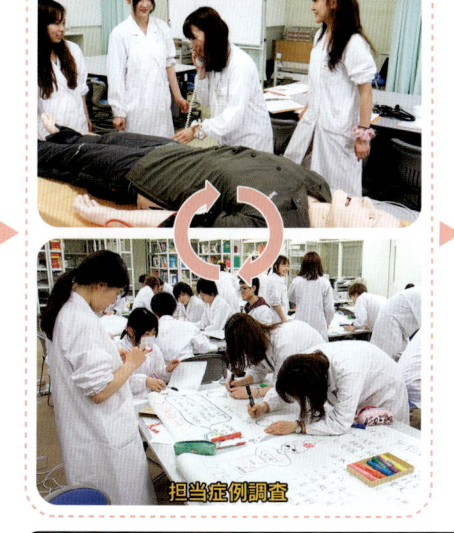

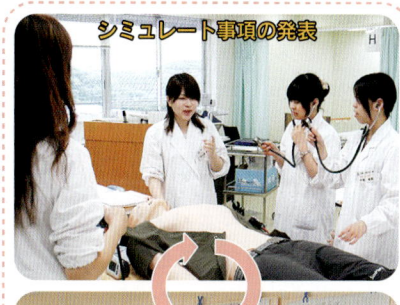

課題とした副作用の一例
●消化性潰瘍　　●アスピリン喘息　　●偽アルドステロン症
●横紋筋融解症　●間質性肺炎　　　●低血糖　など

図2　副作用実習の概要

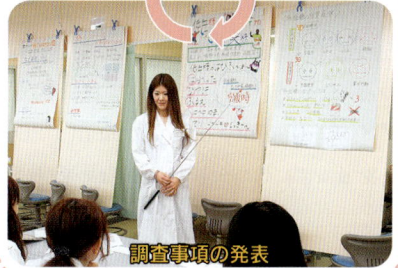

第35章　薬剤師：卒前教育　357

このような一連のシミュレーション教育を通して，薬効の評価と副作用の検知から対応までの一連の「精神運動領域」と「情意的領域」を学ぶだけでなく，すでに授業で学んだ「認知的領域」との統合をはかった教育を可能にしている。薬物治療の評価や副作用を題材としたシミュレーション教育は，薬学分野だけでなく他職種の分野でも医療における基本的な教育目標として応用可能であろう。

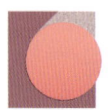

シミュレーション導入におけるピットフォールと解決策

■■■表面的なシミュレーション教育となる危険性

ここまで述べてきたように，各薬系大学でのシミュレーション教育は，6年制薬学教育の実施と，医薬品の適正使用を推進するためのフィジカルアセスメントに対するニーズの高まりを背景に，近年急速に発展してきた。しかし，薬学の分野において，シミュレーション教育の概念はいまだ緒に就いたばかりであり，シナリオ作りや学習方略の立て方などのノウハウが，ほかの医療系教育に比べ希薄なように思える。

　また，単に教育経験による問題だけでなく，薬学部ではシミュレーション教育の概念の導入が時期的にOSCEの導入と重なったため，シミュレーションによる教育目標が，少なからずOSCEの評価項目を意識したものになってしまい，そこから脱却できないという問題を抱えている。

●指導者養成の課題

シミュレーション教育に携わる教員に関しても，臨床経験の乏しい基礎系出身の教員が担当していたり，実務経験がある教員であっても自己の臨床経験に基づいて行っていたりするのが現状ではないだろうか。すなわち，現時点での薬学部でのシミュレーション教育の問題点は，担当教員のほとんどが薬学部出身者であり，自らは系統的なシミュレーション教育を受けていないことにあるであろう。そのため，シミュレーション教育には多くの課題（誰が，どんな内容を，どのように教育すると効果的なのかなど）が残されており，現状が評価項目をこなすだけの表面的なものになっている危険性がある。

　このような問題を解決するため，一部の大学では医療人としての情動育成を目的として，低学年から高齢者体験や闘病記を読むなどの経験によって，患者心理を学ぶ機会を設けて効果を上げている[7]。一方，教員については，定期的な薬剤師業務を義務づけたり，ファカルティデベロップメント（faculty development：FD）活動を通してシミュレーション教育におけるファシリテーションやフィードバックなどの教育手法を養成する試みが行われている。

■■■薬剤師のミニドクター化の危険性

薬学にシミュレーション教育を導入するに当たり，シミュレーターの使用方法と薬剤師のミニドクター化が懸念されている。先に述べたように，現在多くの薬学部では，薬物療法の評価や提案，副作用の検知といった，医薬品の適正使用をチーム医療の一員として推進できる人材輩出を目指している。この目的遂行のため，医療従事者の共通言語であるバイタルサインについて教育するようになってきた。各薬系大学ごとにさまざまな教育手段でバイタルサインについ

て教育しているが、その1つとしてシミュレーターを導入するケースがしばしば見受けられる。しかし、本来教育手段の1つにすぎなかったはずのシミュレーターが、種々の理由により導入すること自体が目的化されてしまったり、せっかくシミュレーターを導入したにもかかわらず、単にバイタルサイン測定のためのタスクトレーナーで終わってしまうケースを多く目にする。

このような薬学教育が蔓延すると、本来「医療安全の確保」と「医薬品の適正使用」に資する薬剤師輩出のためのシミュレーション教育であったはずが、単に「シミュレーターを使ったことがある」とか「バイタルサインを測定できる」といったことにとらわれた薬学生が将来ミニドクター化してしまうことを大変危惧している。薬学部でバイタルサインの測定を取り入れたシミュレーション教育を実施する場合は、この点を特に留意しなくてはならない。

このような事態に陥らないようにするためには、薬剤師によるバイタルサイン測定の主旨を繰り返し説明するだけでなく、シチュエーションベイスドのシミュレーションのなかで、バイタルサイン測定の意義について、活用事例を示しつつ教育する必要がある。そして、薬学の本丸ともいうべき「薬理学」「薬物学」「薬物動態学」などの知識を実務のなかで活用する思考過程を経験させるようなシナリオを作成し、学習者に薬剤師ならではの謎解き能力を育むフィジカルアセスメント教育を行う必要がある。

● ● ●

平成26年6月の改正薬剤師法の施行により、薬剤師は調剤した薬剤の適正な使用のため、必要な薬学的知見に基づく指導を行わなければならなくなった。このことにより、単に薬剤師は薬効や副作用について説明するだけでなく、副作用の回避方法や副作用が起こった場合の初期対応、薬物相互作用を回避する方法など、目の前にいる患者の状態を的確にアセスメントする能力も求められるようになったのである。

超高齢化社会を迎えた現在、コンビニエンスストアの数より多い薬局の意識と業務内容が変われば、追加投資を必要とせずに地域医療体制を劇的に強化できる可能性がある。その変革のためのツールの1つとして、シミュレーションを用いた薬剤師ならではのフィジカルアセスメント教育があるのである。

まとめ

- 医療の高度化や複雑化、高齢化社会の到来、医薬分業の進展など、医療を取り巻く環境が大きく変化しているなかで、薬剤師も医療の担い手としての役割を果たすことが一層求められている。
- 薬学部の6年制の移行に伴い、各大学で卒前からフィジカルアセスメントや多職種や患者とのコミュニケーションに関して、シミュレーションを用いた教育が行われている。
- 指導者である教員が、臨床業務の経験が浅い、系統立ったシミュレーション教育を受けていないといった課題もある。
- 薬剤師の卒前教育は「医薬品の適正使用」と「医療安全の確保」に資する薬剤師輩出が本来の目的であるが、シミュレーターを用いた教育には、その目的を周知徹底し、常に薬剤師としての視点からアセスメントを行うよう配慮しないと、単に「バイタルサインを測定できる」といった誤った考えをもったミニドクターを育ててしまうかもしれない。

文　献

1. 平井みどり．模擬患者(SP)の養成．薬事 2007；49：685-9．
2. 厚生労働省医政局長．医療スタッフの協働・連携によるチーム医療の推進について．医政発 0430 第 1 号，平成 22 年 4 月 30 日．
3. 高村徳人，徳永 仁，緒方賢次ほか．薬学生を対象としたバイタルサイン実習．薬局 2009；60：3292-7．
4. 大井一弥，西村嘉洋．薬学生における早期のバイタルサイン実習．薬局 2009；60：3298-303．
5. 内海美保，徳永 仁，山岡由美子ほか．わが国の薬学部における臨床技能教育の現状．医療薬学 2010；36：657-66．
6. 一般財団法人日本医薬情報センター日本医薬情報センター編．重篤副作用疾患別対応マニュアル　第 1 集〜第 5 集．東京：一般財団法人日本医薬情報センター，2007〜2011．
7. 土屋明美．闘病記を用いた薬学導入教育の試み．薬学図書館 2011；56：225-8．

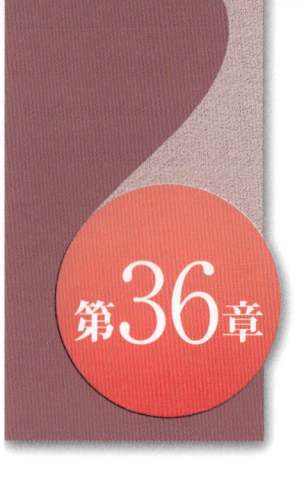

第36章 薬剤師：卒後教育

万代 康弘

> **学習目標**
>
> - 薬剤師のシミュレーション教育におけるピットフォールと解決策を知る
> - 薬剤師の卒後教育におけるシミュレーションの特徴について理解する
> - フィジカルアセスメントから他職種との連携について知る

医療の高度化や複雑化に伴い，薬剤師も，多くの情報を扱うことが多くなってきている。また，2007年の医療法改正に伴って，薬局が「医療提供施設」として位置づけられるなど，薬剤師を取り巻く環境は大きく変化してきている。医療者を取り巻く環境としても，質の高い，安心で安全な医療を求める声がどんどん高まってきている。そのような背景もあり，薬学部としても卒前教育としてベッドサイド実習を取り入れている大学も増えてきている。注射薬調製，注射剤の混合やロールプレイ形式による注射剤処方箋の疑義照会などの基本的な業務に加え，患者の存在を意識するような実習を行う機会が増えており，そこにもシミュレーション教育が使われつつある（35章参照）。フィジカルアセスメントに関する技能を習得するための実習は約93％（54校中50校）の大学で実施されている。

このような薬剤師を取り巻く背景の変化は，卒後教育にも少なからず影響を及ぼしている。病棟薬剤師の役割を果たすにはフィジカルアセスメントを必要とし，薬物の作用や副作用を評価する必要も出てきている。それだけでなく，患者とのコミュニケーション能力や他職種とのコミュニケーションやチーム医療を行う必要が出てきている。

本章では，薬剤師に向けた卒後のシミュレーション教育について述べる。

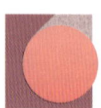

薬剤師のシミュレーション教育におけるピットフォールと解決策

卒後の薬剤師に向けたシミュレーションプログラム導入は，目標設定をすることでピットフォールに陥らないようにする。病棟薬剤師であれば，服薬指導の患者や家族へのインタビューは行うべきこととしてすでに認知されているが，基本的患者診察も行うべきかそうでな

いかでも目標設定が変わってくる。また，薬局の薬剤師となると目標が変わってくる。その目標が具体的かつ現実的なところに設定されていないと，形式的にトレーニングを行って，実臨床に生きてこないトレーニングになってしまう可能性がある。

その解決策として，施設ごとに薬剤師の仕事としてどの程度のことまで行えるのかを職場や部署としての共通認識をもち，その共通認識をふまえてコースデザインを行う必要がある。共通認識として，フィジカルアセスメントができるようになることを目指すのであれば，実際に身体所見をとるようなシミュレーションを考えるだろうし，患者診察やアセスメントから副作用の影響があるかどうかの判断を含める場合もあると思われる。目標が，実際の現場の条件とあまりかけ離れると，シミュレーションのためのシミュレーションになってしまう可能もあり，学習者のモチベーションは落ちてしまうだろう。

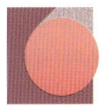

岡山大学 Pharma Sim の紹介

岡山大学で行っているシミュレーションプログラム『Pharma Sim』を紹介する。対象としているのは，大学病院の薬剤師である。対象者の経験は20年以上から1年目の新人まで幅広いが，まずはシミュレーショントレーニングに慣れるという目標もあり，幅広く参加を募っている。

まず第1のハードルは，シミュレーション教育という新しい手段に慣れてもらうことになると考えている。シナリオは薬剤師から希望の病態を聴取したあとに，その担当の診療科の医師の協力のもと作成している。

Pharma Sim 概要

- 1年間に4回，3か月ごとに開催
- 参加人数は30〜40名程度まで
- 全体として1時間30分のコース
- コース前にプレテストと，コース終了後もポストテストを実施
- 高，低カリウム血症，敗血症，イレウスなどのテーマごとにシナリオを準備

タイムスケジュール(例)

17：00〜17：30	テーマ(イレウス，敗血症)についての講義
17：30〜18：00	ブリーフィング
	シナリオトレーニング(イレウス)
	デブリーフィング
18：00〜18：30	ブリーフィング
	シナリオトレーニング(敗血症)
	デブリーフィング(全体の振り返り，まとめ)

シナリオの進め方

典型的なシナリオの進め方を紹介する。

薬剤師2〜3名と，医学生かファシリテーターが若手医師，看護師役を演じる。若手医師役や看護師役が状況に応じて，薬剤師としては難しいと思われるような診察を担い，また，検査や画像診断，病態の把握が困難な場合のサポートを若手医師役が行う。

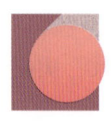

薬剤師の卒後教育におけるシミュレーション教育の特徴：成人学習の観点から

まず，卒後教育の特徴として，どの職種でもいえることであるが，卒前教育に比べてより成人学習に特徴的な要素がある．それは，日常の現場に結びつくことに興味をもてれば，その学習は効率的であるという点である（詳細は4章，12章参照）．

薬剤師の職能拡大に対する病棟薬剤師の意識と，その意識に影響を及ぼす因子について調べた結果「薬剤師業務としての非日常性」「身体への侵襲度」が影響を及ぼしたとの報告もある．あまり日常業務で行うことのないことに関しては，トレーニングの効果が薄い．それでもトレーニングをする必要がある場合には，モチベーションを上げてからトレーニングを行う方略を用いる必要もある．

次に挙げられる特徴に，問題解決方法としてチームによるアプローチが重要になってくることがある．このことは，日常の業務はすでにプロフェッショナルな領域なので，答えが明確に良い，悪いとは決められない出来事によく遭遇する．その場合には，同じ職種の，またより近い仲間たちによるチームアプローチが，その問題解決に有効である．このことは，日常業務を行っている多職種との連携，チームアプローチにもかかわっており，チームでの問題解決能力をトレーニングする根拠ともなる．

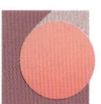

薬剤師の卒後教育におけるシミュレーションの特徴：Pharma Sim の経験から

Pharma Sim を行ってみてわかるのは，薬剤師は投与された薬物の作用，副作用に大きな興味がある，ということである．これも先ほど述べたような成人学習の特徴といえるかもしれないが，病態というよりも，薬剤師の主たる役割である投与された薬物が，心拍数，血圧，呼吸数，体温などのバイタルサインにどのように影響しているのか，出現した症状が薬物の作用によるものなのか，が興味の主なところである．より意欲のある薬剤師の次の興味としては，そこから，それが正常なのか異常なのか判断を行うことである．

最近になり，薬剤師にとってもフィジカルアセスメントは必要とされてきているが，卒後教育としては系統立てて訓練を受けたわけでない．そのため，フィジカルアセスメントのトレーニングも行いながら，臨床現場に通用するイメージをもたせる必要が出てくる．身体所見をとることにあまりにも抵抗感が強い場合には，基本的なフィジカルアセスメントだけの学習目標としたセッションが必要になる場合もあるであろう．

筆者は，症例をベースにした学びの場を作りたいと考えている．そのためコースをデザインする際は，学習者がこれは現場につながらないと感じられるようなことは，医師や看護師といった他職種を演じる役割がサポートすることで，何を学ぶのか混乱しないように配慮が必要になると考える．具体的には，詳細な病態の把握や侵襲的処置，検査，画像検査のオーダーなどは，実際の薬剤師業務には必要がないので，その部分は他職種を演じるファシリテーターがサポートする．

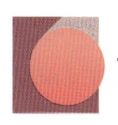

フィジカルアセスメントから他職種との連携について知る

前述した医療法改正から，薬剤師としてフィジカルアセスメントを行うことは必要な技能になってきている．しかし実際の現場では，薬剤師もフィジカルアセスメントは看護師や医師の役割であると基本的には考えている．医師は診断のための患者診察，看護師は患者状態把握や異常の早期発見，治療の補助，看護ケアなど，それぞれの目的でフィジカルアセスメントを行っており，日々それを繰り返すことを当然としている．

このようななかで，薬剤師としての役割はどこかと考えてみると，やはり薬物に関する専門職であり，その知識を背景にして，フィジカルアセスメントを行うことのできる立場と考える．これを生かしていくことが，薬剤師に向けたシミュレーション教育で重要な部分と考える．

● ● ●

薬剤師へのシミュレーション教育が現場に生かされるためには，薬剤師のフィジカルアセスメントの能力が上がるだけでなく，薬剤師が最初に気がついた患者の身体の変化は，緊急性がどの程度あるのかを判断したり，どのように他職種に伝えるのかなど，コミュニケーション能力も必要になってくる．各施設，各部署の現状を把握しながら，そこの部署で薬剤師が現実的にどのように自分の役割が達成できるかを考えながら，シミュレーション教育を行う必要がある．それを補う必要があればPharma Simをふまえた次の段階として，各部署の他職種を集めた患者応対のトレーニングも必要になってくるかもしれない．

まとめ

・医療の高度化や複雑化に伴い，薬剤師には薬物の知識にとどまらず，チーム医療の一員として，医療により関与することが求められている．
・シミュレーターを用いたバイタルサインの評価・アセスメント，コミュニケーション能力の向上を目的とした薬剤師の卒後教育が行われ始めている．
・症例をもとにしたシナリオを用いる場合は，薬剤師以外の医師役・看護師役を担うファシリテーターが適切にサポートすることで，学習者が何を学ぶのか混乱しないように配慮が必要になる．
・薬剤師は薬物に関する専門職であり，その知識を背景にして，フィジカルアセスメントを行うことのできる立場であるため，これを生かしていくことが，薬剤師に向けたシミュレーション教育で重要な部分である．

参考図書

1. 徳永 仁，高村徳人，緒方賢次ほか．薬学部臨床薬学系実習におけるさまざまなバイタルサインを取り入れた教育法の構築．医療薬学 2008；34：847-52．
2. 徳永 仁，高村徳人，緒方賢次ほか．薬剤師に求められる新たな薬剤師業務に関する薬学生の意識調査．薬誌 2010；130：911-16．
3. 辻 琢己，吉田侑矢，河野武幸．フィジカルアセスメント実習は薬学生の意識を変革する．医学教育 2013；44：121-31．

4. 德永 仁，高村德人，緒方賢次ほか．薬学臨床技術導入学の実践を目指したベッドサイド実習の学生による評価と今後の課題．日病薬誌 2009；45：793-7．
5. 德永 仁，濃沼政美，高村德人ほか．薬剤師の職能拡大に対する病院薬剤師の意識とその意識に影響を及ぼす因子の検索．医療薬学 2009；35：417-22．
6. Robinson JD, Bray BS, Willson MN, et al. Using human patient simulation to prepare student pharmacists to manage medical emergencies in an ambulatory setting. Am J Pharm Educ 2011；75：3. PMID：21451755
7. 内海美保，德永 仁，山岡由美子ほか．わが国の薬物部における臨床技能教育の現状．医療薬学 2010；36：657-66．
8. 内海美保，德永 仁，大西弘高．わが国の薬学部における臨床技能教育の現状（続報）．日本薬学会第132年会（2012年3月29日），札幌．日本薬学会第132年会DVD要旨集 2012；132：337．
9. Gagné RM, Wager WW, Golas KC ほか著．鈴木克明，岩崎 信監訳．インストラクショナルデザインの原理．京都：北大路書房，2007．
10. Reiser RA, Dempsey JV 編．鈴木克明，合田美子監訳 インストラクショナルデザインとテクノロジ．京都：北大路書房，2013．

実例集

サンプルプログラム / シナリオ

実例集：サンプルプログラム

心不全(ケースシナリオ1)

トレーニング時の患者設定

患者氏名：山田　太郎(仮名)　62歳　男性

身長・体重：176 cm・66 kg

患者背景：40歳代から高血圧症を指摘され治療をすすめられていたが，内服治療を拒否していた。今回，呼吸困難を主訴に救急部を受診。

患者設定：救急部初療室。患者の気道は開通しており，頻呼吸と努力性呼吸を認める。橈骨動脈は強い拍動を認め頻脈である。

SimMan® のプログラミング

　心不全(ケースシナリオ1)トレーニングプログラム参照(写真1〜3)。

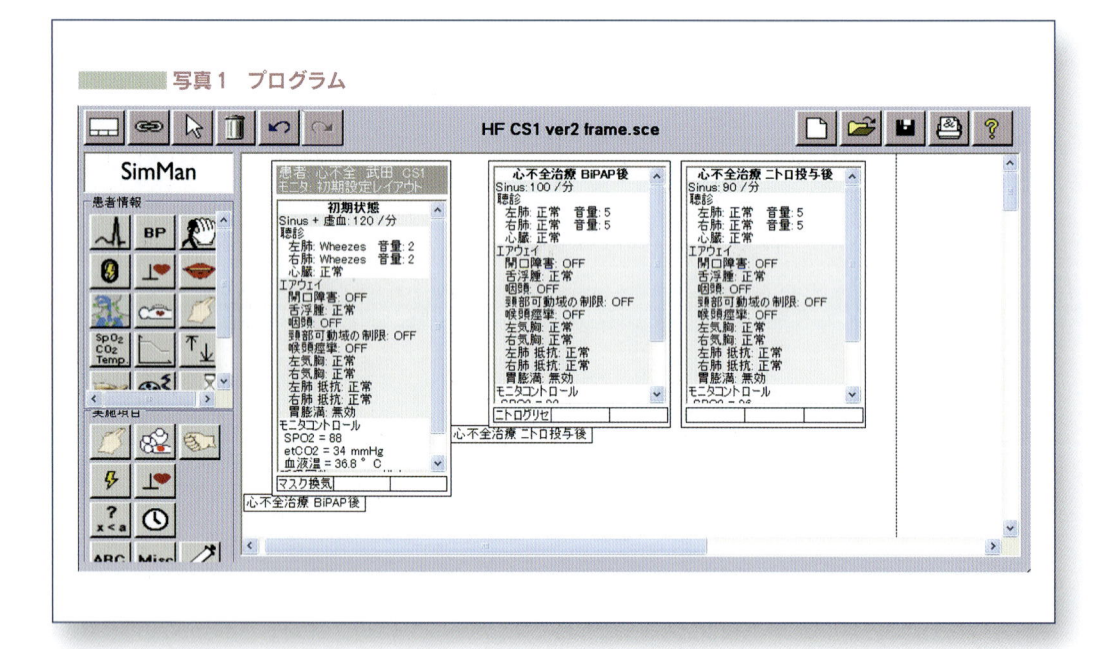

写真1　プログラム

写真2　最初のモニター画面

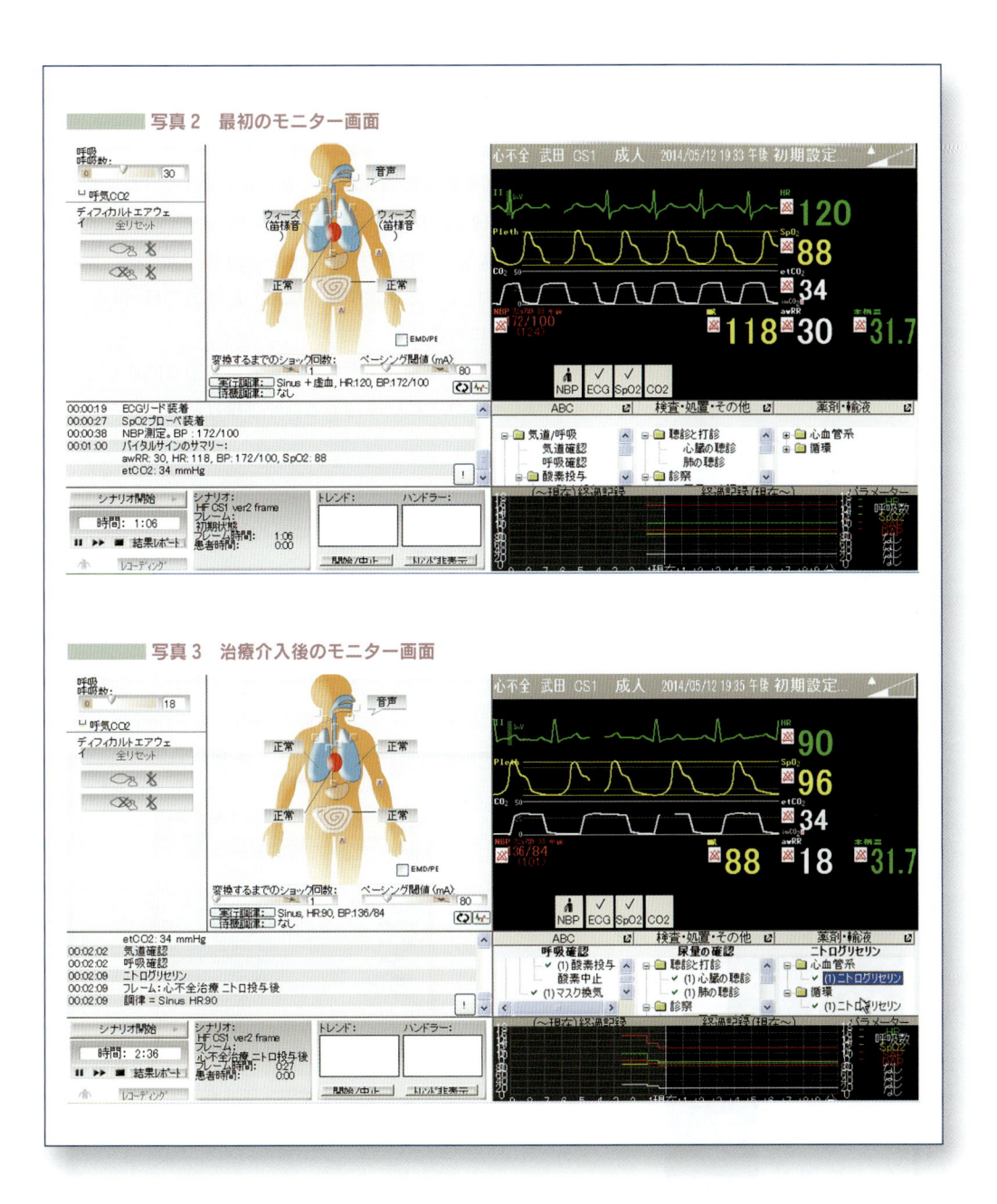

写真3　治療介入後のモニター画面

自己心拍再開後

トレーニング時の患者設定

患者氏名：佐藤　次郎(仮名)　52歳　男性

身長・体重：166 cm・86 kg

患者背景：40歳代から高血圧症，脂質異常症，糖尿病を指摘され，内服治療を受けていた．タバコを1日に40本喫煙，父と母に心筋梗塞の既往がある．今回，駅のホームで突然卒倒，通行人により心肺蘇生とAEDによる除細動を行われたが自己心拍再開せず．その後，救急隊が救命処置を継続，救急車による搬送途中に5度目の除細動で自己心拍が再開した．自己心拍再開直後に救急部に到着．

患者設定：救急部初療室．救急隊がバッグバルブマスクで人工換気中．患者の気道は開通しているが，自発呼吸はない．頸動脈はしっかりと拍動を認める．呼び掛けにはまったく反応しない．

METI Man® のプログラミング

　自己心拍再開後トレーニングプログラム参照(写真4〜7)．

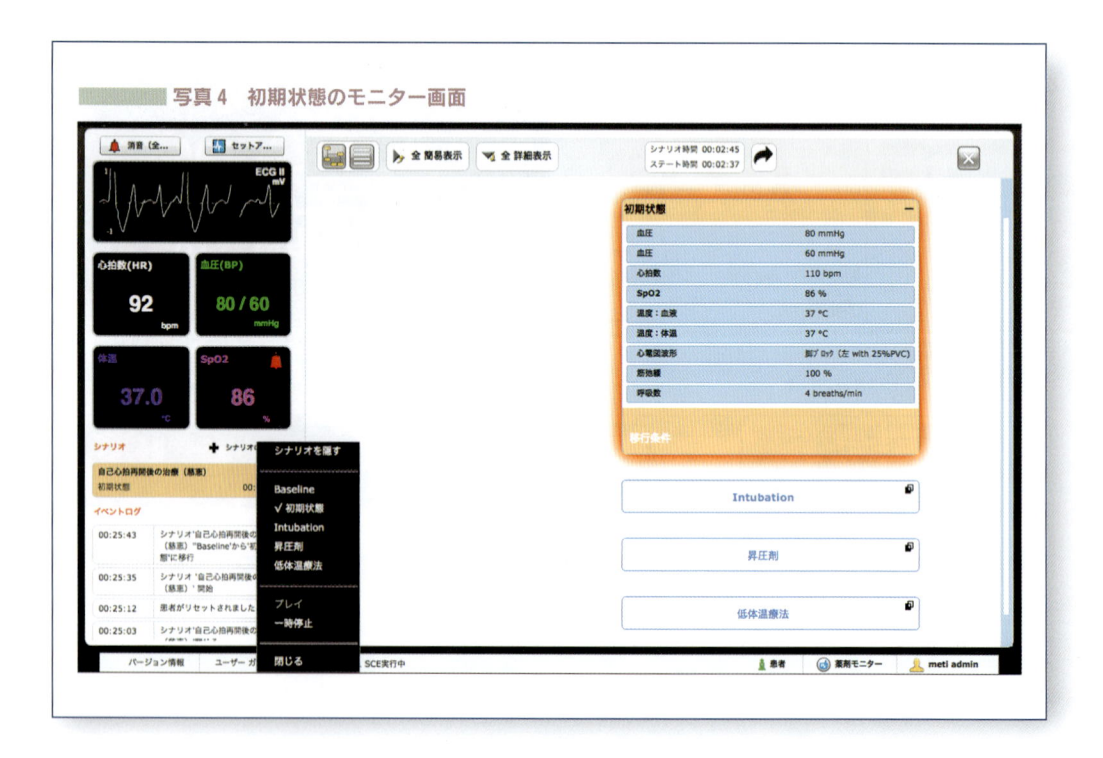

写真4　初期状態のモニター画面

写真5　挿管後のモニター画面

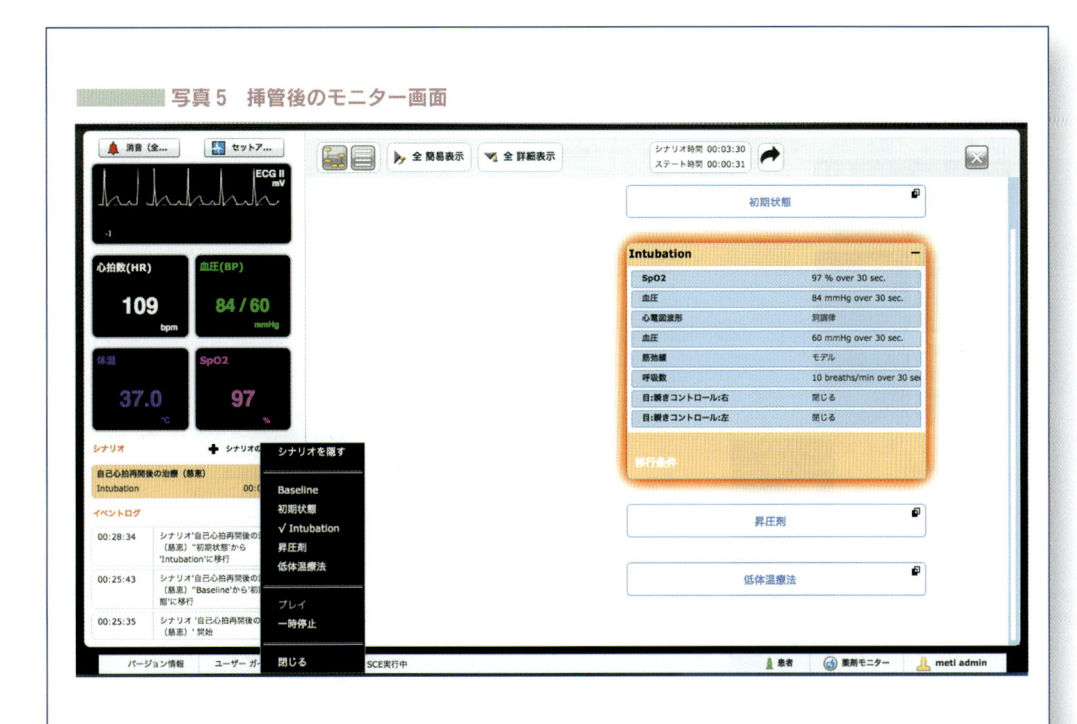

写真6　昇圧薬投与後のモニター画面

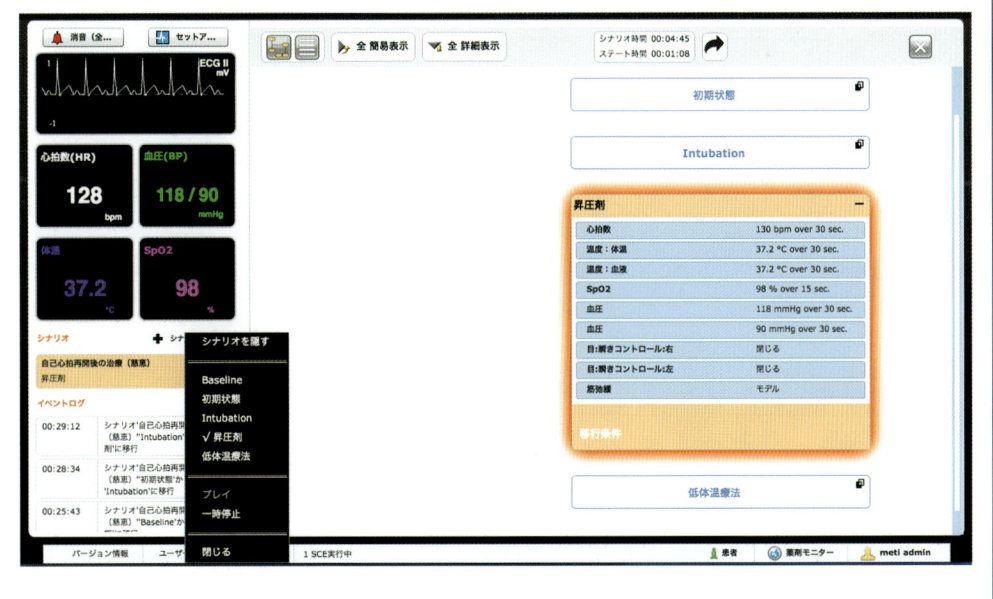

自己心拍再開後　371

写真7　復温中のモニター画面

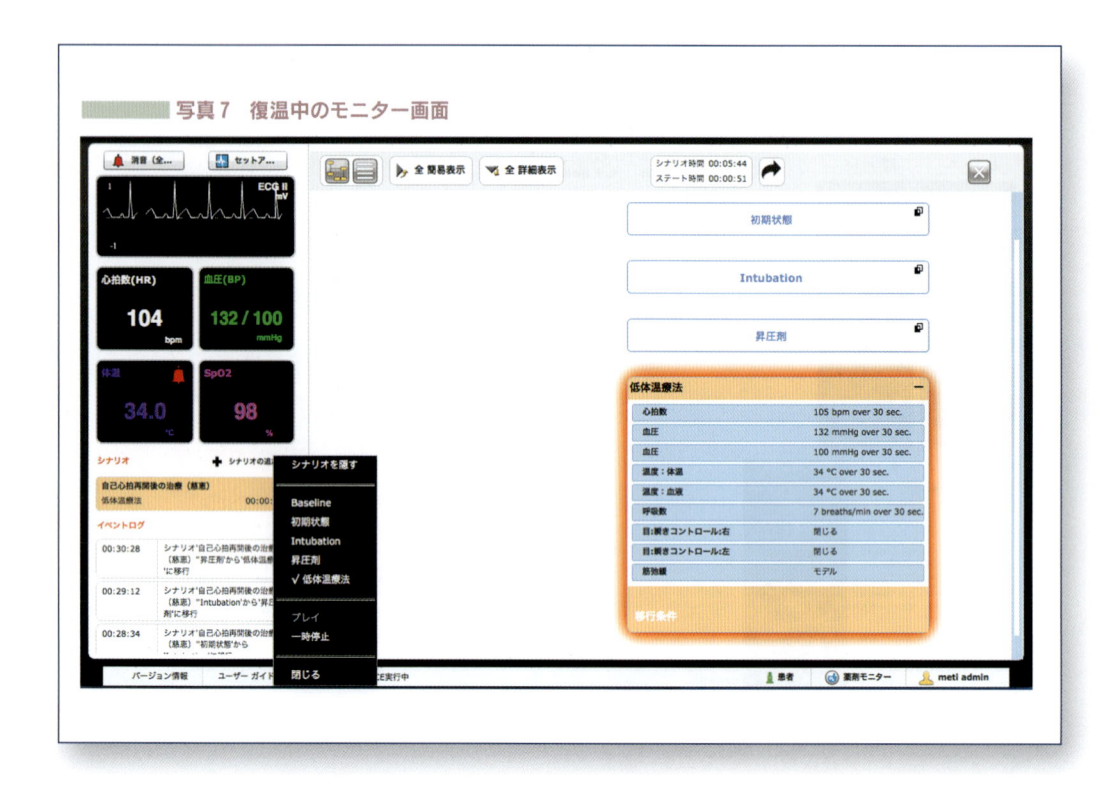

372　実例集：サンプルプログラム

実例集：シナリオ

山田太郎　40歳　　　　　　　　　　　　　　　　　喘息発作
1973年4月1日　　　　　　　　　　　　　　　　　Page 1 of 6

喘息発作

1) 対象者
    a) 初期研修医
2) 学習目標
    a) １次目標
        i) 喘息の診断ができる
        ii) 酸素投与ができる
        iii) プレドニンを静脈注射できる
    b) ２次目標
        i) プレドニン投与時にコハク酸アレルギーを確認できる
3) チェックリスト
    a) 喘息の既往歴の確認ができる
    b) 聴診で喘鳴聴取ができる
    c) バイタル測定ができる
    d) 酸素モニターで低酸素血症に気がつける
    e) 酸素投与ができる
    f) β刺激薬吸入の指示が出せる
    g) プレドニン125mgを30分かけて静脈注射できる
    h) プレドニン投与時にコハク酸アレルギーを確認できる

Created on 1/21/14

山田太郎　40歳　　　　　　　　　　　　　　　　　　喘息発作
1973年4月1日　　　　　　　　　　　　　　　　　　Page 2 of 6

4) フローチャート

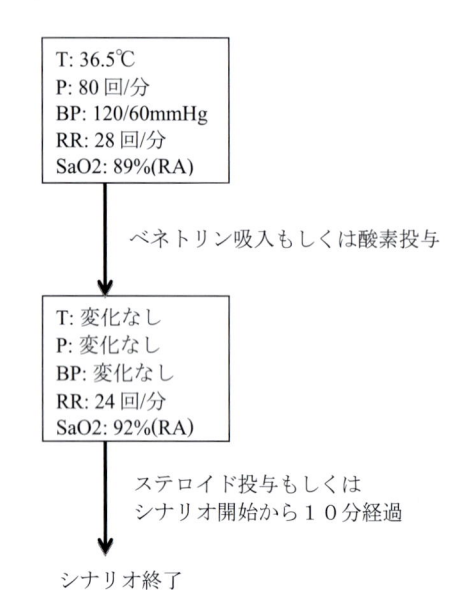

```
┌─────────────────────┐
│ T: 36.5℃            │
│ P: 80 回/分          │
│ BP: 120/60mmHg      │
│ RR: 28 回/分         │
│ SaO2: 89%(RA)       │
└─────────────────────┘
          │  ベネトリン吸入もしくは酸素投与
          ▼
┌─────────────────────┐
│ T: 変化なし          │
│ P: 変化なし          │
│ BP: 変化なし         │
│ RR: 24 回/分         │
│ SaO2: 92%(RA)       │
└─────────────────────┘
          │  ステロイド投与もしくは
          │  シナリオ開始から１０分経過
          ▼
      シナリオ終了
```

Created on 1/21/14

山田太郎　40歳　　　　　　　　　　　　　　　　　　　　　喘息発作
1973年4月1日

5) **環境**
   a) **人材**
      i) 患者：SimMan
      ii) 看護師役：Nさん
      iii) その他
         (1) 患者用衣類
   b) **データ**
      i) 心電図：正常
      ii) 胸部レントゲン：過膨張
      iii) 動脈血ガス：紙媒体で
      iv) 血液検査
   c) **シミュレーションセットアップ**
      i) 場所：会議室
      ii) 物品：
         (1) ベッド：ギャッチアップできるもの
         (2) 救急カート
         (3) モニター（血圧計、心拍、酸素）：SimManのものを使用
         (4) 体温計
         (5) 点滴と点滴台
         (6) 吸入器
         (7) ステロイドのアンプル

Created on 1/21/14

山田太郎　40 歳　　　　　　　　　　　　　　　　　　喘息発作
1973 年 4 月 1 日

6) **ケース概要**
   a) **シナリオ背景**
      i) 日勤帯救急室
      ii) 必要な専門科や上級医にコンサルト可能
   b) **初期病歴**
      i) 患者から最初に得られる病歴
         (1) 40 歳男性、来院当日夜間就寝中からの呼吸苦あり独歩にて来院
      ii) 追加で得られる病歴
         (1) 喘息歴　あり
         (2) 挿管歴　なし
         (3) アレルギー歴　なし
      iii) 初期身体診察
         (1) 意識レベル清明、身体所見は胸部聴診にて両側に Wheeze を聴取、その他明らかな身体的異常所見なし

7) **インストラクターノート**
   a) **オプション**
      i) 初期研修医がスムーズに診療できている場合コハク酸アレルギーが出現する
   b) **シナリオのフローを達成するコツ**
      i) 喘息の病歴を初期研修医が問診しない場合には口で Wheeze を表現する

山田太郎　40歳　　　　　　　　　　　　　　　　　　　　喘息発作
1973年4月1日　　　　　　　　　　　　　　　　　　　Page 5 of 6

8) デブリーフィングプラン

   a) どうして喘息と診断したのか確認する➡病歴を確認できたか？身体所見がとれたか？

   b) どうして酸素投与したのか確認する➡酸素や呼吸数、意識レベルを確認できたか？

   c) どうしてステロイドを投与したのか確認する➡量、投与経路、その根拠

9) 参考文献

GINAガイドライン

山田太郎　40歳　　　　　　　　　　　　　　　　　　喘息発作
1973年4月1日

付録：患者サマリー情報

氏名	山田　太郎
生年月日	1973年4月1日
年齢	40歳
主訴	呼吸苦
来院手段	独歩にて

現病歴: 来院当日夜間就寝中からの呼吸苦

既往歴: 喘息

内服歴: なし

アレルギー歴: なし

バイタルサイン:

T	P	BP	RR	SaO2	Wt
36.5	80	120/60	28	89	60kg

データ: (※データはここでは海外の表記法で記載しています)

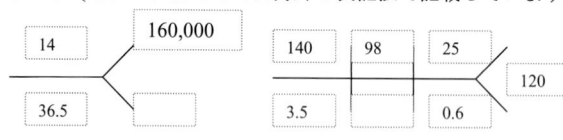

```
   14  | 160,000              140 | 98 | 25
  -----+------                -----+----+----- 120
  36.5 |                       3.5 |    | 0.6
```

トロポニン: 陰性

その他検査結果:

心電図: 正常

胸部レントゲン: 正常

尿検査: 正常

> 動脈血ガス結果
> pH: 7.366
> pO2: 58
> pCO2: 48
> HCO3-: 25
> Lac: 0.8

Created on 1/21/14

索　引

欧　文

5 Million Lives Campaign　158

abstract conceptualization　37
accelerated learning　8, 10
Action　4
active experimentation　37
active listening　37
actual performance　37
ADDIE モデル　69
administrative limb　160
adult learning　36
advocacy and inquiry　54
affective reaction　44
afferent limb　159
all-hazards approach　315
Anchored Likert Scale　65
ARCS モデル　246
ascertainment bias　97
assertive　82

Best Evidence of Medical Education　121

cadaver　189
cadaver laboratory　7
closed loop communication　160
closed-ended question　148
coaching　45, 325
co-facilitation　128
Competence　4
competency　60
competency-based　190
concrete experience　37
confrontation　54
Crew (or Crisis or Cockpit) Resource Management　8, 53, 81, 162, 281
critical appraisal　96
cue question　38, 42

DAB (Debriefing Assessment Battery)　52
Dale の経験の円錐　88
DASH®(Debriefing Assessment for Simulation in Healthcare)　51
debriefing　36
deliberate practice　11, 120
Don't harm the patient　185

efferent limb　160
evaluate or process improvement limb　160
evidence-based medicine　96
experimental learning　37

failure mode and effect analysis　235
fiction contract　52
fidelity　16, 27, 117
FunSim　116

Gagné の 9 教授法　14, 75
GAS 法　40
Global Rating Scale　63

high stakes　61, 65, 132, 181

in situ simulation　23, 308
instructional design　69, 89
instructional message　71
instructional objective　71
instructional strategy　71
instructional system design　71
instructor competencies　119
iPhone/iPad アプリ　22, 338
ISBAR (I am, Situation, Background, Assessment, Recommendation)　248
iSIM　116

Kemp の ID モデル　70
Kirkpatrick モデル　77, 96
Kolb の学習サイクル　12

lower stakes　61, 65

mastery learning　284
medical teacher　53
mental safety　89
metacognitive capacity　44
Millerの三角形　3

objective structured clinical examination（OSCE）　107
on the job training　202
open-ended question　41, 148
OSAD（Objective Structured Assessment of Debriefing）　52
outcome-based learning　66

PDCA（Plan-Do-Check-Action）サイクル　320
Performance　4
personal opinion　45
problem based learning　4, 75
psychological fidelity　117

reflective　11
reflective observation　37
reliability　3, 63
Resusci Anne　7
Return On Investment　94
risk free environment　10
root cause analysis　235

safety environment　15
SBAR（Situation, Background, Assessment, Recommendation）　161, 172, 351
See one, do one, teach one　5, 185
self-assessment　37
self-discovery　42
self-efficacy　45
self reflection　122
SimMan®　18, 244, 368
Sim One　7
SimPICOモデル　94
specialty opinion　45
STAR法　117
stimulating reflection　37
summarize　42
supportive climate　45
system　240

teaching　325

team building　162
team-based-learning　75
TeamSTEPPS®　81
technical skill　162
time-dependent　186
To Err is Human　8, 88
transferability　186
translational research　95
Trigger　84

validity　63
wearable device　133

和　文

あ　行

アサーティブコミュニケーション　82
アニマルラボ　189
誤りの連鎖　87
アルゴリズムベイスドトレーニング　349
アンケート　78
安全確保　89
安全な環境　6, 15, 46, 76, 140, 340

意思　14
　──決定　162, 344
意欲　72
医療安全　7, 81, 86, 177, 235, 325
医療安全全国共同行動─いのちをまもるパートナーズ─　158
医療資源　147
医療事故　8, 81, 284
インシデント　87
インストラクショナルシステムデザイン　71
インストラクショナルデザイン　69, 89
インストラクターコンピテンシー　118
インタビュー　356
　系統的な　148
　──スキル　148

ウォールケアユニット　104
運動技能　377

エラー　8, 171

コミュニケーション―　81
　　　システム―　81, 87
　　　―チェーン　87
　　　ヒューマン―　81, 87
遠心性視点　160

落ち着いた環境　4
思い込み　177
オンライン　136

か　行

外観妥当性　52
学習
　　　経験を中心とした―　11
　　　―に対する評価　63
　　　―のための評価　63
　　　ベッドサイドでの―　5, 214
学習意欲　14, 61
学習環境　51
学習効果　27
学習者　29
　　　―中心　10, 28, 42, 70, 73, 140
　　　―ニーズ　72, 304
　　　―の失敗　45
学習方略　76
学習目標　21, 29, 38, 136, 304
学習理論　76
　　　完全習得―　269
神の声　77, 338
カメラ　129
カリキュラム　70, 136
環境　32
患者安全　5, 15, 81, 185, 196
感情的反応　5, 44
関連性　14

危機的状況　82
危険予知トレーニング　90, 235
技術　11
机上シミュレーション　148
基礎教育　348
気づき　42, 114, 118, 159, 234, 248
技能評価　185
基本手技練習モデル　187
客観的スコア　193
客観的臨床能力試験　15, 107, 358

ギャップ　34, 41, 45, 61, 72, 75, 155, 315
　　　現実との―　19
　　　パフォーマンス―　54
求心性視点　159
教育システム　177
教育的意味　100
教育的介入　97
教育的投資　94
教育内容　6
教育目標　71
教授過程　70
教授方略　71
教授メッセージ　71
共通認識　363
業務の委任　171

具体的経験　37
クローズドループコミュニケーション　160, 163

傾斜配点　308
形成的評価　60, 77, 115, 177
継続学習　56
継続的なトレーニング　208
ケース(症例)　30
権威勾配　170
見学型実習　354
研究　93
言語情報　75
研修期間　9
研修計画　110
健全な態度　122
献体　189
厳密な調査　37

講義　73
構造的・支持的デブリーフィング　39
高忠実度シミュレーター　6, 21, 188
行動　4
　　　―変容　34, 122
効率的な訓練　8, 75
コーチング　45, 325
個人的意見　45
コスト　337
コミュニケーション　5, 8, 44, 81, 82, 162, 172
　　　―エラー　81
　　　―能力　257, 355
孤立感　46

コントロールルーム　107
コンピテンシー　170, 319
　　医学生　75
　　外科　197
　　チームトレーニングの──　82
根本原因分析　235

さ　行

再現性　3
座学　229
錯覚　138
参加型実習　354

支援的環境　45
時間設定　130
指揮命令系統　162
思考過程(プロセス)　34, 43, 46, 156
自己学習　140, 200
自己効力感　45
自己評価　37
　　概念化された──　66
視察　102
自信　14
システムエラー　81, 87
自省　11, 122
事前学習　352
シチュエーションベイスドトレーニング　156, 350
実践力　348
失敗　45, 61
　　──から学ぶ学習　76
　　──の許される環境　10
　　──モード・影響解析　235
実務実習　354
指導　14
　　院内トリアージ　153
指導者　53, 110, 116
シナリオ　28
　　改善点　33
　　学習効果　33
　　救急医療　304
　　血液浄化療法　244
　　災害医療　320
　　──作成　26
　　終了　31
　　──進行　131
　　人工呼吸器　232

テンプレート　306
　　プレホスピタル　293
　　薬剤師　365
人工呼吸器　234
シミュレーションセンター　23
シミュレーションルーム　19
シミュレーター　15, 109
尺度評価　66
習熟度　27, 179
手技の標準化　177
熟慮された訓練　10, 120
順応性　83
情意的領域　29, 205
生涯教育　297, 348
状況認識　162
状況把握　82
状況モニター　81, 171
情緒　193
焦点化　42, 70
情動育成　358
情報収集　41
情報提供者　53
初心者　140
人材育成　101
新人教育　348
診断バイアス　97
人的過失　87
信頼性　3, 63, 70, 97

ストレス　15, 20, 60, 171
　　──管理　162

成果　70
精神運動領域　29, 205
成人学習　36, 115, 364
　　──理論　72
積極的傾聴　37
潜在的エラー　87
選択的な回答形式の質問　148
先入観　178
専門家的意見　45

総括的評価　60, 76
早期警告スコアリングシステム　160
相互支援　81, 171
想定　150
促進的内省　36

た 行

体験学習　16, 37
対人行動　37
態度　11, 77
タキソノミー教育目標　29
タスクトレーナー　15
正しい質問　97, 118
妥当性　63
　　外観——　52
多方向的議論　45
多面的で長期的な評価　66
単純化　138

地域連携　337
チーム　170
　　——アプローチ　364
　　——医療　168, 325
　　——基盤型学習　75
　　——ダイナミクス　44
　　——トレーニング　289
　　——パフォーマンス　81, 257
　　——ビルディング　318
　　——力　325
　　——ワーク　83, 162, 168
　　——ワークスキル　53
チェックバック　163
チェックリスト　30, 39, 64, 308
知識　4, 11, 193
　　——と行動のギャップ　4, 24
知的技能　76
注意　14
忠実性　16, 27, 117, 138
　　環境的——　19
　　技術的——　18
　　視聴覚的——　19
　　身体的——　17
　　精神的——　20
抽象的概念化　37

手掛かりを与えるような質問　38
適応の厳格化　177
テクニカルスキル　162
デザイン　68
デブリーフィング　23, 32, 36, 74, 89, 120, 122, 171
　　Rapid Response System　166

安全な環境　24
院内トリアージ　153, 155
遠隔シミュレーション　132
看護　351
気道管理　207
救急医療　308
急性心不全　272
系統立てられた　39
血液浄化療法　249
限界　42
構造的・支持的——　39
災害医療　315
小児　340
ショック　269
ツール　39
ビデオ——　24
評価　52
プレホスピタル　290, 293, 295
模擬会話と——　346
点数化　192

動機づけ　72
投資利益率　94
トラブルシューティング　256
トレーニングルーム　106

な 行

内省　44

ニーズ　8, 225, 337, 358
　　一般——　304
　　学習者　304
認知的方略　75
認知的領域　29, 203

能動的学習　11, 37
能力　4, 60
ノンテクニカルスキル　90, 240, 282
　　MET/RRT に必要な——　162

は 行

バーチャルリアリティー　27, 186, 188
バイアス　94, 347
　　診断——　97
ハイブリッドシミュレーション　22

パターナリズム　122
バックアップ行動　171
ハドル　171
パフォーマンス　89, 168, 199
　　──ギャップ　54
ハプティック技術　133
反射的　11
ハンズオントレーニング　178
反省的観察　37
判断　193
　　──能力　202
反復訓練　350

ピアレビュー　150, 155
ビデオ　39
　　──教材　243
　　──デブリーフィング　24
批判的吟味　96
批判的思考　146, 149
ヒューマンエラー　81, 87
評価　3, 30, 77, 160
　　ALSO®　330
　　ECMO　256
　　院内トリアージ　154
　　学習効果　96
　　学習に対する──　63
　　学習のための──　63
　　観点　62
　　救急医療　308
　　教育者　229
　　外科　198
　　血液浄化療法　248
　　建設的──　61
　　──項目　62, 63
　　災害医療　315
　　──者　65
　　小児　341
　　処置時の鎮静　224
　　ショック　269
　　人工呼吸器　229
　　妥当性　52
　　多面的で長期的な──　66
　　──表　151
　　──法　62, 64
標準教育コース　176
標準手技　177
開かれた質問　41, 148

疲労対策　162

ファカルティ　128, 140
　　──デベロップメント　358
ファシリテーション　120, 128, 149
ファシリテーター　53, 342, 363
　　血液浄化療法　241
フィジカルシミュレーター　188
フィジカルアセスメント　354, 365
フィードバック　44, 54, 121
複雑性　138
不成功体験　45
プライド　340
プラス／デルタ（＋Δ）法　43, 89
ブリーフィング　31, 171
　　救急医療　306
振り返りの促進　37
フレーム　54
プレッシャー　5, 299
フロー（経過）　30
プログラミング　26
プログラム　39, 70
　　急性心不全　275
プロフェッショナル　5, 344
文化　53
分析　42

ベーシックスキルトレーニング　196
ベッドサイドでの学習　5, 214

ポートフォリオ　141
ボックストレーナー　186

ま　行

学びの効果　45
満足感　14

ミラールーム　23

無関心　46
ムラージュ　17, 317

明確な目標　73
メタデブリーフィング　54
メタ認知　44, 156
メディカルラリー　294

メンタルブロック　54
メンタルモデル　82
　——の共有　163

模擬患者　6, 15, 21
目的志向　70
目標設定　72
モチベーション　14, 60, 124, 193, 197, 200, 229
問題解決型学習　4, 75, 140
問題解決型思考　28
問題指向型システム　356
問題の焦点化　152

や　行

誘導的内省　36

予算計画　101

ら　行

リーダーシップ　81, 82, 160, 162, 170, 283, 352
リスクマネジメント　87, 325
リソースマネジメント　171
利用規約　111
量的評価　60
リラックス　24
臨床推論　146

歴史　6

ロールモデル　53, 123

実践シミュレーション教育
―医学教育における原理と応用―　　　　　定価：本体 6,000 円＋税

2014 年 7 月 7 日発行　第 1 版第 1 刷ⓒ

監　修　志賀　隆
編　集　武田　聡　　万代康弘
　　　　池山貴也

発行者　株式会社 メディカル・サイエンス・インターナショナル
　　　　代表取締役　若松　博
　　　　東京都文京区本郷 1-28-36
　　　　郵便番号 113-0033　電話(03)5804-6050

印刷：アイワード／表紙装丁：アップロードハウス

ISBN 978-4-89592-782-6　C3047

本書の複製権・翻訳権・上映権・譲渡権・公衆送信権(送信可能化権を含む)は，㈱メディカル・サイエンス・インターナショナルが保有します。
本書を無断で複製する行為(複写，スキャン，デジタルデータ化など)は，「私的使用のための複製」など著作権法上の限られた例外を除き禁じられています。大学，病院，診療所，企業などにおいて，業務上使用する目的(診療，研究活動を含む)で上記の行為を行うことは，その使用範囲が内部的であっても，私的使用には該当せず，違法です。また私的使用に該当する場合であっても，代行業者等の第三者に依頼して上記の行為を行うことは違法となります。

JCOPY〈㈳出版者著作権管理機構　委託出版物〉
本書の無断複写は著作権法上での例外を除き禁じられています。複写される場合は，そのつど事前に，㈳出版者著作権管理機構(電話 03-3513-6969，FAX 03-3513-6979，info@jcopy.or.jp)の許諾を得てください。